Navigate 神経疾患

石橋賢一

医学書院

石橋　賢一

●著者略歴
1981 年　東京医科歯科大学医学部卒業
1981 年　同大学第二内科臨床研修
1983 年　同大学第二内科（腎臓内科）
1987 年　カリフォルニア大学（UCSF）（腎臓内科・内分泌科）
1990 年　東京医科歯科大学内科助手
1993 年　青梅市立総合病院腎センター副部長，東京医科歯科大学非常勤講師（解剖学）
1998 年　自治医科大学薬理学講師
2003 年　自治医科大学腎臓内科学講師
2004 年　国立病院機構千葉東病院臨床研究センター分子生物研究部部長，東京医科歯科大学医学部非常勤講師（腎臓内科学），北里大学医学部非常勤講師（生理学）
2007 年　明治薬科大学病態生理学教授

〈Navigate〉神経疾患

発　行　2013 年 6 月 1 日　第 1 版第 1 刷©

著　者　石橋賢一
　　　　いしばしけんいち

発行者　株式会社　医学書院
　　　　代表取締役　金原　優
　　　　〒113-8719　東京都文京区本郷 1-28-23
　　　　電話 03-3817-5600（社内案内）

印刷・製本　アイワード

本書の複製権・翻訳権・上映権・譲渡権・公衆送信権（送信可能化権を含む）は㈱医学書院が保有します．

ISBN978-4-260-01653-7

本書を無断で複製する行為（複写，スキャン，デジタルデータ化など）は，「私的使用のための複製」など著作権法上の限られた例外を除き禁じられています．大学，病院，診療所，企業などにおいて，業務上使用する目的（診療，研究活動を含む）で上記の行為を行うことは，その使用範囲が内部的であっても，私的使用には該当せず，違法です．また私的使用に該当する場合であっても，代行業者等の第三者に依頼して上記の行為を行うことは違法となります．

JCOPY　〈㈳出版者著作権管理機構　委託出版物〉
本書の無断複写は著作権法上での例外を除き禁じられています．
複写される場合は，そのつど事前に，㈳出版者著作権管理機構
（電話 03-3513-6969，FAX 03-3513-6979，info@jcopy.or.jp）の許諾を得てください．

Navigate シリーズ　序

　『Navigate シリーズ』は，内科学を初めて学ぶ人のために編集されたテキストです．しかし，一言で「内科学を学ぶ」といっても，初学者の皆さんにとって，その手がかりをつかむのは容易ではないかもしれません．医学の世界で先人たちが積み上げてきた知識や経験は実に膨大で，これらを単純に頭の中に詰め込んでいくのは大変な作業です．また，半ば医学の常識のように臨床現場で使われている用語の数々も，初めて内科学に触れる人にとってみれば，難解でとっつきにくい"専門用語"としか映らないかもしれません．

　『Navigate シリーズ』が他の教科書と異なっているのは，このような現実を前にして「いったいどこから手をつければいいのだろう？」と困惑してきた皆さんの"先輩方の声"をもとに，筆者が毎年講義している病態生理学をさらに深化させて編集している点です．

　本シリーズでは，各領域で知っておかなければならないテーマを細かく区切って，できるだけ簡潔に解説をしていくように努めました．1つのテーマを理解するためには，区切られている1つのブロックを読みさえすればOK．各ブロックの見出し語や重要な用語は必ず索引語としているので，索引から調べたい用語にアクセスして，その前後のブロックを"つまみ読み"するだけでも理解を深めることができます．

　また，各ブロック内でポイントとなる部分には下線が引かれています．時間がない時は，下線部だけを"ひろい読み"していけば，頭の整理になるでしょう．もちろん，各領域を体系的に勉強したい方であれば，従来の教科書と同じように頭から読み進めていくこともできます．さらに，本文とは別に「One More Navi」「Assist Navi」「関連項目」「国試出題症例」などのコーナーが随所に散りばめられており，本文に書かれている内容を補足し，実際の医療現場の様子や医師国家試験で問われるポイントを知るのにも役立つはずです．

　このほか，本シリーズでは医学書院発行の「標準シリーズ」など，成書を厳選してレファレンス（参考文献）とし，ページをリンクさせています．本文を読んで，さらに詳細な内容を知りたい人は，このリンクをたどっていけば，成書内の同じテーマの記述にあたることができます（詳しくは「Navigate シリーズの使い方」をご参照ください）．

　「Navigate」というシリーズタイトルには，医学という大海原に乗り出した皆さんに，迷うことなく自らの海路を切り拓いていっていただきたいという願いが込められています．医学を学ぶあなたが，このシリーズを選び，内科学の"1周目のテキスト"として暗記物ではない"病態生理学"の面白さにも気づいてくれるなら，それは望外の喜びです．

　このシリーズから，医学への航海を始めましょう．

筆者記す

Navigateシリーズの使い方

読める　広がる　すぐ引ける

冒頭のまとめ
- この章に含まれる見出しが並んでいます．テーマ全体を見渡すことができます．
- 効率よく学ぶために関連するテーマをくくって，ポイントを示しました．

Preview

- P-01　脊髄疾患とは？
- P-02　脊髄障害の症状
- P-03　脊髄圧迫障害
  - P-04　変形性脊椎症，椎間板ヘルニア
  - P-05　後縦靭帯骨化症
  - P-06　Brown-Séquard症候群
- P-07　非圧迫性脊髄障害
  - P-08　炎症性脊髄炎
  - P-09　亜急性連合性脊髄変性症
  - P-10　脊髄癆
  - P-11　血管性脊髄障害
  - P-12　遺伝性痙性対麻痺
  - P-13　脊髄空洞症

Navi 1　障害部位によって特徴的な分布を示す

脊髄の神経線維は異なる部位で交叉して上行・下行するため，脊髄の障害部位によって，特徴的な症状が現れます．

- P-01〜P-02で脊髄障害特有の症状の出かたについて，まとめていきます．
- P-03〜P-13では，障害を圧迫性と非圧迫性に分け，それぞれの疾患について解説していきます．

One テーマ・One ブロック
- テーマごとにブロックで区切りました．そのテーマはブロック内で完結しますので，読みたいところだけ，調べたいところだけを集中して読むこともできます．
- ブロックはナンバリングされています．関連するブロックは文中にブロックナンバーが示されていますので，すぐにリンク可能．知識を連結させやすく，調べやすいことも特長です．

P-01　脊髄疾患とは？

▶レファレンス
- ハリソン④：p.2914
- 標準神経②：p.112-118

One More Navi
一番上の脊髄神経C1は第1頸椎の上から出るため，第7頸椎から出る脊髄神経はC8となる（▶A-30）．感覚神経根をもたないC1以外の脊髄神経は，それぞれ2つの神経根（前側の運動神経根と後側の感覚神経根）をもつ．

One More Navi
横隔膜神経が出ているC3〜C5レベルの脊髄を損傷すると呼吸ができなくなる．

One More Navi
Babinski反射：錐体路障害を示す徴候．足底外側部を刺激すると足趾が背屈する（正常では把趾しようとして小底屈するが不変）．伸展性足底反応ともいう．

脊椎は，頸椎（首），胸椎（胸），腰椎（腰），仙椎（骨盤）の4つの領域に分けられます．各領域は頭文字のアルファベット（それぞれC, T, L, S）で表記されます．

脊髄神経は，C1以外は2つの神経根があり，前側の運動神経根は脊髄から筋肉へ信号を伝達し，後側の感覚神経根は触覚，位置，痛み，温度の感覚情報を身体から脊髄へ伝達しています．

脊髄損傷では四肢と体幹の運動と感覚の障害がみられます．頸椎や胸椎の障害では痙性の対麻痺がみられます．頸椎の障害では痙性の四肢麻痺もみられます．ただし，機能障害が部分的（不完全）である場合もあります．また，脊髄損傷では，腱反射の亢進や伸展性足底反応（Babinski反射）もみられます．

皮膚のデルマトーム（皮膚感覚帯）は，1つの脊髄神経根の感覚

Fig　皮膚のデルマトーム

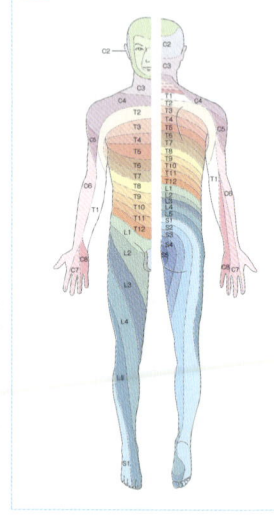

さらなる知識を求めて
- **レファレンス**：成書でさらに詳しく調べるときに便利です．同じテーマがどの本のどこに記載されているかを示しています．※書名の略称は巻末の文献一覧を参照
- **One More Navi**：本文の情報よりさらに一歩進んだ内容です．最新の情報や，臨床ではどうなっているかなどが記載されています．

四肢麻痺（太字ゴシック青文字）：本文中の重要な語句です．
Babinski反射（ルビのナンバリング）：関連する記述，疾患などのブロックナンバーです．右頁のツメを参照して探すと素早く該当頁にジャンプできます．

- 🅟：本文中で重要なポイントです．
- 注：診断，治療において危険性がある，誤解が多いポイントです．
- 禁：禁忌事項です．

iv

Assist Navi　Parkinson病とParkinson症候群の鑑別

	Parkinson病	Parkinson症候群		
		多系統萎縮症	進行性核上性麻痺	大脳皮質基底核変性症
Parkinson症状	＋	＋	＋	＋
認知症状	目立たない	目立たない	＋	＋
安静時振戦	＋	目立たない（筋強直が前景に立つ）		
特徴的な症状	・筋強直（歯車様固縮・鉛管様固縮） ・小刻み歩行 ・前屈姿勢 ・突進現象 ・非対称性に発症	・小脳症状 ・起立性低血圧（自律神経障害） ・病気の進行が速い	・眼球上下運動障害 ・頸部後屈 ・転倒しやすい ・嚥下障害 ・両側性に発症	・不随意運動（ジストニア，ミオクローヌス）はあるが，Parkinson病ほどではない． ・非対称性に発症 ・失行
MRI所見	一般的に正常	T2強調画像などで，被殻の低信号とその外側に線状体の高信号／小脳萎縮／橋の十字サイン	中脳被蓋部の萎縮	大脳皮質の左右差がある萎縮
レボドパ投与	有効	無効もしくは限定的		

知識の整理／試験対策
▶ **Assist Navi**：紛らわしい疾患や所見の鑑別を表や図としてまとめたコーナーです．知識の整理に役立ちます．

関連項目

▶遅発性ジスキネジア
　遅発性ジスキネジア（tardive dyskinesia）は，抗精神病薬（ドパミン拮抗薬）の長期服用によっておこる舌の不随意圧延や顔のけいれん（繰り返し唇をすぼめる・舌を左右に動かす・口をもぐもぐさせる・口を突き出す・歯を食いしば

関連項目
▶その場で知っておきたい関連する知識のコーナーです．病態⇔疾患などのリンケージに最適です．

国試出題症例
[国試100-I13]

●68歳の男性．手の震えと動作緩慢とを主訴に来院した．1年前から右手に震えが起き，最近は右下肢にも震えが起きるようになった．半年前からボタンがけなど手の細かい動作がしにくくなった．最近前かがみで歩いていると指摘されるようになった．家族歴と既往歴とに特記すべきことはなく，常用薬もない．一般身体所見に異常はない．右上下肢に静止時振戦を認め，頸部と四肢とに歯車様筋固縮を認める．深部腱反射は正常で，感覚障害を認めない．
⇒Parkinson病．

国試出題症例
▶各テーマごとに過去の国試で出題された「症例問題」を配し，疾患のイメージを得るヒントになります．

Fig. Parkinson病患者の神経細胞

Lewy小体

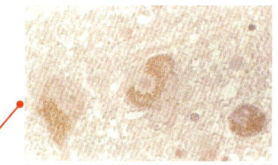

Parkinson病患者では，メラニン含有神経細胞の細胞質にLewy小体が認められる．
（国試97-D44）

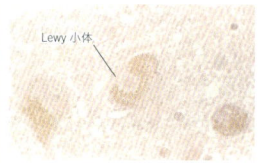

図版は国試頻出のものを使用
▶過去に国試に出題されたものはできるだけ使用しています．今後も出題される可能性は高く，必ず目を通す必要があります．

CONTENTS

A 神経の解剖

Preview———2

- A-01 神経組織　　4
  - A-02 ニューロン（神経細胞）———4
  - A-03 グリア細胞（神経膠細胞）———4
- A-04 興奮の伝導　　6
- A-05 神経伝達物質　　7
  - A-06 アセチルコリン———7
  - A-07 アミノ酸———8
  - A-08 モノアミン———9
  - A-09 ニューロペプチド———10
- A-10 中枢神経系　　11
  - A-11 発生と解剖———11
  - A-12 脳室系と中心管———11
  - A-13 灰白質と白質———12
  - A-14 髄膜———12
  - A-15 頭蓋骨———13
  - A-16 頭蓋底———14
- A-17 大脳　　15
  - A-18 大脳皮質表面の区分と障害———15
  - A-19 大脳皮質の機能局在———16
  - A-20 大脳皮質の機能———17
  - A-21 大脳辺縁系———17
  - A-22 大脳基底核———18
- A-23 間脳　　19
- A-24 小脳　　21
- A-25 脳幹部　　22
  - A-26 中脳———23
  - A-27 橋———23
  - A-28 延髄———24
  - A-29 脳幹網様体———24

> **Assist Navi**　脳神経の出口と脳神経核の存在部位　　22

- A-30 脊髄　　25
  - A-31 脊髄の外形———25
  - A-32 脊髄の断面———26
  - A-33 脊髄反射———27
- A-34 伝導路　　27
- A-35 錐体路———27
- A-36 錐体外路———28
- A-37 感覚神経路———28
- A-38 伝導路障害———30

> **Assist Navi**　脊髄の下行路　　29

> **Assist Navi**　脊髄の上行路　　30

- A-39 末梢神経系　　31
  - A-40 脳神経———31
  - A-41 脊髄神経———33
- A-42 脳血管　　36
  - A-43 動脈系———36
  - A-44 静脈系———38

B 神経徴候

Preview———40

- B-01 神経診察とは？　　42
- B-02 意識・精神状態　　42
  - B-03 意識障害———42
  - B-04 意識障害の程度判定———44
  - B-05 意識障害患者の処置———46

> **Assist Navi**　特殊な意識障害　　45

- B-06 頭蓋内圧亢進　　46
  - B-07 頭蓋内圧亢進の治療———46
- B-08 髄膜刺激症状　　47
- B-09 脳ヘルニア　　48
- B-10 脳死と植物状態　　48
- B-11 高次神経機能　　49
  - B-12 失語———49
  - B-13 失行———51
  - B-14 失認———51
  - B-15 認知症———52

> **Assist Navi**　失語と障害部位　　50

B-16	嗅神経(I)の障害		53
B-17	視神経(II)の障害		53
B-18	眼球運動と動眼・滑車・外転神経の障害		54
	B-19	動眼神経(III)の障害———54	
	B-20	滑車神経(IV)の障害———56	
	B-21	外転神経(VI)の障害———56	
	B-22	瞳孔異常を呈する疾患———57	
	B-23	眼球運動の異常———58	

◆ Assist Navi　視神経の障害部位と視野欠損　54
◆ Assist Navi　眼球運動障害　57

B-24	三叉神経(V)の障害		60
	B-25	角膜反射の減弱・消失———60	
	B-26	タマネギ様の感覚解離———61	
	B-27	咀嚼筋麻痺———61	
B-28	顔面神経(VII)の障害		62
	B-29	顔面神経麻痺———62	
	B-30	味覚の低下———62	
	B-31	聴覚過敏———63	
	B-32	副交感成分の障害———63	
B-33	内耳神経(VIII)の障害		63
	B-34	難聴———63	
	B-35	平衡障害———65	
B-36	舌咽神経(IX)・迷走神経(X)の障害		66
B-37	副神経(XI)の障害		66
B-38	舌下神経(XII)の障害		67

◆ Assist Navi　脳神経と診察の概要　68

B-39	運動麻痺		69
	B-40	麻痺の強さによる分類———69	
	B-41	障害部位による分類———69	
	B-42	運動麻痺の分布による分類———70	

◆ Assist Navi　運動麻痺の分布と障害部位　70

B-43	運動麻痺の診察		71
	B-44	筋萎縮———71	
B-45	筋トーヌス(筋緊張)———71		
B-46	軽い麻痺の診察———72		
B-47	反射機能		72
	B-48	深部腱反射の異常———72	
	B-49	表在反射の減弱・消失———74	
	B-50	病的反射の出現———74	
B-51	不随意運動		76
	B-52	振戦———76	
	B-53	ジストニア———77	
	B-54	アテトーゼ———77	
	B-55	舞踏運動———77	
	B-56	バリスム———77	
	B-57	ミオクローヌス———77	
	B-58	チック———78	
B-59	運動失調		78
	B-60	小脳性運動失調———79	
	B-61	前庭迷路性運動失調———80	
	B-62	脊髄性運動失調———80	
B-63	感覚機能		80
	B-64	感覚異常———81	
	B-65	感覚障害の分布———82	
	B-66	感覚障害の診察———83	
B-67	自律神経機能		84
	B-68	対光反射・瞳孔の異常———84	
	B-69	起立性低血圧———84	
	B-70	発汗障害———84	
	B-71	排尿障害———85	
	B-72	排便障害———86	

C　神経の検査法

Preview———88

C-01	画像検査		88
	C-02	X線CT———88	
	C-03	MRI———89	
	C-04	放射性核種を利用した画像検査———90	

◆ Assist Navi　CTとMRIの比較　89

C-05	電気生理学的検査		91
	C-06	脳波———91	
	C-07	針筋電図———92	
	C-08	末梢神経伝導検査———93	

C-09	反復神経刺激試験	94

- **Assist Navi** 突発性脳波異常と脳波の波形 　91
- **Assist Navi** 神経原性病変と筋原性病変 　93

C-10	脳脊髄液検査	94
	C-11　腰椎穿刺の方法――95	
	C-12　腰椎穿刺の禁忌――95	
	C-13　髄液の所見――96	

- **Assist Navi** 筋電図と末梢神経伝導検査による障害部位の鑑別 　94

C-14	病理検査	97
	C-15　筋生検――97	
	C-16　末梢神経生検――98	

D 脳血管障害

Preview――100

D-01	脳卒中	100
	D-02　脳卒中の急性期管理と診察の手順――101	

D-03	脳梗塞	103
	D-04　脳梗塞の症状――103	
	D-05　脳梗塞の臨床分類――104	
	D-06　脳梗塞の治療――104	

- **Assist Navi** 脳血栓と脳塞栓 　105

D-07	一過性脳虚血発作	107

D-08	脳出血	107
	D-09　出血部位による症状の違い――108	
	D-10　脳出血の治療――110	

- **Assist Navi** 脳出血の出血部位と症状 　109

D-11	くも膜下出血	110
	D-12　くも膜下出血の病態――110	
	D-13　くも膜下出血の症状――110	
	D-14　くも膜下出血の治療と予防――111	

D-15	脳動静脈奇形	113
D-16	Willis 動脈輪閉塞症（モヤモヤ病）	113
D-17	高血圧脳症	115

E 認知症

Preview――118

E-01	認知症	118
	E-02　認知症の分類――120	
	E-03　軽度認知障害――120	

E-04	Alzheimer 病	121
	E-05　Alzheimer 病の病理――121	
	E-06　Alzheimer 病の発症リスク――122	
	E-07　Alzheimer 病の臨床経過――122	
	E-08　Alzheimer 病の診断――123	
	E-09　Alzheimer 病の治療――124	

E-10	脳血管性認知症	125
E-11	前頭側頭型認知症（Pick 病）	126

- **Assist Navi** Alzheimer 病と脳血管性認知症の鑑別 　126

E-12	Lewy 小体型認知症	127
E-13	特発性正常圧水頭症	127
E-14	Wernicke-Korsakoff 症候群	128

F 頭痛

Preview――130

F-01	頭痛とは？	130
F-02	片頭痛	131
	F-03　片頭痛の治療と予防――132	
F-04	緊張型頭痛	133
F-05	群発頭痛	133

| F-06 | 三叉神経痛 | 134 |

| F-07 | 脳圧異常による頭痛―起立性頭痛 | 135 |

| F-08 | 特発性脳圧亢進症 | 136 |

Assist Navi 頭痛の鑑別 136

G 頭部外傷

Preview 138

G-01	脳振盪	138
G-02	硬膜外血腫	138
G-03	硬膜下血腫	139
	G-04 急性硬膜下血腫 139	
	G-05 慢性硬膜下血腫 140	
G-06	挫傷と脳内血腫	141
G-07	頭蓋底骨折	141

Assist Navi 急性頭蓋内出血の鑑別 142

| G-08 | 眼窩下壁骨折（眼窩吹き抜け骨折） | 143 |

H 運動障害

Preview 146

H-01	運動障害とは？	146
	H-02 歩行障害患者の診察 147	
	H-03 小脳失調 147	
H-04	Parkinson 病	148
	H-05 Parkinson 病の病態 149	
	H-06 Parkinson 病の治療 150	
	H-07 Parkinson 病の合併症とその対応 151	

Assist Navi Parkinson 病の病態 150

| H-08 | Parkinson 症候群 | 152 |

H-09	薬剤性 Parkinson 症候群	152
H-10	多系統萎縮症	152
H-11	進行性核上性麻痺	152
H-12	大脳皮質基底核変性症	153

Assist Navi Parkinson 病と Parkinson 症候群の鑑別 153

H-13	本態性振戦	154
H-14	舞踏病	154
H-15	むずむず足症候群	155

I 脱髄疾患

Preview 158

I-01	脱髄疾患とは？	158
I-02	多発性硬化症	159
	I-03 多発性硬化症の病態 159	
	I-04 多発性硬化症の症状 159	
	I-05 多発性硬化症の経過 160	
	I-06 多発性硬化症の診断 161	
	I-07 多発性硬化症の治療 162	
I-08	急性散在性脳脊髄炎	163

J 末梢神経障害

Preview 166

J-01	末梢神経障害とは？	166
	J-02 末梢神経障害の分類 167	
	J-03 末梢神経障害の診断 169	

Assist Navi 末梢神経障害の発症経過と障害される神経 167

Assist Navi 末梢神経障害の臨床的分類 168

Assist Navi 神経線維の種類と末梢神経障害 169

J-04	単ニューロパチー，多発性単ニューロパチー	170
	J-05 手根管症候群 170	
	J-06 尺骨神経麻痺 171	
	J-07 Bell 麻痺 171	

J-08	上腕神経叢障害	172
J-09	多発ニューロパチー	172
J-10	糖尿病性ニューロパチー	173
J-11	Charcot-Marie-Tooth 病	174
J-12	家族性アミロイドポリニューロパチー	175
J-13	Fabry 病	175
J-14	多発神経根ニューロパチー	176
J-15	Guillain-Barré 症候群	176
J-16	慢性炎症性脱髄性多発ニューロパチー	177

K 運動ニューロン疾患

Preview ——— 180

K-01	運動ニューロン疾患	180
K-02	筋萎縮性側索硬化症(ALS)	180
K-03	筋萎縮性側索硬化症の病態	180
K-04	筋萎縮性側索硬化症の症状	181
K-05	筋萎縮性側索硬化症の診断・治療	181
K-06	脊髄性筋萎縮症	182
K-07	球脊髄性筋萎縮症	183

L 神経筋接合部疾患

Preview ——— 186

L-01	神経筋接合部疾患	186
L-02	重症筋無力症	186
L-03	重症筋無力症の病態・症状	186
L-04	重症筋無力症の診断	187
L-05	重症筋無力症の治療	187
L-06	重症筋無力症の副作用(クリーゼ)	188
L-07	Lambert-Eaton 症候群	189

Assist Navi 重症筋無力症とLambert-Eaton 症候群 191

M 筋疾患

Preview ——— 194

M-01	筋疾患とは?	195
M-02	炎症性筋疾患	195
M-03	皮膚筋炎, 多発筋炎	195
M-04	封入体筋炎	196
M-05	内分泌異常による筋疾患	197
M-06	ステロイドミオパチー	197
M-07	甲状腺機能異常	197
M-08	副甲状腺機能亢進症, ビタミンD欠乏症	197
M-09	周期性四肢麻痺	197
M-10	先天性ミオパチー	198
M-11	進行性筋ジストロフィー	199
M-12	Duchenne 型筋ジストロフィー	199
M-13	Becker 型筋ジストロフィー	200
M-14	肢帯型筋ジストロフィー	201
M-15	顔面肩甲上腕型ジストロフィー	201
M-16	Emery-Dreifuss 型筋ジストロフィー	201
M-17	遠位型ミオパチー	201
M-18	眼咽頭型筋ジストロフィー	202
M-19	先天性筋ジストロフィー	202

Assist Navi 筋ジストロフィーの鑑別 200

M-20	ミオトニー症候群	202
M-21	筋強直性(筋緊張性)ジストロフィー	202
M-22	ミトコンドリア病	203
M-23	慢性進行性外眼筋麻痺症候群	203
M-24	MELAS (メラス)	203
M-25	MERRF (マーフ)	204
M-26	カルニチン欠乏症	204
M-27	糖原病	205

N 脳腫瘍

Preview ——— 208

N-01 脳腫瘍　　　208
- N-02　脳腫瘍の病態と症状 ——— 208
- N-03　脳腫瘍の診断と治療 ——— 209

N-04 原発性脳腫瘍　　　210
- N-05　神経膠腫 ——— 210
- N-06　胎児性腫瘍 ——— 214
- N-07　悪性リンパ腫 ——— 214
- N-08　胚細胞腫瘍 ——— 215
- N-09　髄膜腫 ——— 216
- N-10　下垂体腺腫 ——— 217
- N-11　神経鞘腫 ——— 218
- N-12　頭蓋咽頭腫 ——— 218

N-13 転移性脳腫瘍　　　219

Assist Navi　脳腫瘍の好発部位と年齢，鑑別のポイント　　　219

N-14 傍腫瘍性神経障害症候群　　　220

O てんかん

Preview ——— 224

O-01 てんかんとは?　　　224

O-02 てんかん発作の分類　　　225
- O-03　全般発作 ——— 225
- O-04　部分発作 ——— 226

Assist Navi　強直性間代性発作の症状と脳波　　　227

O-05 てんかん症候群　　　228
- O-06　若年性ミオクローヌスてんかん ——— 229
- O-07　West 症候群 ——— 229
- O-08　Lennox-Gastaut 症候群 ——— 230
- O-09　難治性てんかん ——— 230

O-10 てんかんのリスクファクター　　　230

O-11 てんかんの診断　　　231

O-12 てんかんの治療　　　231
- O-13　てんかん治療薬の選択 ——— 232
- O-14　てんかん治療の副作用 ——— 233
- O-15　薬物療法以外の治療法 ——— 234

O-16 てんかん重積　　　234

O-17 熱性けいれん　　　235

P 脊髄疾患

Preview ——— 238

P-01 脊髄疾患とは?　　　238

P-02 脊髄障害の症状　　　239

Assist Navi　脊髄の損傷部位と呈する症状　　　240

P-03 脊髄圧迫障害　　　241
- P-04　変形性脊椎症，椎間板ヘルニア ——— 242
- P-05　後縦靱帯骨化症 ——— 243
- P-06　Brown-Séquard 症候群 ——— 244

P-07 非圧迫性脊髄障害　　　244
- P-08　炎症性脊髄炎 ——— 244
- P-09　亜急性連合性脊髄変性症 ——— 245
- P-10　脊髄癆 ——— 245
- P-11　血管性脊髄障害 ——— 246
- P-12　遺伝性痙性対麻痺 ——— 247
- P-13　脊髄空洞症 ——— 247

Q 神経系感染症

Preview ——— 250

Q-01 神経系感染症とは?　　　251

Q-02 細菌性髄膜炎　　　251
- Q-03　細菌性髄膜炎の病態 ——— 251
- Q-04　細菌性髄膜炎の症状 ——— 252
- Q-05　細菌性髄膜炎の診断 ——— 252
- Q-06　細菌性髄膜炎の治療 ——— 253

Q-07 結核性髄膜炎　　　254

| Assist Navi | 髄液所見 | 254 |

| Q-08 | 真菌性髄膜炎 | 255 |

| Q-09 | ウイルス性髄膜炎（無菌性髄膜炎） | 255 |

Q-10	脳炎	256
	Q-11 単純ヘルペス脳炎———256	
	Q-12 アルボウイルス脳炎———257	

Q-13	遅発性ウイルス感染	258
	Q-14 亜急性硬化性全脳炎———258	
	Q-15 進行性多巣性白質脳症———259	
	Q-16 HIV 脳症（AIDS 脳症）———259	
	Q-17 HAM（HTLV-I 関連脊髄症）———259	

Q-18	プリオン病	260
	Q-19 Creutzfeldt-Jakob 病———260	
	Q-20 変異型 Creutzfeldt-Jakob 病———261	

| Q-21 | 脳膿瘍 | 261 |

| Q-22 | 硬膜下膿瘍 | 263 |

| Q-23 | 硬膜外膿瘍 | 263 |

R 先天性疾患

Preview———266

R-01	先天奇形	266
	R-02 嚢胞性二分脊椎———266	
	R-03 潜在性二分脊椎———267	
	R-04 Chiari 奇形———267	

R-05	神経皮膚症候群	268
	R-06 神経線維腫症———268	
	R-07 結節性硬化症———269	
	R-08 von Hippel-Lindau 病———270	
	R-09 Sturge-Weber 病———270	

R-10	代謝性神経疾患	271
	R-11 金属代謝異常———271	
	R-12 アミノ酸代謝異常———272	
	R-13 プリン体代謝異常———272	
	R-14 ライソゾーム病———273	
	R-15 ペルオキシソーム病———274	

文献一覧———275

Index———277

A
神経の解剖

Preview

A-01	神経組織
A-02	ニューロン（神経細胞）
A-03	グリア細胞（神経膠細胞）

A-04	興奮の伝導

A-05	神経伝達物質
A-06	アセチルコリン
A-07	アミノ酸
A-08	モノアミン
A-09	ニューロペプチド

A-10	中枢神経系
A-11	発生と解剖
A-12	脳室系と中心管
A-13	灰白質と白質
A-14	髄膜
A-15	頭蓋骨
A-16	頭蓋底

A-17	大脳
A-18	大脳皮質表面の区分と障害
A-19	大脳皮質の機能局在
A-20	大脳皮質の機能
A-21	大脳辺縁系
A-22	大脳基底核

A-23	間脳

A-24	小脳

A-25	脳幹部
A-26	中脳
A-27	橋
A-28	延髄
A-29	脳幹網様体

A-30	脊髄
A-31	脊髄の外形
A-32	脊髄の断面
A-33	脊髄反射

Navi 1　神経はどのように興奮を伝えるのか？

まず，神経組織を構成するニューロンとグリア細胞の役割を確認しておきましょう．そして，神経線維を興奮が伝わっていく仕組みと，シナプス間隙で働く化学物質（神経伝達物質）の働きについて，簡単に復習をします．

▶ A-01 ～ A-09 で，神経組織と興奮伝導，神経伝達物質について，知識を整理しましょう．

Navi 2　中枢神経系の構造と機能をおさえよう！

大脳，間脳，脳幹，小脳，そして脊髄を含む神経系を中枢神経系と呼びます．中枢神経系は伝達された情報を処理・判断し，指令を下す働きをしています．中枢神経系のそれぞれの部位の構造と機能について，学んでいきましょう．

▶ A-10 ～ A-12 は，神経系の発生と分化について解説してきます．▶ A-14 ～ A-16 では，頭部の骨格構造について知識の整理をします．

▶ A-17 ～ A-33 は，中枢神経系に含まれるそれぞれの部位の機能や構造について，まとめていきます．

A-34	伝導路
A-35	錐体路
A-36	錐体外路
A-37	感覚神経路
A-38	伝導路障害

A-39	末梢神経系
A-40	脳神経
A-41	脊髄神経

A-42	脳血管
A-43	動脈系
A-44	静脈系

A 神経の解剖

Navi 3 中枢と末梢をつなぐ連絡路

中枢と末梢を結ぶ情報の通路を伝導路と呼びます．伝導路には中枢からの運動指令などを末梢に伝える下行性伝導路と，末梢から感覚などを中枢に伝える上行性伝導路とがあります．

▶ A-35〜A-36 では，下行性伝導路である錐体路（皮質脊髄路）と錐体外路についてまとめます．

▶ A-37 では，末梢から中枢に感覚を伝えるいくつかの上行性伝導路について，解説していきます．

▶ A-38 では，代表的な伝導路障害を呈する疾患としてBrown-Séquard症候群とWallenberg症候群を取り上げます．

Navi 4 12対の脳神経と31対の脊髄神経

身体の隅々まで張り巡らされた末梢神経は，運動神経，感覚神経，自律神経のいずれか，あるいは複数と関連して，中枢からと中枢への情報伝達を行っています．

▶ A-39〜A-41 では，末梢神経の走行と働きについて，みていきましょう．

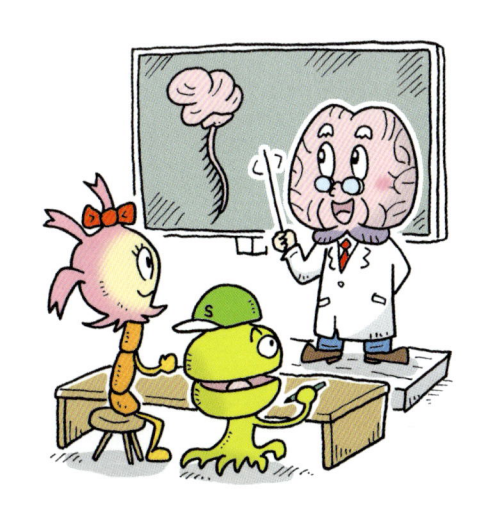

A-01 神経組織

▶レファレンス
・プロメ神経：p.174-177
・標準生理⑦：p.184-187

　神経組織は，ニューロン（neuron；神経細胞）とそれを支持・栄養するグリア細胞（neuroglia；神経膠細胞）で構成されます．
　脳と脊髄を中枢神経系といい，それ以外の身体各部に広がっている神経を末梢神経系といいます．末梢神経系は末梢からの情報を求心性神経で中枢神経系へと送り，中枢神経系はそれらの情報を集めて処理し，統合して，遠心性神経で再び末梢へと情報を送ります．

A-02 ニューロン（神経細胞）

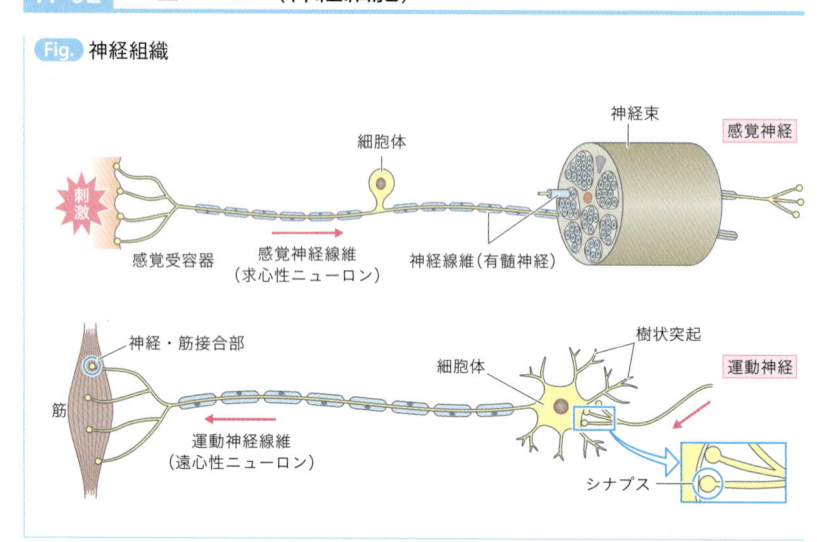

Fig. 神経組織

　ニューロンは，細胞体（cell body）と樹状突起および軸索の2種類の突起からなります．樹状突起は，刺激を細胞体の方向へ伝え，軸索は神経細胞の興奮を細胞体から末梢へ伝えます．神経細胞はお互いにシナプスを介して接続しています．同一神経細胞内で電気的に興奮が伝わることを伝導（conduction），シナプスで神経伝達物質（neurotransmitter）を介して化学的に興奮が伝わることを伝達（transmission）といいます．
　シナプス前の軸索末端には，カテコールアミン，アセチルコリンなどを含む小滴〔シナプス小胞（vesicle）〕が含まれ，末端部から放出されるので，神経の興奮は軸索から他の神経細胞に一方向性に伝達します．
　感覚神経は組織の末端で枝分かれし，自由終末となるものと特別な構造（終末装置＝触覚を感じるMeissner小体，圧覚を感じるPacini小体）になるものとがあります．また，運動神経が骨格筋線維に接続する神経筋接合部には，楕円板状の運動終板があります．

One More Navi
神経細胞が細胞体と樹状突起・軸索からなることは1891年に発見されたが，接続部については電子顕微鏡の出現まで，細胞質が直接つながっているとするGolgiの網状説と，軸索の先端と細胞体はシナプス構造によって間接的に連結しているとするCajalのニューロン説が対立していた（2人は1906年にノーベル賞を同時に受賞）．

A-03 グリア細胞（神経膠細胞）

　グリア細胞はニューロンを構造的，機能的に支える重要な役割を果たしており，軸索はグリア細胞で包まれています．
　グリア細胞が軸索を包む同心円状の層板構造は髄鞘（myelin sheath）と呼ばれ，髄鞘をもつ神経線維を有髄神経線維，髄鞘をもたないものを無髄神経線維といいます．

One More Navi
脳室系の内面を覆う上衣細胞（ependymal cell）と，脳脊髄液を産生・分泌する脈絡叢上皮細胞（choroidal epithelial cell）をグリア細胞に含める考え方もある．上衣細胞の一部は幹細胞として神経系の再生にも関与している．

One More Navi
グリア細胞は普通に分裂し新陳代謝するが，ニューロンは基本的には分裂しない（記憶蓄積のため？）．しかし近年，海馬や大脳皮質で幹細胞から新しいニューロンが作られる細胞新生（neurogenesis）がみられることが確認された．

One More Navi
Schwann細胞は末梢神経のグリア細胞で再生する．Guillain-Barré症候群では中枢のグリア細胞はターゲットにならない．

One More Navi
脳にはリンパ組織がなくグリア細胞が老廃物を除去する．線維芽細胞もないのでコラーゲンもできない．リンパ液の代わりに脳脊髄液がある．

One More Navi
ニューロンの変性と再生：神経線維が軸索の途中で切断されると早い段階から切断部に軸索の破壊や髄鞘の崩壊がおこる（神経変性）．そして，4〜6日のうちに切断部よりも末梢側の神経線維が変性をおこし（Waller変性），2〜3週間を減ると中枢側の神経線維にも上行性の変性が生じる．一方，神経の切断後，末梢側からは神経鞘が伸び，中枢側からは軸索が多数の分枝を出す．この神経鞘の中を軸索が伸びることができれば，神経機能は回復する．これを再生と呼ぶ．

One More Navi
アストロサイト（星状）は毛細血管の周りで血液脳関門を形成する．

One More Navi
ミクログリアは中胚葉由来だが，他のグリアやニューロンは外胚葉由来である．

中枢神経系では，有髄神経線維は脳や脊髄の白質，脊髄神経にみられ，その軸索は後述する稀突起膠細胞によって包まれています．無髄神経線維は自律神経や，脳や脊髄の灰白質にみられます．

末梢神経系の有髄神経線維は，軸索がSchwann細胞によって取り囲まれており，グリア細胞の境界部分は不連続になっています（Ranvier絞輪）．

ニューロンは基本的には分裂せず，再生しませんが，グリア細胞は生涯にわたって分裂，増殖を続けます．このため，ニューロンが脱落する（死ぬ）としばしばグリア細胞が増殖して損傷部を補うグリオーシス（硬化）と呼ばれる現象がみられます．

Fig. 髄鞘に包まれた末梢神経（有髄神経）

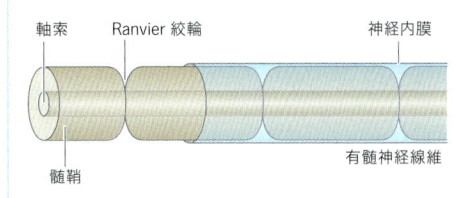

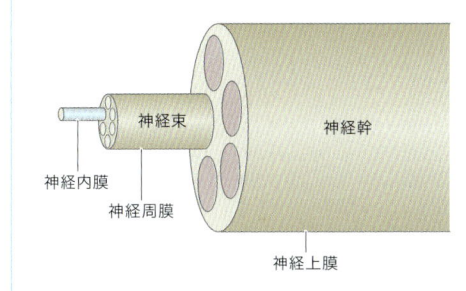

軸索　Ranvier絞輪　神経内膜　有髄神経線維　髄鞘

神経束　神経幹　神経内膜　神経周膜　神経上膜

Fig. 末梢神経系の神経膠細胞

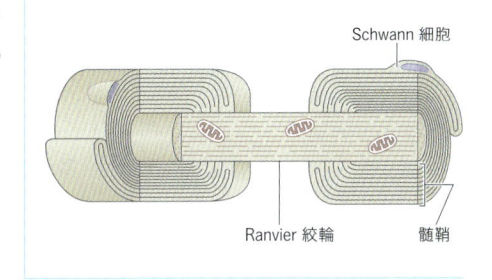

Schwann細胞　Ranvier絞輪　髄鞘

▶ グリア細胞の種類

Fig. 中枢神経系の神経膠細胞

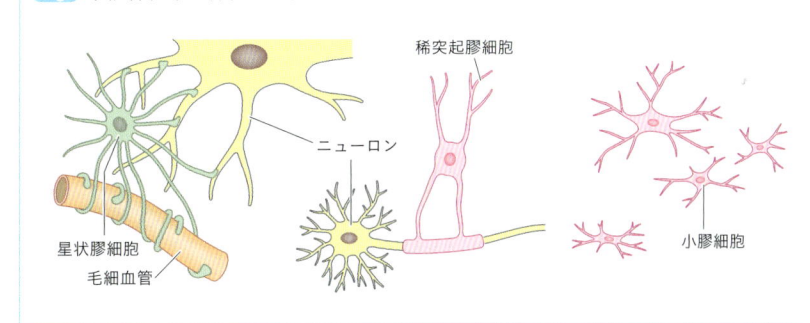

稀突起膠細胞　ニューロン　星状膠細胞　毛細血管　小膠細胞

● 中枢神経系

中枢神経系のグリア細胞には，毛細血管を取り囲んで血液脳関門を形成し，神経細胞を支持・栄養する星状膠細胞（astrocyte），複数の有髄神経線維の髄鞘をつくる稀突起膠細胞（oligodendrocyte），血管の周囲に分布して食作用をする中胚葉由来の小膠細胞（microglia）の3種があります．

● 末梢神経系

末梢神経系のグリア細胞には，1つの髄鞘を形成するSchwann細胞と，末梢神経節内でニューロンを取り囲み支持・栄養する衛星細胞（satellite cell）があります．Schwann細胞は神経線維が損傷・切断した際の再生に重要な役割を果たします．

A-04 興奮の伝導

▶レファレンス
・標準生理⑦：p.70-77

One More Navi
全か無かの法則：活動電位の発生は刺激による脱分極が閾値を超えるか否かにのみ関係している．神経を伝わる刺激の強さは活動電位の大きさではなく，単位時間あたりの活動電位の発生頻度によって決定する．

One More Navi
急性痛にはすぐにズキンと感じる速痛（有髄のAδ線維で速く伝わる）と後からジンとくる遅痛（無髄のC線維で遅く伝わる）がある．

One More Navi
跳躍伝導は非常に速いので，外敵から身を守るのに適している．

　神経細胞や筋細胞は，通常は細胞外よりも細胞内がマイナスに帯電しています（静止電位）．しかし，ひとたび神経伝達物質の刺激や電気刺激が細胞に加わると，脱分極がおこり，これが閾値を超えると活動電位（インパルス）が発生します．

　活動電位が発生し，細胞のある部分で興奮がおこると，その部分の膜電位は細胞内外で逆転し，局所電流が発生します．局所電流は刺激を受けた興奮部の両隣を次々に興奮させ，神経線維の長軸に沿って両方向に向かって興奮を伝導していきます．一方，興奮を伝え終えた部分は不応期となり，隣接部の局所電流で興奮がおきることはなくなります．このように，発生した局所電流が興奮を次々と伝導していくために，興奮は身体の末端まで減衰することなく伝わります．

　神経の興奮伝導速度は，神経線維が太いほど速くなります．また，運動神経や太い感覚神経は周りを絶縁性が高い髄鞘で囲まれており，神経の興奮は軸索がむき出しているRanvier絞輪を飛び飛びに伝わっていく（跳躍伝導）ため，毎秒約60ｍの速度で興奮を伝えることができます．一方で，髄鞘をもたない無髄線維では伝導速度が毎秒約1ｍと遅く，頭から足まで興奮を伝導するのに2秒ほどの時間がかかります．

Fig. 興奮の伝導

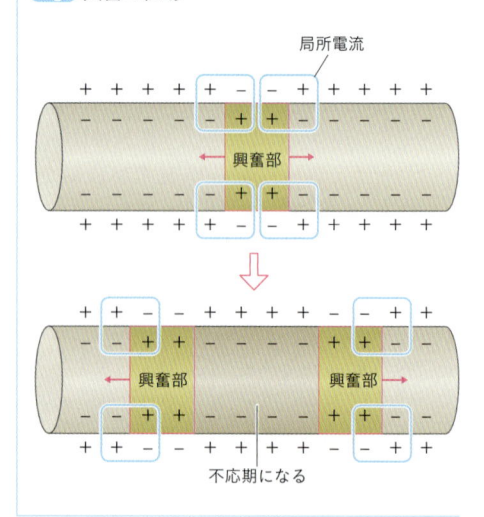

Fig. 活動電位の伝導

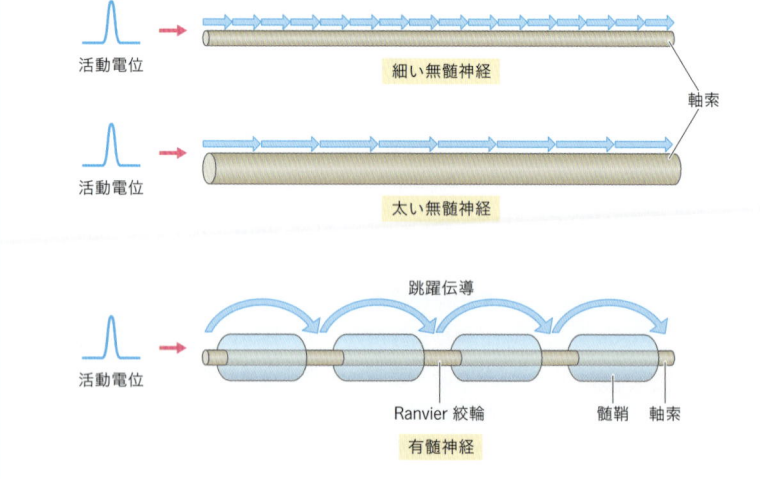

A-05 神経伝達物質

▶レファレンス
・標準生理⑦：p.156-166

軸索の先端は次のニューロンや標的細胞との間にシナプスと呼ばれる接合部をつくっています。軸索の先端部は神経終末と呼ばれ、神経伝達物質を貯蔵するシナプス小胞が多数存在しています。

発生した活動電位が神経終末に達すると、末端部にあるCa^{2+}チャネルが開き、Ca^{2+}が神経細胞内に流入します。すると、この刺激によってシナプス小胞が開口し、神経伝達物質がシナプス間隙に向けて放出されます。放出された神経伝達物質は、シナプス後細胞の受容体に結合し、シナプス後細胞の細胞膜に存在するイオンチャネルを開放します。これにより、細胞外からNa^+などのイオンがシナプス後細胞に流入し、シナプス後細胞にも活動電位（興奮）が伝達されることになります。

なお、神経伝達物質には、上述のようなシナプス後細胞に興奮を伝える興奮性のもののほかに、興奮を抑制する抑制性のものも存在します。

Fig. シナプスでの神経伝達

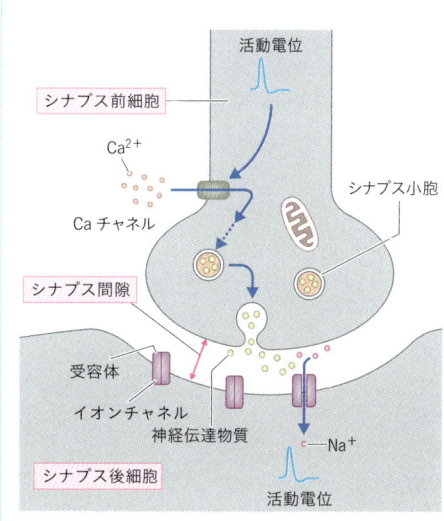

- 活動電位
- シナプス前細胞
- Ca^{2+}
- Caチャネル
- シナプス小胞
- シナプス間隙
- 受容体
- イオンチャネル
- 神経伝達物質
- Na^+
- シナプス後細胞
- 活動電位

One More Navi
分泌された伝達物質の一部は分解されるか、シナプス前膜にある輸送体で再吸収されて分解されたり、再利用されたりする。

One More Navi
興奮性伝達物質にはグルタミン酸やアセチルコリンが、抑制性伝達物質にはGABAやグリシンがある。

A-06 アセチルコリン

アセチルコリン（acetylcholine；ACh）は骨格筋を支配する運動ニューロンの神経筋接合部、心筋や平滑筋を支配する副交感神経末端、自律神経節の節前・節後線維間や汗腺を支配する交感神経節後ニューロン、そして中枢神経系で興奮性の神経伝達物質（neurotransmitter）として働いています。

AChの受容体には、ニコチン受容体とムスカリン受容体の2種類があります。

● ニコチン受容体

分子中にイオンを透過する透過路をもち、受容体が活性化されるとその透過路が開く受容体のことをニコチン受容体、もしくはイオンチャネル型受容体と呼びます。脳神経に広く存在するほか、神経細胞のシナプス後膜や骨格筋にも分布しています。

Fig. アセチルコリンの神経伝達

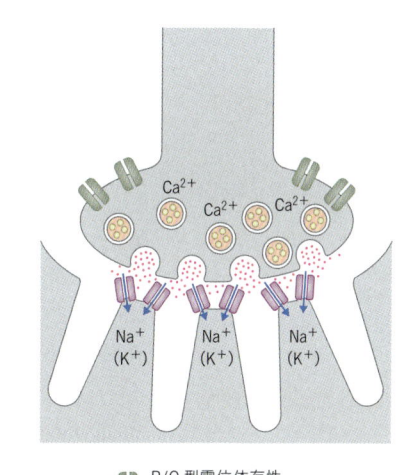

- Ca^{2+}
- Na^+(K^+)
- P/Q型電位依存性カルシウムチャネル
- シナプス小胞
- アセチルコリン
- アセチルコリン受容体

One More Navi
ニコチン受容体は末梢では自律神経（交感神経と副交感神経）の節前線維終末（副腎髄質での神経終末にも）と運動神経終末に存在する。

One More Navi
イオンチャネル型のアセチルコリン受容体はプラスイオンチャネルでNa、Kともにとおすが静止膜電位ではNaを主にとおして脱分極させる。

● ムスカリン受容体

受容体の活性化の後，いくつかの蛋白質や代謝過程が介在することでイオンチャネルが開閉するタイプの受容体をムスカリン受容体，もしくは代謝調整型受容体と呼びます．中枢神経系では大脳皮質や海馬に多く，学習・記憶に重要な役割を果たしています．末梢では副交感神経節後線維の支配臓器に存在し，刺激によって縮瞳や腸管運動促進，血管拡張などを引き起こす役割を果たしています．

なお，神経細胞で生合成された ACh は小胞アセチルコリントランスポーター（VAChT）によって H^+ と交換輸送され，貯蔵顆粒に蓄えられます．神経終末では ACh の約半分がシナプス小胞中にあり，残りが細胞質中に存在します．

A-07 アミノ酸

神経性アミノ酸は，興奮性と抑制性の2種類に分類することができます．興奮性にはグルタミン酸，アスパラギン酸，システイン酸，ホモシステイン酸などが働き，一方，抑制性にはγ-アミノ酪酸（GABA），グリシン，タウリン，β-アラニン，シスタチオニン，セリンなどが働きます．

▶ グルタミン酸

グルタミン酸は中枢神経系に高濃度に存在する興奮性アミノ酸で，グルタミン酸受容体と結合し，シナプスの可塑性に関与しています．また，てんかん，虚血性脳障害などの病態に関係しているほか，脳内アンモニアの解毒にも関与しています．

グルタミン酸の受容体にも ACh と同様にイオンチャネル型受容体と代謝調節型受容体の2つが存在します．このうち，イオンチャネル型グルタミン酸受容体に結合する物質には，グルタミン酸に化学構造が類似し，グルタミン酸同様の強い興奮作用を示す NMDA や AMPA，カイニン酸があります．これらの物質は，それぞれが高い親和性をもって NMDA 受容体，AMPA 受容体，カイニン酸受容体に結合し，受容体を活性化させます．

Fig. グルタミン酸による神経伝達

グルタミン酸が AMPA 受容体に結合すると，Na^+ が細胞内に流れ込み，シナプス後細胞で脱分極がおこり興奮が伝達されます．一方，NMDA 受容体は通常 Mg^{2+} がブロックしているので，グルタミン酸に反応しませんが，シナプス後細胞の発火が続くと NMDA 受容体のチャネルが開き，Ca^{2+} が細胞内に入り込むようになります．これにより，シナプス後細胞では遺伝子発現を介した構造変化がおこり，シナプス反応が増強します（シナプスの可塑性）．このメカニズムは記憶や学習に重要な役割を果たしています．

One More Navi

ムスカリン様作用： キノコに含有されるアルカロイドのムスカリンの作用と類似していることから命名された．

One More Navi

NMDA： N-メチル-D-アスパラギン酸
AMPA： α-アミノ-3-ヒドロキシ-5-メチル-4-イソオキサゾールプロピオン酸

One More Navi

NMDA 受容体からの Ca 流入に続いて，シナプスの後部で Ca/カルモデュリン依存性プロテインキナーゼ（CaM キナーゼ）が活性化される．CaM キナーゼは AMPA 受容体をリン酸化して，細胞質からシナプス後部膜への AMPA 受容体の輸送が促進し，シナプス後部での AMPA 受容体イオンチャネルのコンダクタンスを上昇させる．

One More Navi

長期増強（long term potentiation；LTP）：シナプスの伝達効率が高くなる現象．海馬など大脳皮質に見られる．
長期抑制（long term depression；LTD）：シナプス伝達を長い間抑える現象．運動制御をする小脳などによく見られる．

One More Navi

グルタミン酸単独では Ca チャネルは開かず，グリシンや D-セリンが別の部位に結合することが必要．また膜の脱分極によって Ca チャネルを遮断している Mg^{2+} が NMDA 受容体から解離する必要がある．つまり，NMDA 受容体の活性化には，グルタミン酸の存在とシナプス後膜脱分極が必要．

▶γ-アミノ酪酸（GABA）

γ-アミノ酪酸（GABA）は中枢神経系に高濃度で存在し，神経細胞膜を過分極させ，神経活動を抑制します．また，興奮性伝達物質によるシナプス伝達をも抑制します．GABA作動性神経系は多くの中枢抑制薬の作用点でもあります．

GABA神経系にはGABAとグルタミン酸デカルボキシラーゼ（GAD）が局在します．GADはL-グルタミン酸からGABAを生成する酵素で，ビタミンB_6を補酵素とします．

> **One More Navi**
> アミノ酪酸にはアミノ基のつく位置によってα-，β-，γ-の3種類の異性体がある．GABAを増量させる薬は，鎮静，抗けいれん，抗不安作用がある．

> **One More Navi**
> GABA作動性神経細胞には2種類の受容体がある．イオンチャネル型GABAA受容体はCl チャネルであり，7回膜貫通型G蛋白共役型受容体のGABAB受容体はCaチャネルを抑制して神経の過活動を抑制する．

関連項目

▶ALS/Parkinson認知症コンプレックス

ソテツの種子のβ-メチル-アミノ-L-アラニンが重炭酸塩によって変化し，AMPA受容体およびNMDA受容体に作用するため，グアムで発症したといわれる病態です．

▶Stiff person症候群

主に女性に発症する筋硬直と疼痛性筋痙直を伴う疾患で，糖尿病（膵臓のβ細胞にもGABAが高濃度に存在），てんかん，精神症状を伴います．患者の半数にはGADの自己抗体が存在します．治療はベンゾジアゼピン誘導体，バクロフェン，バルプロ酸ナトリウムなどで行われます．Stiff man症候群と呼ばれることもあります．

A-08 モノアミン

▶モノアミンの種類

アミノ基やイミノ基の窒素を1個だけ含むモノアミンは，芳香族アミノ酸から代謝されるアミンのことです．モノアミンには，チロシンから代謝されるカテコールアミン（ノルアドレナリン，ドパミン）と，インドール環のあるトリプトファンから代謝されるインドールアミン（セロトニン）の2種類があります．

脳内カテコールアミンの分布割合はドパミンが50％，ノルアドレナリンが40％，アドレナリンが10％です．セロトニンの体内分布は腸管（粘膜のエンテロクロマフィン細胞）に90％，血小板に8％，脳に2％（縫線核のセロトニン神経細胞）となっています．

●ノルアドレナリン

中枢神経では，ノルアドレナリンの過剰な状態がおきると躁状態が引きおこされ，不足すると意欲の低下をきたします．末梢組織では，ノルアドレナリンは交感神経節後線維の化学伝達物質として働きます．

●ドパミン

ドパミンは快感，多幸感のもとになっており，運動調節においては過剰な場合に幻覚・幻聴・妄想を引きおこし，不足するとParkinson症状を呈します．

●セロトニン

セロトニンは感情の安定や他の神経系の統制に関与しています．

●アドレナリン

アドレナリンは副腎髄質ホルモンとして働きます．

> **One More Navi**
> ドパミンの受容体は中枢神経系ではD₁受容体（Gs-アデニル酸シクラーゼ）が促進的に，D₂受容体（Gi-アデニル酸シクラーゼ）が抑制的に作用するか，直接K⁺チャネルやCa²⁺チャネルに作用する．ドパミンD₁/₂受容体刺激で幻覚，妄想が生じ，ドパミンD₂受容体刺激でプロラクチン，成長ホルモン分泌が抑制され，ドパミンD₂受容体遮断で筋強剛，振戦，姿勢・歩行障害，制吐作用がある．

▶ モノアミンの作用機構

　ニューロンで生合成されたモノアミンは小胞モノアミントランスポーター（VMAT）によって貯蔵顆粒に取り込まれ蓄えられます．VMAT1は分泌細胞の顆粒に発現し，高親和性のVMAT2中枢神経の小胞と血小板顆粒に発現します．また，シナプスから遊離されたカテコールアミンは，Na^+，Cl^-依存性のノルアドレナリントランスポーター（NAT）とドパミントランスポーター（DAT）によって神経終末への再取り込みされ，不活化されます．

　Na^+，Cl^-依存性のセロトニントランスポーター（SERT）はセロトニン神経と血小板に発現し，放出されたセロトニンを取り込みます．

関連項目

▶ 悪性症候群

　抗精神病薬によってドパミンD_2受容体，アドレナリン$α_1$受容体，セロトニン$5-HT_2$受容体が遮断され，持続的体温上昇，昏迷，無動症から40℃以上の高熱を伴い，時に死を招くこともある重篤な副作用です．

▶ セロトニン受容体

　セロトニン受容体には$5-HT_{1〜7}$までの7種類があり，$5-HT_3$受容体のみがイオンチャネル型受容体となっています．$5-HT_1$受容体は抑制性G蛋白（Gi）を介して過分極を誘発しシナプス伝達を抑制します．$5-HT_2$受容体はG蛋白（Gq）を介して脱分極を誘発しシナプス伝達を活性化します．$5-HT_{4, 6, 7}$受容体は脱分極をおこし，$5-HT_{5A, B}$受容体は過分極をおこします．$5-HT_3$受容体刺激で嘔吐がおき，$5-HT_{1A}$受容体刺激でセロトニン症候群（振戦，筋剛直，発熱，異常運動）がおきます．片頭痛，群発頭痛の治療に使われるスマトリプタンは$5-HT_{1D}$受容体を刺激する薬です．

A-09　ニューロペプチド

　ニューロペプチドは大きなポリペプチドの前駆物質が酵素によって細かく切断されて作られ，神経調節物質・神経伝達物質として働きます．現在，50種以上（エンケファリン，β-エンドルフィン，ニューロペプチドYなど）のペプチドが知られていますが，ペプチドの再取り込みや再利用の機構は知られていません．

　ニューロペプチドの多くは末梢組織にも存在し，特に腸管や誘導器官（膵臓，胆道，性器）の神経組織や内分泌組織で産生されるペプチド（セクレチン，グルカゴン，サブスタンスPなど）は，脳-消化管ペプチドと呼ばれています．

One More Navi
サブスタンスPは脊髄での痛みの伝達物質として同定された．

A-10 中枢神経系

▶レファレンス
・プロメ神経：p.172,182-197
・標準生理⑦：p.182-183
・標準脳外⑫：p.9-13

One More Navi
神経上皮細胞層（胚芽層）の一部から突起をもった神経芽細胞が生じ，蓋層（後の灰白質）に遊走して神経細胞に分化する．腹側の基板は運動性域，背側の翼板は感覚性域を形成する．

One More Navi
魚類の脳は大脳基底部にあたる部分がむき出しになっており，大脳皮質にあたる部分は未発達である．

A-11 発生と解剖

脳と脊髄は，神経管（neural tube）から発生します．

胎生2か月はじめ頃には前方部が前脳胞，中脳胞，後脳胞に分化します．前脳胞の吻合部はその後大きく左右に膨らんで終脳（telencephalon）となり，さらに発生が進むとやがて大脳半球（cerebral hemisphere）を形成します．一方，前脳胞の尾側部は間脳（diencephalon）となり，視床と視床下部に分化します．

中脳胞は中脳（mesencephalon (midbrain)）に，また，後脳胞の腹側は橋（pons），延髄（medulla oblongata）となり，背側は小脳（cerebellum）になります．また，神経管の後方部に，延髄に続く脊髄（spinal cord）ができます．脳幹（brain stem）は中脳，橋，延髄の総称で，小脳はその背側にあり，上面は大脳半球に覆われます．

Fig. 脳と脊髄の発生

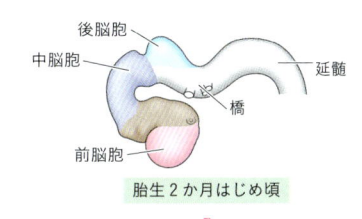

胎生2か月はじめ頃
胎生2か月末
胎生7か月

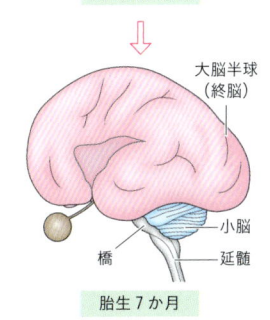

A-12 脳室系と中心管

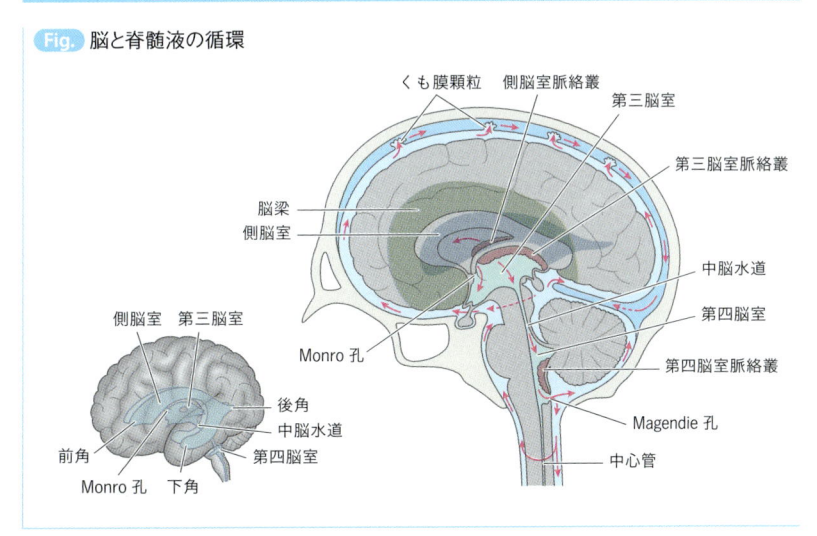

Fig. 脳と脊髄液の循環

神経管の内腔は脳室（ventricle）と中心管（central canal）になります．脳室と中心管の内面は脳室上衣細胞で覆われます．

One More Navi
側脳室は左右に2つあるので，それを第一脳室，第二脳室とし，これ以降を第三脳室，第四脳室という．

One More Navi
第四脳室とくも膜下腔は正中口でMagendie孔と外側口でLuschka孔で交通する．正中（middle）とMagendie孔の頭文字「M」，外側（lateral）とLuschka孔の頭文字「L」が共通している点が記憶するコツである．

●脳室
　脳室は，大脳半球内の側脳室（lateral ventricle），間脳の第三脳室（third ventricle），中脳の中脳水道，橋，延髄，小脳が囲む第四脳室（fourth ventricle）からなります．
　側脳室，第三脳室，第四脳室の上衣細胞は，毛細血管と一緒に脈絡叢（choroid plexus）を形成し，脳脊髄液（cerebrospinal fluid；CSF）を産生・分泌します．
　脳脊髄液は，側脳室 → 第三脳室 → 中脳水道 → 第四脳室の順に流れ，第四脳室の正中口（Magendie孔）と左右の外側口（Luschka孔）から脳室の外に出た後，脳と脊髄の表面のくも膜下腔を灌流し，くも膜顆粒（arachnoid granulation）をとおって頭蓋内の静脈洞から静脈中に吸収されます．硬膜静脈洞は，脳から戻る静脈血の主要な通路で，頸静脈孔を出たあと，内頸静脈に注ぎます．髄液は140 mLで，1日450 mL産生されます．

●中心管
　中心管は脊髄の正中深部にある細い管で，第四脳室に続いて脊髄全長を貫いて走っています．

A-13　灰白質と白質

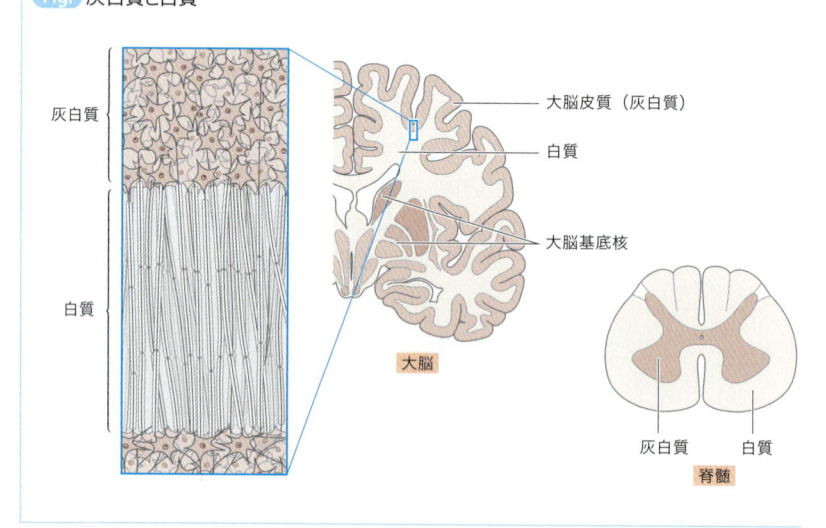

Fig. 灰白質と白質

灰白質　白質
大脳皮質（灰白質）
白質
大脳基底核
大脳
灰白質　白質
脊髄

　ニューロンの集合は，灰色なので灰白質（gray matter）といい，大脳半球（大脳皮質 cerebral cortex）や小脳（小脳皮質 cerebellar cortex）では表層にあり，脊髄では内部に集まってH状をしています．また，脳幹の灰白質（神経核：nerve nucleus）は内部に分散し，大脳や小脳の深部にもあります．
　有髄神経線維の集まりは脂肪が多く白いので白質（white matter）といいます．
　末梢神経にはニューロンのコブ状集団（神経節：nerve ganglion）や，神経線維の多数集合，分枝，交通，吻合した神経叢（nerve plexus）があります．

A-14　髄膜

　脳と脊髄は3層の結合組織性被膜（髄膜：meninges）によって包まれています．最外層には強靭な硬膜（dura mater）があり，その下にくも膜（arachnoid），そして脳・脊髄表面を直接覆う血管に富む薄い軟膜（pia mater）です．くも膜と軟膜は多数の細い線維で結合しており，その間をくも膜下腔（subarachnoid space）と

Fig. 髄膜の構造

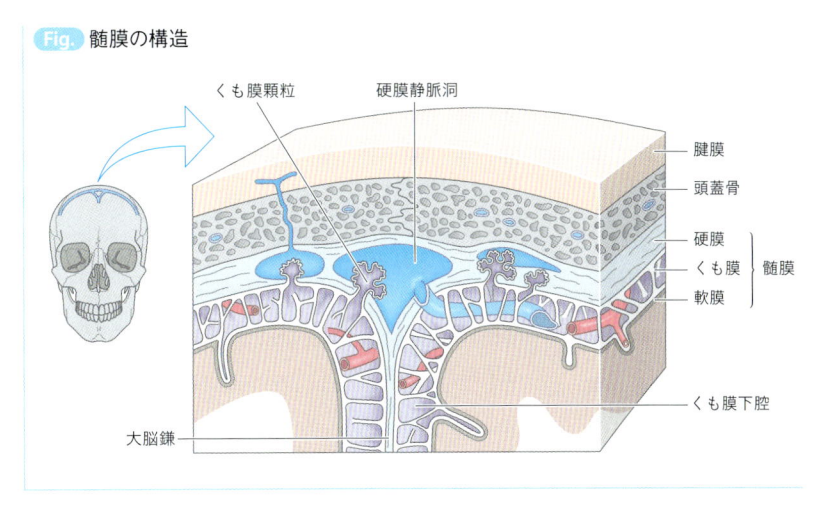

- くも膜顆粒
- 硬膜静脈洞
- 腱膜
- 頭蓋骨
- 硬膜
- くも膜　髄膜
- 軟膜
- くも膜下腔
- 大脳鎌

Fig. 硬膜

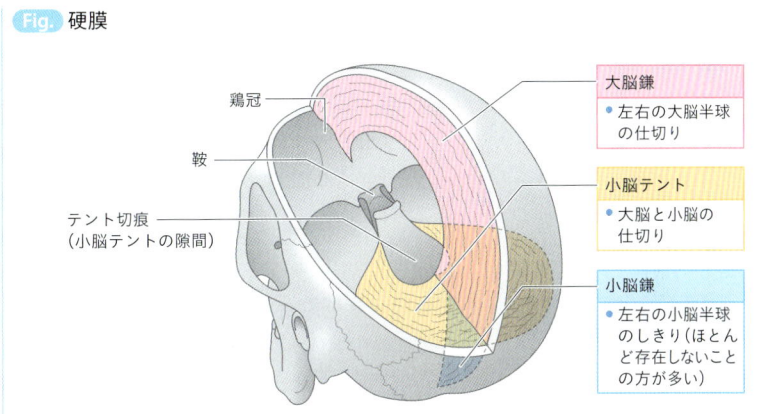

- 鶏冠
- 鞍
- テント切痕（小脳テントの隙間）
- **大脳鎌**：左右の大脳半球の仕切り
- **小脳テント**：大脳と小脳の仕切り
- **小脳鎌**：左右の小脳半球のしきり（ほとんど存在しないことの方が多い）

One More Navi

頭蓋骨の変化で大脳鎌，小脳テントの異常な膜緊張が生じた場合，静脈洞からの脳脊髄液排出が悪くなり，硬膜に緊張がおきる．これが，脳神経を拘束すると，しばしば神経症状を引きおこす原因となる．

One More Navi

頭蓋内圧の亢進により，硬膜の隙間から脳が押し出されることを脳ヘルニアと呼び，けいれんや意識障害など，生死にかかわる緊急事態となる．

呼びます．くも膜下腔には，脳脊髄液が循環します．

　脳と脊髄は硬膜で覆われています．硬膜は頭蓋骨内面を覆う部分（外層）と脳を覆う部分（内層）からなりますが，これらは癒合して1枚の膜となっています．また，硬膜の一部は，左右の大脳半球の間にある大脳鎌（falx cerebri）や左右の小脳半球の間にあるものは小脳鎌（falx cerebelli）となり，大脳後頭葉と小脳との間にも小脳テント（tentorium cerebelli）と呼ばれる硬膜が入り込んでいます．

　一方，脊髄の硬膜は外層と内層が常に分離しており，この間隙には硬膜上腔と呼ばれる脂肪組織で満たされ，静脈叢を入れる領域が存在します．

A-15　頭蓋骨

　頭蓋骨（skull）は，骨格と骨格を繋ぐ関節（縫合）で23個の骨がパズルのように連結しています．また，縫合部には最大で0.8 mm程度の可動性があります．

- 後頭骨（1個）
- 蝶形骨（1個）
- 側頭骨（1対2個）
- 頭頂骨（1対2個）
- 前頭骨（1個）
- 篩骨（1個）
- 下鼻甲介（1対2個）
- 涙骨（1対2個）

13

> **One More Navi**
> 頭蓋は一般には「ズガイ」と読むが，解剖学用語では「トウガイ」と読む．

> **One More Navi**
> 泉門部での頭蓋骨の閉鎖がうまくいかない場合，以下のような原因が考えられる．
> **閉鎖不全**：水頭症・クレチン症・くる病・Down症候群
> **早期閉鎖**：小頭症・頭蓋骨早期癒合症
> **膨隆**：髄膜炎・脳腫瘍・頭蓋内出血などによる脳圧亢進
> **陥凹**：脱水症・尿崩症

> **One More Navi**
> 鋤骨は一次口蓋を構成する最前部の骨で鼻中隔の下部を形成する．鋤骨に付着する鋤鼻器にはフェロモン物質（育児や生殖行動に関与）を感知する受容体があるが，ヒトでは退化している（胎児にはある）．

- 鼻骨（1対2個）
- 鋤骨（1個）

　胎児，新生児，幼児の頭蓋冠では，結合組織性骨の骨化が進行中の部分（頭蓋泉門）が，結合組織性の膜によって塞がれ，動脈の拍動がみられます．泉門のうち，大泉門（生後1年半ないし2年で閉鎖）と小泉門（生後1～3か月で閉鎖）は重要です．

Fig. 頭蓋骨

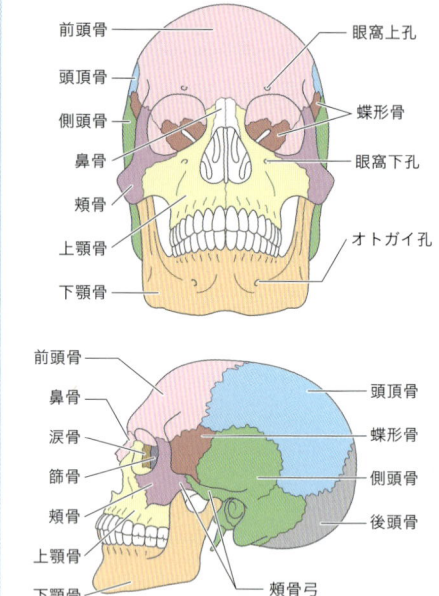

関連項目

▶ **頭蓋縫合早期癒合症**
　頭蓋縫合が何らかの原因で早期に閉じる病態を，頭蓋縫合早期癒合症と呼び，早期閉鎖が起こる部位によって，さまざまな症状を引き起こします．頭蓋骨の形態異常だけでなく頭蓋内圧の亢進症状がある場合には早期に手術が必要です．Crouzon病，Apert病などに付随して現れる場合もあります．

A-16　頭蓋底

　頭蓋底とは，下から脳を支えている凹凸の底面で，前方から前頭蓋窩，中頭蓋窩，後頭蓋窩の3つの窩にわかれています．

Fig. 頭蓋底の構造

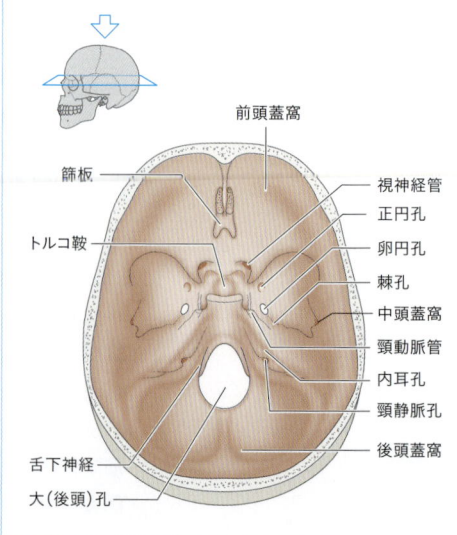

> **One More Navi**
> 前頭蓋窩の骨は薄いため，前頭部に強い衝撃が加わると容易に骨折してしまう．特に篩板は骨折しやすく，骨折で硬膜も破れてしまうと，脳脊髄液が鼻腔に流れ出すこともある．

▶ **前頭蓋窩**
　前頭蓋窩の中央部には細かい孔の開いた篩板と呼ばれる領域があり，鼻腔と交通し，嗅神経の通路となっています．また，篩板の左右にある骨板の下には眼窩があります．

> **One More Navi**
> **眼窩に開く孔**
> ・視神経管・上眼窩裂：眼窩と頭蓋腔との連絡口
> ・鼻涙管：眼窩と鼻腔との連絡口
> ・前・後篩骨孔：眼窩と篩骨洞や鼻腔との連絡口
> ・下眼窩裂：眼窩と外頭蓋底との連絡口
> ・眼窩上孔（切痕）・下孔，頬骨顔面孔：眼窩と顔面との連絡口

▶ **中頭蓋窩**
　中頭蓋窩の中央部にはトルコ鞍と呼ばれる凹みがあり，下垂体がここに納められています．トルコ鞍のすぐ隣には，いくつかの孔が開いており，

One More Navi

脊椎動物では嗅覚が最も重要な感覚であり，中枢神経系も初期には嗅覚と深く結びついている（嗅脳）．最も下等な魚類の嗅覚器は水のにおいを感受するために，体外から水を取り入れ体外に放出する構造となっているが，後にできた鼻腔と眼窩をつなぐ管（鼻涙管）はこの構造の名残である．

以下のように脳神経や血管の通路となっています．

眼窩と交通する孔
- 視神経管：視神経，眼動脈
- 上眼窩裂：動眼神経，滑車神経，眼神経，外転神経

外頭蓋底と交通する孔
- 正円孔：上顎神経
- 卵円孔：下顎神経
- 棘孔：下顎神経，中硬膜動脈
- 頸動脈管：内頸動脈，頸動脈交感神経叢

▶後頭蓋窩

　トルコ鞍より後部の頭蓋底で最も低い部分で，橋，延髄，小脳が納められています．中央部には大後頭孔があり，脊髄と椎骨動脈の通路となっています．また，後頭蓋窩にも神経や血管の通路となる孔が開いています．

- 内耳孔（錐体の後面）：内耳神経，顔面神経
- 頸静脈孔（大後頭孔の左右前方）：内頸静脈，舌咽神経，迷走神経，副神経
- 舌下神経管（大後頭孔の縁）：舌下神経

A-17 大脳

▶レファレンス
- プロメ神経：p.198-209
- 標準脳外⑫：p.14-16

　中枢神経は大脳，間脳（視床，視床下部），脳幹（中脳，橋，延髄），小脳および脊髄に分けられます．大脳皮質からの運動の命令は半卵円中心，内包を経て中脳の大脳脚，橋，延髄，脊髄へ伝わります．

A-18 大脳皮質表面の区分と障害

One More Navi

前頭葉症候群：前頭葉が障害されると自発性の低下や性格変化，Broca失語（運動性失語症），原始反射（把握反射，吸啜反射）が出現する．

頭頂葉症候群：頭頂葉の障害では，感覚障害，失行・失認，失読，失書といった症状のほか，Gerstmann症候群やBálint症候群と呼ばれる症状を呈する．

側頭葉症候群：側頭葉の障害では，粘着性もしくは爆発性の性格変化，記憶障害，Wernicke失語（感覚性失語症），側頭葉てんかんなどを呈する．

後頭葉症候群（Anton症候群）：両側の後頭葉の皮質の鳥距野または視放線の破壊により両眼がまったく見えなくなるもので，自分の皮質盲に気づかず，見えていると主張し，見えないことに平然としている．

　大脳は左右の大脳半球とこれを結ぶ脳梁からなり，大きな切れ目である中心溝（Rolando溝），外側溝（Sylvius裂），頭頂後頭溝によって前頭葉，頭頂葉，後頭葉，側頭葉に分けられます．

●前頭葉

　前頭葉の中心前回には運動ニューロン（Betzの巨細胞）が集まっており，脊髄や脳幹に出力する随意運動の中枢が存在します．また，音声を言葉として意味をなすものに組み立てる役割を果たす運動性言語中枢（Broca中枢）があるほか，精神機能や眼球運動にも関与しています．

●頭頂葉

　頭頂葉の中心後回は皮膚などの体性感覚の中枢である体性感覚野があります．また，計算や書字にも関与しています．

●側頭葉

　側頭葉には聴覚，味覚，嗅覚の中枢があるほか，聞いた言葉を理解する役割を果たしている感覚性言語中枢（Wernicke中枢）があります．

Fig. 大脳皮質表面の区分
（前頭葉，中心溝，頭頂葉，側頭葉，外側溝，後頭葉）

- 後頭葉

  後頭葉には視覚中枢があります．

関連項目

▶Gerstmann症候群（ゲルストマン）

　尿優位側（左）頭頂葉の病変によって生じ，手指の失認，左右識別障害，失書，失計算症の4症状を呈します．

▶Bálint症候群（バリント）

　後頭葉外側上方から頭頂葉にかけての両側性病変で，特異な視空間感覚能力の障害をきたします．精神性注視麻痺，視覚失調，視覚性注意障害の3症状が特徴です．

A-19 大脳皮質の機能局在

　大脳皮質は表面の灰白質（100億以上の神経細胞が6層構造）の部分にある高次一次中枢で，部位により運動野，体性感覚野，言語野，視覚野などにわかれます．

Fig. 大脳皮質の機能局在

- 運動野

  中心前回と大脳縦裂に面した半球内側面にあって，反対側の半身の随意運動をつかさどる中枢で，錐体路が出ます．各部は身体の部位と対応しています．

- 体性感覚野

  中心後回にあって，反対側の半身の皮膚感覚（触覚，温度覚，痛覚）や深部感覚（関節覚，筋覚，腱覚）などの体性感覚の中枢です．

- 視覚野と聴覚野

  後頭極（鳥距溝）は網膜からの情報を受ける視覚の中枢で，側頭葉外側溝は内耳からの聴覚の中枢です．

- 味覚野と嗅覚野

  体感覚野の下方（顔面感覚の領域）に味覚中枢が，前頭葉下面に嗅覚野があります．

- 連合野

  大脳皮質の大部分を占め，大脳皮質内で相互に連合して機能を果たすため，外部との運動の出力や感覚の入力などはありません．一次感覚野（体性感覚野，視覚野，聴覚野）の周辺にある二次感覚野も一次感覚野と密接な関連をもつ連合野です．また，二次感覚野以外の連合野では感覚情報の統合や認識，記憶，学習，判断といった高度な精神機能が営まれます．

- 言語中枢

  多くの場合，言語中枢は脳の左半球にあり，運動性言語野（Broca中枢，Broca野）と感覚性言語野（Wernicke中枢，Wernicke野）の2か所に中枢が存在します．Broca中枢は，運動領域前方の下前頭回にあり，ここが障害されると発声器や筋が正常でもうまく話すことができなくなる運動失語（motor aphasia）を呈します．一方，Wernicke中枢は側頭葉の後端部にあり，障害されると言葉が理解

One More Navi

言語中枢は右利きのヒトの95％が左にあり，左利きのヒトの70％も同じく左にある．

できない**感覚失語**（sensory aphasia）となります。 ▶B-12

A-20 大脳皮質の機能

▶覚醒（意識）と睡眠

　大脳皮質全域に伝えられる情報量によって覚醒・睡眠が決まり、**網様体賦活系**の活動で覚醒状態 ▶A-29 になります。

　なお、完全な睡眠状態でも不随意運動や急速な眼球運動を起こす**REM睡眠**（rapid eye movement sleep）は90分間隔で現われ、10〜30分間持続します。成人ではREM睡眠が全睡眠時間の20％を占めますが、乳幼児では全体の50％にも及びます。

Fig. REM睡眠の出現

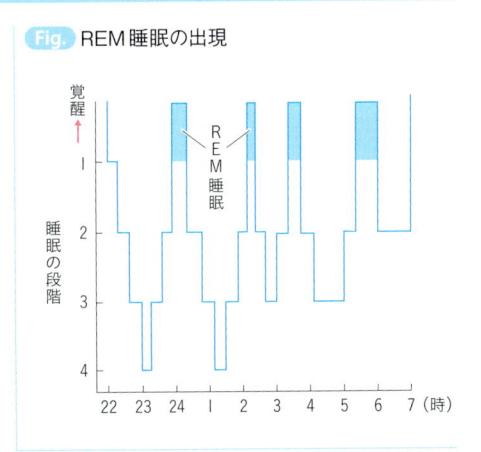

▶記憶

Fig. 記憶の種類とPapez回路

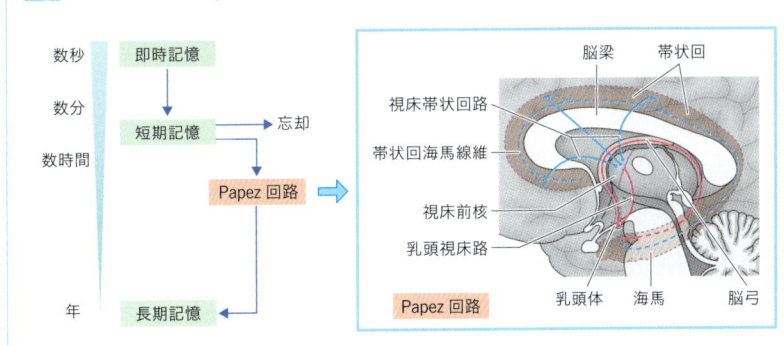

　記憶の形成には側頭葉が関与します。記憶の種類には数秒だけ保持される即時記憶と、情報が脳の中に数分間保持される**短期記憶**、何年もの間脳内に保持される長期記憶があります。

　短期記憶の再生に関与するには前頭葉ですが、**短期記憶は海馬 — 脳弓 — 視床下部乳頭体 — 視床前核 — 帯状回 — 海馬**という神経回路（**Papez回路**）を反復・循環することによって長期記憶に転換され、大脳皮質で保持されます。 ▶A-07

　海馬内で情報処理にかかわる基本回路は全て興奮性の結合で、グルタミン酸が興奮性の神経伝達に使われています。

A-21 大脳辺縁系

　大脳辺縁系（limbic system）は、**生命の基本的機能に関与する古い脳**です。側脳室と第三脳室の周辺を取り囲むように広がっており、嗅覚に関与する部分（嗅球、嗅索、海馬傍回、扁桃体）、中隔核、側座核、視床の前核、帯状回、脳弓、歯状回などがあります。

　大脳辺縁系は、嗅覚や**恐れ、怒り、不安、抑うつ、温和化といった情動行動**、

One More Navi
左半球は言語などの情報処理を行い、右半球は抽象的概念を扱う。左右の半球は脳梁を介して情報交換している。

One More Navi
学習・記憶の神経経路には前脳基底部のMeynert（マイネルト）核からのコリン作動性神経の投射が重要である（Alzheimer病で変性）。

One More Navi
視覚、聴覚、体性感覚、味覚などの情報は、大脳皮質連合野で処理されて、海馬の傍にある皮質領野（海馬傍回、嗅内野）を経由して貫通線維束によって海馬に入る。

One More Navi
側座核は脳内報酬系、快楽、薬物依存などに関与しており、金属電極を側座核に挿入したラットは、この部位への電気刺激を引きおこすレバーを押し続け、食物や水の摂取をせずに最終的には疲労によって死んでしまうことが知られている。

One More Navi
帯状回はやる気や注意力に関係する．

摂食反応や性的行動といった<u>本能行動</u>，記憶の保持などに関与します．

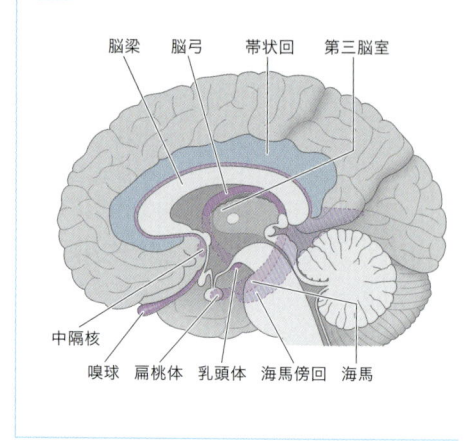

Fig. 大脳辺縁系

(脳梁，脳弓，帯状回，第三脳室，中隔核，嗅球，扁桃体，乳頭体，海馬傍回，海馬)

関連項目

▶**Kluever-Bucy 症候群**
クリューバー ビューシー

尿実験動物の扁桃体を含む両側側頭葉の切除により観察される症候群で，精神盲，口唇傾向，性行動の亢進，情動反応の低下などがみられます．こうした症状の原因は，古い脳である大脳辺縁系障害にあると考えられます．

A-22 大脳基底核

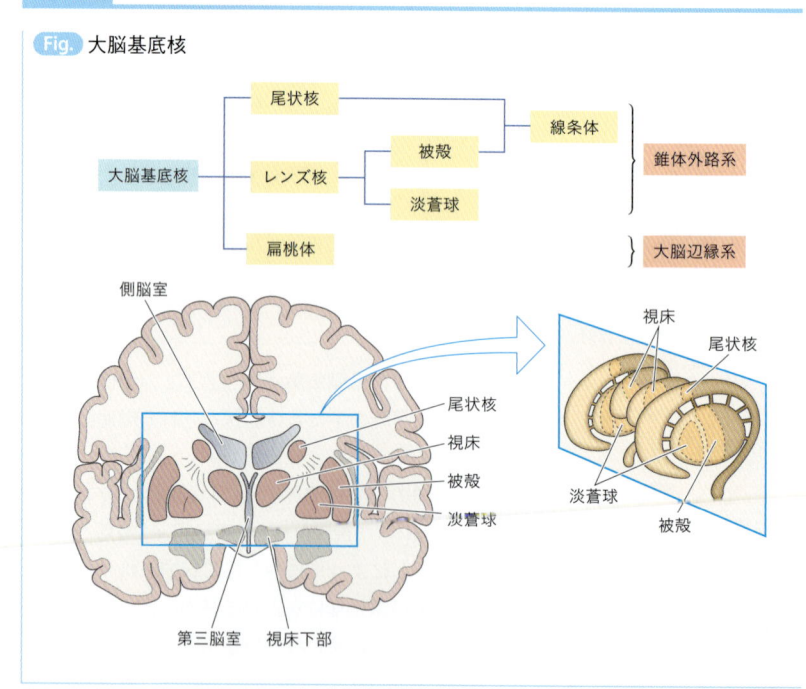

Fig. 大脳基底核

大脳基底核 ─ 尾状核 ─┐
        ├ レンズ核 ┬ 被殻 ┤ 線条体 ┐錐体外路系
        │   └ 淡蒼球 ┘
        └ 扁桃体 ─────── 大脳辺縁系

(側脳室，尾状核，視床，被殻，淡蒼球，第三脳室，視床下部)

One More Navi
大脳基底核や小脳は運動を調節する錐体外路系に属する．

大脳の中心には<u>大脳基底核</u>があり，<u>尾状核，レンズ核，扁桃体</u>の3群からなります．レンズ核は，さらに<u>淡蒼球</u>（globus pallidus）と<u>被殻</u>の2つの核に分かれます．また，被殻と尾状核を合わせて<u>線条体</u>（striate body）と呼ぶこともあります．

淡蒼球は間脳から派生した古い核であるのに対し，線条体は大脳から発達した新しい核です．<u>線条体と淡蒼球は錐体外路系</u>の主要な中枢で，骨格筋の緊張や不随意運動を調節します．したがって，これらの神経核が障害を受けると，Parkinson 病や舞踏病がおきます．

関連項目

▶高血圧性脳出血

高血圧性脳出血の約 65% が大脳基底核部にみられます．運動神経の線維が密集して走る内包を境に、それより内側の出血を内側型（視床出血）、外側の出血を外側型（被殻出血）、両方にわたるものを混合型と呼びます．ともに内包が障害されるための出血と反対側の上下肢の麻痺がおこります．さらに、視床出血では反対側の上下肢の感覚が障害されます．内側型より外側型のほうが多くおこります．

A-23 間脳

▶レファレンス
- プロメ神経：p.210-225
- 標準脳外⑫：p.17

Fig. 間脳

（ラベル：脳弓、脈絡叢、脳梁、視床、視床下部、松果体、視交叉、下垂体、漏斗、乳頭体、第三脳室）

Fig. 中継核としての視床

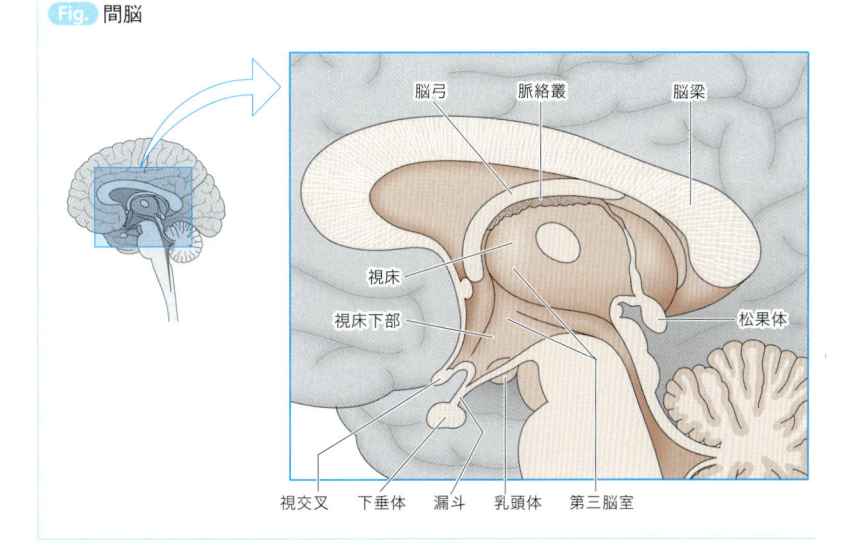

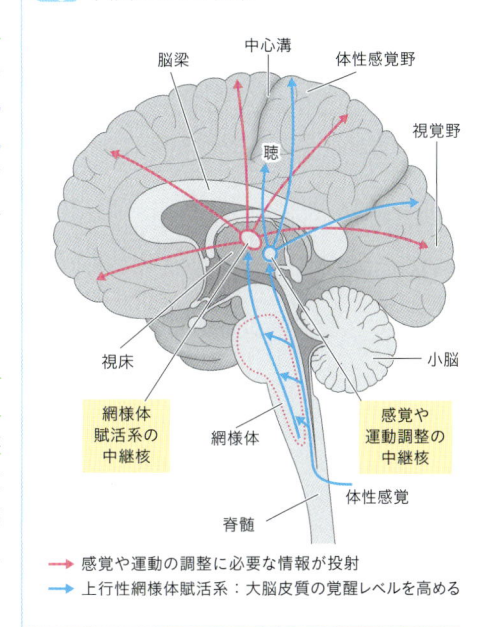

（ラベル：脳梁、中心溝、体性感覚野、聴、視覚野、視床、小脳、網様体賦活系の中継核、網様体、感覚や運動調整の中継核、体性感覚、脊髄）

→ 感覚や運動の調整に必要な情報が投射
→ 上行性網様体賦活系：大脳皮質の覚醒レベルを高める

One More Navi
嗅覚は原始的な感覚なので視床を経ないで直接大脳につながる．

左右の大脳半球の間に挟まれて、大脳と中脳をつなぐ位置にあるのが間脳（diencephalon）です．第三脳室側壁の大きな灰白質の塊が視床（thalamus）、視床の後上方が視床上部（epithalamus）、視床の前下方で第三脳室の底に相当する部分が視床下部（hypothalamus）です．

▶視床

視床は間脳の約 4/5 を占め、感覚系（嗅覚を除く）の中継核、運動系の制御機構、上行性網様体賦活系の中継核でもあります．大脳皮質に向かう皮膚感覚や深部感覚の線維、小脳からの線維などはすべて視床に集まり、ニューロンを代えて大脳皮質へと中継されます．視床から大脳皮質に至る経路は視床皮質路と呼ばれます．

One More Navi

成人松果体には細胞間に黄色の同心性の構造をもったカルシウム，マグネシウム塩および有機質とからなっている脳砂がある．これはヒトのみに現れるもので，加齢とともに増加する．

One More Navi

オレキシンは視床下部外側野の空腹中枢から分泌される食欲促進物質で，空腹時にはオレキシン神経が活発となり，覚醒して食物を探索する行動をおこす．逆にオレキシンがないと異常睡眠（ナルコレプシー）をおこす．視床下部外側野の電気破壊で摂食量が減少し，逆に電気的刺激で摂食量が増加することから，ここが摂食中枢（空腹中枢）と考えられていたが，原因はオレキシンを含むニューロンを破壊していたためと考えられる．

▶視床上部

視床上部は第三脳室の後壁にあり，主要な神経核としての手綱核（嗅覚に関与）と内分泌腺の松果体が存在しています．松果体は睡眠を誘発する作用があるメラトニンを産生して生物時計に関与しているほか，ホルモンを産生して視床下部の性腺刺激ホルモンの放出を抑制する役割も果たしています．

▶視床下部

視床下部は，内分泌系に関係する重要な中枢です．また，自律神経系の最高中枢でもあり，生命維持，種族保存のための自律性機能（摂食，代謝，体温調節，性行動など）を制御しています．

視床下部は，下垂体門脈系を通じて下垂体前葉と連絡し，また，神経線維を通じて下垂体後葉と連絡しています．視床下部には機能の異なる多数の神経核が存在し，大脳辺縁系や扁桃体，脳幹，脊髄との間の中継点となっています．

Fig. 視床下部の核

視床下部前野／視床下部後野／前交連／背内側核／視床下溝／視索前核／室傍核／松果体／視交叉上核／下垂体／腹内側核／乳頭体核／視交叉／視索上核／弓状核

●前部

性腺刺激ホルモンの調節を行う視交叉上核や網膜からの刺激を受ける視索前核，バソプレシンを分泌する視索上核，オキシトシンを分泌する室傍核といった神経核が存在します．

●中部

空腹中枢である外側核（野），満腹中枢である腹内側核，下垂体前葉ホルモンの調節を担う漏斗核，交感神経系に関与する外側核があります．

●後部

大脳辺縁系と連絡して記憶に関係する乳頭体核などが存在しています．

A-24 小脳

▶レファレンス
- プロメ神経：p.238-245
- 標準脳外⑫：p.19

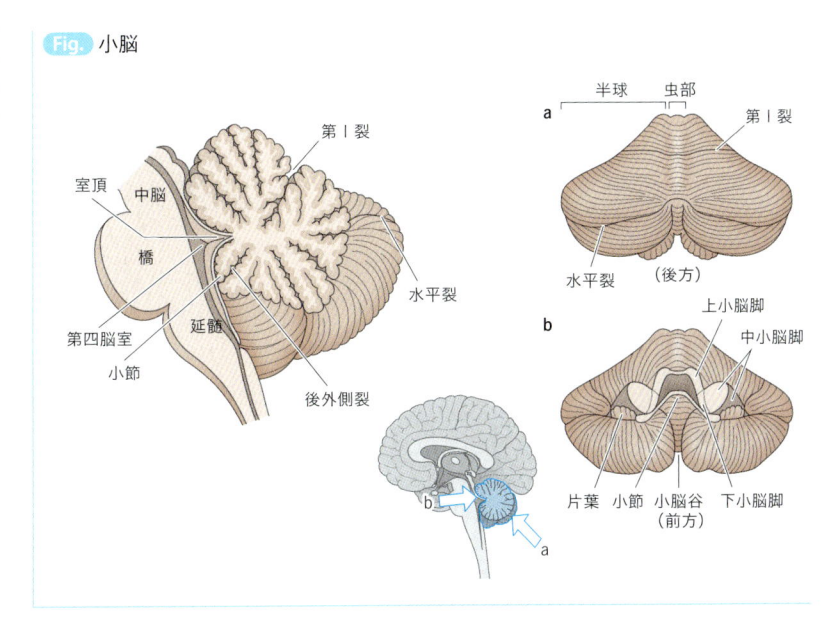

Fig. 小脳

Fig. 小脳の区分

小脳（cerebellum）は，橋と延髄の背側にあり，正中部の虫部（vermis），外側の小脳半球（cerebellar hemisphere）からなります．小脳には上・中・下の3対の小脳脚があり，中脳，橋，延髄と連絡しています．

小脳は系統発生的に古い順に，片葉小節葉，前葉，後葉の3部に分けられます．片葉小節葉は前庭系との結びつきが強く，前葉は脊髄小脳路，副楔状束核小脳路，オリーブ小脳路，網様体小脳路などとつながり，後葉は視床，橋核，オリーブ核などを介して大脳半球の新皮質と連絡します．前葉と後葉を合わせて小脳体といい，小脳体は旧小脳（虫部，中間部）と新小脳（小脳半球）に分けられます．

小脳の表面には，横に平行に走る小脳溝がみられ，深く切れ込んで小脳小葉（小脳回の集合）ができます．小脳の内部は皮質と髄質からなり，小脳皮質は分子層，神経細胞層（Purkinje 細胞層），顆粒層の3層で構成される灰白質です．一方，小脳髄質は白質で，その内部に小脳核と呼ばれる灰白質がみられます．小脳核は，小脳皮質のPurkinje 細胞から抑制性線維を受けています．

小脳には深部感覚器からの神経線維が脊髄小脳路を経て入力するほか，耳や眼からの神経線維と，大脳皮質からの神経線維が入り，これらの情報を統合して身体の平衡機能や協調運動・姿勢反射の総合的な調整，随意運動の調整を行っています．

小脳の疾患では，運動失調，筋緊張低下，眼振などがみられます．

One More Navi
小脳障害の症状
片葉小節葉は小児腫瘍などで侵され，平衡障害を生じる（古小脳症候群）．一方，小脳体は血管閉塞などにより侵され，失調性歩行や測定障害による運動障害が生じる（新小脳症候群）．
なお，小脳障害に基づく症状として確認されるものはすべて障害側に現れる．

A-25 脳幹部

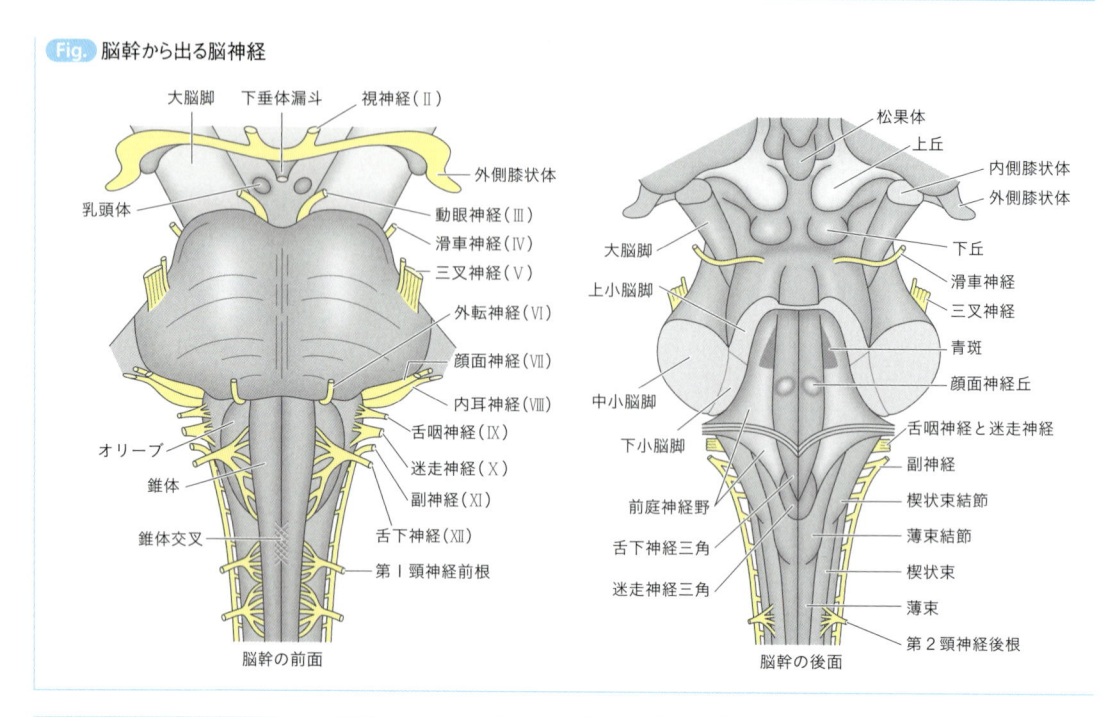

Fig. 脳幹から出る脳神経

脳幹の前面側ラベル: 大脳脚、下垂体漏斗、視神経（Ⅱ）、外側膝状体、乳頭体、動眼神経（Ⅲ）、滑車神経（Ⅳ）、三叉神経（Ⅴ）、外転神経（Ⅵ）、顔面神経（Ⅶ）、内耳神経（Ⅷ）、舌咽神経（Ⅸ）、オリーブ、迷走神経（Ⅹ）、錐体、副神経（ⅩⅠ）、舌下神経（ⅩⅡ）、錐体交叉、第1頸神経前根

脳幹の後面側ラベル: 松果体、上丘、内側膝状体、外側膝状体、大脳脚、下丘、滑車神経、上小脳脚、三叉神経、青斑、中小脳脚、顔面神経丘、下小脳脚、舌咽神経と迷走神経、副神経、前庭神経野、楔状束結節、舌下神経三角、薄束結節、迷走神経三角、楔状束、薄束、第2頸神経後根

▶レファレンス
・プロメ神経：p.226-237
・標準脳外⑫：p.18-19

脳幹（brain stem）は、中脳、橋、延髄を合わせた部分を指します．脳幹には生命を維持するための重要な中枢（呼吸中枢，循環中枢，消化に関する中枢，排尿中枢など）が存在し、嗅神経（視神経）を除く全ての脳神経が脳幹から出ています．

Assist Navi　脳神経の出口と脳神経核の存在部位

	脳神経の出口	脳神経核の存在部位
嗅神経（Ⅰ）	篩板	大脳
視神経（Ⅱ）	視神経管	
動眼神経（Ⅲ）	上眼窩裂	動眼神経副核、動眼神経核、滑車神経、三叉神経中枢路核（中脳）
滑車神経（Ⅳ）	※三叉神経（Ⅴ）の分枝である上顎神経（V₂）は正円孔，下顎神経（V₃）は卵円孔から出る	
三叉神経（Ⅴ）		
外転神経（Ⅵ）		三叉神経運動核、外転神経核、顔面神経核、上・下唾液核、三叉神経主感覚核（橋）、三叉神経脊髄路核
顔面神経（Ⅶ）	内耳道	
内耳神経（Ⅷ）		蝸牛神経核、前庭神経核
舌咽神経（Ⅸ）	頸静脈孔	（Ⅸ，Ⅹ，ⅩⅠ）疑核、迷走神経背側運動核、舌下神経核（延髄）、三叉神経脊髄路核、孤束核（Ⅶ，Ⅸ，Ⅹ）
迷走神経（Ⅹ）		
副神経（ⅩⅠ）		
舌下神経（ⅩⅡ）	舌下神経管	

A-26 中脳

中脳（midbrain）は，橋と小脳の上方に位置し，中脳水道の背側部を中脳蓋（上丘，下丘），中心部の被蓋（赤核，黒質，動眼および滑車神経の核），腹側部の大脳脚（大脳皮質からの投射線維）からなります．

▶神経核

●上丘と下丘

上丘（視蓋）は原始的な視覚中枢で，下丘に聴覚路の中継核（下丘核）があります．

●赤核と黒質

赤核は鉄分と毛細血管に富む淡赤色の神経核で主に小脳から入力を受けます．黒質はメラニンを含む黒色のドパミンニューロンが運動の中継をします．赤核と黒質はともに運動調整に関与します．

●動眼神経核と滑車神経核

上丘のレベルの横断面では，被蓋に動眼神経核があり，核から前方に向けて動眼神経が出ています．一方，下丘レベルの横断面には滑車神経核があり，核を出た滑車神経は中心灰白質の外縁に沿って後方に進み，中心灰白質の背面で交叉（滑車神経交叉）して中脳を出ていきます．

▶伝導路

中脳レベルの伝導路は，中脳の腹側部をとおっています．

●上行路

脊髄視床路と内側毛帯が含まれ，上行して視床で終わります．

●下行路

随意運動をつかさどる錐体路 ▶A-35 は皮質核線維・皮質脊髄線維からなります．皮質橋路は大脳皮質から橋核を経由して小脳に至る神経路です．

One More Navi
メラニンもドパミンもチロシンからできる．Parkinson病ではこのドパミン神経にLewy小体が蓄積して脱落する．

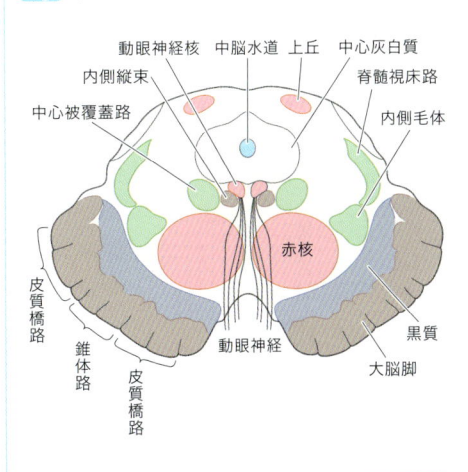

Fig. 中脳の上丘レベル
（動眼神経核，中脳水道，上丘，中心灰白質，内側縦束，脊髄視床路，中心被覆蓋路，内側毛体，赤核，皮質橋路，錐体路，皮質橋路，動眼神経，黒質，大脳脚）

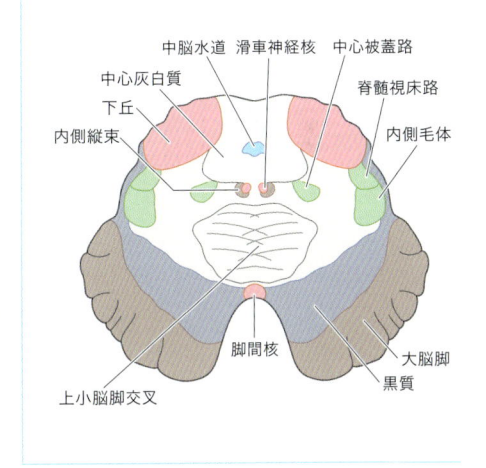

Fig. 中脳の下丘レベル
（中脳水道，滑車神経核，中心被蓋路，中心灰白質，脊髄視床路，下丘，内側毛体，内側縦束，脚間核，大脳脚，上小脳脚交叉，黒質）

A-27 橋

橋（pons）は，延髄と中脳の間にあり，背側部は橋被蓋部と呼ばれ被蓋網様体を構成し，ここに脳神経の三叉神経，外転神経，顔面神経，内耳神経の諸核や孤束核があります．一方，腹側部は橋底部と呼ばれ大脳半球の刺激を小脳へ中継する神経核（橋核）のほか，延髄の上行性と下行性の伝導路がとおります．

● 橋被蓋部

橋被蓋部には脳神経核，網様体，中脳・延髄に連なる神経路がとおります．

- 内側毛帯…触覚の伝導路
- 脊髄毛帯…温覚・痛覚の伝導路
- 外側毛帯…聴覚の伝導路
- 内側縦束…中脳の上縁から始まり，頸髄に至る神経線維

● 橋底部

橋底部には錐体路，大脳・橋・小脳に連なる神経路がとおります．

- 橋縦束…錐体路・皮質橋路
- 橋核…散在して皮質橋路・橋小脳路を中継する
- 横橋線維…中小脳脚を経て小脳に至る

Fig. 橋上部の横断面

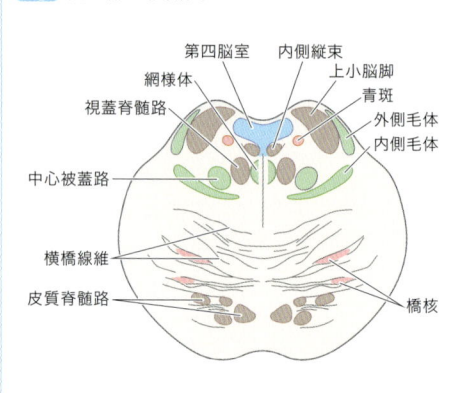

> **One More Navi**
> 内側縦束（MLF）症候群：内側縦束（MLF）が外転神経核付近で障害された場合に生じ，核間性眼筋麻痺，失調性眼振ともいう．一眼または両眼の内転障害があるが，輻輳は保持され，さらに病変側の眼球が外転した場合に水平性眼振がみられる．発病は急激で複視が著しく，多発性硬化症や血管障害でおきる．

A-28 延髄

延髄（medulla oblongata）は，脊髄のすぐ上にあり，腹側部の前正中裂の両側は，錐体路の線維が集合して長方形の塊（錐体）になります．その外側にオリーブ核と呼ばれる卵円形の隆起があります．背側部は被蓋網様体を構成し，そのなかに生命維持に重要な自律神経の諸中枢（呼吸中枢，心臓中枢，嘔吐中枢など）のほか，舌咽神経，迷走神経，副神経，舌下神経などの脳神経の核，味覚に関与する孤束核，深部感覚の後索核などが分布します．

下行性伝導路のうち，随意運動をつかさどる錐体路は腹側部の錐体をとおり，その大部分が延髄下端で交叉（錐体交叉）します．上行性伝導路のうち深部感覚線維は，後索核を出たあと腹側部で内側毛帯をつくり，間脳の視床へ行きます．

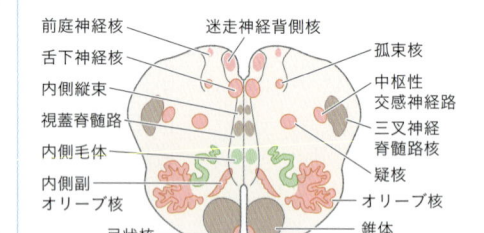

Fig. 延髄上部の横断面

> **One More Navi**
> オリーブ核：脊髄・中脳・大脳皮質などから線維を受け，小脳に登上線維を送る．

> **One More Navi**
> モルヒネは延髄の呼吸中枢や咳嗽中枢を抑制して呼吸抑制や鎮咳作用があり，CTZ（chemoreceptor trigger zone，化学受容器引き金帯）を刺激して嘔吐作用がある．CTZにD₂受容体があるので抗ドパミン薬が制吐薬になる．

A-29 脳幹網様体

網様体（reticular formation）は，脳幹全域にわたって，白質（神経線維束）と灰白質（神経細胞体）とが混在し，さまざまな方向に網目状に交錯する神経線維の間に神経細胞体や神経核が散在しています．

網様体にはさまざまな感覚情報（体性感覚，内臓感覚）が入力し，これらが視床（CM核）を経て大脳皮質の広範な領域へと出力されます．これにより，大脳皮質が刺激され意識状態が保たれており，このような作用系を上行性網様体賦活系（ascending reticular activating system；ARAS）と呼びます．したがって，上行性網様体賦活系の機能低下では睡眠が，機能障害では昏睡が引きおこされます．

また，網様体は網様体脊髄路を介して錐体外路系の一要素として，骨格筋の緊張（トーヌス）の維持や筋活動の調節にもかかわっているほか，生命中枢として，自

> **One More Navi**
> 飲酒をして眠くなるのは，アルコールによって上行性網様体賦活系が抑制されることが原因である．

律神経核と連絡し，呼吸，排尿，体温調節，血管運動（血圧調節）などの調節にも関与しています．

A-30 脊髄

▶レファレンス
・プロメ神経：p.266-273
・標準脳外⑫：p.30-31

One More Navi
第2頸神経以下は，それぞれ1つ上の高位の頸椎の下（椎間孔）から出るが，第1頸神経は後頭骨と第1頸椎（環椎）の間から出るので頸椎骨が7つに対して頸神経は8つ（C8まで）ある．

One More Navi
胸髄だけに側角があって交感神経節前線維の神経細胞体の集合（中間外側核）がある．しかし，交感神経はL2まで広がる．

A-31 脊髄の外形

Fig. 脊髄の外形と断面

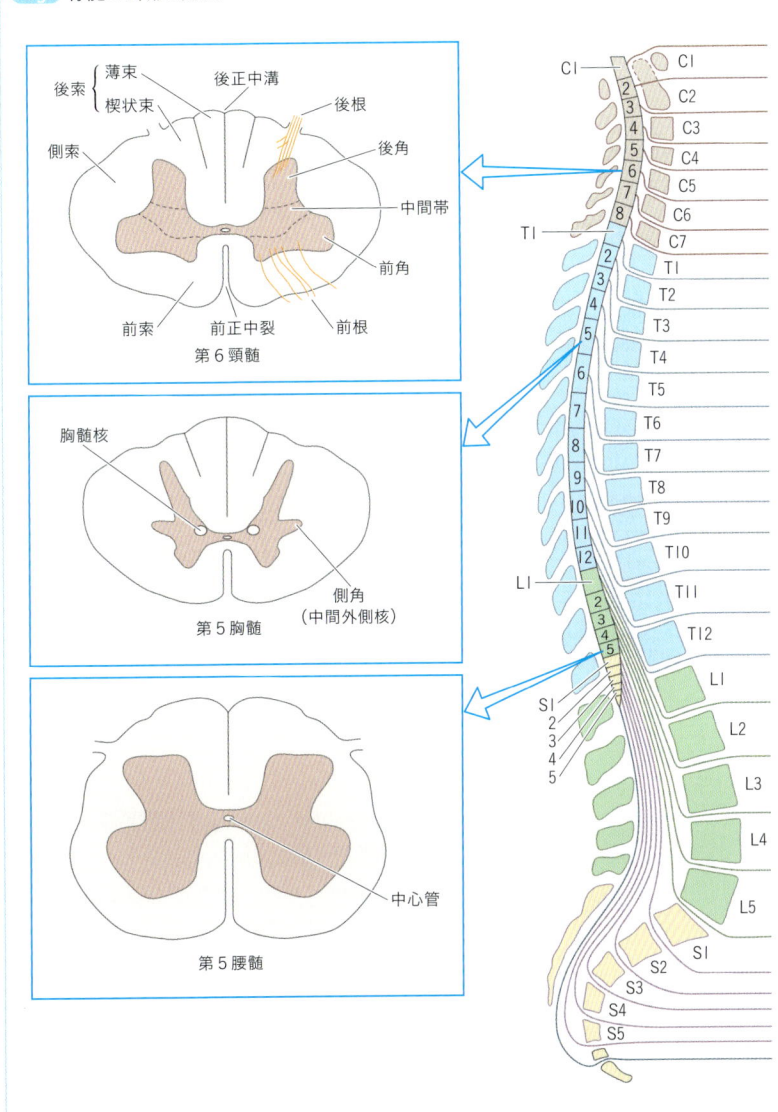

第6頸髄
 - 後索（薄束，楔状束）
 - 後正中溝
 - 後根
 - 側索
 - 後角
 - 中間帯
 - 前角
 - 前索
 - 前正中裂
 - 前根

第5胸髄
 - 胸髄核
 - 側角（中間外側核）

第5腰髄
 - 中心管

脊椎は，頸椎（首），胸椎（胸），腰椎（腰），仙椎（骨盤）の4つの領域に分けられます．各領域は頭文字のアルファベット（それぞれC, T, L, S）で表記されます．

脊髄（spinal cord）は脊柱管の中にあり，大孔のレベルで延髄から尾側に向かって伸びています．脊髄の長さは脊柱より短く，成人では第1～2腰椎の高さで終わります．また，脊髄は8つの頸髄（頸椎は7つ），12の胸髄，5つの腰髄，5つの仙髄，1つの尾髄からなり，頸膨大と腰膨大と呼ばれる2か所の膨大部があります．

頸膨大は上肢の筋を支配する運動ニューロンを含む領域（C5〜T1），腰膨大は下肢の筋を支配する運動ニューロンを含む領域（L1〜S3）にあたります．

C1以外は2つの神経根があり，前側の運動神経根（前根）は脊髄から筋肉へ信号を伝達し，後側の感覚神経根（後根）は触覚，位置覚，温痛覚の感覚情報を末梢から脊髄に伝達しています．

前根・後根は左右両側で合流して脊髄神経となり，対応する椎骨の下の椎間孔から出ます．脊髄下部では，対応する椎骨が下方にあるため根糸は下垂し，これを馬尾（cauda equina）と呼びます．

> **One More Navi**
> 馬尾：脊髄から出た神経の束が馬のしっぽに似ているのでこのような名称となった．

> **One More Navi**
> 末梢での神経細胞の集まったところを神経節という．

A-32 脊髄の断面

脊髄の断面は，肉眼的に白くみえる周辺部の白質と，灰色でH字形をした中心部の灰白質に分けられます．白質は神経線維（神経の伝導路）の集まったところ（索）で，灰白質は神経細胞の集まったところ（角）です．

Fig. 脊髄の構造

前根　後根　側角　後角　中心管　前角　後索　前正中裂　後正中溝　前索　背側　側索　腹側　軟膜　くも膜　硬膜　脊髄神経節

> **One More Navi**
> 脊髄は外部から圧迫される病気が多いので神経細胞は中央部分にあって守られる．

> **One More Navi**
> 脊髄では切れ込み（前正中裂）があるほうが前．

> **One More Navi**
> 脊髄では神経細胞の集まり（灰白質）を「角」，神経線維の束（白質）を「索」（長いヒモ）という．

> **One More Navi**
> 伝導路の名称は刺激の出発点（神経細胞体）を先に記載している．

▶灰白質

灰白質（gray matter）のH字形の角の前後はそれぞれ前角（前柱），後角（後柱）と呼ばれます．また，胸髄では灰白質のH字形が側方に突出している部分があり，これを側角（側柱）と呼び，交感神経が出力し，内臓の感覚神経が入力しています．

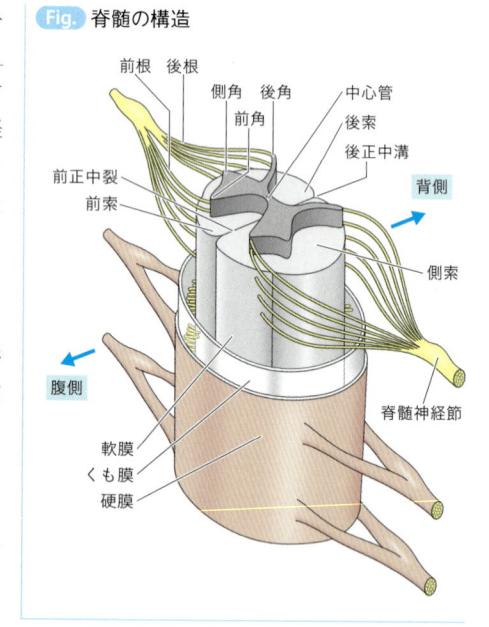

▶白質

白質（white matter）には，運動神経線維が脳から末梢に向かう下行路と，有髄感覚神経線維が末梢から脳へと向かう上行路がとおっています．白質は部位によって，前索〔anterior（ventral）funiculus〕，側索〔lateral funiculus〕，後索〔posterior（dorsal）funiculus〕に分けられます．

● 前索

前索をとおる下行神経路には，錐体前索路，内側縦束，外側前庭脊髄路，橋網様体脊髄路，視蓋脊髄路があります．上行神経路としては，前脊髄視床路が前索をとおります．

● 側索

側索をとおる下行神経路には，錐体側索路，赤核脊髄路，延髄網様体脊髄路があります．上行神経路には，前・後脊髄小脳路，脊髄視蓋路，外側脊髄視床路があります．

● 後索

後索は深部感覚（proprioception）の主要な伝導路です．内側の薄束は下肢からの伝導路で，外側の楔状束は上肢からの伝導路です．

> **One More Navi**
> 解剖学的に下行神経路よりも上行神経路のほうが外側に近いため，脊髄の圧迫では感覚神経が先に障害される．神経路には分節性の配列があり，外側ほど下位に分布する神経路が走るので，脊髄が外から圧迫されると下肢の症状が出やすい．逆に脊髄内の病変では仙髄支配領域の感覚が最後まで保たれる．

A-33 脊髄反射

反射とは，大脳を経由することなく生じる刺激に対する無意識的，自動的反応のことです．脊髄レベルで起こる反射は脊髄反射（spinal reflex）と呼ばれ，伸張反射（筋肉が伸展→縮める：例：膝蓋腱反射，アキレス腱反射）と屈曲反射（逃避反射：危険があると手を引っ込めるなど）があります．

Fig. 脊髄反射

第3/第4腰髄節 — 膝蓋腱反射
第1/第2仙髄節 — アキレス腱反射

> **One More Navi**
> 脳幹レベルで起こる反射は脳幹反射と呼ばれ，以下のようなものがある．
> **瞳孔反射（対光反射）**：眼に光を当てると瞳孔が縮まる．
> **瞬目反射**：眼に危険があると眼を閉じる．
> **角膜反射**：眼に触ると眼を閉じる．
> **その他**：血圧，脈拍，呼吸，体温の調節も反射で行われる．

▶脊髄反射の分類
●伸張反射

伸張反射（stretch reflex）は唯一の単シナプス反射で，筋伸展による刺激が脊髄内の運動ニューロンに達して筋肉の収縮を起こします．

膝蓋腱反射では，大腿四頭筋の腱をたたくと，腱にひっぱられて筋が伸張し，筋肉内の伸張受容器である筋紡錘が興奮します．この興奮によって生じたシグナルがIa神経線維をとおって後根から脊髄へ入ります．さらに脊髄の前角内で運動ニューロンとシナプス結合を介して信号が伝達され，この運動刺激が大腿四頭筋を刺激して収縮させます（下肢が動く）．

Fig. 伸張反射

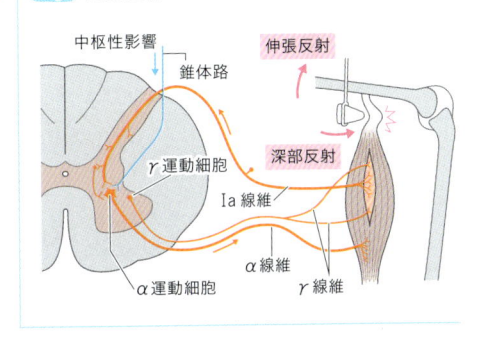

中枢性影響／錐体路／伸張反射／γ運動細胞／深部反射／Ia線維／α運動細胞／α線維／γ線維

> **One More Navi**
> **筋紡錘（muscle spindle）**
> 全ての筋に存在する筋長の受容器で，その両端は錘外筋線維に付着し，中央部にIa群線維が一次終末を，端にⅡ群線維が二次終末を形成する．これらの終末が変形することによる機械的刺激がIa・Ⅱ群線維の発火を促進する．

●屈曲反射

屈曲反射（flexion reflex）は多くのシナプスを介した多シナプス反射です．四肢の皮膚を刺激すると，屈筋がすばやく収縮して刺激から四肢を遠ざけようとしますが，これが屈曲反射です．この反射は危険から身を守るための防衛反射です．また，強い刺激を受けると同側の肢の屈曲だけではなく，反対側の肢の伸展が起こります．これを交叉性伸展反射（crossed extension reflex）と呼びます．

A-34 伝導路

▶レファレンス
・プロメ神経：p.274-285

A-35 錐体路

錐体路（pyramidal tract）は随意運動の伝導路で，大脳半球の中心前回にある運動ニューロン〔巨大錐体細胞（Betz細胞）〕が集まって下行し，内包→大脳脚（中脳）→橋底部→延髄錐体に達し，ここで大部分（80％以上）の線維は左右交叉（錐体交叉）した後，脊髄の側索を下行し（錐体側索路），脊髄の前角細胞にシナプスします．

一方，非交叉の線維は，そのまま脊髄の前索を下行しながら（錐体前索路），さ

One More Navi

交叉しなかった線維も，脊髄を出る前に白交連をとおって対側に行くので，結局対側を支配することになる．

まざまな高さで交叉した後，反対側の前角細胞にシナプスします．前角からは運動線維が出て，頭頸部を除く全身の骨格筋に分布します．

このほか，大脳皮質の中心前回からは運動性の脳神経核に連なる神経路が出ていて（皮質核線維），頭頸部の骨格筋を支配しています．

錐体路は，皮質脊髄路と呼ばれることもあります．

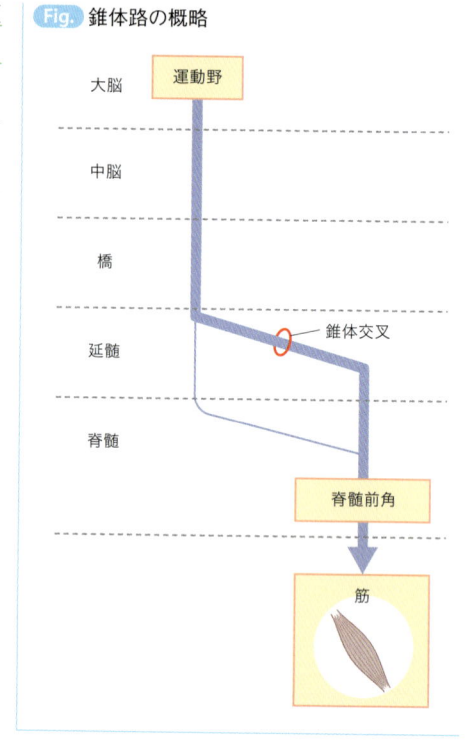

Fig. 錐体路の概略

A-36 錐体外路

錐体路以外の運動系の下行路を錐体外路（extrapyramidal tract）と呼びます．錐体外路は，大脳基底核，小脳，脳幹（赤核，網様体）などを経由して，脊髄前角の運動神経細胞体に投射します．

錐体外路の最重要な機能は姿勢制御で，骨格筋の反射的・無意識的な運動や筋緊張を調節して，筋運動を円滑にさせます．その中心は，大脳基底核の線条体と淡蒼球で，中脳の赤核や黒質との線維連絡や，視床，視床下部，小脳，延髄オリーブ核とも接続して，神経路ネットワークを形成しています．さらに大脳皮質の錐体外路中枢も筋運動の調整に関与しています．

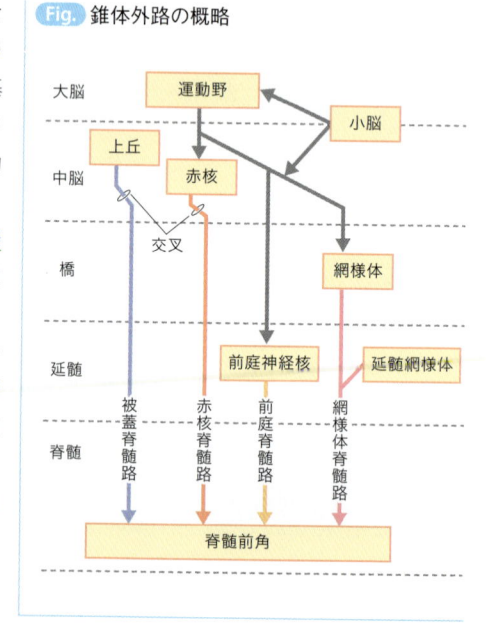

Fig. 錐体外路の概略

A-37 感覚神経路

痛覚，温度，圧覚（粗大な触覚）の防御感覚は脊髄後根神経節を介して，脊髄後角の細胞に入力し，シナプスを形成します（一次感覚神経）．ここから出る二次感覚神経は，対側の脊髄の前外側から延髄および中脳の内側毛帯へと上行し，視

A 神経の解剖

One More Navi
位置覚と振動覚を合わせて固有覚や深部覚という（関節受容器からの意識型深部感覚）．これに対して非意識型深部感覚は筋紡錘・Golgi腱器官から来て，後ろをとおる脊髄小脳路系は非交叉性で，前脊髄小脳路をとおる下肢からのシグナルは交叉性で対側小脳虫部の皮質に伝える．

One More Navi
楔状束（上肢）・薄束（下肢）を合わせて後索という．

床の特殊感覚中継核に入力します（<u>脊髄視床路</u>）．最後に，<u>三次感覚神経</u>を介して大脳皮質体性感覚野に至ります．

一方，<u>位置覚・振動覚・圧覚（精密な触覚）</u>などの識別感覚は脊髄の後索を上行して延髄に達し，薄束核および楔状束核においてシナプスを形成します．その後は，<u>正中線を交叉し対側の延髄および中脳の内側毛帯，視床の特殊感覚中継核を上行し，大脳皮質体性感覚野に至ります</u>（<u>脊髄後索</u>）．

● 脊髄視床路

<u>温度覚，痛覚，粗大な触覚を伝達します</u>．

Fig. 感覚性神経路の概略

・外側脊髄視床路（新脊髄視床路）：温度・鋭痛を伝えます．

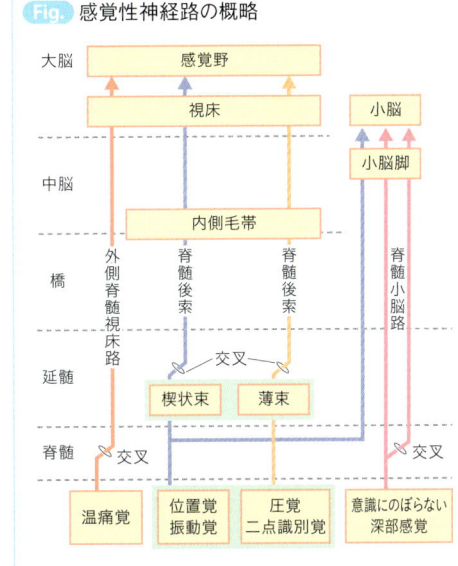

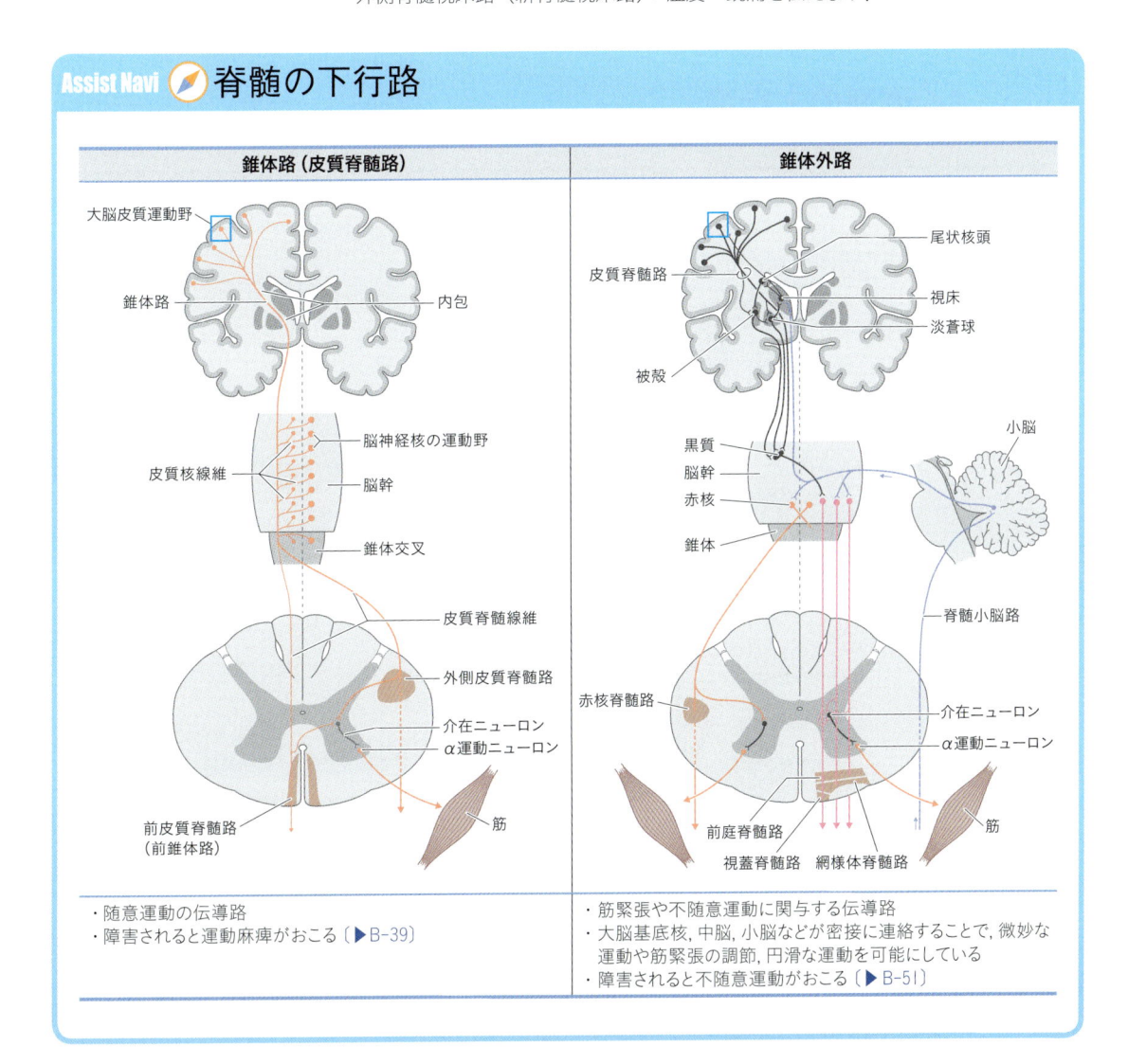

Assist Navi 🧭 脊髄の下行路

錐体路（皮質脊髄路）	錐体外路
・随意運動の伝導路 ・障害されると運動麻痺がおこる〔▶B-39〕	・筋緊張や不随意運動に関与する伝導路 ・大脳基底核，中脳，小脳などが密接に連絡することで，微妙な運動や筋緊張の調節，円滑な運動を可能にしている ・障害されると不随意運動がおこる〔▶B-51〕

29

One More Navi

深部感覚（固有感覚）
関節のバランス感覚を担い，関節の位置を認識する感覚である．腱（Golgi 腱器官）や筋紡錘からの感覚で，振動覚も含む．

・前脊髄視床路（旧脊髄視床路）：粗大な触覚・鈍痛を伝えます．

● 脊髄小脳路
筋肉などから 意識にのぼらない深部感覚を小脳へ伝達します．

● 脊髄後索
精密な触覚路と深部感覚路で，手足の位置，動きなど，意識される深部感覚が伝えられます．

A-38 伝導路障害

▶ Brown-Séquard 症候群

事故などで 脊髄の半側が障害されると，障害レベルより下の病巣側とその反対側で以下のような症状が現れます．これは温度覚と痛覚が脊髄内ですぐに対側の伝導路に移って上行するのに対し，深部感覚は同側を上行するためにおきる現象です．

One More Navi

障害レベルでは同側の全感覚障害がおきる．

病巣側	反対側
・随意運動麻痺（錐体路） ・触圧覚の低下 ・深部感覚の消失 ・血管運動麻痺（チアノーゼ：皮膚温低下）	・温度覚，痛覚の消失 ・触圧覚の低下

Assist Navi 脊髄の上行路

感覚神経路

（図：一次体性感覚野（中心後回），三次ニューロン，視床，二次ニューロン，内側毛帯，外側脊髄視床路，後脊髄小脳路，前脊髄小脳路，前脊髄視床路，薄束核，楔状束核，副楔状束核，後脊髄小脳路，前脊髄小脳路，楔状束核小脳線維，意識にのぼらない固有感覚，位置覚, 振動覚, 触覚（精密），圧覚, 触覚（粗大），痛覚, 温度覚，α運動ニューロン）

30

▶Wallenberg 症候群（ワレンベルグ）

延髄後外側部が障害されると，病巣側とその反対側で以下のような症状が現れます．

病巣側	反対側
・顔面の温度覚・痛覚の障害―感覚解離 ・表在感覚のみが障害され深部感覚は保たれている ・角膜反射の低下（三叉神経脊髄路および核の障害） ・Horner 症候群（延髄網様体の障害） ・眼振，めまい，悪心，嘔吐（前庭神経核の障害） ・構音障害，嚥下障害（同側の疑核，咽頭神経，迷走神経の障害） ・味覚障害（孤束，および孤束核の障害） ・小脳性運動失調（小脳半球，下小脳脚，オリーブ核小脳路，脊髄小脳路の障害）	・体幹，上下肢の温痛覚の障害（外側脊髄視床路の障害）

> **One More Navi**
> 病変の原因には椎骨動脈やその分枝の後下小脳動脈の梗塞が多いが病巣の広がりにより症状は一様ではない．

> **One More Navi**
> 指鼻試験がうまくできない患者では，それが小脳症状なのか，錐体路症状なのかによって病巣が反対になる．たとえば右手の症状があるとき，それが錐体路症状による麻痺なら左脳の病巣，小脳性失調によるものであれば右の小脳か脳幹に病巣があることになる．

関連項目

▶Dejerine 症候群（デジュリーヌ）

椎骨動脈あるいは前脊髄動脈の閉塞によっておこります．多くは延髄の外側の梗塞（Wallenberg 症候群）で，内側の梗塞はきわめて稀です．病巣側で舌下神経障害に伴う症状（舌半分の萎縮，麻痺）がみられ，反対側では顔面を除く片麻痺（錐体路の障害），半身の触覚，深部感覚の障害（内側毛帯の障害）がみられます．

A-39 末梢神経系

▶レファレンス
・プロメ神経：p.292-315

末梢神経は，脳に出入りする 12 対の脳神経と，脊髄に出入りする 31 対の脊髄神経からなります．これらの末梢神経は，運動神経，感覚神経，自律神経の 3 つの機能と関連しており，中枢と身体の隅々までの間の情報伝達を行っています．

A-40 脳神経

▶脳神経と神経線維の種類

脳神経には，骨格筋の運動をつかさどる体性運動性神経線維，皮膚感覚や粘膜の感覚をつかさどる体性感覚性神経線維，平滑筋や心筋の運動と腺の調節を行う副交感性神経線維，嗅覚や視覚，聴覚・平衡覚といった感覚を伝達する特殊感覚性神経線維など，4 種類の神経線維が含まれています．そして，脳神経はこれら 4 つの種類の神経線維が分布する組み合わせによって，それぞれ以下のような明瞭な個性をもっています．

Fig. 脳底部から見た脳神経

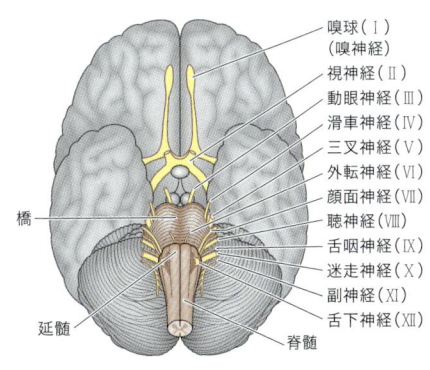

嗅球（Ⅰ）（嗅神経）
視神経（Ⅱ）
動眼神経（Ⅲ）
滑車神経（Ⅳ）
三叉神経（Ⅴ）
外転神経（Ⅵ）
顔面神経（Ⅶ）
聴神経（Ⅷ）
舌咽神経（Ⅸ）
迷走神経（Ⅹ）
副神経（Ⅺ）
舌下神経（Ⅻ）
橋
延髄
脊髄

> **One More Navi**
> 自律神経系には，交感神経系と副交感神経系が存在するが，脳神経に含まれている自律神経はすべて副交感神経である．
> なお，自律神経を含む脳神経はⅢ，Ⅶ，Ⅹ，Ⅸなので港区（みなとく）と覚えるとよい．

> **One More Navi**
> 脳神経覚え方（語呂合わせ）
> ガソリン臭（嗅）う自動車（視・動眼・滑車）が三転（三叉・外転）し，運転手は顔（顔面），耳（聴），喉（舌咽）がつまって冥福（迷走，副）した（舌下）．

脳神経	線維の種類	主な働き	障害に伴う症状
嗅神経（Ⅰ）	特殊感覚性	嗅覚	嗅覚障害
視神経（Ⅱ）	特殊感覚性	視覚	視野欠損，視力障害
動眼神経（Ⅲ）	体性運動性	眼球運動（上直筋，内側直筋，下直筋，下斜筋）	眼瞼下垂（上眼瞼挙筋の麻痺）外斜視，複視（外眼筋の麻痺）
	副交感性	毛様体筋・瞳孔括約筋を収縮	瞳孔の散大，対光反射の消失，水晶体の調節反射の消失
滑車神経（Ⅳ）	体性運動性	眼球運動（上斜筋）	内下方視によって複視
三叉神経（Ⅴ）	体性感覚性	顔面・鼻・口・歯などの顔面の感覚	分布域の感覚障害（感覚低下・消失・過敏）
	体性運動性	咀嚼運動（咀嚼筋）	咀嚼筋の麻痺・けいれん
外転神経（Ⅵ）	体性運動性	眼球運動（外側直筋）	内斜視，複視
顔面神経（Ⅶ）	体性運動性	表情筋の運動	表情筋の障害
	体性感覚性	舌前2/3の味覚	舌前2/3の味覚障害，聴覚過敏
	副交感性	涙腺・唾液腺の分泌	涙，唾液の分泌障害
内耳神経（Ⅷ）	特殊感覚性	聴覚，平衡覚	平衡障害（めまい，眼振）聴覚障害（耳鳴りなど）
舌咽神経（Ⅸ）	体性感覚性	舌後1/3の感覚・味覚，咽頭の感覚	舌咽神経と迷走神経は密接に関係しており，どちらかが単独で障害されることは稀． ・舌後1/3の感覚障害，味覚消失，上部咽頭の感覚消失 ・咽頭反射，軟口蓋反射障害，球麻痺，嚥下障害，咳嗽 ・耳下腺の分泌低下
	体性運動性	咽頭の嚥下運動（咽頭筋）	
	副交感性	唾液腺の分泌	
迷走神経（Ⅹ）	副交感性	胸腹部の内臓の臓器を支配（内臓覚）	
	体性運動性	咽頭・咽喉の運動	
	体性感覚性	咽頭・咽喉の感覚	
副神経（Ⅺ）	体性運動性	肩や首の筋肉の運動（僧帽筋，胸鎖乳突筋）	僧帽筋，胸鎖乳突筋の麻痺・萎縮
舌下神経（Ⅻ）	体性運動性	舌の運動（運動神経）	舌の萎縮，構音障害，嚥下障害

▶神経の走行と働き

●嗅神経（Ⅰ）

　鼻腔上部にある鼻粘膜の嗅細胞から篩骨板をとおって前頭葉下面の嗅球に入ります．

●視神経（Ⅱ）

　眼球後極から出て視神経管をとおり，下垂体背部で視交叉した後に，反対側の非交叉線維とともに視索となって中脳四丘体・側頭葉を経て後頭葉の視中枢に達します．

●動眼神経（Ⅲ），滑車神経（Ⅳ），外転神経（Ⅵ）

　これらの神経は，中脳（Ⅲ，Ⅳ）もしくは橋の下縁（Ⅵ）から出て，海綿静脈洞をとおって上眼窩裂から眼窩に入り，眼球運動に関係する6つの外眼筋を支配しています．外眼筋のうち，滑車神経は上斜筋を，外転神経は外直筋を，動眼神経が残りの諸筋を支配します．

　なお，動眼神経には瞳孔括約筋と毛様体筋を支配する副交感神経線維が含まれています．

●三叉神経（Ⅴ）

　橋の外側部に出入りする最も太い脳神経が三叉神経で，顔面の感覚を伝える感覚線維と，咀嚼筋を支配する運動線維からなります．

　三叉神経の感覚線維は三叉神経節をつくり，ここから前方に向かって眼神経（V₁），上顎神経（V₂），下顎神経（V₃）に分かれます（運動線維は下顎神経に加わります）．

One More Navi

動眼神経（Ⅲ）の瞳孔を収縮させる線維は神経の表面を走っている．このため，糖尿病性動眼神経麻痺（＝虚血性障害）では，外眼筋麻痺による眼球運動障害と眼瞼下垂をきたし，瞳孔は保たれるという特徴がある．

One More Navi

三叉神経節から出た三叉神経の枝は頭蓋底の孔を抜けて末梢に向かう．
眼神経（V₁）：上眼窩裂を抜けて頭蓋腔を出て眼窩に向かう．
上顎神経（V₂）：正円孔を抜けて翼口蓋窩に向かう．
下顎神経（V₃）：卵円孔を抜けて側頭蓋窩に向かう．

●顔面神経（Ⅶ）
　顔面表情筋と 舌の前 2/3 の味覚を支配します．顔面神経の運動神経核は橋にあり，外転神経核の周りを一巡して橋底部から出ます．そして，内耳神経とともに内耳道に入り，顔面神経管をとおって頭蓋の外に出ると，耳下腺の中で指状に分枝して顔面の表情筋を支配します．
　なお， 前額部の筋は両側顔面神経が，顔面下 2/3 の表情筋は一側顔面神経が支配します．

●内耳神経（Ⅷ）
　内耳神経は蝸牛神経と前庭神経の 2 部からなる特殊感覚性神経線維です．蝸牛神経は蝸牛からの聴覚を伝え，前庭神経は半規管からの平衡覚を伝えます．両者は内耳道底で合流して頭蓋腔に入り，橋の側方から脳幹に入ります．

●舌咽神経（Ⅸ），迷走神経（Ⅹ）
　両神経ともに延髄のオリーブの背側から始まり，頸静脈孔をとおって頭蓋の外に出ます．
　舌咽神経の運動性線維は喉頭・咽頭の筋を支配し，感覚性線維は舌後 1/3 の味覚と咽頭部粘膜の表在感覚を伝えます．一方の迷走神経も咽頭・喉頭，食道の筋を支配する運動性線維と，咽頭・喉頭粘膜，食道粘膜，外耳道後壁の表在感覚を伝える感覚性線維が存在します．加えて， 心臓，肺，消化管に分布する副交感神経性線維も含まれます．

●副神経（XI）
　延髄と脊髄からの根が合流し，舌咽神経，迷走神経とともに頸静脈孔をとおって頭蓋の外に出ます．その後，延髄根は迷走神経に合流して咽頭・喉頭の筋を支配します． 脊髄根は胸鎖乳突筋と僧帽筋を支配します．

●舌下神経（XII）
　延髄から始まり，舌下神経管をとおって頭蓋を出ます．舌下神経は舌の運動を支配します．

> **One More Navi**
> Ⅸ～Ⅻ の神経は延髄から出る．

A-41　脊髄神経

▶脊髄神経の区分
　脊髄には 31 対の脊髄神経が出入りしており，神経の出口となる椎間孔の高さによって以下のように区分されています．
- 頸神経（C1～C8 までの 8 対）
- 胸神経（T1～T12 までの 12 対）
- 腰神経（L1～L5 までの 5 対）
- 仙骨神経（S1～S5 までの 5 対）
- 尾骨神経（C0 の 1 対）

▶脊髄神経の機能
　脊髄神経の枝は骨格筋に入る筋枝，皮膚に分布する皮枝，内臓や血管を支配する自律神経線維に分類することができます．

●筋枝
　筋枝は筋の運動と筋紡錘の感覚を支配しています．

●皮枝
　皮枝は皮膚感覚や汗腺からの分泌を支配します．

One More Navi
動眼・顔面・舌咽・迷走の脳神経にも副交感神経系の線維が入っていることは先に述べたとおりである．特に，迷走神経は胸部・腹部臓器に広く分布している．

One More Navi
交感神経でも汗腺はノルアドレナリンでなくアセチルコリンで興奮が伝達されるのは，汗腺が原始的な器官であり，アセチルコリン以外の周辺で分泌される種々のオータコイドでも分泌刺激がおきるためと考えられている．
汗が散る（アセチル）のでアセチルコリンと覚える．

One More Navi
運動神経の伝達物質はアセチルコリンで，受容体はニコチン受容体．

One More Navi
骨盤神経（副交感神経）と下腹神経（交感神経）の区別は，副交感神経が交感神経より下にあることを思い出す（下腹部より下にある骨盤）．

One More Navi
Bell-Magendie の法則
脊髄は前根と後根に分かれ，前根には運動線維，後根には感覚線維がとおっているという原則を Bell-Magendie の法則という．

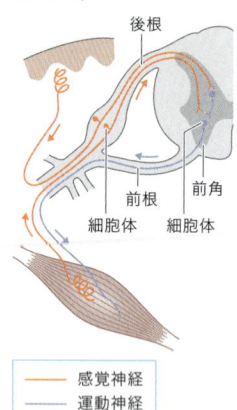

● 自律神経

　自律神経の交感神経系は，胸髄・腰髄の灰白質の側角（T1〜L3）に発し，脊髄前根を経て交感神経節に入ります．交感神経節は脊柱に沿って鎖状に連なり（交感神経幹），頸部には上・中・下の頸部交感神経節があります．このうち下頸部交感神経節は星状神経節と呼ばれ，ここからの線維は頸部の血管，瞳孔，涙腺，唾液腺などに分布しています．そのほか，交感神経は心臓・大動脈・気管支に分布し，腹部では腹腔神経節と上・下腸間膜神経節が消化管・膀胱・性器などの機能を支配しています．交感神経では節後神経が長い経路をとります．

　一方，副交感神経の下位中枢は脳神経核では動眼神経，顔面神経，舌咽神経，迷走神経の各核に，脊髄ではS2〜S4にあります．副交感神経系は脳幹と仙髄の灰白質の側角に発し，主に頭頸部や体幹の腺・内臓に分布します．脊髄神経では，仙髄からの線維が骨盤神経となり下部消化管・腎臓・膀胱・性器に分布しています．

　自律神経の興奮の伝達は化学物質の放出により行われ，交感神経ではノルアドレナリン（内臓，血管）とアセチルコリン（汗腺）の2種類の化学物質が，副交感神経ではアセチルコリン（腺，内臓）が関与しています．これらの神経は視床下部と関係し，視床下部は下垂体後部と直接つながっているので，内分泌機能とも関係することになります．

▶ 脊髄神経叢

　左右の脊髄の前角と後角からはそれぞれ前根と後根とが出ており，左右別々に椎間孔の近くで合流して脊髄神経となります．脊髄前根には運動性の軸索（運動線維）がとおり，後根には感覚性の軸索（感覚線維）がとおっています．

　脊髄神経は，椎間孔から脊柱管の外に出ると太い前枝と細い後枝とにわかれます．前枝の多くは，隣接する脊髄神経と絡み合い複雑な神経叢を形成します．

▶ 頸神経叢（C1〜C4）

　頸神経叢はC1〜C4の前枝によって形成される神経叢で，頭部の一部と頸部に分布して頸部前外側面の皮膚と舌骨下筋群に分布します．また，C3〜C5の横隔神経は横隔膜を支配しています．

▶ 腕神経叢（C5〜C8，T1）

　腕神経叢はC5〜C8の前枝とT1の前枝からなり，上肢帯と自由上肢に分布する多数に神経を出す神経叢です．腕神経叢は，鎖骨上枝と鎖骨下枝にわかれた後，鎖骨下枝は上肢の前面と後面に向う枝にわかれます．

● 前面に向かう枝
・筋皮神経：上腕の屈筋群を支配
・正中神経：前腕の屈筋群の大部分，手掌の母指側の感覚
・尺骨神経：手の筋群の大部分，手掌と手背の小指側の感覚

● 後面に向かう枝
・橈骨神経：上腕と前腕の伸筋群，

Fig. 腕神経叢

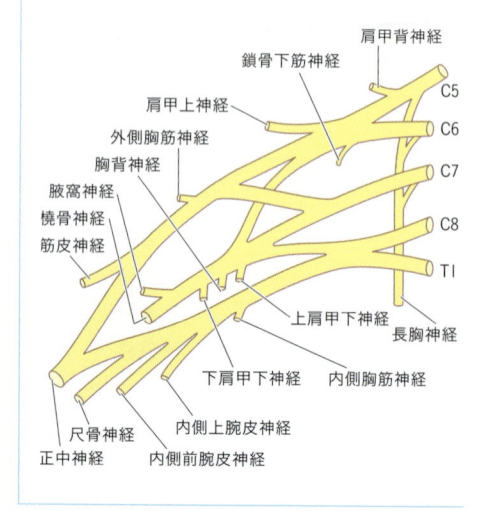

手背の母指側の感覚
- 腋窩神経：三角筋の周辺の筋

▶腰神経叢（T12〜L4）

　腰神経叢はT12〜L4の前枝がつくる神経叢で，その枝は腹壁下部や外陰部，一部の下肢の皮膚と筋に分布します．主な腰神経叢の枝には，腰神経叢のうち最大の枝である大腿神経や，閉塞神経などがあります．

- 閉鎖神経：大腰筋の筋束の間を下行し，仙腸関節の前面をとおって小骨盤に入ります．そして，閉鎖管をとおって大腿上部に出ると前枝と後枝に分岐して大腿内側面の内転筋群を支配し，一部は皮枝として皮膚に分布します．
- 大腿神経：大腿筋と腸骨筋の間を下行し，腸骨筋に枝を出した後，鼠径靱帯の後方にある筋裂孔をとおって腸恥窩に出ます．

Fig. 腰神経叢と仙骨神経叢

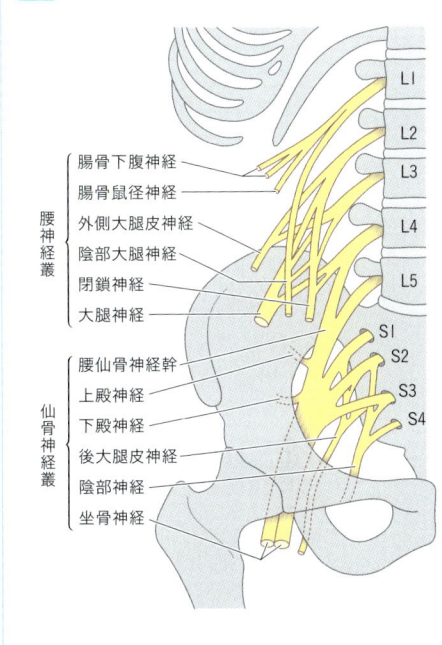

その後，多数の枝に分岐し，筋枝は大腿の前面にある伸筋群を支配し，皮枝は大腿の前面・後面内側，下腿と足の内側半分の皮膚に分布します．

▶仙骨神経叢（L4〜S5）

　仙骨神経叢はL4の前枝の一部とL5〜S3の前枝の全て，S4の前枝の一部によって構成されます．
　仙骨神経叢のうちで代表的な神経は人体で最大の坐骨神経です．坐骨神経は，総腓骨神経と脛骨神経という2つの神経が1つに束ねられたもので，下肢のほとんどの筋を支配し，皮膚にも分布します．坐骨神経は膝窩で脛骨神経と総腓骨神経に分かれ，後者はさらに浅腓骨神経と深腓骨神経に分かれます．

▶尾骨神経叢（S4〜C0）

　尾骨神経叢はS4の前枝の一部と，S5，C0の前枝から構成される神経叢で，この叢から出た少数の小さな枝が，尾骨部の皮膚に分布します．

One More Navi

坐骨神経は末梢神経のなかで最も太く長い神経で，圧迫や絞扼などの障害を受けると坐骨神経痛をおこす．原因として若者では腰椎椎間板ヘルニア，梨状筋症候群が，高齢者では変形性腰椎症や腰部脊柱管狭窄症，帯状疱疹などがある．脊髄腫瘍や骨盤内腫瘍などもある．

A-42 脳血管

Fig. 脳の動脈

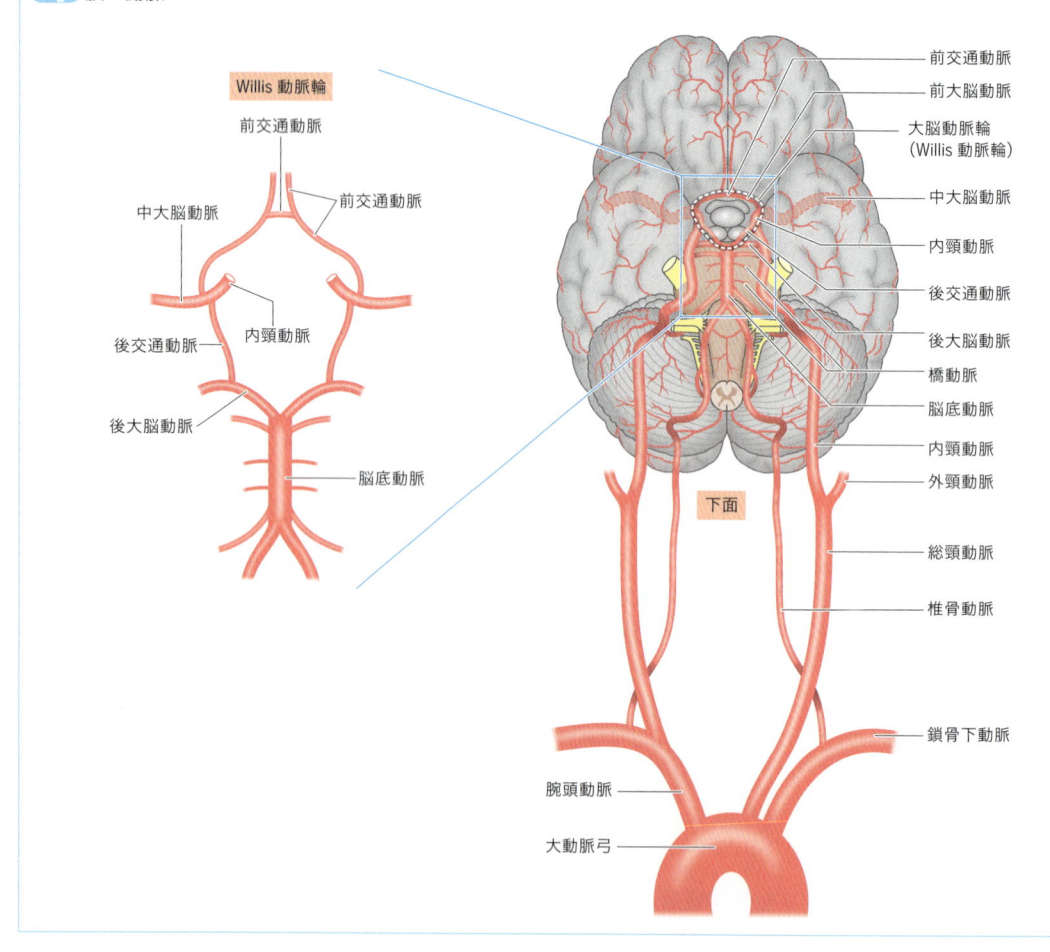

（図中ラベル）
- Willis 動脈輪
- 前交通動脈
- 中大脳動脈
- 後交通動脈
- 内頸動脈
- 後大脳動脈
- 脳底動脈
- 前交通動脈
- 前大脳動脈
- 大脳動脈輪（Willis 動脈輪）
- 中大脳動脈
- 内頸動脈
- 後交通動脈
- 後大脳動脈
- 橋動脈
- 脳底動脈
- 内頸動脈
- 外頸動脈
- 下面
- 総頸動脈
- 椎骨動脈
- 鎖骨下動脈
- 腕頭動脈
- 大動脈弓

▶レファレンス
- プロメ神経：p.246-261
- 標準脳外⑫：p.20-25

脳には心拍出量の 25％に相当する血液が流れています．脳を灌流した血液は内外 2 層の硬膜で腔をなす静脈洞に注ぎ，内頸静脈に至ります．

A-43 動脈系

▶総頸動脈と椎骨動脈

前頭蓋窩，中頭蓋窩の脳領域は内頸動脈の枝によって栄養されており，一方，後頭蓋窩の脳領域は椎骨動脈と脳底動脈の枝からの血液を受けています．

● 内頸動脈

大動脈弓から出た総頸動脈から分岐し，頭蓋内に入ります．途中で眼動脈を出した後，前大脳動脈と中大脳動脈に分岐します．

● 外頸動脈

総頸動脈から分岐し，頭皮・頭蓋骨・硬膜を栄養します．

● 椎骨動脈

大動脈弓から出た鎖骨下動脈からさらに分岐し，椎骨動脈溝に沿って上行して大後頭孔から頭蓋腔に入ります．そして，前下小脳動脈，後下小脳動脈を出した後，脳底動脈を経て，後大脳動脈へとつながります．

左右の内頸動脈と椎骨動脈，脳底動脈系は前交通動脈と左右の後交通動脈によっ

One More Navi
Thomas Willis（1621～1675）は，大脳動脈輪の構造を解明した英国の医師で，解剖学者.

て連結され，脳底部でWillis動脈輪（ウィリス）（左右の中大脳脈，後大脳動脈がつながりあって輪を形成）をつくって，互いに代償されやすくなっているのが特徴です．これが閉塞するとWillis動脈輪閉塞症（いわゆるモヤモヤ病）となります．

▶前・中・後大脳動脈

前大脳動脈，中大脳動脈，後大脳動脈は，脳を栄養する主要な3つの動脈です．前述のとおり，前・中大脳動脈は内頸動脈からおこり，後大脳動脈は左右の椎骨動脈が合流してできる脳底動脈からおこります．

● 前大脳動脈

主に半球内側面に分布し，前頭葉内側面，底面の全域，頭頂葉楔前部の大部分を，また外側面は上前頭回および中心前回，中心後回，上頭頂小葉の一部を支配しています．

● 中大脳動脈

主に半球外側面に分布し，前頭葉底面の外側部，中，下前頭回，中心前回の大部分，中心後回の一部，上頭頂小葉の一部を除く頭頂葉外側面，側頭葉外側面のほぼ全域，側頭葉の前下面，後頭葉の前外側面を支配しています．中大脳動脈はさらにレンズ核線条体動脈（穿通枝）を分枝します．レンズ核線条体動脈は被殻出血の好発部位です．

● 後大脳動脈

後頭葉外側面，内側面のほぼ全域，楔前部の後部，海馬傍回，外側および内側後頭側頭回，下側頭回の一部を支配しています．

Fig. 主な脳動脈の分布域

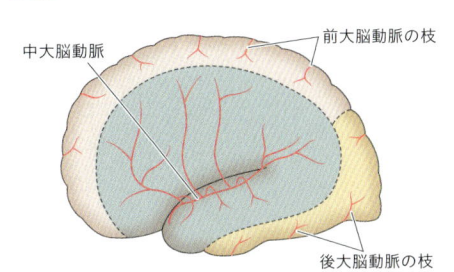

大脳半球の外側面（左半球）

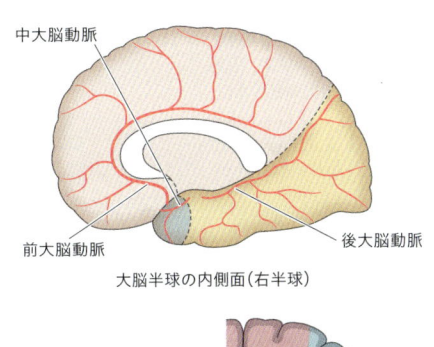

大脳半球の内側面（右半球）

前大脳動脈領域
中大脳動脈領域
後大脳動脈領域

A-44 静脈系

静脈は静脈洞に集まり内頸静脈となって頭蓋外に出ていきます．

なお，静脈洞の1つである海綿静脈洞には，内頸動脈が貫いており，動眼神経，滑車神経，三叉神経，外転神経が走行しています．この海綿静脈洞内を走行する内頸動脈に，外傷により断裂が生じ，海綿静脈洞との間に動静脈瘻が生じると，静脈洞内の圧力が上昇し，海綿静脈洞付近にある動眼神経および外転神経の麻痺がおこります．そして，拍動性眼球突出や結膜充血浮腫や血管雑音が自覚されます．

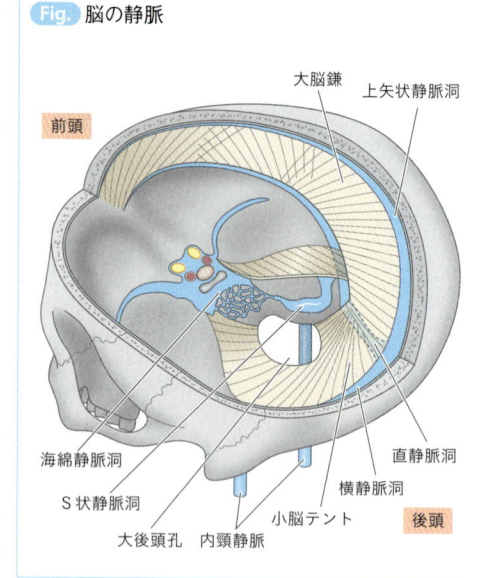

Fig. 脳の静脈

前頭／大脳鎌／上矢状静脈洞／海綿静脈洞／S状静脈洞／大後頭孔／内頸静脈／小脳テント／横静脈洞／直静脈洞／後頭

One More Navi

海綿静脈洞症候群とは海綿静脈洞部に非特異的炎症性肉芽腫ができて，眼痛・眼球運動障害・複視（動眼神経，三叉神経第1枝，外転神経の障害）がおきるが，ステロイドが著効する．腫瘍，上顎洞炎，血栓症によることもある．

国試出題症例
[国試105-A32]

● 40歳の女性．頭痛と左眼痛とを主訴に来院した．3週間前から複視があった．視力は右1.0（矯正不能），左1.0（矯正不能）．左眼の結膜浮腫，上強膜静脈の怒張および拍動性眼球突出を認める．左眼の内転障害と上下転障害とを認める．左眼窩外側縁で血管性雑音を聴取する．
⇒左内頸動脈海綿静脈洞瘻

B
神経徴候

Preview

B-01	神経診察とは？
B-02	意識・精神状態
B-03	意識障害
B-04	意識障害の程度判定
B-05	意識障害患者の処置
B-06	頭蓋内圧亢進
B-07	頭蓋内圧亢進の治療
B-08	髄膜刺激症状
B-09	脳ヘルニア
B-10	脳死と植物状態
B-11	高次神経機能
B-12	失語
B-13	失行
B-14	失認
B-15	認知症
B-16	嗅神経（Ⅰ）の障害
B-17	視神経（Ⅱ）の障害
B-18	眼球運動と動眼・滑車・外転神経の障害
B-19	動眼神経（Ⅲ）の障害
B-20	滑車神経（Ⅳ）の障害
B-21	外転神経（Ⅵ）の障害
B-22	瞳孔異常を呈する疾患
B-23	眼球運動の異常
B-24	三叉神経（Ⅴ）の障害
B-25	角膜反射の減弱・消失
B-26	タマネギ様の感覚解離
B-27	咀嚼筋麻痺
B-28	顔面神経（Ⅶ）の障害
B-29	顔面神経麻痺
B-30	味覚の低下
B-31	聴覚過敏
B-32	副交感成分の障害
B-33	内耳神経（Ⅷ）の障害
B-34	難聴
B-35	平衡障害
B-36	舌咽神経（Ⅸ）・迷走神経（Ⅹ）の障害
B-37	副神経（Ⅺ）の障害
B-38	舌下神経（Ⅻ）の障害

Navi 1 脳・神経障害の代表的症状

意識障害は，脳・神経系に重篤な障害が発生している可能性を示唆する代表的な症状です．迅速な対応が求められることもあり，注意が必要です．

▶B-02〜B-05で意識障害の概要をおさえ，▶B-06〜B-10で意識障害をきたす諸症状（頭蓋内圧亢進，脳ヘルニア，脳死など）についてみていきます．

Navi 2 失語・失行・失認とは何か？

高次神経機能が障害されると，失語，失行，失認といった特徴的な症状が出現します．

▶B-11〜B-15で高次神経機能障害のアウトラインをつかみましょう．

Navi 3 脳神経の障害により発生する症状は？

脳神経が障害されると，障害された神経に応じて，それぞれ特有の症状が現れます．

▶B-16〜B-38までで，12対の脳神経それぞれの働きとともに，障害によって生じるさまざまな症状を取り上げます．

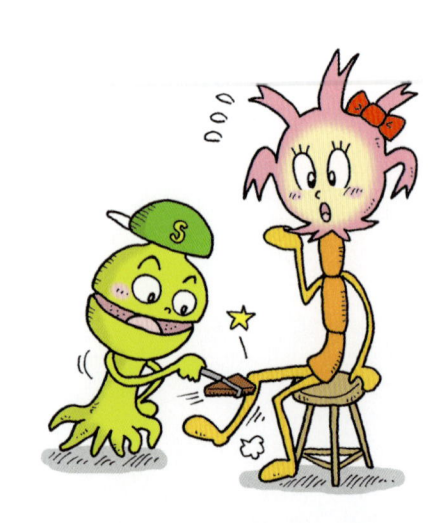

B 神経徴候

B-39	運動麻痺
B-40	麻痺の強さによる分類
B-41	障害部位による分類
B-42	運動麻痺の分布による分類
B-43	運動麻痺の診察
B-44	筋萎縮
B-45	筋トーヌス（筋緊張）
B-46	軽い麻痺の診察

B-47	反射機能
B-48	深部腱反射の異常
B-49	表在反射の減弱・消失
B-50	病的反射の出現

B-51	不随意運動
B-52	振戦
B-53	ジストニア
B-54	アテトーゼ
B-55	舞踏運動
B-56	バリスム
B-57	ミオクローヌス
B-58	チック

B-59	運動失調
B-60	小脳性運動失調
B-61	前庭迷路性運動失調
B-62	脊髄性運動失調

B-63	感覚機能
B-64	感覚異常
B-65	感覚障害の分布
B-66	感覚障害の診察

B-67	自律神経機能
B-68	対光反射・瞳孔の異常
B-69	起立性低血圧
B-70	発汗障害
B-71	排尿障害
B-72	排便障害

Navi 4　運動神経の障害で随意運動が困難に

運動麻痺は大脳皮質から筋肉に至るまでの神経系に障害がおこり，随意運動が困難な状態をいいます．

▶B-39〜B-42で運動麻痺の分類について述べ，▶B-43〜B-46で診察時のポイントをまとめます．

Navi 5　神経系の病変部を検索できる

反射を利用した診察は神経系の病変部位を推定するのに有用です．異常により反射が減弱したり，通常は見られない反射（病的反射）が出現することもあります．

Navi 6　意思とは無関係な無目的の身体運動

不随意運動の種類と概要をまとめます．

Navi 7　麻痺がないのに円滑な運動ができない

運動失調の種類には発症機序から小脳性，前庭迷路性，脊髄性などがあります．

Navi 8　感覚神経の障害により生じる感覚異常

しびれや感覚過敏，感覚低下・消失，疼痛など，感覚機能の障害により多彩な症状が出現します．

Navi 9　自律神経が支配する機能に特徴的な障害

生体の自律機能が調整する反射的な運動に障害が発生します．

B-01 神経診察とは？

▶レファレンス
・内科診断②：p.143-157
・標準神経②：p.473-476

神経疾患の診察は，まず患者の主訴と病歴を理論的に整理しながら疾患予想を立てるところから始まります．そして，わずかな診察道具を使った系統的な神経学的診察により，病変部位，病因および病名，鑑別診断を論理的に推測していき，その後，画像検査など適切な検査を行って臨床診断・治療するという手順で進められます．

神経疾患の主訴として多いものは，頭痛，めまい，手足のしびれ，脱力，歩行障害，失神発作（てんかん発作），震えなどですが，こうした患者の訴えに，病歴や臨床経過を重ね合わせることで，病気の原因を考えていきます．患者の意識・精神状態の確認は医療面接の段階でおおまかに判定しておきます．また，神経学的所見から病変部がどこであるかを診察していきますが，この診察能力は，病変部位の局在が明らかな脳卒中患者の診察所見を画像診断と対比させて学ぶことにより，高めていくことができます．

診察では，意識状態（精神的，神経学的），認知機能，脳神経，運動機能，感覚機能，協調運動，反射をチェックするのが基本です．神経学的所見で中心になるのは，運動系の診察で，筋力，筋肉量，筋トーヌス（緊張），反射，協調運動，不随意運動をチェックします．これらには起立・歩行の観察，小脳系の診察，錐体外路症状の診察も含まれます．次いで感覚系の診察，自律神経系の問診，髄膜刺激症状の検査と進みます．

One More Navi
必要最低限の診察
眼球運動・眼振，構音障害，上下肢の協調運動，筋緊張，起立，歩行，腱反射，Babinski徴候，表在感覚，起立性低血圧（自律神経機能）については，臨床で必要とされる最低限の神経診察技術としてマスターしておく必要がある．

B-02 意識・精神状態

▶レファレンス
・内科診断②：p.235-245
・標準神経②：p.477-479
・標準脳外⑫：p.143-149

B-03 意識障害

意識障害（disturbance of consciousness）は，大脳皮質が両側で広範に障害された場合や，橋から中脳にかけて存在する上行性網様体賦活系が障害を受けた場合に出現します．大きく分けて意識混濁（consciousness clouding）と意識変容（alteration of consciousness）の2つに分類することができます．

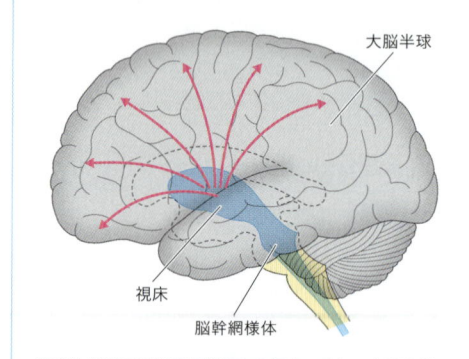

Fig. 網様体賦活系

網様体賦活系は脳幹網様体から視床，そして大脳皮質に及び，意識の覚醒維持に重要な働きをしている．

▶意識混濁

痛みなどの刺激に対して反応ができなくなるような状態を意識混濁と呼びます．軽い意識混濁を意味する昏迷（stupor）は，外的刺激に対する反応が障害され，覚醒するのが困難な状態を指します．一方，意識混濁が重症化すると昏睡（coma）と呼ばれる状態に陥り，患者は覚醒ができない不応答の状態となります．また，脳死（brain death）とは"脳幹死"を意味しており，文字どおり「脳幹が死ぬ」ことで，自発呼吸や脳幹反射もなくなった状態を指しています．

これに対し，失神（syncope）は，一時的に脳への血流が障害されたり，糖などの血液の成分が極端に減ったりすることにより，一過性に意識を失うことを指します．したがって，失神の場合，原因となる状態を改善すれば，意識を正常に回復

することができます．

▶意識変容

軽い意識障害のために普通では見えないものが見えたり，通常では考えられないような行動を起こしたりする状態を指します．

● もうろう状態 (twilight state)

軽い意識障害（意識変容）の1つで，軽度の意識混濁に強い意識狭窄，幻覚または夢体験が重なった状態を指します．てんかん発作，解離性障害（ヒステリー），病的酩酊，頭部外傷後などにみられます．

● せん妄 (delirium)

軽い意識混濁と強い意識狭窄に精神的興奮が加わった状態を指し，見当識障害，錯覚，幻覚，混乱，動揺，健忘などを伴い，症状に日内変動があります．せん妄は，特に夕方から夜間前半にかけて増悪するため（夜間せん妄），日中傾眠になります．原因としては，薬物中毒（ドパミン作動薬，抗コリン薬，抗うつ薬），アルコール離脱（振戦せん妄），代謝異常（肝性脳症や尿毒症性脳症）などが考えられ，入院（特にICU）は発症のリスク要因となります．

● 混乱状態 (confusion)

首尾一貫した思考ができない状態のことをいいますが，せん妄との区別は明確ではありません．

One More Navi

脳幹反射とは対光反射，角膜反射，毛様体脊髄反射，眼球頭反射，前庭反射，咽頭反射，咳嗽反射をいう．意識障害時の対光反射の消失は，脳ヘルニアを示唆する．
なお，眼球が損傷していると対光反射，鼓膜が損傷していると前庭反射（カロリック試験）の有無が判断できないため，失明・鼓膜損傷などでこれらが施行できない場合には脳死判定はできない．

One More Navi

見当識障害：現在の自分および自分が置かれている状況が正しくわかっていることを見当識といい，この能力を欠いた状態を指す．一般的には，時間，場所，人に対する見当識を評価することが多く，認知症では上記の順番で見当識が失われていく（▶E-01）．

関連項目

▶失神の原因

失神（一過性の意識消失発作）の原因としては，以下のようなものが考えられます．

・心臓性：不整脈（著しい頻脈や徐脈），弁膜疾患，心筋症，先天性心疾患，心タンポナーデ
・血管の狭窄：脳血管障害，モヤモヤ病，大動脈炎症候群
・血管緊張調節障害：自律神経反射（迷走神経反射など），過換気症候群，起立性低血圧
・血液成分の異常：貧血，低血糖症，低酸素血症，過換気症候群

▶昏睡の原因

昏睡に至る原因には以下のようなものが考えられます．

・中毒：鉛，タリウム，青酸，一酸化炭素など
・薬物：鎮静薬，睡眠薬，抗不安薬，アルコールなど
・代謝異常：低酸素，高炭酸ガス，高ナトリウム血症，糖尿病性ケトアシドーシス，低カルシウム血症など
・感染：細菌性髄膜炎，ウイルス脳炎，感染後脳脊髄炎，梅毒，敗血症など
・精神疾患：緊張病
・その他：低血圧，広範な阻血状態，脂肪塞栓，高血圧性脳症，甲状腺機能低下症など
・テント上の異常：両側内頸動脈閉塞，両側前大脳動脈閉塞，くも膜下出血，脳震盪，水頭症，Creutzfeldt-Jakob病，脳血管炎など
・テント下の異常：脳底動脈閉塞，脳幹部腫瘍，橋出血，脳幹部梗塞，脳幹部出血など

国試出題症例

[国試 100-A55]

● 56歳の男性．起床時に意識混濁を起こして救急車で搬入された．数年前から起床時あるいは空腹時に意識消失発作を起こすことがあり，糖分を摂取すると軽快していた．この間に体重が 10 kg 増加した．身長 160 cm，体重 75 kg．脈拍 108/分，整．血圧 174/90 mmHg．血清生化学所見：空腹時血糖 36 mg/dL，空腹時血中インスリン 72 μU/mL（基準 4〜12）．免疫学所見：抗インスリン抗体 7% 以下（基準 7 以下）．
⇒インスリノーマによる低血糖に伴う意識障害

[国試 100-C28]

● 56歳の女性．右乳癌の治療のため外科病棟に入院していたが，夜間急に興奮状態となった．
現病歴：3週前に右乳房切除術を受け，続いて抗癌化学療法を開始した．次第に上腹部不快感，抑うつ気分および不眠が強まった．「私はこのまま死んでいきたい．もう治療は受けたくない」と訴え，食事をとらなくなった．夜になって急に言動に脈絡がなくなり，点滴を自ら外そうとした．それを止めようとした看護師に物を投げつけ，「悪魔め，私の子供を殺すな」などと激しくののしった．
現症：かけつけた当直医が話しかけても，うわの空だったり，興奮したりする．ここが病院であることを理解していない様子である．
⇒せん妄（状態）

[国試 100-I6]

● 68歳の女性．大腿骨頸部骨折で入院した．入院 3 日後の夜間，急に「怖い，助けて」と大声で叫び，起き上がろうとする行動がみられた．翌日は落ち着いており，前夜のことを尋ねても覚えていない．入院前に精神症状は認められていない．
⇒せん妄

B-04 意識障害の程度判定

▶ Japan Coma Scale

　Japan Coma Scale（JCS）は，覚醒の程度によって刺激に対する反応を分類したものです．分類の方法から，3-3-9 度方式とも呼ばれ，数値が大きくなるほど意識障害が重いことを示します．

I．覚醒している	1．だいたい意識清明だが，今1つはっきりしない．
	2．見当識障害がある．
	3．自分の名前，生年月日が言えない．
II．刺激すると覚醒する	10．普通の呼びかけで容易に開眼する．
	20．大声または揺さぶりで開眼する．
	30．痛みを加えつつ呼びかけを繰り返すと辛うじて開眼する．
III．刺激しても覚醒しない	100．痛み刺激に対し，払いのけるような動作をする．
	200．痛み刺激で少し手足を動かしたり，顔をしかめる．
	300．痛み刺激に全く反応しない．

▶Glasgow Coma Scale

Glasgow Coma Scale（GCS）は，開眼（E），言語機能（V），運動機能（M）の3つについて，それぞれを点数化して表したもので，合計した点数が低いものほど，意識障害が重いことを示しています．

開眼機能 (Eye opening)	言語機能 (Verbal response)	運動機能 (Motor response)
4点：自発的に，またはふつうの呼びかけで開眼 3点：強く呼びかけると開眼 2点：痛み刺激で開眼 1点：痛み刺激でも開眼しない	5点：見当識が保たれている 4点：会話は成立するが見当識が混乱 3点：発語はみられるが会話は成立しない 2点：意味のない発声 1点：発語みられず	6点：命令に従って四肢を動かす 5点：痛み刺激に対して手で払いのける 4点：指への痛み刺激に対して四肢を引っ込める 3点：痛み刺激に対して緩徐な屈曲運動（除皮質姿勢） 2点：痛み刺激に対して緩徐な伸展運動（除脳姿勢） 1点：運動みられず

One More Navi
重症の場合に，JCS では点数が高くなり，GCS では点数が低くなることに注意が必要．日本の臨床現場では評価が簡便な JCS のほうが広く用いられている．

15点満点（正常）で，最低点は3点（深昏睡）．13点以上が軽度の脳障害，9～12点は，中等度の脳障害，8点以下は重度の脳障害とされ，一般に8点以下が重症患者として扱われます．

なお，このスケールで評価した点数は，「E2, V3, M4 で GCS 9」と表現し，この場合は，「痛み刺激で開眼し，発語はみられるが会話は成立せず，指への痛み刺

Assist Navi　特殊な意識障害

意識障害	症状	障害部位	原因疾患
無言無動症	随意運動の消失（無言無動），注視・追視（＋），痛み刺激への反応（＋），睡眠・覚醒の区別（＋），意思疎通（－）	脳幹の網様体賦活系の障害	脳腫瘍，脳底動脈領域の血管障害，髄膜炎，Creutzfeldt-Jakob病など
失外套症候群（植物状態）	随意運動の消失（無言無動），注視・追視（－），痛み刺激への反応（－～＋），睡眠・覚醒の区別（＋），意思疎通（－），除皮質硬直	広範な大脳皮質・白質の障害	重篤な頭部外傷後の後遺症，無酸素脳症，肝性脳症など
除脳硬直	四肢筋肉の著しい過伸展，回内位，手関節の強い屈曲，足関節の強い底屈	中脳と橋の両側性障害	脳血管障害，脳腫瘍など（脳ヘルニアの重要な徴候）
除皮質硬直	肩関節の内転，両上肢の屈曲，両下肢の強い伸展，痛み刺激への反応（＋）	内包・大脳基底核・視床の広範な障害	脳血管障害，脳腫瘍，無酸素脳症，脳炎，Creutzfeldt-Jakob病など
閉じ込め症候群	動眼神経を除く随意運動の消失，意識清明，眼球の運動・瞬きによる意思疎通が可能	橋底部の広範な破壊	脳底部領域の血管障害，橋中心髄鞘崩壊症，ALSの末期など

激で四肢を引っ込める反応がある，中等度の脳障害患者」を意味することになります．

B-05 意識障害患者の処置

> **One More Navi**
> 意識障害時の嘔吐は吐物を誤嚥すると肺炎をおこすため，患者を仰臥位とするのは好ましくない．

　意識障害を呈する患者を目の前にしたときに，最も重要なのは診断をすることではなく，「救命すること」です．

　意識障害下での嘔吐は，窒息や誤嚥性肺炎の原因となるので，吸引を行い，昏睡体位をとらせます．仰向けでは舌根沈下で呼吸停止になる危険があります．

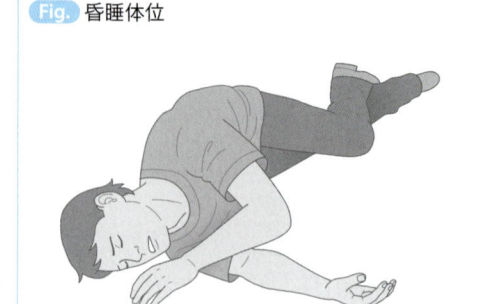

Fig. 昏睡体位

B-06 頭蓋内圧亢進

▶レファレンス
・標準神経②：p.479
・標準脳外⑫：p.149-156

　頭蓋内圧亢進は，意識障害を引きおこす重要な原因の1つです．頭蓋内圧亢進の徴候には，うっ血乳頭，意識障害，呼吸状態の変化，瞳孔症状（瞳孔不同），対光反射消失，眼球運動異常（人形の頭・目反射，頭位変換眼球反射），姿勢異常，徐脈があります．

B-07 頭蓋内圧亢進の治療

▶内科的治療

● 浸透圧性利尿薬

　一時的に血液の浸透圧を上げることで，髄液や脳実質の水を血管内に吸い出し，尿として排泄させます．

● マンニトール

　マンニトールは投与した全量が腎糸球体で濾過され，再吸収されないため，余分な水分を強力に体外に排泄することができます．しかし，副作用として脱水症状や，後で脳内に漏れ出たマンニトールが水を引き寄せるリバウンドによる脳浮腫の危険があり，頭蓋内圧の低下も急激となることから，使用は特に重度の頭蓋内圧亢進に限定されます．

> **One More Navi**
> マンニトールは輸送体や分解酵素がないので脳間質に留まりやすいが，グリセリンは輸送体や分解酵素によって除かれる．

● グリセリン製剤

　グリセリン製剤は効果も弱いものの，副作用としての脱水の危険はマンニトールに比べれば低くなります．

● ステロイド

　脳実質の浮腫が，脳腫瘍・脳出血・頭部外傷・脳手術などの侵襲への反応として現れている場合，そうした反応を抑えるために使用することがあります．

▶外科的治療

　脳室ドレナージ，頭蓋切除術（開頭減圧術）などによって，占拠病変によって脳実質に圧がかかるのを回避します．

Fig. 頭蓋内圧亢進への外科的治療

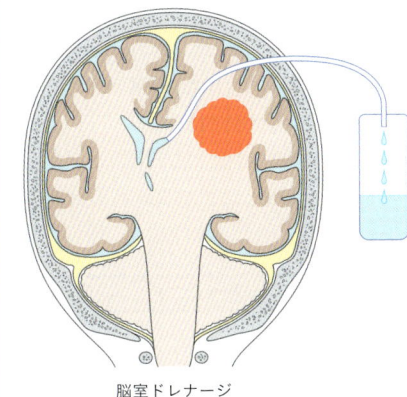

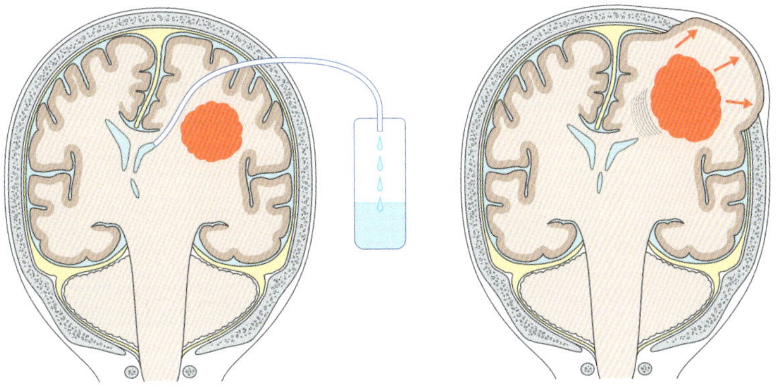

脳室ドレナージ　　　　　　　頭蓋切除術（開頭減圧術）

▶その他

　ベッドの背板を20～30°に保ち，半座位のファウラー位にすることで，内頸静脈洞から大静脈洞への血液の自然還流を促し，血管原性浮腫を防止します．過換気でCO_2を低下させると血管は収縮して脳血流が減少します．

B-08 髄膜刺激症状

▶レファレンス
- 標準神経②：p.542
- 標準脳外⑫：p.34
- 内科診断②：p.153-155

Fig. 髄膜刺激症状

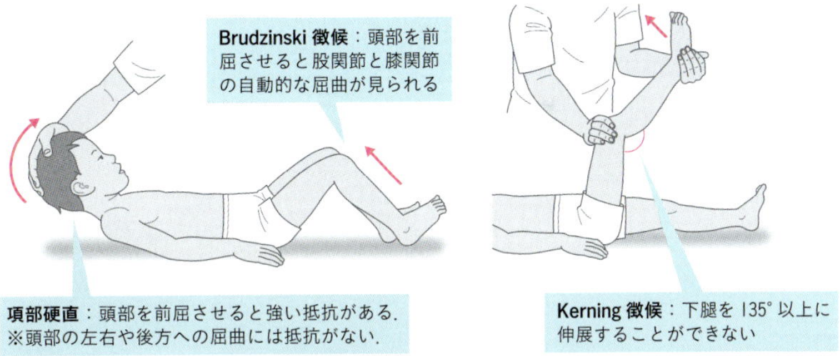

Brudzinski 徴候：頭部を前屈させると股関節と膝関節の自動的な屈曲が見られる

項部硬直：頭部を前屈させると強い抵抗がある．
※頭部の左右や後方への屈曲には抵抗がない．

Kerning 徴候：下腿を135°以上に伸展することができない

　髄膜刺激症状は頭蓋内の出血や炎症によって髄膜が刺激されることでおこり，非常に強い頭痛，嘔吐，嘔気，けいれん，一過性意識障害のほか，以下のような特徴的な症状を呈します．

● 項部硬直
　髄膜・頸部の神経の圧迫により，後頭部や頸部の筋は持続的な収縮を起こすので，他動的に頸部を前屈させようとしても前屈することができません．

● Brudzinski 徴候
　仰臥位の患者の頸部を前屈すると，上部脊髄神経根の圧迫により，下部脊髄神経根も引っ張られるため，膝屈筋（ハムストリングス）が不随意に収縮してしまい，股・膝関節が屈曲します．

● Kerning 徴候
　腰仙髄部の髄膜に炎症が及ぶと，その脊髄根が障害されます．これにより，坐骨神経を伸展させると痛みとともに筋の抵抗が生じ，膝を135°以上伸展させることができなくなります．Lasègue 徴候と違い，両側に出るのが特徴です．

One More Navi
瞳孔不同：動眼神経麻痺により瞳孔径の左右差が1mm以上の場合に病的と診断する．

One More Navi
Lasègue 徴候：仰臥位で一側の下肢を伸展したまま股関節で屈曲させると途中で神経根に沿った痛みを生じ，90°まで屈曲させることができない．腰部の椎間板ヘルニアなどで陽性となる．

B-09 脳ヘルニア

▶レファレンス
・標準神経②：p.479-482
・標準脳外⑫：p.156-160

　脳ヘルニアは，頭蓋内圧亢進（incraised intracranial pressure；IICP）により，脳実質が変形しておこります．また，頭蓋内圧亢進 → 脳血流量の減少 → 脳代謝障害・脳浮腫進展 → さらなる頭蓋内圧亢進……という悪循環がおきて進行します．
　脳ヘルニアの発生部位には，以下の表に示したようなものがあり，表の右にいくほど危険度は増していき，小脳扁桃ヘルニアがおきると，呼吸が止まり死に至ることもあります．

大脳鎌ヘルニア	鉤ヘルニア	中心性ヘルニア	小脳扁桃ヘルニア
帯状回が，大脳鎌に嵌入	側頭葉内面がテント切痕から後頭窩内に嵌入	上部脳幹が，テント切痕から後頭窩内に嵌入	小脳扁桃が，大後頭孔内に嵌入

リスク低 ← → リスク高

B-10 脳死と植物状態

▶レファレンス
・標準神経②：p.483
・標準脳外⑫：p.149

Fig. 脳死，脳幹死，植物状態の違い

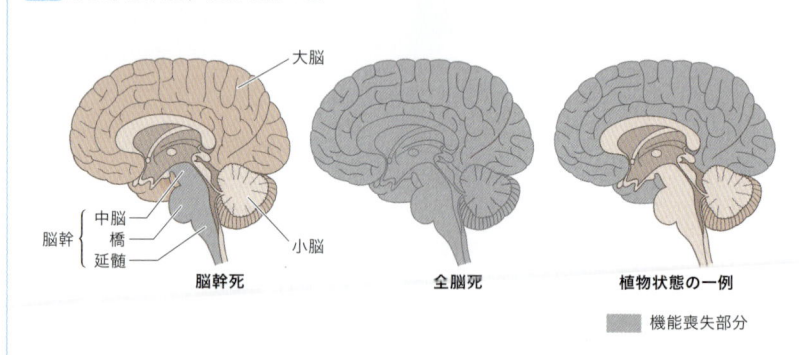

脳幹死　　全脳死　　植物状態の一例
■ 機能喪失部分

One More Navi
脳死の主な原因は頭部外傷，くも膜下出血，脳出血．

One More Navi
除外条件として，生後12週未満の小児（2010年7月から小児も新たに脳死判定の対象になった），急性薬物中毒，低体温，代謝・内分泌障害，妊産婦，完全両側顔面神経麻痺のある時，自発運動・除脳硬直・除皮質硬直・けいれんが認められる時などの脳死に類似した状態になる症例がある．また，本人の意思表示が有効でない知的障害者や，18歳未満の虐待疑い例も除外される．

　脳死には，大脳と小脳さらに脳幹がすべて障害を受けて機能しなくなった全脳死と脳幹が機能を失った脳幹死があります．脳幹死の場合には大脳はまだ機能は失っていませんが，やがて大脳も機能を失い全脳死に至ります．
　植物状態とは，大脳の機能の一部または全部を失って意識がない状態ですが，脳幹や小脳は機能が残っていて自発呼吸ができることが多く，稀に回復することもあるため，脳死とは根本的に違うものです．
　脳死は法令に定められた5項目によって脳死判定が行われます．特に，移植を前提とした脳死判定は，脳神経外科医など移植医療と無関係な2人以上の専門医師が6時間をおいて2回判定を行い，2回目の脳死判定が終了した時刻が死亡時刻となります．

🅟 脳死判定の必須 5 項目とは，① 深い昏睡，② 瞳孔の散大（4 mm 以上）と固定，③ 脳幹反射の消失，④ 平坦な脳波，⑤ 自発呼吸の停止（①～⑤ を 6 時間後に再度判定）です．

B-11 高次神経機能

▶レファレンス
・標準神経②：p.485-494
・内科診断②：p.630-635
・ハリソン④：p.170-179

脳の高次神経機能障害による症状には失語（aphasia），失行（apraxia），失認（agnosia）があり，いずれも末梢の感覚，運動レベルには異常がありません．

B-12 失語

優位半球の言語野またはその付近の病変によっておこる言語障害です．失語は大まかに以下のように分類することができます．

One More Navi
言語中枢は右利きの成人の 95％，左利きと両利きの成人の 60％ で大脳の左半球にあるが，個人差がある．言語中枢が存在する側の大脳半球は"優位半球"，反対側は"劣位半球"と呼ばれる．

One More Navi
Broca-motor（運動），Wernicke-sensory（感覚）と母音を一致させて覚える．また，アルファベットで順で，B が W よりも「前」にあるので Broca 失語は「前」前頭葉が障害されると覚える．

▶Broca 失語

🅟 優位半球の前頭葉病変によって，自発言語，復唱，音読，書字といった能力が障害されます．

Broca 失語は運動失語（motor aphasia）とも呼ばれ，動詞や接続詞を省略して名詞をつなげただけの 🅟 ぎこちない話し方となったり，🅟 言語の表出が正確にできなくなったります．しかし，質問に対しては，つかえながらも意味がとおる答えをします．

Fig. 言語中枢と失語の鑑別

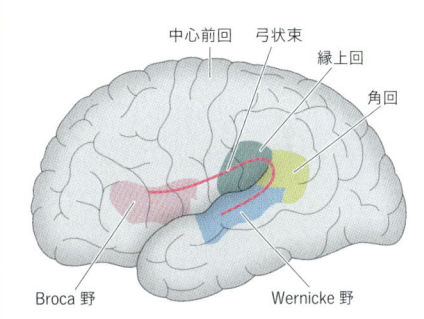

Broca 失語：Broca 野を中心により広い領域の障害で出現．
Wernicke 失語：Wernicke 野と角回，縁上回を含む領域の障害で出現．
伝導失語：Wernicke 野から Broca 野に向かう弓状束が障害されることで出現．

▶Wernicke 失語

🅟 優位半球の側頭葉病変によって，言語了解，復唱，音読，読解，書字といった能力が障害されます．

Wernicke 失語は感覚失語（sensory aphasia）とも呼ばれ，🅟 言語の理解が障害されます．質問に対しては流暢に答えますが，内容が理解できていないため，患者は意味不明で，つじつまが合わないことを喋ります．

▶伝導性失語

側頭葉と前頭葉の言語中枢を結ぶ神経（弓状束）に障害をきたし，🅟 復唱とものの名前を言うことができなくなります．患者は言語を理解でき，自分で話すこともできますが，他の人が話したり書いたりする文を復唱することができません．

▶健忘失語

言語機能はおおむね保たれていますが，ものの名前を思い出せなくなります．

国試出題症例
[国試96-C16]

● 70歳の男性．言動の異常に気付いた家族に付き添われて来院した．

現病歴：2日前の午後，急に会話がチンプンカンプンとなり，落ちつきがなくなった．昨日は症状がやや改善したようにみえたが，今朝になっても奇妙な言動が続いている．既往歴：10年前から高脂血症の治療を受けている．また，不整脈を指摘されたことがある．家族歴：母親と兄とに高血圧症がある．現症：身長160 cm，体重67 kg．体温36.0℃．呼吸数17/分．脈拍68/分，不整．血圧160/68 mmHg．意識は清明で発話量は多いが，質問に対する答えはトンチンカンである．項部硬直はない．顔面，舌および四肢に麻痺を認めない．「口を開けて舌を出して下さい」と命じても別の動作をする．頸部血管雑音は聴取しない．心雑音はなく，呼吸音は清である．腹部に特記すべき所見はない．検査所見：尿所見：蛋白（−），糖（−）．血液所見：赤血球520万，Hb 15.7 g/dL，Ht 47％，白血球7,700，血小板29万．血清生化学所見：空腹時血糖94 mg/dL，総蛋白7.0 g/dL，アルブミン3.8 g/dL，尿素窒素16 mg/dL，クレアチニン1.2 mg/dL，総コレステロール210 mg/dL，総ビリルビン0.7 mg/dL，AST（GOT）37単位（基準40以下），ALT（GPT）45単位（基準35以下），Na 142 mEq/L，K 4.4 mEq/L，Cl 104 mEq/L．CRP 0.2 mg/dL（基準0.3以下）．胸部X線写真では心胸郭比64％，肺野に異常はない．心電図で心房細動を認める．脳波では基礎律動は9 Hzのα波で，左側頭部に徐波が出現する．頭部単純CTを別に示す．

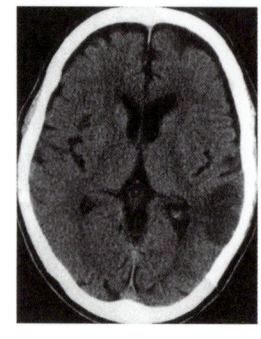

⇒中大脳動脈の脳塞栓による**Wernicke失語**

Assist Navi　失語と障害部位

失語の種類	障害部位	流暢さ	言語理解	復唱
①Broca失語	Broca中枢	×	△～○	×
②Wernicke失語	Wernicke中枢	○	×～△	×
③伝導性失語	Broca中枢とWernicke中枢の伝導路	○	△～○	×
④超皮質性運動失語	概念中枢とBroca中枢の間	×	△～○	○
⑤超皮質性感覚失語	Wernicke中枢と概念中枢の間	○	×	○

○：障害なし　△：軽度の障害　×：顕著な障害

B-13 失行

運動麻痺や運動失調，筋緊張異常，言語理解の障害などの要因がないにもかかわらず，行為や動作の実行が障害された状態のことを指します．失行には大まかに以下のようなものがあげられます．

Fig. 失行の責任病巣

肢節運動失行
観念運動失行
観念失行

● 肢節運動失行（limb kinetic apraxia）

前頭葉前運動野付近（左右の中心前回，中心後回）の障害によって出現し，上肢の運動の巧緻性低下が病変の反対側に現れます．患者は，袖のボタンの止め外しや細い紐を結ぶなどの行為が拙劣になります．

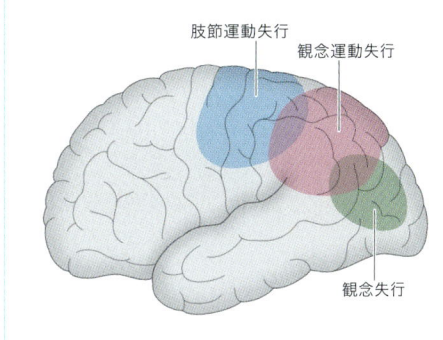

● 観念運動失行（ideomotor apraxia）

概念中枢と優位半球前頭葉とを結ぶ領域が障害されることにより出現し，自動的な運動は可能ですが，意図的な運動が不能になります．たとえば，観念運動失行の患者は落ちているものを拾うことはできるのに，拾えと命じられるとその行為ができません．また道具を用いずに行う動作，たとえば「くしで髪を梳くマネ」などができなくなります．

● 観念失行（ideational apraxia）

優位半球の頭頂葉連合野が障害されることにより出現します．個々の行為は可能ですが，連続した行為が不能になります．観念失行の患者は「マッチを擦って，ロウソクに火を点ける」「お茶の葉を急須に入れて，ポットでお湯を注ぎ，お茶を入れる」など，道具を用いて行う動作ができなくなります．

● 構成失行（constructional apraxia）

優位半球，劣位半球のいずれの頭頂葉障害でも出現します．空間の把握ができない状態で，図形を描いたり，積み木を積んだりすることができなくなります．

● 着衣失行（dressing apraxia）

劣位半球の頭頂葉障害によって出現し，衣服を正しく脱いだり，着たりすることが困難になります．

B-14 失認

視覚，聴覚，体性感覚などの感覚障害がないにもかかわらず，対象の認識が障害された状態のことを指します．失認には以下のようなものがあげられます．

▶ 視覚失認（visual agnosia）

● 相貌失認（prosopagnosia）

劣位半球の後頭葉連合野に障害を受けると，人の顔の識別が困難となります．ただし，声などの別の情報が加わると人を識別することができます．

● 半側空間無視（hemispatial neglect）

劣位半球の頭頂葉に障害を受けると，障害側の反対の空間への注意がいかない状態となります．このため，患者に簡単な図形や時計の文字盤などを描写させると，その半分だけを描くなどの現象が見られます．

One More Navi

相貌失認の prosopo- は，pros 近く +ops 眼から顔のこと．ちなみに prosopalgia は顔面痛．

- 視空間失認（visuospatial agnosia）
 劣位半球の頭頂と後頭葉の境界部に障害を受けると，周囲の空間にある物体の位置関係を正しく理解できなくなります．たとえば，視空間失認の患者は，1～2mほど離れたところで2本の鉛筆を前後にずらして立てたときに，どちらが手前にあるかを把握することができません．
- 視覚性物体失認（visual object agnosia）
 優位半球の後頭頂葉視覚連合野の障害では，視覚による物体の認知が困難となります．
- 色彩失認（color agnosia）
 優位半球の後頭葉連合野に障害を受けると，色彩の微妙な違いが認識できなくなります．

▶ 聴覚失認（auditory agnosia）
- 環境音失認（auditory sound agnosia）
 劣位（一部は優位）半球の側頭葉に障害を受けると，環境中の音の識別が困難になります．たとえば，虫の音やサイレンの音などを聴いても，それが何の音であるかを認知できなくなります．
- 純粋語聾（pure word deafness）
 優位半球の側頭葉に障害を受けると，言葉を聴いてもその内容を理解すること（語音弁別）が困難になります．純粋語聾の患者は，言葉で「手を握ってください」などの指示をしても実行できませんが，同じことを紙に書いて提示すると行うことができます．
- 失音楽（sensory amusia）
 劣位半球側頭葉の障害により，音楽のメロディや音程がわからなくなります．

▶ 身体失認（agnosia of body）
- Gerstmann症候群（ゲルストマン）
 優位半球の角回領域の障害により，手指失認，左右失認，失算，失書の四主徴を呈するものを指します．手指失認では，患者は手指を正確に認知できなくなります．また，左右失認は右と左を正しく認知できない状態を指します．
- 半側身体失認（unilateral body agnosia）
 劣位半球に障害を受けると，患者は障害の反対側の身体半分を無視して振る舞います．半側身体失認と半側空間無視は同時に存在することも稀ではありません．
- 病態失認（anosognosia）
 麻痺があるにもかかわらず，それを認知できない状態を指します．これは半側身体失認と同一の現象と捉えることができます．

B-15 認知症

 認知症（dementia）は，慢性あるいは進行性の脳疾患によって生じ，記憶，思考，見当識，理解，計算，学習，言語，判断など多数の高次大脳機能の障害からなる症候群で，一度発達した知能が低下したものを指します．これに対して，発達段階での知的障害は精神遅滞（mental retardation）といいます．

B-16 嗅神経（Ⅰ）の障害

▶レファレンス
- 標準神経②：p.494-495
- 標準脳外⑫：p.40

One More Navi
Alzheimer病も嗅覚障害が早期によくみられる．

One More Navi
Kallmann症候群の原因として，X染色体と常染色体に原因遺伝子がみつかっている．

嗅神経（olfactory nerve）は，においを感知し，嗅細胞 → 嗅神経 → 嗅球 → 視床下部など → 嗅覚野 → 連合野・言語野という経路で，感覚を伝えます．嗅覚は，すべての感覚のなかで唯一，視床をとおらずに大脳に投射している感覚系です．なお，嗅神経は鼻の感染が頭蓋腔内にひろがる経路になります．

嗅覚異常を呈する疾患として，慢性副鼻腔炎では嗅覚が低下することがあります．また，Kallmann症候群は嗅球と視床下部に前駆細胞ニューロンが移動できないために嗅球の低形成とゴナドトロピン放出ホルモン分泌が機能せずに発症する疾患で，症状としては無嗅覚と性腺機能不全を特徴とします．Parkinson病では早期から嗅覚障害があります．

B-17 視神経（Ⅱ）の障害

▶レファレンス
- 標準神経②：p.495-498

One More Navi
うっ血乳頭：網膜中心静脈の圧迫によって引きおこされ，視力の低下を伴う．眼底所見では動脈が怒張し，ときに網膜に出血が見られることもある．また，うっ血のため乳頭が赤くなり，その辺縁が不明瞭となる．頭蓋内圧亢進の徴候として重要．

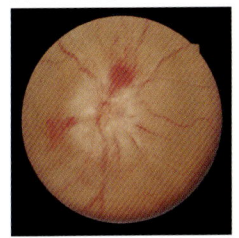

『標準眼科学 第11版』¹⁾より

One More Navi
同名半盲（homonymous hemianopsia）：両眼の同じ側が見えなくなること．右の視索に病変があると，両眼とも視野の左半分が欠損する左同名半盲になる．他に，それぞれの目で欠損の生じる視野が異なる異名半盲や上側あるいは下側が障害される水平半盲がある．

関連項目

視神経は視交叉で半交叉し，間脳の視床の一部である外側膝状体と，中脳にある上丘まで続きます．視放線の神経線維は外側膝状体から後頭葉の視中枢である鳥距溝の下にある舌状回で終端に達します．

何らかの原因で視神経が障害されると，さまざまな視覚上の問題が引きおこされることになります．球後視神経炎では一側全盲になり，障害眼の対光反射がなくなり，正常眼のみで対光反射がみられます．また，脳圧上昇に伴い視神経が脳脊髄液によって圧迫されるとうっ血乳頭がおこり，盲点が拡大します．

視神経の損傷は，瞳孔異常や視野狭窄，失明をおこします．視野狭窄では，視神経のどの部位に損傷を受けたかによって，見えなくなる範囲に違いがでてきます．脳下垂体腫瘍による下方からの視交叉の圧迫（下垂体は視交叉の下にあります）では，視交叉が半交叉しているため，中央部に位置する鼻側由来の視神経線維が障害されて両眼の耳側に視野狭窄や視野欠損が引きおこされます．そして，進行すると両耳側半盲になります．

Fig. 視覚路

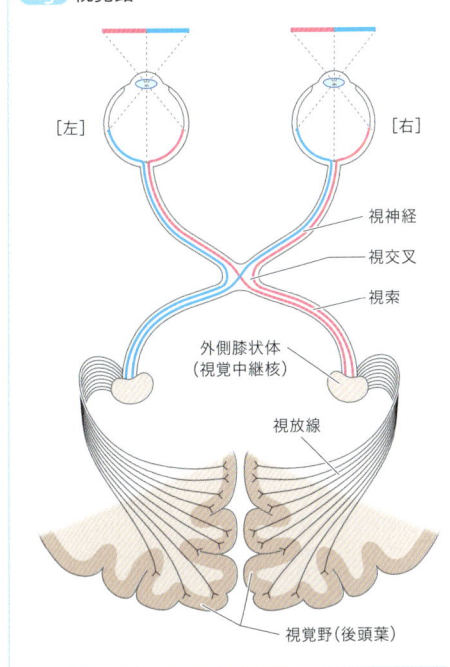

［左］　　　　　　　　　［右］

視神経
視交叉
視索
外側膝状体
（視中継核）
視放線
視覚野（後頭葉）

▶黄斑回避

後頭葉の障害で中心部の視野が保持されたまま，対側の同名半盲がおこることを指します．これは黄斑線維が後頭葉の広範囲に投影されており，また黄斑領域の血流が二重支配されているため，後大脳動脈の閉塞により後頭葉の梗塞を起こしても，中大脳動脈の存在によって黄斑機能が保たれるために引きおこされる現象です．

B-18 眼球運動と動眼・滑車・外転神経の障害

▶レファレンス
・標準神経②：p.498-503
・標準脳外⑫：p.42-45

Fig. 眼球運動と脳神経

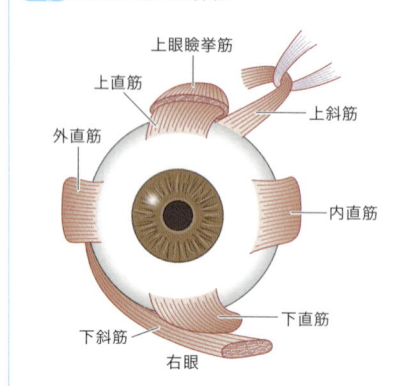

眼球運動を支配する神経	支配を受ける筋
動眼神経（Ⅲ）	内直筋 上直筋 下直筋 下斜筋 上眼瞼挙上筋
滑車神経（Ⅳ）	上斜筋
外転神経（Ⅵ）	外直筋

眼球運動は，頭を動かさず眼球をゆっくりと左右に追わせ，その後上下に追わせて診察します．眼球運動は，動眼神経（Ⅲ），滑車神経（Ⅳ），外転神経（Ⅵ）の働きが組み合わさっておこります．
以下，それぞれの神経が障害された場合の症状について，述べていきます．

B-19 動眼神経（Ⅲ）の障害

動眼神経には運動神経線維と副交感神経線維が混合しています．このうち，運動神経線維は眼球の運動に関与する内直筋，上直筋，下直筋，下斜筋と，上眼瞼挙上

Assist Navi 視神経の障害部位と視野欠損

障害部位	視野欠損		障害部位の図
	左眼	右眼	
①視交叉前の視神経	●	○	
②視交叉中央部	異名半盲		
③視索			
④外側膝状体	同名半盲		
⑤側頭葉	4分盲		
⑥視放射	同名半盲		
⑦視放射と鳥距溝周囲の皮質	同名半盲 （黄斑回避）		

One More Navi
動眼神経麻痺の症状：著明な眼瞼下垂，眼球の外下方への偏位，散瞳，対光反射の消失などを呈する．

筋を支配しており，副交感神経は瞳孔括約筋と毛様体筋を支配しています．
　動眼神経が障害を受けると以下のような症状を呈します．

▶眼球の偏位
　動眼神経の障害では，眼球運動にかかわる筋が働かなくなるため，眼位は外方もしくは外下方に偏位します．

Fig. 動眼神経麻痺の症状（右眼） 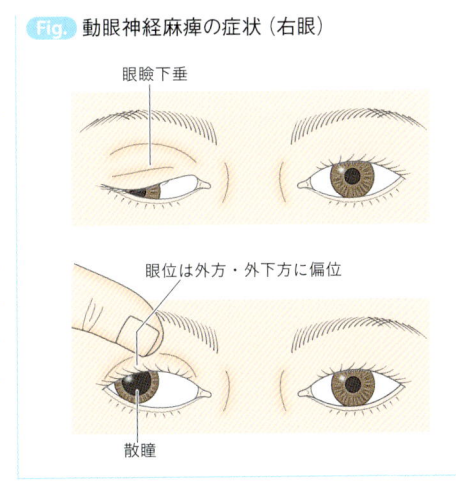
眼瞼下垂
眼位は外方・外下方に偏位
散瞳

▶眼瞼下垂 (ptosis)
　動眼神経麻痺により上眼瞼挙筋が麻痺すると上眼瞼が大きく垂れ下がります．一方，交感神経の麻痺や障害によっても眼瞼下垂が引きおこされることがありますが，眼瞼下垂の程度は軽く，下眼瞼が健側よりもやや盛り上がって見えるのが特徴です（Horner症候群）．

One More Navi
縮瞳は瞳孔括約筋〔動眼神経（副交感神経）〕，散瞳は瞳孔散大筋（交感神経・Th1）による．

One More Navi
動眼神経では内側に外眼筋支配線維，外側に瞳孔支配線維（副交感神経）が分布する．動脈瘤による圧迫では外側が先に障害されるので瞳孔異常（副交感神経）がおこる．しかし，糖尿病による栄養血管の障害は内側が先に障害され，外眼筋障害がおきるが瞳孔は保たれる．

▶瞳孔異常 (pupillary abnormalities)
　虹彩には副交感神経の支配を受ける輪状筋（瞳孔括約筋）と交感神経の支配を受ける放射状筋（瞳孔散大筋）があり，前者が収縮すると瞳孔が縮小し，後者が収縮すると瞳孔は拡大します．
　動眼神経には瞳孔括約筋を支配する副交感神経線維が含まれているため，動眼神経が麻痺すると中等度の散瞳 (mydriasis) が引きおこされます．

▶対光反射
　ペンライトなどで角膜に光をあて，瞳孔の収縮がおこるかを見ます．対光反射 (light reflex) は一側の網膜刺激によって両側性に瞳孔の収縮がおこる仕組みとなっています．
　視神経障害がある場合，光を入れた側の反射（直接反射）だけでなく，反対側の反射（間接反射・共感性光反射）も消失します．一方，動眼神経麻痺の場合は，直接反射が消失するものの，間接反射は保たれます．

One More Navi
毛様体脊髄反射：胸や上肢をピンで刺したとき，両側で散瞳する反射を毛様体脊髄反射と呼ぶ．この反射は，動眼神経とは関係がなく，疼痛刺激の伝導路である脊髄視床路の一部が頸部交感神経節を経て眼球内の瞳孔散大筋に入るためにおこるものである．意識障害の患者でこの反射の有無を調べ，脳幹障害の程度を判断する．

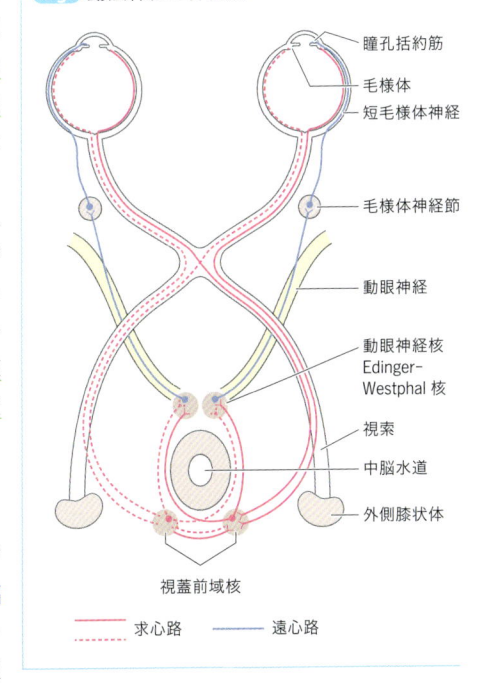

▶近見反射 (near reflex)
　近くを視るときに自然と眼球が内転し，鼻側に眼が寄る反射を輻輳反射 (convergence reflex) といい，また，レンズを肥厚させる反

Fig. 動眼神経の神経路
瞳孔括約筋
毛様体
短毛様体神経
毛様体神経節
動眼神経
動眼神経核 Edinger-Westphal核
視索
中脳水道
外側膝状体
視蓋前域核
── 求心路　── 遠心路

射を<u>調節反射</u>（accommodation reflex）といいます．

(P)<u>動眼神経が障害されると眼球の内転が不能となるほか，調節反射も消失します</u>．調節反射は，網膜からの求心性の信号が中脳の<u>動眼神経副交感神経核</u>（Edinger-Westphal 核）_{エディンガー・ウェストファール}に入力され，そこから大脳皮質に投射されるので，対光反射よりも伝導経路が複雑です．

関連項目

▶ 縮瞳

交感神経の障害か副交感神経系の過敏によって引きおこされます．
原因：① 瞳孔括約筋の異常（動眼神経の副交感神経線維の障害），② 両側性間脳障害，③ 橋出血（著しい縮瞳：針先瞳孔），④ モルヒネ中毒，⑤ 代謝性脳症．

▶ 散瞳

副交感神経の障害か交感神経系の過敏によって引きおこされます．
原因：① 動眼神経麻痺（複視や眼瞼下垂を合併．最も警戒しなければならないのは脳動脈瘤），② 瞳孔緊張症（毛様神経節障害による縮瞳不全．一側だけのことが多い．瞳孔緊張症 ＋ 腱反射低下 ＝ Adie 症候群），③ 散瞳薬点眼（トロピカミド，フェニレフリン塩酸塩，シクロペントラート塩酸塩，アトロピン硫酸塩，アドレナリン），④ 緑内障発作，鈍的外傷（括約筋の損傷のためで，対光反射がない），⑤ 三環系・バルビツール酸系薬剤中毒，コカイン・アンフェタミン中毒．

One More Navi
モルヒネは動眼神経核を刺激して縮瞳させる．

B-20　滑車神経（Ⅳ）の障害

滑車神経は眼球運動に関与する上斜筋を支配している運動神経です．

このため，<u>滑車神経麻痺</u>（trochlear palsy）では上斜筋が働かなくなり，(P)<u>眼球はやや外方に回旋して視軸がずれ，複視</u>を生じます．このずれを矯正するために，(P)<u>患者は頭を健側に傾け，顎を引き，顔を健側に向ける代償性頭位</u>をとります．

さらに，(P)<u>眼球を内下方に向けることもできなくなるため</u>，この方向を見るときにも複視を生じることになります．

Fig. Bielschowsky 徴候

障害側に頭を傾けると麻痺眼がさらに上転

健側に頭を傾けると麻痺眼の上転は解消

滑車神経麻痺の患者は，頭を患側に傾けると障害されている側の眼がさらに上転し，複視が顕著となります．一方，健側に傾けると障害されている側の眼の上転が消失し，複視は軽減されます（Bielschowsky 徴候）．_{ビールショウスキー}

B-21　外転神経（Ⅵ）の障害

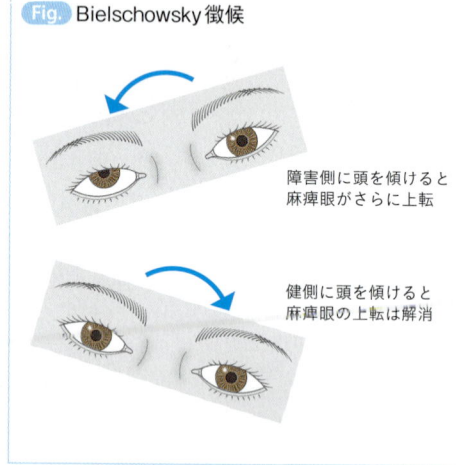

外転神経も眼球運動に関与する筋（外直筋）を支配する運動神経です．
外転神経麻痺では眼を外転させることができなくなり，(P)<u>眼球はやや内側に偏位</u>

します．患者は代償性頭位として障害側に顔を向けます．
外転神経は伝導経路が長いため，腫瘍やくも膜下出血，ヘルニアなどによって頭蓋内圧が上昇すると容易に障害されます．

B-22 瞳孔異常を呈する疾患

瞳孔異常を呈する疾患には，主に以下のようなものがあります．

▶Horner（ホルネル）症候群

交感神経障害が原因で引きおこされ，片側の眼瞼下垂（上眼瞼挙筋障害），縮瞳，眼球陥凹，顔面の発汗低下といった症状を呈します．交感神経は上部胸髄(T1)まで下行してから上行してくるので，あらゆる部位（視床下部，脳幹，頸髄，胸髄上部）の障害によって，これらの症状が引きおこされます．

Fig. Horner症候群の眼瞼下垂

上眼瞼挙筋麻痺によって眼瞼下垂を呈するが，動眼神経麻痺ほど顕著ではない．

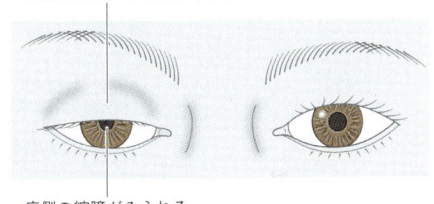

病側の縮瞳がみられる

Assist Navi 眼球運動障害

	障害される筋と眼球運動障害の方向（右眼）		症状
動眼神経障害	外上方視（上直筋）／内上方視（下斜筋）／側方視（外側筋）／内方視（内直筋）／外下方視（下直筋）／内下方視（上斜筋）	眼球偏位／散瞳	・眼球偏位（左図） ・眼球運動障害 ・眼瞼下垂 ・散瞳（左図） ・対光反射 　⇒直接反射消失 ・近見反射消失
滑車神経障害	外上方視（上直筋）／内上方視（下斜筋）／側方視（外側筋）／内方視（内直筋）／外下方視（下直筋）／内下方視（上斜筋）	眼位は上転やや外方に偏位	・眼球偏位（左図） ・眼球運動障害 　⇒内下方への運動障害 ・複視 　⇒代償性頭位 ・Bielschowsky徴候陽性
外転神経障害	外上方視（上直筋）／内上方視（下斜筋）／側方視（外側筋）／内方視（内直筋）／外下方視（下直筋）／内下方視（上斜筋）	眼位はやや内側に偏位	・眼球偏位（左図） ・眼球運動障害 　⇒外方への運動障害

▶Argyll Robertson 瞳孔

㋐神経梅毒に特有な所見で，㋐対光反射が消失している一方で，近見反射は維持されていることを指します．視蓋前域核から中脳の Edinger-Westphal 核に至る間に病変があると考えられており，梅毒以外にも，糖尿病，アルコール中毒，多発性硬化症などでも引きおこされます．

▶Adie 症候群（瞳孔緊張症）

㋐片側の眼の散瞳を呈し，㋐対光反射は消失しているか，非常に微弱です（通常よりも強い光でゆっくりと縮瞳します）．また，近見反射にも時間がかかります．交感神経の節後線維の異常で起こると考えられており，㋐30〜40歳の女性に多く発症します．

なお，Adie 症候群の患者は，ピロカルピン塩酸塩（0.125％）点眼に反応して縮瞳をおこします．

> **One More Navi**
> 0.1％ピロカルピン塩酸塩は薄い副交感神経作動の点眼薬で，正常眼ではこれほど薄い濃度のピロカルピン塩酸塩（コリン作動薬）では縮瞳をおこさない．これに反応するのは過敏性縮瞳で，短毛様体神経が障害されて脱神経性過敏状態になるためである．

▶Marcus Gunn 瞳孔

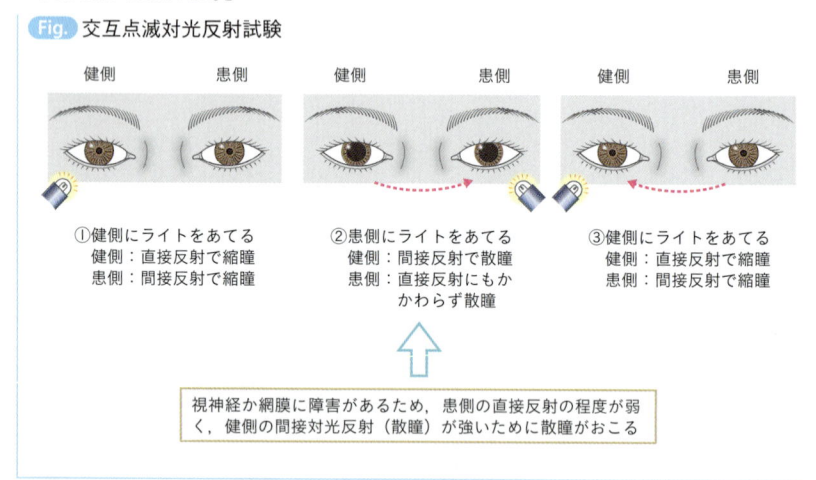

Fig. 交互点滅対光反射試験

①健側にライトをあてる
　健側：直接反射で縮瞳
　患側：間接反射で縮瞳

②患側にライトをあてる
　健側：間接反射で散瞳
　患側：直接反射にもかかわらず散瞳

③健側にライトをあてる
　健側：直接反射で縮瞳
　患側：間接反射で縮瞳

視神経か網膜に障害があるため，患側の直接反射の程度が弱く，健側の間接対光反射（散瞳）が強いために散瞳がおこる

光を入れ続けているにもかかわらず，㋐対光反応の縮瞳が途中で終り，また散瞳してくる現象を指します．視神経障害や網膜の障害による瞳孔反応の求心路の異常のため，通常であれば患側が縮瞳するはずが，健側の散瞳信号が患側の縮瞳入力を上回って引きおこされます．

ペンライトの光を1秒くらいの間隔で左右交互にあてる交互点滅対光反射試験（swinging flush-light test）を行うと，健眼は常に縮・散瞳を繰り返すのに対し，求心路の異常がある患眼は徐々に散瞳していきます．

B-23 眼球運動の異常

上述のとおり，眼球運動は動眼神経（Ⅲ），滑車神経（Ⅳ），外転神経（Ⅵ）の働きが組み合わさっておこります．眼球運動を支配する諸神経の麻痺（複合麻痺）によって，特有の眼球運動異常が引きおこされます．

▶共同偏視（conjugate deviation）

㋐両側の眼球が一側に向かって強い偏位をおこすものを指します．
前頭葉の出血では，障害側に向かって眼球が強く偏位し，随意的に反対側に眼球を動かすことができなくなります．一方，橋や中脳に出血がある場合は，病巣と反

対側に眼球が強く偏位します．また，前頭葉のてんかん発作など刺激性病変でも病巣と反対側への共同偏視がみられることがあります．

Fig. 共同偏視

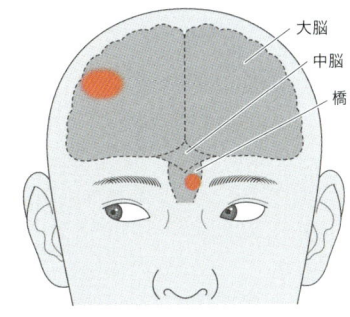

共同偏視・眼球が一側を向いて動かない

大脳
中脳
橋

大脳中脳病変では病巣の方を見るように偏位し，橋病変では反対側に偏位することが多い

▶ 核間性眼筋麻痺（internuclear ophthalmoplegia）

Fig. 核間性眼筋麻痺

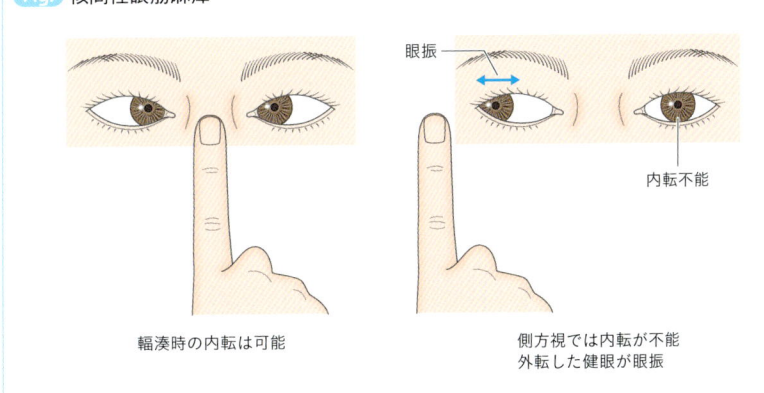

眼振
内転不能

輻湊時の内転は可能

側方視では内転が不能
外転した健眼が眼振

　障害側の眼球が輻輳時の内転は可能であるにもかかわらず，側方視では内転が不能となり，外転した健側の眼球に眼振（解離性眼振）を伴う現象を指します．内側縦束症候群（MLF症候群）とも呼ばれることがあり，傍正中橋網様体（PPRF）と対側の動眼神経核を結ぶ連絡路である内側縦束（medial longitudinal fasciculus；MLF）が障害を受けるために引きおこされます．

▶ 斜偏視（skew deviation）

　一方の眼球が下内方に偏位し，もう一方が外上方に偏位する現象を指します．脳幹や小脳に病変がある場合にみられます．

▶ 眼球浮き運動（ocular bobbing）

　重篤な橋出血などでみられる現象で，側方への眼球運動が障害されて，眼球が急に下方に向かい，その後ゆっくりともとの位置に戻る現象を指します．眼球の動きがお辞儀をしているようにみえることから，英語では「bobbing」と称されます．

B-24 三叉神経（V）の障害

▶レファレンス
- 標準神経②：p.503-505
- 標準脳外⑫：p.45-46

Fig. 三叉神経

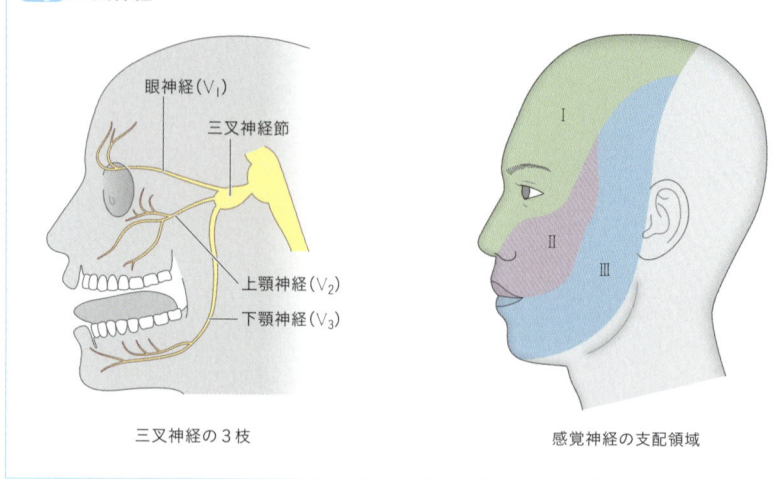

三叉神経の3枝

感覚神経の支配領域

One More Navi
帯状疱疹における眼病変合併の予測および早期診断に有用な Hutchinson 徴候で鼻の先端の小水疱をみるのは，三叉神経の第Ⅰ枝領域にある鼻毛様体神経が鼻，眼球，結膜などに分布しているため．鼻背・鼻尖部の皮疹は眼病変をおこしやすい．

三叉神経は感覚神経線維と運動神経線維からなります．このうち感覚神経線維は眼神経（V₁），上顎神経（V₂），下顎神経（V₃）の3枝に分かれ，顔面に比較的広範に分布し，皮膚や口腔粘膜，歯などの感覚（痛覚，温度覚，触覚，深部感覚）を伝えています．感覚神経の皮膚の支配領域は大まかに，眼神経が眼よりも上の領域と鼻の頭を含む領域，上顎神経が眼と唇の間の領域，下顎神経が唇よりも下の領域です．

一方，三叉神経の運動神経線維は下顎神経（V₃）とともに卵円孔から頭蓋の外に出て，咀嚼筋に分布します．

三叉神経が障害を受けると以下のような症状をきたします．

B-25 角膜反射の減弱・消失

細くした脱脂綿で角膜の辺縁に触れたときに，両眼が素早く閉じる反射を角膜反射（corneal reflex）といいます．角膜反射は，角膜に触れた感覚が眼神経（V₁）で橋の中枢に伝えられ，顔面神経によって眼輪筋の収縮が引きおこされます．

したがって，三叉神経が障害されていると角膜反射による瞬目は，両眼性に減弱あるいは消失します．一方，顔面神経が障害されている場合は，眼輪筋が麻痺した側の反射は消失しますが，反対側では反射がおこります．

B-26 タマネギ様の感覚解離

Fig. 三叉神経の走行

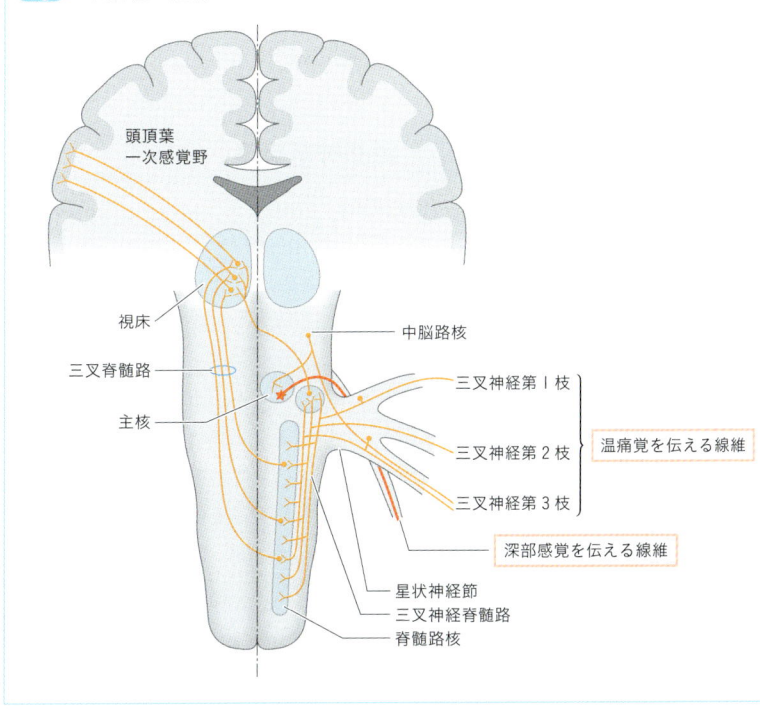

（図：頭頂葉一次感覚野、視床、三叉脊髄路、主核、中脳路核、三叉神経第1枝、三叉神経第2枝、三叉神経第3枝、温痛覚を伝える線維、深部感覚を伝える線維、星状神経節、三叉神経脊髄路、脊髄路核）

三叉神経の温痛覚を伝える線維は三叉神経脊髄路に入って一度延髄を下行し，三叉神経脊髄路核に入ります．一方，深部感覚を伝える線維は，下行することなく三叉神経主感覚核に入り，ニューロンを変えます．また，触覚を伝える線維はその両者に分かれて走行します．

温痛覚の線維は，顔面の辺縁側に近いものほど延髄を大きく下行するため，頸髄の障害（延髄空洞症）で，下部から障害が進行する場合，顔面の辺縁側から鼻や上唇に向けて同心円状に温痛覚の消失が進んでいく症状を呈します．

Fig. 顔面の感覚支配（onion peel）

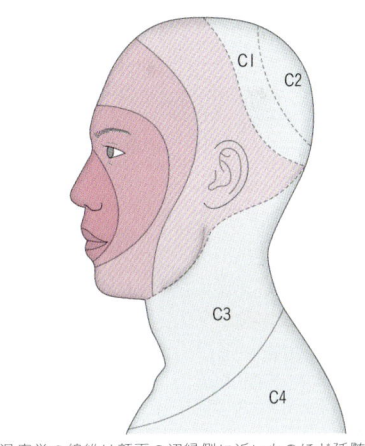

（図：C1, C2, C3, C4の領域を示した頭部側面図）

温痛覚の線維は顔面の辺縁側に近いものほど延髄を大きく下行する．
頸髄が下部から障害された場合，顔面の辺縁側から鼻や上唇に向けて同心円状に温痛覚が消失

"タマネギ様（onion peel）"という名前はこの独特な症状に由来しています．一方，触圧覚は橋上部にあるため障害されません（感覚解離）．

One More Navi
顔面半側の温痛覚の脱失があり，触覚が保たれている状態，つまり感覚解離の状態は，脳幹内での障害を示している．

B-27 咀嚼筋麻痺

奥歯を噛ませて筋を触り，左右の収縮の強さを確かめます．次に患者に開口してもらったときに下顎が偏位すれば，偏位側の咀嚼筋が麻痺していることが考えられ，三叉神経の障害が疑われます．

B-28 顔面神経（Ⅶ）の障害

▶レファレンス
・標準神経②：p.505-507
・標準脳外⑫：p.46

顔面神経は，顔面筋を支配する運動神経線維のほか，舌の前方2/3の味覚に関係する感覚神経線維，涙腺，下顎腺，舌下腺を支配する副交感神経線維からなります．これらが障害されると以下のような症状を呈します．

B-29 顔面神経麻痺

顔面神経麻痺は，中枢性と末梢性があり，それぞれ呈する症状に差が出てきます．

▶中枢性顔面神経麻痺

大脳皮質から皮質延髄路，皮質網様体路など，顔面神経核に至るまで（核上性）になんらかの原因があり引きおこされます．顔面下部の顔面筋については大脳皮質によって一側性の支配を受けているため，麻痺が出現しますが，前頭筋など顔面上部の筋は大脳皮質の両側性の支配を受けるため，一側の障害では麻痺がおこりません．

▶末梢性顔面神経麻痺

顔面神経核（核性）やそれ以下の部分（核下性）に原因があり，顔面筋の一側がすべて（顔面上部も下部も）麻痺します．

▶顔面神経麻痺の診察

顔面神経の診察では，上顔面筋の麻痺については，患者に視線を上にあげてもらいます．このとき，額のしわの有無を見て，しわが寄らなければ麻痺を疑います．また，顔面神経に障害がある場合，眼輪筋が麻痺して眼瞼が閉じ合わず，瞼のすきまから白い強膜が見えることがあります（兎眼）．

下顔面筋の麻痺の有無を確かめるには，鼻唇溝（nasolabial fold；NLF）が浅いかどうかや，唇を突き出したときに偏位するかどうかをみます．さらに患者は「ぱぴぷぺぽ」を発音しにくくなります．

Fig. 中枢性麻痺と末梢性麻痺のちがい

中枢性顔面神経麻痺　　末梢性顔面神経麻痺

One More Navi
眼瞼が閉じず，瞼の隙間から白い強膜が見えるのがBell現象．

One More Navi
Bell麻痺〔▶J-07〕：原因不明の特発性顔面神経麻痺．顔面神経が顔面神経管内で，腫脹，絞扼される．片側麻痺．

One More Navi
睫毛徴候：軽い麻痺のときに見られる徴候で，患者に眼を強く閉じると睫毛が眼裂に隠れず，外からも見える．

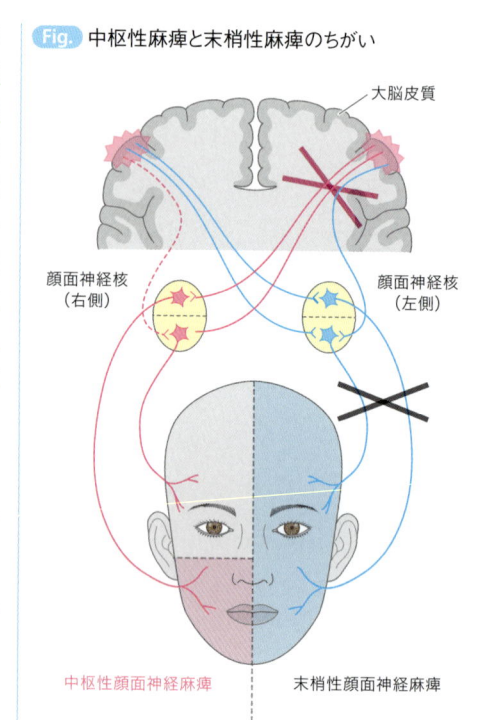

B-30 味覚の低下

顔面神経の分枝である鼓索神経は舌の前2/3の味覚をつかさどっています（舌の後ろ1/3は舌咽神経が支配しています）．末梢性顔面神経麻痺では障害側の顔面麻痺とともに，鼓索神経の分岐部よりも中枢側が障害された場合，麻痺側の舌の前2/3の領域に味覚低下がおこります．

診察では，舌の前2/3で味覚異常がないかを左右比較します．

> **One More Navi**
> 橋下部腹側症候群（Millard-Gubler syndrome）：同側の外転，顔面神経麻痺，交叉前の錐体路を障害し，頸部以下の対側片麻痺を呈す．

B-31 聴覚過敏

　顔面神経はさらに膝神経節より末梢側で内耳のアブミ骨筋に分布する小さな枝を出します．アブミ骨筋には過剰な音刺激に対して，その伝導感度を調節する働きがありますが，㊿顔面神経の障害でアブミ骨筋が麻痺すると，鼓膜の緊張が緩んで動きが過剰となるため聴覚過敏が引きおこされます．

B-32 副交感成分の障害

　上記のほかに，顔面神経の障害では，副交感神経が支配する涙腺，顎下腺，舌下腺で分泌低下がみられます．

B-33 内耳神経（Ⅷ）の障害

▶レファレンス
・標準神経②：p.507-509
・標準脳外⑫：p.46-48

　内耳神経は蝸牛神経と前庭神経からなる感覚神経です．蝸牛神経は内耳の蝸牛に分布し，聴覚を中枢に伝えます．一方，前庭神経は内耳の三半規管と卵形嚢，球形嚢に分布し，身体の平衡に関する情報を中枢に伝えます．

B-34 難聴

　音は，気導と骨導によって蝸牛に伝わり，蝸牛内の有毛細胞が振動を電気信号へと変換して蝸牛神経で中枢に伝えられます．この過程のどこかに障害が発生した場合に，難聴が引きおこされます．難聴の診察は，まず伝音性難聴と感音性難聴の鑑別から行います．

● 伝音性難聴

Fig. 伝音性難聴と感音性難聴の区別

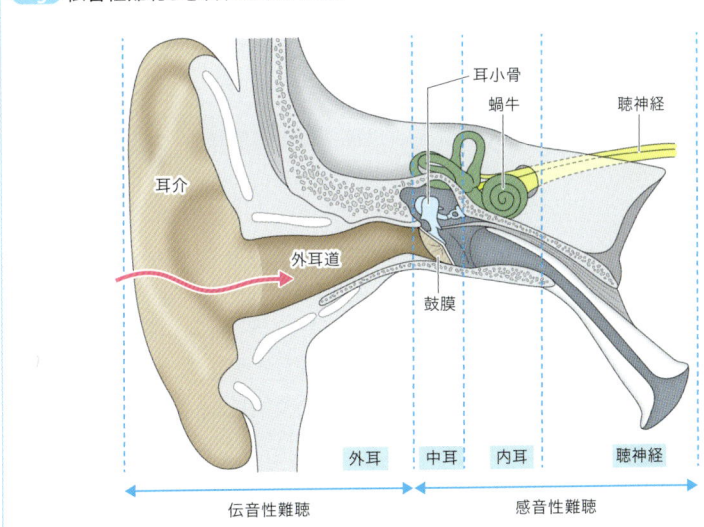

> **One More Navi**
> 気導音：空気の振動が外耳，中耳（鼓膜と耳小骨）を介して伝えられた音
> 骨導音：骨の振動で伝えられる音のこと．
> 通常は，骨導音よりも気導音のほうがよく聴こえる．

　伝音性難聴は外耳から内耳までの間のどこかに障害がおこる場合で，㊿気導音の聴力が低下する一方，骨導音には障害がおこりません．

● 感音性難聴

　感音性難聴は内耳から先，中枢までの間に障害がおこるもので，内耳が障害され

る内耳性難聴と，内耳から先の聴覚伝導路が障害される後迷路性難聴に分類されます．感音性難聴では，気導音も骨導音もともに聴力の低下をきたします．

● 耳鳴り

外部の音がないにもかかわらず，なんらかの音が聴こえたり，音を感じたりするものをいい，聴力の低下に伴うことがあります．耳鳴りは，低調音で鈍いうなりのような音を感じるときには伝音性の障害が示唆され，高調音で鈴や笛のような音を感じる場合は感音性の障害が示唆されます．

▶ 聴力検査

聴力の低下は，患者の耳のそばで指を擦り合わせて「カサカサ」という音を立てたり，時計の音を聴かせたりすることで大体の見当をつけることができます．また，振動させた音叉を外耳道におき，左右差を確認することもあります．

● Rinne（リンネ）試験

Fig. Rinne試験

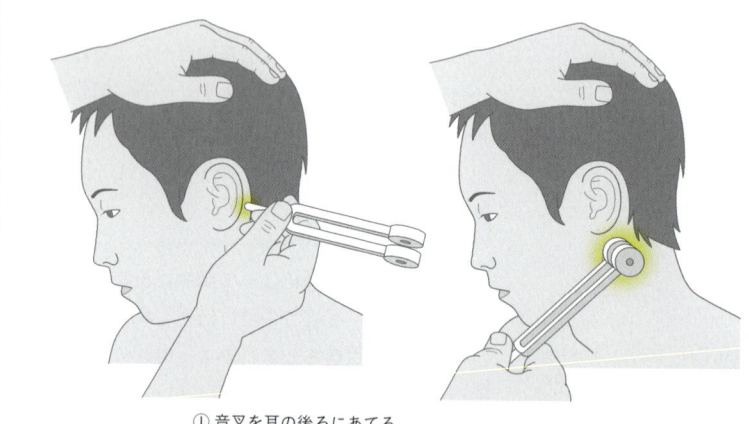

① 音叉を耳の後ろにあてる
② 音を感じなくなったらすぐに耳のそばに持っていく
③ 音が聴こえるかを問う

正常：音叉が鳴っているのが聴こえる
低音性難聴：音叉が鳴っているのが聴こえない

音叉を耳の後ろにある乳様突起上に置き，聴こえなくなったらすぐ耳のそばに持ってくると，通常は気導音のほうが骨導音よりもよく聴こえるので，音叉が鳴っているのが聴こえます（Rinne陽性）．しかし，気導音が聴き取れない場合（Rinne陰性）は，伝音性難聴の疑いがあります．

● Weber（ウェーバー）試験

振動させた音叉を前額の正中に押しつけ，左右どちらの耳に偏って音を感じるかを確かめます．正常であれば，左右とも同じように音を感じますが，伝音性難聴では障害側で音を大きく感じ，感

Fig. Weber試験

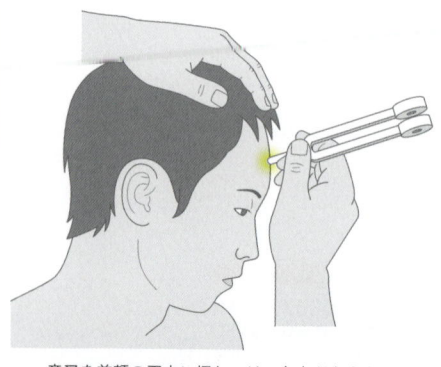

音叉を前額の正中に押しつけ，左右どちらかの耳に偏って音を感じるかを問う

正常：両方同じ
中耳・外耳道の障害：障害側が大きく聴こえる
迷路・神経系の障害：健側が大きく聴こえる

One More Navi
より詳細な聴力検査には器機が必要となるため，耳鼻科に依頼して検査を行う．

One More Navi
騒音性や薬物性のような感音性難聴では高音が早期に低下する（蝸牛の入り口で感知）が，Ménière病では低音から障害される（蝸牛のてっぺん付近（低音を感知）が細いので内リンパ腫で早期に障害される）．

One More Navi
伝音性難聴側では蝸牛が感覚過敏になって代償しようとしているので骨導音がよく聴こえる．

64

音性難聴では健側で音を大きく感じます.

B-35 平衡障害

前庭神経は身体の平衡に関する情報を伝えており，これが障害されると平衡障害（めまい）を引きおこします．

めまいの原因には中枢性と末梢性のものが存在します．

▶中枢性めまい

脳幹障害や小脳障害，脳血管障害などによって引きおこされ，めまいの症状は，ふらつきや身体の不安定感，宙に浮いたような感覚として表現されます．軽度で持続性の眼振が認められることがあり，注視の方向によって眼振の方向も変化します．また，耳鳴りや難聴は伴いません．

▶末梢性めまい

Ménière 症候群や頭位性めまい，前庭神経炎などで訴えられるめまいで，周囲がぐるぐる回る，床や壁が傾くなどと表現されます．耳鳴り，難聴を伴うことが多く，頭位の変化によって症状が増悪します．眼振の方向は注視の方向によっても変化せず固定性です．

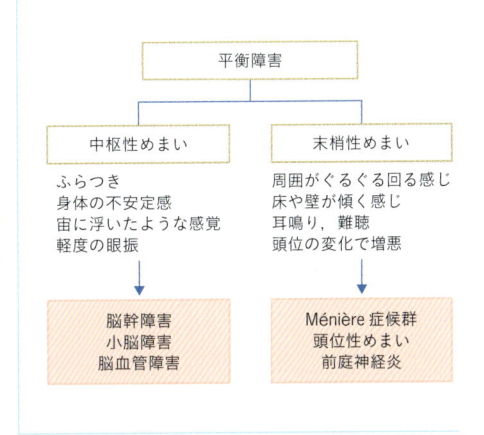

Fig. 平衡障害の鑑別

```
            平衡障害
           /        \
     中枢性めまい    末梢性めまい
  ふらつき          周囲がぐるぐる回る感じ
  身体の不安定感     床や壁が傾く感じ
  宙に浮いたような感覚 耳鳴り，難聴
  軽度の眼振        頭位の変化で増悪
       ↓                ↓
   脳幹障害          Ménière 症候群
   小脳障害          頭位性めまい
   脳血管障害        前庭神経炎
```

▶平衡障害の検査

平衡障害を引きおこす前庭神経の障害の有無は，前庭頭位反射や温度眼振検査によって比較的簡便に行うことができます．また，このほかにも回転試験や眼振計による眼振の分析，視運動眼振の分析など，さまざまな検査がありますが，その詳細については神経耳鼻科に依頼して行います．

●前庭頭位反射

頭を支えて急速にどちらかの方向に回旋させたときに，眼球が頭の回旋方向と逆に動く現象（人形の目現象）を利用して診断を行います．

●温度眼振検査

温水と冷水を用意し，外耳に注入します．正常の場合，温水では注入した側に眼振を生じ，冷水では注入側と反対に眼振を生じます．前庭神経に障害がある場合，障害側への反応が欠如します．

One More Navi
鼓膜に孔があると危険であるため，水の代わりに空気で温度差をおこして検査することもある．

関連項目

▶聴神経鞘腫

前庭神経の Schwann 細胞から発生することが多く，耳鳴り，難聴，眼振や顔面神経障害症状（角膜反射低下，兎眼，口角下垂）が見られます．三叉神経，顔面神経の近傍にできるので角膜反射も消失します．

B-36 舌咽神経（Ⅸ）・迷走神経（Ⅹ）の障害

▶レファレンス
・標準神経②：p.509-511
・標準脳外⑫：p.48

舌咽神経と迷走神経はともに密接に関係しています．このため，どちらが障害されたのかは区別が難しく，ₚ通常，同時に検査を行います．

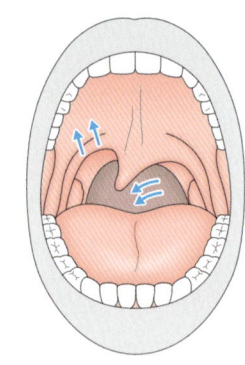

▶軟口蓋の観察
患者に「アー」と発声してもらいそのときの軟口蓋と口蓋垂の様子を観察します．一側の迷走神経に障害がある場合，正常時には軟口蓋の中央にある ₚ口蓋垂が健側に偏位し，健側の口蓋帆が挙上します．また，軟口蓋の奥にある咽頭後壁が健側に収縮し，カーテンを引いたように一方に引っ張られる徴候が見られます（カーテン徴候）．

Fig. カーテン徴候

One More Navi
嗄声（させい）：迷走神経の分枝（反回神経）の麻痺によって，声のかすれがおこることがある．迷走神経障害の徴候の1つ

▶咽頭反射（pharyngeal reflex）
舌圧子で咽頭後壁を擦るとおこる反射で，咽頭筋の収縮と軟口蓋の挙上がおきて，患者は「ゲッ」と催吐し，流涙がおこります．この反射中枢は延髄にあり，求心路は舌咽神経で，遠心路は迷走神経になっています．したがって，このどちらかの神経が障害されている場合，咽頭反射はおこりません．
ₚ咽頭反射を左右の咽頭後壁で確かめ，一側の欠如または著しい低下があった場合に病的所見と考えます．ただし，注個人差が大きいので注意が必要です．

▶嚥下障害
水を飲むときのむせと鼻への逆流の有無を観察します．患者が水を飲み込めず，鼻をつまんだときには水を飲み込めた場合，両側性の神経障害を疑います．

B-37 副神経（Ⅺ）の障害

▶レファレンス
・標準神経②：p.511
・標準脳外⑫：p.48

副神経は，ₚ胸鎖乳突筋と僧帽筋の上部を支配する運動神経です．副神経の障害で，障害側の筋萎縮や筋収縮力の低下がおこります．検査は，胸鎖乳突筋と僧帽筋のそれぞれで行います．

Fig. 胸鎖乳突筋の検査

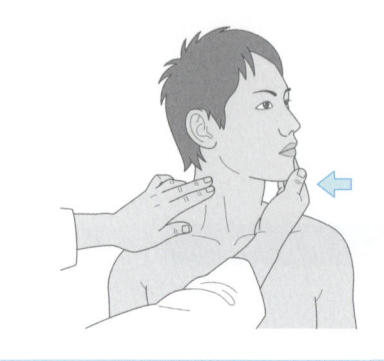

▶胸鎖乳突筋の検査
胸鎖乳突筋の左右差がないか，筋萎縮がないかを確認します．胸鎖乳突筋の筋萎縮がある場合，ₚ視診でも障害側の肩が健側より下がってみえることがあります．
次に，患者の顔をどちらか一方に向けてもらい，検者が下顎や顔の側面を押さえ

66

て抵抗をかけたうえで，患者に正面を向いてもらうように言います．このときの胸鎖乳突筋の収縮を抵抗をかけているのと反対の手で触診し，麻痺（筋収縮力の低下）がないかを確認します．片側だけでなく，反対側でも同じように検査を行います．

Fig. 僧帽筋の検査

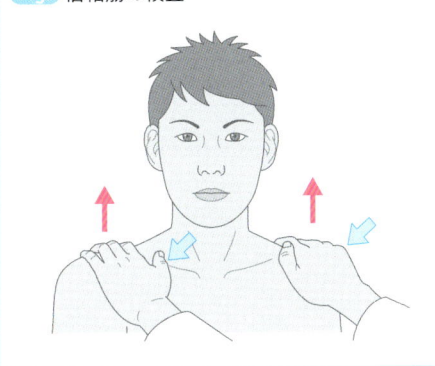

▶ 僧帽筋の検査
　僧帽筋の筋萎縮がある場合，視診では麻痺側で肩甲骨が下がってみえます．
　また，検者が患者の両肩を押さえ，この抵抗に抗して両肩を上げるように患者に指示します．このとき，肩が十分に上げられるかで僧帽筋の機能を検査します．

B-38 舌下神経（XII）の障害

▶ レファレンス
・標準神経②：p.512
・標準脳外⑫：p.48

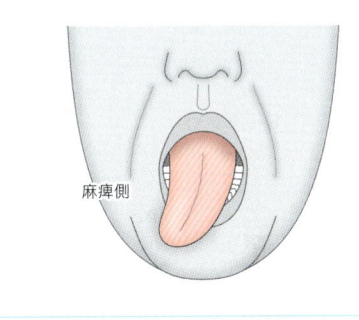

One More Navi
舌の萎縮：舌にしわがよる．舌下神経核の障害でも神経核より末梢側の障害でもおこる．
舌の線維束攣縮：舌が細かくけいれんする所見．舌下神経核の障害によって引きおこされる．

　舌下神経は舌筋を支配する運動神経です．検査では患者に口を開けてもらい，視診で舌の萎縮や線維束攣縮がないかを確認します．
　次に，舌をまっすぐに出すように患者に指示し，舌の偏位の有無を確認します．片側の舌下神経が障害（末梢神経障害）を受けている場合，舌は患側に偏位します．
一方，中枢神経障害でも舌の偏位はおこりますが，核上で神経線維が交叉しているため，舌は障害側とは反対側（健側）に偏位します．

Fig. 舌の偏位

麻痺側

関連項目

▶ 運動神経の神経鞘腫
　神経鞘腫はふつう感覚神経に発生しますが，例外的に運動神経である舌下神経にも生じることがあります．

Assist Navi 🧭 脳神経と診察の概要

脳神経	機能	脳神経の診察法	患者への質問や指示	異常所見
嗅神経（Ⅰ）	嗅覚	嗅覚検査	眼を閉じてなにか臭いますか	嗅覚低下
視神経（Ⅱ）	視覚	眼底検査	あの点を見つめ続けてください	出血，白斑，血管変化，乳頭浮腫など
	視野	視野検査	（右）眼を閉じて私の（右）眼を見続けて下さい．私の動く指が見えたらはいと言ってください	視野狭窄，視野欠損（半盲）
	視力	視力検査	どこが切れていますか．	視力低下，視神経麻痺
動眼神経（Ⅲ）	瞳孔縮小	瞳孔の観察	眼を閉じないでください	散瞳
		対光反射	眩しいですが眼を開けていてください	縮瞳不全
		調節輻輳反射（近見反射）	あそこを見て，次に私の指を見てください	縮瞳不全
	眼球運動	観察	頭を動かさないで眼で私の指を追ってください	複視，斜視，
	眼瞼挙上	観察	眼を開いてください	眼瞼下垂
滑車神経（Ⅳ）	眼球運動（上斜筋）	観察	鼻の頭を見つめてください	下側方凝視不能（上外方へ偏位）
三叉神経（Ⅴ）	角膜の痛覚	角膜反射	（こよりで角膜を触れる）	閉眼しない
	顔面の感覚	患者の顔に触れる	顔の触った感じはどうですか	顔面感覚低下
	咀嚼運動	咬筋力	歯を食いしばってください（筋肉をさわる）	咬筋力低下
	下顎反射	打診	軽く口を開けていてください（ハンマーで叩く）	口を閉じようとしない
外転神経（Ⅵ）	眼球運動（外直筋）	観察	側方をみつめてください	外側方凝視不能
顔面神経（Ⅶ）	表情筋 広頸筋	顔面筋運動	眉を上げて，眼を強く閉じて，口を強く閉じてください．「ぱぴぷぺぽ」	額にしわがよらない（末梢性麻痺），兎眼，口角低下，Bell現象，構音障害
		眼輪筋反射	眼を開けていてください（ハンマーで叩く）	
	味覚（舌前2/3）	味覚検査	どんな味がしますか	味覚低下
	唾液分泌，涙腺分泌	ガムテスト，Schirmerテスト	ガムをかんでください．眼を閉じてください（濾紙をはさむ）	唾液分泌低下 涙液分泌低下
内耳神経（Ⅷ）	聴覚		耳の聴こえはどうですか	耳鳴り，難聴
	平衡感覚	眼振検査		眼振，めまい
舌咽神経（Ⅸ）	嚥下	軟口蓋弓の対称性，咽頭反射	口を開けて「アー」と言ってください	嚥下障害，カーテン徴候
	味覚（舌後1/3）	検査困難で普通は行わない		味覚鈍麻
迷走神経（Ⅹ）	嚥下・発声・軟口蓋/咽喉頭の知覚	咽頭反射	ゲーとなります（舌圧子をつっこむ）	嚥下障害，声帯麻痺
副神経（Ⅺ）	胸鎖乳突筋，僧帽筋	触診	顔を（右）に向けてください・肩を上げてください	筋力低下
舌下神経（Ⅻ）	舌運動	観察	舌を前に出してください「らりるれろ」	舌萎縮，線維束性収縮，偏位（麻痺側に），嚥下障害，構音障害

B-39 運動麻痺

▶レファレンス
・内科診断②：p.646-649
・ハリソン④：p.153-157

運動麻痺（motor paralysis）は，大脳皮質から末梢の筋線維に至るまでの神経系〔大脳皮質 → 錐体路 → 小脳 → 上位運動ニューロン（延髄下部で交叉）→ 脊髄前角細胞 → 下位運動ニューロン（末梢神経）→ 神経筋接合部 → 筋線維〕の障害によって，筋肉の随意運動が困難となる状態を指します．運動麻痺は麻痺の強さや障害された神経路の部位，麻痺の分布によって，以下のように分類されます．

One More Navi
錐体路（皮質脊髄路）：骨格筋の随意運動をつかさどる神経伝導路（運動神経線維）を指し，大脳皮質の運動野から脊髄前角細胞に終わる．脊髄前角細胞から先の下位ニューロンまでを含んで錐体路系とされることもある．

B-40 麻痺の強さによる分類

● **完全麻痺（paralysis）**
　上記の神経路の障害によって，随意運動が完全に消失した状態を指します．

● **不全麻痺（paresis）**
　部分的で不完全な筋の脱力や麻痺がある状態を指します．ある程度の運動は可能ですが，筋粗大力検査で異常なレベルの筋力の低下が認められます．

B-41 障害部位による分類

One More Navi
錐体路徴候：錐体路の障害で出現するといわれる徴候で，筋萎縮を伴わない痙性麻痺，深部腱反射の亢進，Babinski反射があげられる．しかし，これらの徴候が厳密に錐体路の障害によって引きおこされるかについては異論があり，現在は上位運動ニューロンの障害によっておきてくる徴候を指す臨床用語として普及している．

Tab. 中枢性麻痺と末梢性麻痺

特徴	中枢性麻痺	末梢性麻痺
障害部位	上位運動ニューロン	下位運動ニューロン
筋萎縮	なし※	あり
線維束性攣縮	なし	あり
筋緊張	痙性麻痺（筋トーヌス亢進）	弛緩性麻痺（筋トーヌス低下）
深部腱反射	亢進	減弱，欠如
病的反射	あり	なし

※廃用により筋萎縮をきたすことはある．

One More Navi
仮性球麻痺：球麻痺（bulbar palsy）は延髄にある脳神経運動核の障害によって嚥下障害や構語障害，呼吸障害などを呈する状態を指すが，大脳など上位運動ニューロンの障害によっても似たような症状を呈することがある．このため，原因が上位運動ニューロンによるものは仮性球麻痺と呼んで区別している．

▶上位運動ニューロン障害

　大脳皮質から脊髄前角細胞あるいは脳神経核に至るまでの神経伝導路に障害部位がある場合をいい，中枢性麻痺（核上性麻痺）を生じます．

　中枢性麻痺（核上性麻痺）では，筋緊張が亢進して四肢が突っ張った状態となり（筋トーヌスの亢進），随意的に四肢が動かせなくなる痙性麻痺や深部腱反射の亢進，Babinski反射などの病的反射の出現などの症状を呈します．一方，筋萎縮は廃用性の場合を除いて認められません．

　また，上位運動ニューロンのなかでも，障害される部位によって，単麻痺，片麻痺，交代性片麻痺，

Fig. 運動ニューロン

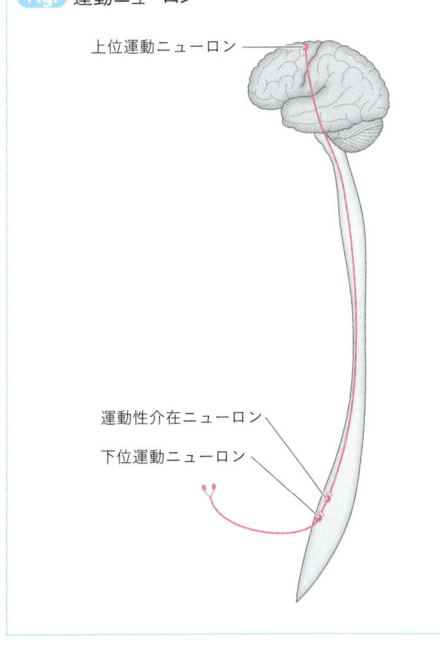

・上位運動ニューロン
・運動性介在ニューロン
・下位運動ニューロン

四肢麻痺，対麻痺など，麻痺の分布が異なります（Assist Navi 参照）．

▶下位運動ニューロン障害

脊髄前角細胞から先の神経伝導路に障害部位がある場合をいい，末梢性麻痺（核下性麻痺）を生じます．

末梢性麻痺（核下性麻痺）では，障害された脊髄神経の支配領域に弛緩性麻痺（筋緊張が失われた「だらり」とした状態の麻痺）や感覚障害がおこるほか，腱反射の減弱・消失，高度な筋萎縮や線維束性攣縮の出現などを認めます．

B-42　運動麻痺の分布による分類

● 単麻痺（monoplegia）

1つの体肢に生じる麻痺で，大脳皮質の極めて限局した部位に障害を生じた場合や脊髄前角細胞より先の末梢神経の障害で引きおこされます．

● 片麻痺（hemiplegia）

障害部位の反対側の顔面と上下肢に麻痺が生じます．大脳皮質から内包までの錐体路の障害などによって引きおこされます．

● 交代性片麻痺（alternating hemiplegia）

障害部位と同側の顔面麻痺や眼球運動障害と反対側の上下肢の麻痺が生じます．これは内包から延髄までの脳幹の障害によって引きおこされる現象で，障害部位より中枢側で脳神経線維が交叉しているため，同側の顔面に麻痺が出現し，障害部位よりも末梢側で錐体路が交叉するために反対側の上下肢に麻痺が出現します．

● 四肢麻痺（tetraplegia）

両側上下肢の麻痺が生じます．橋や上位頸髄の障害によって引きおこされます．

● 対麻痺（paraplegia）

両下肢の麻痺が生じます．胸髄以下の脊髄の局所的な強い横断的障害によって引きおこされます．

One More Navi

対麻痺歩行：両下肢の痙性歩行のことで，歩行するときに下肢が突っ張る．

Assist Navi　運動麻痺の分布と障害部位

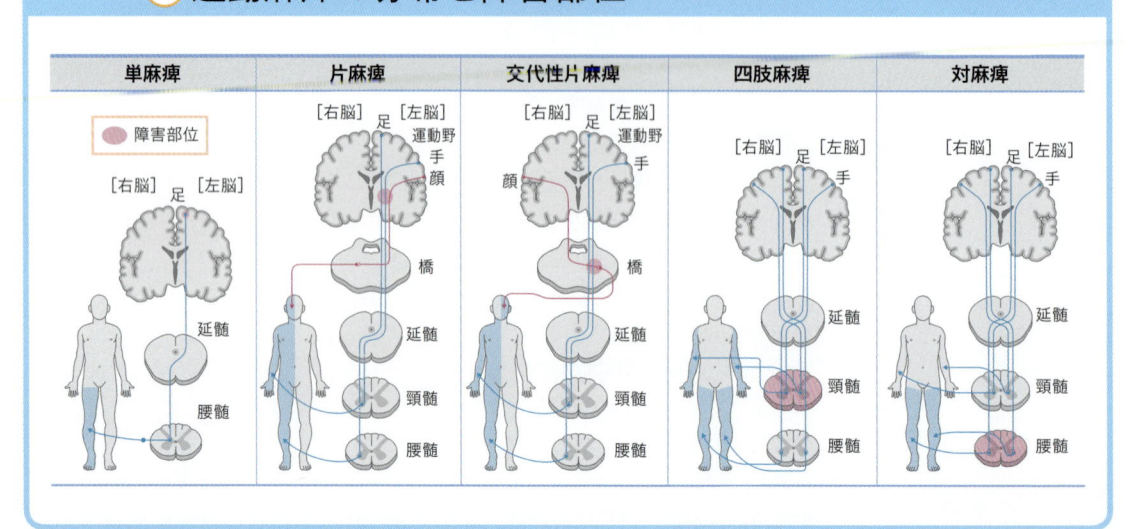

単麻痺	片麻痺	交代性片麻痺	四肢麻痺	対麻痺

B-43 運動麻痺の診察

▶レファレンス
・内科診断②：p.663-672
・標準神経②：p.515,525-527
・ハリソン④：p.2806

One More Navi
筋肥大：筋肥大は特別な疾患で出現する．Duchenne型筋ジストロフィーでは，初期にふくらはぎに特徴的な筋肥大が生じる．この肥大した筋は硬くてゴムのような感触があり，肥大しているにもかかわらず筋力は低下していることから仮性肥大と呼ぶ（脂肪の浸潤）．

B-44 筋萎縮

　筋肉の量を視診や触診で判断し，萎縮（atrophy），正常（normal），肥大（hypertrophy）に分類し，評価します．

　麻痺が長く続くと筋は萎縮してきます．萎縮は上位運動ニューロン障害，下位運動ニューロン障害，筋肉の障害のいずれでも生じますが，上位運動ニューロン障害よりも下位運動ニューロン障害（神経原性筋萎縮）や筋の障害（筋原性筋萎縮）のほうが強く出現します．

▶神経原性筋萎縮
　多くは二次ニューロン障害によって生じ，筋萎縮とともに腱反射の消失や筋緊張の低下をきたします．末梢神経障害（多発ニューロパチー）などでみられます．

▶筋原性筋萎縮
　進行性筋ジストロフィーなど，神経系には問題がないものの筋自体が原因となって筋萎縮がおこるものを指します．

関連項目

▶線維束性攣縮
　線維束性攣縮（fasciculation）は皮膚の上からも見ることができる筋肉の不随意の不規則な細かい収縮運動で，正常でもみられますが二次ニューロン障害でみられるときは筋力低下や筋萎縮を伴います．

▶筋線維攣縮
　筋線維攣縮（fibrillation）は筋電図ではじめてとらえることができ，一次運動ニューロン障害では出現せず，みられれば異常です．

B-45 筋トーヌス（筋緊張）

One More Navi
骨格筋の緊張（トーヌス）を調節しているのは網様体脊髄路である．

　骨格筋は絶えず不随意に緊張した状態にあり，この状態を筋トーヌス（muscle tonus）と呼びます．筋トーヌスの診察の際には，患者に十分に力を抜くように指示し，肘，手，膝，足関節を他動的に屈伸して，受ける抵抗から筋トーヌスの異常の有無を判断します．

　筋トーヌスの異常には，低下（hypotonic）と亢進（hypertonic）とがあり，亢進はさらに痙縮（spastic）と固縮（rigid）に分類することができます．

▶筋トーヌスの低下
　上記のような診察を行い，抵抗をほとんど感じない場合は筋トーヌスの低下と判断します．筋トーヌスの低下は，脳幹・小脳障害などで出現します．

▶筋トーヌスの亢進
●痙縮
　他動的に伸展をはじめた時点では抵抗が強いものの，途中で急に抵抗が弱まる折りたたみナイフ様の抵抗を示します．錐体路が障害された場合に出現します．

●固縮

抵抗はほぼ一定ないしは歯車のようにガクガクすることもあり，パーキンソニズムで出現します．

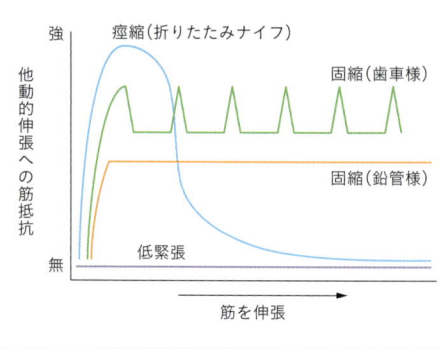

Fig. 筋トーヌスの亢進と筋抵抗

B-46 軽い麻痺の診察

上下肢の軽い片麻痺は見逃しが多く，注意が必要です．軽度の片麻痺を発見するには，以下のような方法があげられます．

Tab. 軽い麻痺の診察

深部腱反射	検査法	
Barré徴候（上肢）	手のひらを上に向けて両上肢を肩の高さまでまっすぐに伸ばし，その姿勢を維持して閉眼するよう患者に指示する． 錐体路障害による軽い片麻痺：患側上肢の落下	
Barré徴候（下肢）	腹臥位で膝関節を135°に曲げた状態で両下腿の挙上を指示する． 錐体路障害による軽い片麻痺：患側下腿の落下	
第5指徴候	5本の手指に力を込めてぴったりとくっつけるよう指示する． 錐体路障害による軽い片麻痺：小指のみの内転が不十分となり薬指から離れる	

B-47 反射機能

▶レファレンス
・標準神経②：p.528-536
・内科診断②：p.150
・ハリソン④：p.2806

One More Navi
腱そのものにある受容器を刺激するのではないので「腱反射」は生理学的には正しい用語ではない．

B-48 深部腱反射の異常

▶深部腱反射

深部腱反射（deep tendon reflex）は一定の感覚刺激に対する一定の運動反応のことを指します．意識をしていなくても，すなわち大脳皮質は無関与であっても，刺激によって四肢や身体，臓器が動きます．

反射を診察することで反射に関係する神経回路（反射弓）の障害の有無や，反射に影響を与える神経系の異常の有無を知ることができます．

深部腱反射の異常には反射の回路の障害によって筋の収縮が減弱・消失する場

One More Navi

反射とは，大脳を経由することなく生じる刺激に対する無意識的，自動的反応のこと．反射のうち，診断上重要なのは深部腱反射，表在反射，病的反射の3つである．

Tab. 主な深部腱反射の種類と検査法

深部腱反射	異常時の病変部位	検査法	
下顎反射 (jaw jerk)	三叉神経の運動線維 三叉神経運動核(橋)	半開きにした口の下顎に検者の指をあて，下方に向かってハンマーで叩く．	
上腕二頭筋反射 (biceps brachii reflex)	脊髄のC5, 6	座位で前腕を回内位とし膝の上に置き，検者は肘窩で上腕二頭筋の腱を圧迫して，爪をハンマーで叩く．	
上腕三頭筋反射 (triceps brachii reflex)	脊髄のC6〜8	肘を屈曲させて下から持ち上げるようにし，肩関節を90°近く外転させて，肘頭をハンマーで叩く．	
腕橈骨筋反射 (brachioradial reflex)	脊髄のC5, 6	前腕を回内回外中間位とし，前腕をしたから支えて，肘を120°程度の浅い屈曲位に保ったまま，橈骨茎状突起を叩く．	
膝蓋腱反射 (patellar tendon reflex)	脊髄のL3, 4	座位でベッドの端から下肢を垂らし，膝蓋骨の下縁付近をハンマーで叩く．	
アキレス腱反射 (Achilles tendon reflex)	脊髄のL5, S1, S2	ベッドに跪いて足首から先を出し，検者が足関節を軽く背屈位にしてアキレス腱をハンマーで叩く．	

合と，筋の収縮が亢進する場合の2つがあります．

　深部腱反射の反射弓は大脳から錐体路を介して抑制性インパルスを受けており，脳幹・小脳から興奮性のインパルスを受けています．そのため，錐体路が障害されると反射は障害を受けたレベル以下で亢進（錐体路徴候）します．このように，深部反射の亢進は上位運動ニューロンに障害があることを示します．一方，深部反射の減弱または消失は反射弓の断絶，すなわち下位運動ニューロンの障害を意味します．

▶ **クローヌス（間代）**

　足クローヌス（足間代）が最も観察しやすく，患者の膝をやや屈曲させ，検者が膝窩を片手で支えた状態で足底を上方に素早く押し上げて足関節を背屈位に保つと，下腿三頭筋の収縮が誘発されて，足関節がガクガクと何度も底屈を繰り返します．

クローヌスの出現は深部反射の著明な亢進を示す徴候であり，上位運動ニューロン障害を示唆します．

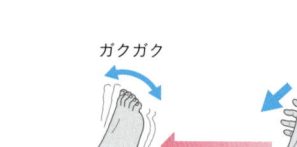

Fig. 足クローヌス

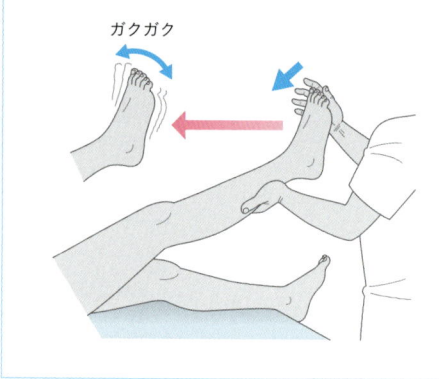

ガクガク

B-49 表在反射の減弱・消失

皮膚または粘膜に刺激を与えて筋の反射的収縮を引き起こすものです．外来診察では角膜反射，腹壁反射と挙睾筋反射をチェックします．

これらの反射は，上位運動ニューロンの障害でも，下位運動ニューロンの障害でも減弱，消失します．

Tab. 表在反射の種類と検査法

表在反射	異常時の病変部位	検査法
角膜反射 (corneal reflex)	三叉神経 → 顔面神経	角膜（黒目）を脱脂綿の先で刺激すると目が閉じる
咽頭反射 (pharyngeal reflex)	舌咽神経 → 迷走神経	咽頭後壁を舌圧子で触ると，「ゲッ」となる
腹壁反射 (abdominal reflex)	T6〜9, T9〜11, T11〜L1 ※一側で消失していることに意義があり，錐体路障害の重要な徴候	腹の上・中・下を外から中央に向かって鈍い針でこすると，臍が刺激側に動く
挙睾筋反射 (cremasteric reflex)	精巣挙筋，L1, 2	大腿内側面をピンで擦ると同側の睾丸が挙上する
足底反射 (plantar reflex)	L5〜S2	足底の外縁近くを擦ると，足趾が底屈する．母趾が背屈するとBabinski陽性
肛門反射 (Anal reflex)	S3〜5	肛門周囲を擦ったり，直腸に指を入れたりすると，肛門括約筋が収縮する

One More Navi
挙睾筋反射では擦る方向はどちらでもよい．精巣捻転症でも挙上しない（激痛を伴う）．

B-50 病的反射の出現

正常では認められない反射の出現には病的意義があります．

One More Navi
Chvostek（クボステーク）徴候：急性低Ca血症でおこる病的反射で，外耳孔前下の顔面神経幹を叩くと，顔面筋の不随意収縮がおこる．

▶前頭葉徴候

前頭葉またはその皮質下の障害によって，以下のような病的反射が引きおこされます．

Tab. 前頭葉徴候

深部腱反射	検査法
吸引反射 （sucking reflex）	口を軽く開かせ，上唇から口角のあたりを軽く擦って，口がとがれば陽性．乳幼児では正常でもみられる． 陽性：前頭葉または両側大脳広範の障害
口とがらし反射 （snout reflex）	上唇の中央を指先などで軽く叩き，唇が突出しとがり口となれば陽性．中脳以上部位の両側錐体路の障害．
強制把握反射 （forced grasping）	手掌を擦ると手指が屈曲し，これを把握しようとする反射．
手掌おとがい反射 （palmomental reflex）	錐体路障害や前頭葉障害があると，手掌の母指球をハンマーの柄で擦ると，同側のオトガイの筋に収縮がおきる．

One More Navi
錐体路障害ではBabinski反射の出現，深部腱反射の亢進，腹壁反射の減弱〜消失が特徴的である．

▶錐体路徴候

下記のような徴候は，正常では上位運動ニューロンの抑制性インパルスを受けて出現しませんが，錐体路に障害がある場合，㋐抑制されていた反射経路が解放され，病的反射が出現します．

Tab. 錐体路徴候

深部腱反射	検査法
Babinski徴候	足底の外側を大型の安全ピンの先などで擦り，母趾が足の甲に向かって背屈すれば陽性．
Chaddock徴候	足の外顆の外側縁を大型の安全ピンの先などで擦り，母趾が足の甲に向かって背屈すれば陽性．

関連項目

▶手指屈曲反射

手指屈曲反射（finger flexor reflex）を病的反射として解説する教科書も少なくありませんが，現在では正常な深部反射と解釈されています．しかし，正

常者では反射が出現しにくく，異常がある場合に反射が亢進して反応が明確となることから，一般に病的反射として説明されることがあります．手指屈曲反射には以下のようなものがあります．

- Hoffmann 反射（ホフマン）：中指を挟んで指先を掌側に弾くと母指が内転します．手指屈曲反射のうちで最もでにくく，一側のみに陽性であれば錐体路障害です．
- Trömner 反射（トレムナー）：中指を伸展させておいて，指先の腹を弾くと母指が内転します．一側のみに陽性であれば病的意義があります．
- Wartenberg 徴候（ワルテンベルク）：示指，中指，環指，小指を屈曲させ，検者と引っ張り合いをさせると母指が内転屈曲します．ただし，正常でも出現しやすい反射です．

B-51 不随意運動

▶レファレンス
- 標準神経②：p.521-525
- 内科診断②：p.678-683
- ハリソン④：p.2882-2886

不随意運動（involuntary movement）とは，㋐本人の意思とは無関係に目的のない身体運動がおきる現象を指します．こうした異常な運動は，主に㋐大脳基底核，脳幹，小脳を中心とした錐体外路系の障害によって出現します．

錐体外路性運動障害（extrapyramidal symptoms）では，さまざまなパターンの不随意運動が出現しますが，そのほかの特徴的な所見としては，㋐筋肉トーヌスの亢進に伴いガクガクとした断続的な抵抗を示す歯車様固縮（cogwheel rigidity），またはギシギシという一定的，持続的な抵抗を示す鉛管様固縮（lead-pipe rigidity）がおこります．一方，腱反射は正常で，筋力低下や Babinski 反射はみられません．また，錐体路障害にみられるような折りたたみナイフ現象もみられません．

不随意運動には以下のようなものがあげられます．

B-52 振戦

種類	症状
安静時振戦	・安静時に出現し，随意動作を開始すると減弱・消失する． ・原因の多くは Parkinson 病〔▶H-04〕．
姿勢時振戦	・上肢を伸展挙上したときや手指を伸展したときなど，特定の姿勢をとったときに出現 ・本態性振戦〔▶H-13〕や甲状腺機能亢進症，アルコール依存症などでおこる．
動作時振戦	・書字や指鼻試験などの動作中におこる． ・小脳が障害されたときに出現しやすい． ・目的動作終了直前にみられる企図振戦は，動作時振戦に小脳失調による運動拙劣の要素が加わったもの．

振戦（tremor）では，主動筋と拮抗筋が交互に規則正しい，リズミカル（律動的）な震えがおこります．手指の振戦の頻度が最も高く，下肢，頭部，声帯，体幹にも

出現することがあります．振戦は，顕著に出現する状況により，さらに表のように分類されます．

B-53 ジストニア

ジストニア（dystonia）は筋緊張の異常によって，比較的ゆっくりとした不随意運動や姿勢異常，肢位の異常が出現することを指します．不随意運動は頸部や体幹の捻じれを伴うこともあります．大脳基底核の異常によって引きおこされると考えられており，主な責任病巣は被殻とされています．

ジストニアは症状から，全身の筋肉が運動過多な状態となる全身性ジストニアと局所的な筋緊張の異常による局所性ジストニアに分類することができます．

ジストニアを呈する代表疾患は捻転ジストニア（torsion dystonia）で，多くは常染色体優性遺伝ですが，日本では孤発例も多くみられます．また，周産期異常や脳性麻痺，脳血管障害，脳炎などの後遺症としておこる二次性ジストニアもあります．

> **One More Navi**
> ジストニアは，日本神経学会の用語では「ジストニー」と表記される．

> **One More Navi**
> 全身性の特発性ジストニアは15ある *DYT* 遺伝子の異常による．

> **One More Navi**
> 遅発性ジストニアは抗精神病薬の長期投与中におきる．ドパミン遮断作用のある抗うつ薬，抗めまい薬，制吐薬でもおきる薬剤性の二次性ジストニア．

B-54 アテトーゼ

アテトーゼ（athetosis）は四肢の末端（遠位部）を中心に全身に発生するゆっくりとした屈曲，伸展，捻転を主とした不規則で非律動的な不随意運動です．一定の姿勢を保持しようとすると出現するため，姿勢保持が困難となります．

脳性麻痺や脳血管障害の後遺症などとしてみられ，大脳基底核の線条体の障害が原因です．

> **One More Navi**
> アテトーゼとは，ジストニアが連続した動きとなることを指す．

B-55 舞踏運動

舞踏運動（chorea）は，顔面や舌，四肢（特に上肢）などにおこる不規則で非律動的な素早い不随意運動のことを指します．舌を出したり引っ込めたり，顔をしかめたり，肩をすぼめたり，肘や指を不規則に屈曲・伸展したりするなどの素早い運動が同時に現れ，あたかも踊っているかのように見えることから，このような名称が付けられています．舞踏運動は，精神的な緊張や随意的な運動をしようとすると増悪します．

Huntington病（ハンチントン）は舞踏運動を呈する疾患として代表的▶H-14です．また，薬剤の使用や妊娠，感染症に引き続いておこるものなど，二次性にも舞踏運動が出現することがあります．

> **One More Navi**
> **舞踏病性把握**：舞踏病患者に見られる現象で，一定の強さで物を握ることができなくなる．血圧計のマンシェットを患者に握ってもらうと水銀柱が大きく動揺する．

> **One More Navi**
> ジスキネジアは口・舌・顎・頬などを中心に生じる舞踏運動で，ドパミンの機能亢進をおこす薬剤（L-DOPA，ドパミン作動薬）の副作用として引きおこされる．

> **One More Navi**
> バリスムは大きい動きの舞踏運動のことを指す．

B-56 バリスム

バリスム（ballism）は，四肢近位筋が突然収縮するためにおこる上下肢を付け根から投げ出すような激しい不随意運動のことを指します．

原因は血管障害によるものが大部分を占め，多くは一側性に出現し（ヘミバリスム；hemiballism），その責任病巣は対側の視床下核にあります．

> **One More Navi**
> アテトーゼ，ジストニアは筋トーヌスが亢進しているため遅い動きになる．一方，舞踏運動，バリスムは筋トーヌスが低下しているため速い動きになる．

B-57 ミオクローヌス

ミオクローヌス（myoclonus）は，突発的で素早い「ピクッ」とした電撃的，協調的な不随意運動のことを指し，大脳皮質から脊髄レベルの運動系神経の過動に

One More Navi
MERRF〔▶M-25〕はミトコンドリア脳筋症の1つで四肢のミオクローヌスで発症．Tay-Sachs（テイ・サックス）病は網様体性ミオクローヌスで聴覚過敏がみられる．

One More Navi
肝性脳症や尿毒症でおきる羽ばたき振戦（asterixis）はミオクローヌスと反対で、手根伸筋群の収縮が突然、一時的に中断されるためにおきる．

よって引きおこされます．
　ミオクローヌスを呈する疾患として Creutzfeldt-Jakob 病やてんかん（ミオクローヌスてんかん）▶Q-19 ▶O-05 などをあげることができます．

B-58 チック

　チック（tic）は，突発的で反復しておこる常同的な運動や発声のことで，本人はそれを自覚しています．心理的なストレスなどで増悪し，一方で，自然治癒もあります．チックを呈する疾患として Tourette 症候群（トゥレット）が代表的です．

国試出題症例 [国試105-D35]
●15歳の男子．不登校を心配した母親に伴われて来院した．10歳時に急に首を傾けたり，顔をしかめたり，咳払いや「オッ」という声を発作的に発したりするようになった．自分では制御できずに卑猥な言葉を発するようになった．緊張すると顔しかめや発声の発作が増えるため，学校では奇妙な目で見られ，いじめられた．2年前から欠席が目立ち始め，1か月前から不登校となった．身体所見に異常を認めない．尿，血液および血液生化学所見に異常を認めない．頭部 CT と脳波とに異常を認めない．
⇒チック

関連項目
▶Tourette 症候群
　主な症状に単純チック（まばたき，顔をしかめる，首を振るなど）や不謹慎な言葉を無意識に言ってしまう複雑チックがあり，脳内神経伝達物質ドパミンの過剰活動が原因です．遺伝性で，男性に3倍多く，6～8歳に発症して注意欠陥多動性障害や強迫性障害を併発することも稀ではありません．多くは10歳代後半には改善しますが，治療には中枢性α刺激薬（クロニジン塩酸塩など）や最後の手段としてドパミン受容体抑制薬（ハロペリドールなど）が使われます．

B-59 運動失調

▶レファレンス
・標準神経②：p.527-528
・内科診断②：p.673-677
・ハリソン④：p.2889-2896

One More Navi
協調運動障害の診察：協調運動障害は，運動速度の低下，運動の大きさの減少，方向の異常，運動時の関節固定性の不安定性があり，測定異常，運動分解，運動開始の遅延，運動速度の低下，運動の不規則性などがみられる．

　麻痺がないにもかかわらず，個々の筋肉の運動を協調させ統合して目的にかなった働きをさせる機構の障害のため，運動が円滑にいかない状態を運動失調（ataxia）と呼びます．運動失調を構成する要素としては，平衡障害と協調運動障害（多くの筋肉が調和を保って働くことができずに，運動を円滑に行えません）があります．

Fig. 運動失調の分類

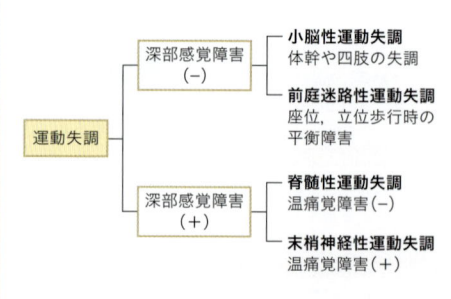

運動失調
├ 深部感覚障害（−）
│　├ 小脳性運動失調：体幹や四肢の失調
│　└ 前庭迷路性運動失調：座位，立位歩行時の平衡障害
└ 深部感覚障害（＋）
　　├ 脊髄性運動失調：温痛覚障害（−）
　　└ 末梢神経性運動失調：温痛覚障害（＋）

　運動失調は発症機序からは小脳性，前庭迷路性，脊髄性，その他に分類されます．

B-60 小脳性運動失調

小脳は中央にある虫部とその両側の半球からなっており，小脳虫部には前庭小脳路，全身の筋から脊髄小脳路・オリーブ小脳路などが入力しており，頭位の補正や身体のバランス保持に重要な役割を果たしています．一方，小脳半球には，脊髄小脳路・オリーブ小脳路のほか，大脳から橋小脳路などが入力しており，動作時の速度，時間，間隔，強さなど制御しています．

小脳虫部と小脳半球の障害によって引きおこされる症状は以下のとおりです．

▶小脳虫部の障害

起立・座位時の平衡状態の保持や歩行が著明に障害される体幹運動失調を呈します．体幹運動失調では，立位で全身が動揺し患側に傾く傾向が見られます．また，片足起立は困難となり，歩行時にはふらつきがおこって，両足を広げた歩き方（開脚歩行）となります．このほか，筋トーヌスの低下，構音障害（断綴性言語，爆発性言語），眼振が出現します．

▶小脳半球の障害

障害部位と同側の四肢に運動失調が出現します．小脳半球の障害が原因でおこる運動失調では，以下のような障害を呈します．

● 測定障害
随意運動を停止させる時に目標を越えてしまいます．

● 変換運動障害
上肢の回内，回外運動で不規則でゆっくりとした運動が出現します．

● 共同運動不能
複数の運動を組み合わせて順序よく行うことができなくなり，反跳現象がみられるようになります．

● 動作時振戦
目的を実行しようとすると振戦が現れます．企図振戦と呼ばれることもありますが，症候学的に厳密さを欠く用語であるため，現在では慎重に用いるか，むしろ用いないほうがよい用語とされています．

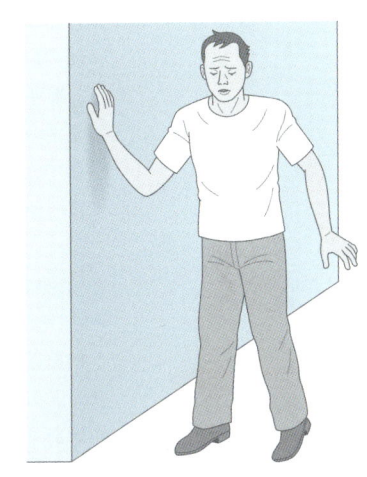

Fig. 体幹運動失調

立位で全身が動揺し患側に傾く．これを避けるために患者は足を大きく開いて立ち，壁などに手を置くようになる．

Fig. 小脳性運動失調の診察

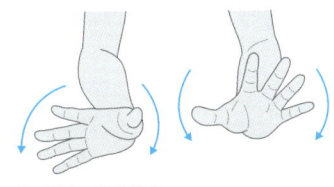

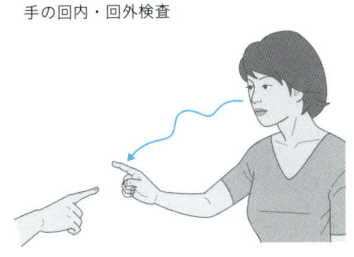

手の回内・回外検査

指-鼻試験

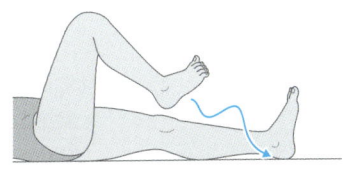

膝-踵試験

One More Navi
小脳症状がみられる原因疾患は，小脳出血，小脳に萎縮をきたす疾患（オリーブ橋小脳萎縮症，皮質性小脳萎縮症，脊髄小脳失調症，急性小脳失調症など），小脳腫瘍（小児では星細胞腫，髄芽腫，成人では血管芽腫など），歯状核赤核淡蒼球ルイ体萎縮症，Millard-Gubler（ミヤール・ギュブレ）症候群，Wallenberg症候群など．

One More Navi
障害側の筋は筋トーヌスの低下・脱力があり，易疲労性．

One More Navi
小脳性運動失調の歩行障害では初期に階段昇降時にふらつきがみられる．進行すると，平地歩行でのふらつき，歩幅の縮小，歩隔の拡大，上肢の振りの減少などの異常が出現する．

One More Navi
反跳現象：検者が前腕を引っ張りながら，患者に肘関節を力一杯屈曲してもらい，その後，急に検者が腕を放すと，患者が自分の手で胸を打ってしまう現象．共同運動不能の徴候として観察される．

▶小脳性運動失調の診察
●手の回内・回外検査
　手の回内・回外運動が円滑にできなかったり，リズミカルでない時はディスディアドコキネジア（dysdiadochokinesis）陽性といいます．錐体外路障害で筋固縮が強いと，変換運動の範囲が狭くなったり，錐体路障害では，変換運動が拙くなったりすることがあるので注意が必要です．
●指-鼻試験（finger-to-nose test）
　検者の指の位置を毎回かえながら，患者の示指を自分の鼻と検者の指の間を行き来させ，患者の指の動き方，振戦の有無，距離測定障害，共同運動不能の有無をみます．指が目的物に近づくほど振戦が著明になる動作時振戦（企図振戦）は，小脳性振戦の特徴です．
●膝-踵試験（knee-heel test）
　患者を閉眼させ仰臥位とし，一方の踵を他側の膝につけた後，踵を向こう脛の上を滑らせ，足首まで運ばせます．小脳障害では踵は膝の上に上がらず，あるいは膝までに至らず脛の上や大腿部につきます．脛の上を滑らせる時も，踵は脛に沿って真っ直ぐに滑らなくなります〔運動の分解（decomposition）〕．

B-61　前庭迷路性運動失調

　前庭迷路機能の障害によっておこる運動失調で，起立時と歩行時の平衡障害が特徴です．必ず眼振を伴います．四肢の随意運動には障害がなく，深部感覚にも異常はありません．
　前庭系の機能障害の有無は，通常，前庭頭位反射や温度眼振検査によって確かめられます．　▶B-35

> One More Navi
> 脳腫瘍による前頭葉性運動失調症もある．

B-62　脊髄性運動失調

　脊髄の後索と後根が障害され，深部感覚（位置覚，振動覚）に異常が生じておこります．深部感覚障害の患者は姿勢や歩行の異常を視覚的に代償してバランスを維持しようとしますが，閉眼すると視覚的な代償が行えなくなりバランスが崩れてしまいます．このことはRomberg徴候（ロンベルク）が陽性となることからも確かめることができます．ただし，温痛覚は障害されていません．
　代表疾患には梅毒による脊髄癆やFriedreich運動失調（フリードライヒ）があります．　▶P-10

> One More Navi
> **Romberg徴候**：両足のつま先と踵を合わせて立ち，閉眼しても立っていられるかを調べる．このとき，バランスが崩れる場合は，深部感覚障害や前庭迷路機能の障害が疑われる．一方，小脳に障害がある場合は，閉眼による影響は受けにくい．

B-63　感覚機能

▶レファレンス
・標準神経②：p.536-542
・内科診断②：p.650-656
・ハリソン④：p.157-162

　感覚には，表在感覚と深部感覚，複合感覚の3つがあります．　▶A-37
●表在感覚（superficial sensation）
　皮膚あるいは粘膜の感覚を指し，触覚，痛覚，温度覚の3種類があります．また，触覚には粗大な触覚と精密な触覚の2つがあり，それぞれ大脳皮質に向けて上行する経路が異なります．
●深部感覚（deep sensation）
　筋紡錘や関節，腱，皮膚などの受容器から伝えられる感覚で，位置覚や振動覚といった意識にのぼる深部感覚と，意識にのぼらない深部感覚の2つがあり，これらも上行路が異なります．意識にのぼる深部感覚とは，たとえば閉眼していても左

One More Navi

感覚機能を整理するとき，防御知覚（痛覚，温度覚，粗大な触覚）と識別覚（位置覚，運動覚，振動覚，精密な触覚）を区別するとよい．また，触覚も粗大な触覚と精密な（軽い）触覚の2つを区別する．

One More Navi

温痛覚と粗大な触覚は同じ脊髄レベルで対側に乗り換えるなど走行は似ているが，前者は外側脊髄視床路，後者は前脊髄視床路で上行する．前脊髄視床路は系統発生学的に古く，「痛みの内側路」ともいわれる．

Tab. 感覚の種類と感覚路の経路〔▶P-02〕

感覚の種類		感覚路とその経路
表在感覚	温度覚，痛覚	外側脊髄視床路：感覚受容器→〔一次ニューロン〕→脊髄後角→〔二次ニューロン〕→同じ高さの脊髄分節の前交連で交叉→対側の前側索を上行→脊髄毛帯→視床
	粗大な触覚	前脊髄視床路：感覚受容器→〔一次ニューロン〕→脊髄後角→灰白質で1〜2分節下行する枝と2〜15分節上行する枝に分岐→〔二次ニューロン〕→前交連で交叉→対側の前側索を上行→脊髄毛帯→視床
深部感覚	精密な触覚 意識にのぼる深部感覚	脊髄後索：感覚受容器→〔一次ニューロン〕→下肢は薄束核，上肢は楔状核でニューロンを変える→〔二次ニューロン〕→脳幹を横断→内側毛帯→視床
	意識にのぼらない深部感覚	前脊髄小脳路：感覚受容器→〔一次ニューロン〕→後柱の中央→〔二次ニューロン〕→同側および反対側を上行→上小脳脚→小脳→小脳内で一部交叉→両側の前葉および虫部錐体
		後脊髄小脳路：感覚受容器→〔一次ニューロン〕→後柱の胸髄核→〔二次ニューロン〕→同側性に上行→下小脳脚→小脳→前葉および虫部錐体

手を握っていることがわかるような感覚のことを指しています．一方，意識にのぼらない深部感覚は，自転車に乗ったり，階段をのぼったりするときに働いています．

● 複合感覚 (combined sensation)

立体認感覚，2点識別覚，皮膚書字覚，重量覚など，表在感覚や深部感覚を統合して得られる感覚を指します．

B-64 感覚異常

Fig. 感覚低下が出現する領域

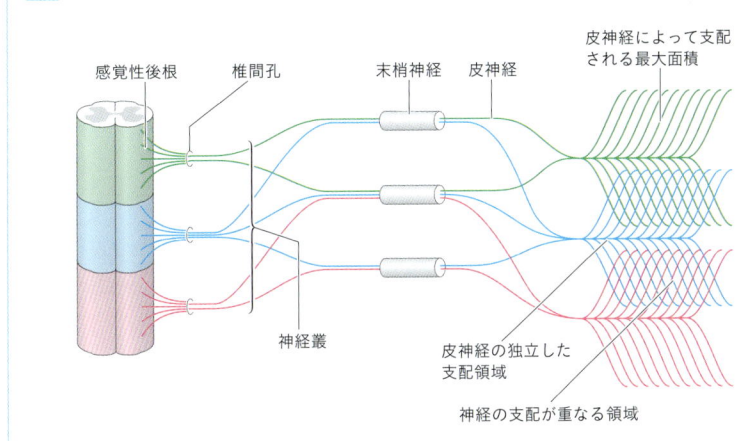

末梢神経が分布している領域の境界部分は隣接する末梢神経によっても一部重なって支配されているため感覚低下が出現する領域は損傷した神経が支配する領域よりは小さくなります．

感覚機能が障害されると，さまざまな感覚異常が出現します．感覚異常の症状として最も多い訴えはしびれで，このほかにも感覚過敏，感覚低下・消失，疼痛（痛み）などを呈します．

▶ しびれ

しびれは感覚障害の訴えとして最も多い症状です．しびれにもいくつか種類があり，パレステジア（paresthesia 錯感覚）は皮膚への刺激があってもなくても「ジンジン」「ビリビリ」という異常感覚が現れるものを指します．ジセステジア

(dysesthesia) ともよばれます．

▶感覚過敏
ある刺激が正常のときよりも強く感じられる状態で，触覚過敏や痛覚過敏などがあります．

▶感覚低下・消失
感覚刺激に対して，感受性が低下した状態を感覚低下（感覚鈍麻）と呼びます．また，感覚神経の完全な断裂などによっておこる最も強い症状を感覚消失（感覚脱失）と呼び，一部または全部の感覚がまったくなくなります．

▶疼痛（痛み）
●神経痛
末梢神経の支配領域に沿って出現する痛みのことを指し，痛みの種類には刺すような痛み，電気の走るような痛み（電撃痛），焼き付くような痛み（灼熱痛），切るような痛み，耐えがたい激痛から鈍痛まで，さまざまなものが存在します．

●視床痛
視床や脳幹で出血がおきるなどし，視床の感覚中継核付近が障害されると，障害の反対側の手や半身に自発的な「ジンジン」「ビリビリ」とした不快な疼痛が出現することがあり，これを視床痛と呼びます．

B-65 感覚障害の分布

感覚障害は，障害された神経の部位によって特徴的な分布を示します．感覚障害の診断を行うときには，感覚障害の分布のパターンからどの部位が障害されているかを系統的に考えていきます．

▶末梢神経障害
●単ニューロパチー
末梢神経が単独で障害されたものを単ニューロパチーと呼びます．この場合，感覚障害の分布は，障害された末梢神経の支配領域に一致しており，感覚障害領域と隣り合う神経支配領域との境界は比較的鮮明です．

●多発ニューロパチー
多発ニューロパチーによる感覚異常は，両側性で上下肢に出現し，末梢にいくほど感覚障害が強く現れる，いわゆる手袋・靴下型感覚障害を呈します．また，正常領域との境界はあまり明瞭ではありません．

▶神経根障害
神経根が障害されたときに出現する感覚障害の分布パターンは，神経根が支配している皮膚分節（デルマトーム）に一致しています．

▶脊髄障害
脊髄障害による感覚障害の分布は大きく分けて，横断性障害，前方障害，半側障害，後方障害，中心部障害の5つのパターンに分類することができます．このうち，横断性障害を除く4つのパターンでは，それぞれ感覚障害の分布の仕方は異なりますが，表在感覚もしくは深部感覚のいずれか一方が障害され，もう一方は正

One More Navi
デルマトームで神経根の支配領域は腹部より背部のほうがやや高い．また，手背では親指側からC6，C7，C8の支配を受ける．親指と人差し指でコインマーク（あるいはOKサイン）をつくると6の数字の形になることから覚える．

One More Navi
代表的なデルマトーム線：C2は頭頂から耳介，Th1は肩甲と指，Th3は乳頭，Th9〜10は臍，L1は腸骨と鼠経線，C3は肛門周囲．

82

常なまま維持される解離性感覚障害を呈します．

● 横断性障害

障害部位以下で，対称性に全感覚が消失します．

● 前方障害

障害部位以下で対称性の温痛覚障害がみられます．

● 半側障害

障害側の深部感覚障害と障害レベルの狭い全感覚脱出帯が出現し，反対側の温痛覚消失を伴います．

● 後方障害

障害部位以下で，対称性の深部感覚・二点識別覚障害が出現します．

● 中心部障害

特徴的な宙吊り型の温痛覚障害を呈します．
脊髄障害の詳細については，脊髄疾患の章に譲ります．

▶ 脳幹障害

橋の上部（三叉神経が橋に入るレベル）よりも上方の障害か，下方の障害かによって感覚障害の分布は異なります．

● 上部橋より下位の障害

上部橋より下位で上部頚髄（C3）の間に障害がある場合，障害側の顔面の温痛覚低下と障害とは反対側の頸部（C3）以下の温痛覚低下をきたします．

● 上部橋より上位の障害

三叉神経脊髄路核からの神経線維がすべて対側移行しているため，障害と反対側の半身に感覚低下を生じます．

▶ 大脳半球障害

● 視床レベルの障害

障害と反対側の感覚低下を呈します．

● 頭頂葉皮質の障害

表在感覚が保たれているものの，複合感覚が障害されます．

B-66 感覚障害の診察

感覚障害の診察の際には，感覚機能には2つの伝導路があるので別々に検査して解離がないかどうか調べるのが重要です．表在感覚，深部感覚，複合感覚を調べ，デルマトームに感覚異常の領域を表示しますが，臨床現場では筆を使用して表在感覚（粗な触覚）のみを検査するのが一般的です．深部感覚は振動覚を音叉で調べます．

関連項目

▶ 音叉を使った診察

音叉をハンマーなどで叩いて振動させ，柄の部分を被検者の内くるぶし（内踝）に当てます．被検者に「振動が感じられなくなった時点」で合図してもらい，振動が感じられなくなるまでの時間（秒）を測定します．下肢では10秒以上感じていれば正常と判断します．また，患者が音叉の振動を感じなくなってから，検者の内踝に当て，検者の感じる振動が何秒持続するかを計測する方法もあります．この場合，検者の感じる振動の持続時間が長いほど患者の振動

覚が低下していることになり，20秒以上を異常と判断します．

音叉を母趾の背側に当てたり離したりして，振動の有無（"on"と"off"）を患者に当ててもらう方法もあります．

B-67 自律神経機能

▶レファレンス
・標準神経②：p.542-545
・ハリソン④：p.2902-2905

自律神経系は生体にとって最も基本的な機能（自律機能）を協調的に調節し，生体の恒常性の維持に重要な役割を果たしています．

随意的に行う運動とは異なり，自律神経系は，意思を介さない反射性運動によって，たとえば眼球や眼瞼の運動，消化管の運動，排泄運動などを行っています．このように，自律神経系による反応は随意的なものでないため，病状がそのまま現れることが多く，診断的な意義も高いものとなります．

自律神経系の求心路は内臓に分布した求心性線維からなり，遠心路は交感神経系と副交感神経系からなります．内臓の受容器で発生したインパルスは自律神経の求心路を経て中枢神経系へと中継され，中枢神経系のさまざまなレベルで統合された後，遠心路を経て内臓の効果器に伝達されます．

したがって，あるレベルで自律神経系の働きが障害された場合，自律神経が支配する機能に特徴的な障害が発生することになります．その代表的なものを以下にあげていきます．

> **One More Navi**
> 自律神経の持続支配：必要なときに随時インパルスが送られる運動神経や感覚神経と異なり，自律神経は常にある程度の頻度で持続的にインパルスが送り続けられている．この働きを自律神経の持続支配と呼ぶ．

B-68 対光反射・瞳孔の異常

すでに脳神経の箇所で述べたとおり，脳神経の一部に含まれている自律神経線維が障害されることにより，対光反射の異常や瞳孔異常などの症状が出現します．

B-69 起立性低血圧

起立により静脈還流が減少すると，大動脈弓と頸動脈洞にある圧受容器が血圧の低下を感知し，求心性のインパルスが増加します．これにより，延髄の循環中枢が刺激され，交感神経が活性化して末梢血管が収縮による血圧上昇と心拍出量の増加がおこり，血圧が維持されます．しかし，自律神経系に異常がある場合，この代償がうまく働かず，起立性低血圧をきたして，めまい，失神など，いわゆる「立ちくらみ」の症状を呈します．

> **One More Navi**
> 起立性低血圧は血管拡張薬，脱水，長期の臥床，貧血やAddison病，糖尿病，褐色細胞腫，Shy-Drager症候群，Parkinson病などでもみられる．

診断は，患者を3分間ベッド上で臥床させ，血圧と脈拍を測定した後に，起立させて3分後まで毎分血圧と脈拍を測定します．その結果，収縮期血圧20 mmHg以上か，拡張期血圧10 mmHg以上の低下がある場合，起立性低血圧とします．

B-70 発汗障害

交感神経系の障害によって，発汗の低下をきたすことがあります．発汗障害の検査には，温熱負荷試験があります．

B-71 排尿障害

Fig. 膀胱の神経支配

蓄尿と排尿の機序には，交感神経と副交感神経，体性神経，そして求心性神経がかかわっています．

●交感神経（下腹神経）

交感神経は_P排尿筋を弛緩させて尿をためる働きをするほか，_P内尿道括約筋を収縮させて尿の出口を塞ぐ働きをします．また，骨盤神経節に分布し，副交感神経の働きを抑制するといわれています．交感神経の中枢は胸腰髄（T11～L2）にあります．

●副交感神経

一方，副交感神経は排尿筋に広く分布し，_P膀胱の収縮に関与しています．副交感神経の中枢は仙髄（S2～4）にあります．

●体性神経（陰部神経）

体性神経は外尿道括約筋と骨盤底筋に分布し，_P随意的あるいは不随意的に外尿道括約筋の緊張に関与しています．体性神経の中枢は仙髄の前角のOnuf核（オヌフ）にあります．

●求心性神経

求心性神経は，_P蓄尿に伴う膀胱壁の伸展度や膀胱感覚を中枢に伝える役割を果たします．

▶神経因性膀胱

排尿にかかわる神経系の異常でみられる排尿障害のことを神経因性膀胱（neurogenic bladder）と呼びます．神経因性膀胱は障害された部位によって，異なる症状を呈します．

●無抑制性神経因性膀胱

_P橋にある排尿中枢（PMC）より上位の障害でおこる排尿障害で，排尿反射に対する前頭葉の抑制が弱くなり，膀胱に尿がたまるとすぐに尿意をもよおし，我慢が

One More Navi

排尿中枢：排尿の反射中枢は腰髄～仙髄にあり，上位中枢（排尿中枢）は前頭葉の内側面や視床下部，脳幹の網様体にある．

One More Navi

ミラベグロンは選択的 β_3 アドレナリン受容体作動薬で，膀胱を弛緩させ過活動膀胱の治療に使われる．

できなくなります（頻尿）．自力での排尿はできるため，残尿は認められません．

● 反射性膀胱

PMCよりも下位，仙髄との間で求心路と遠心路の両方が障害された場合におこります．大脳やPMCに求心性神経の情報が届かなくなり，尿意が欠如した状態となります．また，少量の尿がたまると副交感神経が働き，不随意に膀胱が収縮してしまうため頻尿となり，その一方でPMCから尿道括約筋を弛緩させる遠心性の信号も届かなくなることから，排尿筋収縮と尿道括約筋の収縮が同時におこる特徴的な排尿障害を呈します．

● 自律性膀胱

仙髄の排尿中枢が障害されることによって引きおこされ，膀胱壁の伸展度や膀胱感覚が求心路によって上位中枢に伝達されなくなります．一方で遠心路の障害によって膀胱収縮筋の収縮も不十分となるため，患者は排尿困難をきたし，多量の残尿も伴うことになります．

B-72 排便障害

排便は，以下のような機序で行われます．
①便塊による直腸壁の伸展刺激が求心性に仙髄の排便中枢を経て大脳皮質にまで伝わり，便意として認識される．
②大脳皮質によって抑制されていた排便中枢が解放される．
③大脳皮質からの副交感神経（骨盤神経）の働きによってS状結腸と直腸が長さを縮め，蠕動運動が亢進する．
④また，副交感神経は交感神経や陰部神経を抑制して内・外肛門括約筋を弛緩させる．
⑤排便がおこる．

なお，外肛門括約筋は随意的に収縮させることができるため，排便を堪えることができます．

▶ 排便障害の種類
● 便秘

上部仙髄やそれより上位に障害がある場合，肛門括約筋の緊張が亢進するため，便秘がおきます．

● 便失禁

下部仙髄より下位の障害がある場合，肛門括約筋が麻痺してしまうため，不随意に便が排泄される便失禁が引きおこされます．

One More Navi

排便中枢：排便中枢は仙髄にあり，その上位中枢は嗅脳・間脳とされている．

C

神経の検査法

Preview

C-01	画像検査
C-02	X線CT
C-03	MRI
C-04	放射性核種を利用した画像検査

C-05	電気生理学的検査
C-06	脳波
C-07	針筋電図
C-08	末梢神経伝導検査
C-09	反復神経刺激試験

C-10	脳脊髄液検査
C-11	腰椎穿刺の方法
C-12	腰椎穿刺の禁忌
C-13	髄液の所見

C-14	病理検査
C-15	筋生検
C-16	末梢神経生検

Navi 1 診断に欠かせない代表的検査法

CT, MRIなどは, 神経領域でも極めて有用な検査法です. これらに加え, PET, SPECTなど放射性核種を用いた特有の検査法についても簡単に紹介します.

Navi 2 神経や筋の活動を電気現象として捉える

電気生理学的検査は, 神経系の病態解明や診断に不可欠の検査です.

▶ C-06〜C-09 で代表的な電気生理学的検査の概要について学びましょう.

Navi 3 髄液所見に反映される脳・脊髄の障害

脳を物理的衝撃から守る脳脊髄液は, 生化学的, 代謝学的にも重要な役割があります.

▶ C-11〜C-13 で髄液の性状や変化を調べるために行われる腰椎穿刺について解説します.

C-01 画像検査

▶レファレンス
・標準神経②：p.550-562
・標準脳外⑫：p.70-119
・ハリソン④：p.2808-2816

C-02 X線CT

　CTとは**コンピュータ断層撮影法**（computed tomography）の略で, X線で撮影した画像をコンピュータを使って解析し, 身体を輪切りにした状態の断層像を撮影することができる検査です.

One More Navi
正常でよく見られる石灰化像は松果体（正中部）, 側脳室内の脈絡叢, 大脳基底核部.

One More Navi
脳出血の診断にはMRIよりCTが感度がよい.

▶利点
頭部CTの利点としては, 以下のような点をあげることができます.
①脳室, 脳槽, 脳溝などの髄液を含む領域と脳実質とを区別できる.
②脳実質の白質と灰白質を区別できる.
③石灰化を高吸収域, 脂肪を低吸収域として検出する能力に優れる.
④急性期の血腫を高吸収域として描出できる.
⑤患者に対する侵襲性が比較的低い（ただしX線被曝の問題はある）.

▶読影
頭部CTでは, 脳実質よりも白く描出される領域を高吸収域, 黒く描出される

領域を低吸収域，同程度に描出される領域を等吸収域と呼びます．CT像を読影する際には，これら吸収像の有無に加えて，造影剤による増強効果の有無，脳室・脳槽・脳溝など正常構造の変形，左右差，拡大の有無を確認します．

● 高吸収域病変

高吸収域として描出される病変には，石灰化や急性の出血（くも膜下出血など），腫瘍（髄膜腫，頭蓋咽頭腫，乏突起膠腫）などがあります．

● 低吸収域病変

脳梗塞，腫瘍（星状細胞腫など），脱髄，炎症，挫傷，嚢胞，浮腫，壊死などが低吸収域病変として描出されます．脂肪組織はこれらの病変よりもさらに白く描出されます．

One More Navi

X線吸収値：水のCT値（0）と空気のCT値（-1,000）を基準に相対的に決められた値．単位はHUで表される．

Tab. CTで描出される代表的な物質とX線吸収値（CTでの描出のされ方）

	X線吸収値（CT値）	物質
高吸収域	+400〜+1,000 HU	骨／カルシウム
	+70〜+85 HU	凝血
	+30〜+45 HU	灰白質
	+25〜+35 HU	白質
	0〜+8 HU	髄液
	0 HU	水
	-20〜-100 HU	脂肪
低吸収域	-1,000 HU	空気

C-03 MRI

MRIとは磁気共鳴画像法（magnetic resonance imaging）の略で，CTと同じように身体の断層像を撮影する検査ですが，CTがX線を使用するのに対して，MRIは磁気を使って撮影を行います．一般的な撮影法にはT1強調画像，T2強調画像，FLAIR画像，拡散強調画像などがあります．

● T1強調画像

水分の強調をおさえて比較的脂肪を白く映し出したイメージで，脂肪，高蛋白

Assist Navi　CTとMRIの比較

		CT	MRI
撮像原理		X線（放射線）	強磁場
放射線被曝の有無		有	無
検査時間		短い（数分）	長い（数分〜数十分）
普及度		診療所レベルでも普及	中核病院を中心に普及
適応	急性出血（脳出血,くも膜下出血）	◎	○
	脳梗塞	△	◎
	骨の描出・石灰化の描出	◎	×
	血管の描出	造影剤が必要	造影剤は不要
	軟部組織の描出	△	◎
	小病変の描出	△	◎

◎非常に判別しやすい　○判別しやすい　△判別できる　×判別しにくい

> **One More Navi**
> T2 強調像では脳梗塞発症 6 時間後から高信号になる．

> **One More Navi**
> T2* 強調画像（T2 star 強調画像）：出血性病変の検出力が極めて高く（黒），無症候性微小出血を検出できる．

> **One More Navi**
> 骨，石灰化，空気，急性期の出血などでは T1 強調画像，T2 強調画像ともに低信号（黒い）を示す．

> **One More Navi**
> 磁性を帯びた金属（ペースメーカーなど）が体内にある場合には MRI は禁忌．脳動脈瘤のステンレス製クリップは禁忌だが，チタン製のクリップは可能．

液や血腫（メトヘモグロビン）を含む液体などが高信号（白）として描出されます．一方，水や骨は低信号（黒）として描出されます．

● T2 強調画像

水分を白く強調して映し出したイメージで，脂肪，水，脳梗塞（浮腫で水が多いので）などが高信号（白）として描出されます．

● FLAIR 画像

水抑制画像（fluid attenuated inversion recovery；FLAIR）のことで，水の信号を抑制した T2 強調画像です．脳室が低信号（黒）として描出されるため，脳室と隣接した病巣を探るために使われます．

● 拡散強調画像

水分子の拡散運動（自由運動度）を反映して画像化したもので，拡散が低下した領域が高信号（白）になります．

脳梗塞は発症後 3 時間以内に細胞性浮腫のために拡散が低下するため，拡散強調画像で高信号として描出されます．したがって，拡散強調画像は発症 1 時間～24 時間の超急性期の脳梗塞の部位判定に最適な撮像法とされています．

▶Q-21

脳膿瘍も粘度が高いので高信号として描出されます．

Tab. MRI で描出される代表的な物質と信号の強度

	T1 強調画像	T2 強調画像
高信号	脂肪（皮下脂肪，骨髄）	水（脳脊髄液）
	筋肉	脂肪（皮下脂肪，骨髄）
	白質	灰白質，変性，浮腫
	灰白質，変性，浮腫	白質
低信号	水（脳脊髄液）	筋肉

関連項目

▶ fMRI

fMRI とは，functional magnetic resonance imaging（機能的磁気共鳴画像）の略称で，MRI による脳活動の画像化手法です．脳が刺激を受けた際の賦活領域での血流の増加を，常磁性体である還元ヘモグロビンの濃度低下と磁化率の減少によって検知し，画像化することができます．

C-04 放射性核種を利用した画像検査

> **One More Navi**
> ポジトロンとは正の電荷をもった電子（陽電子）のことで，負の電荷をもつ電子とすぐに結合する性質がある．

● PET

PET とはポジトロン断層撮影法（positron emission tomography）の略で，身体の酸素，水，糖分，アミノ酸などにポジトロン核種を組み込んだ化合物（PET 薬剤）を注射することによって，代謝活動を画像化することができる装置をいいます．

● SPECT

投与された γ 放射線を出す放射性物質の分布を，γ カメラを回転させながら収集して断層画像を得る検査を SPECT（single photon emission computed tomography）といいます．脳血流 SPECT は脳血管障害の診断に有用です．

C-05 電気生理学的検査

▶レファレンス
・標準神経② : p.562-574
・標準脳外⑫ : p.121-127

One More Navi

脳波の波長の覚え方：
α波：中心で 10±2 Hz
β波：βという文字が 13 に似ているので 13 Hz 以上.
θ波：θという文字が 8 に似ているので 8 Hz 未満（thin sleep 浅い眠り）.
δ波：δは⊿という文字の形が 4 に似ているので 4 Hz 未満（deep sleep 深い眠り）.

C-06 脳波

脳波は頭蓋の皮膚の表面においた電極でとらえた脳の活動周期的電位変動で，その周波数によって次のような成分があります．

Tab. 脳波の成分

脳波	波形	特徴	
α波		約 10 Hz（8〜13 Hz）の規則的な波で，安静時（特に閉眼時）に現われる．（後頭葉優位）	
β波		興奮時α波が消失すると現われる 14〜30 Hz の不規則な波で，振幅は小さい．	速波 (fast wave)
θ波		小児に出やすい．4〜7 Hz.	徐波 (slow wave)
δ波		小児脳波の基本成分で，成人では睡眠時にみられる．0.5〜3 Hz の遅い波．	

Assist Navi 突発性脳波異常と脳波の波形

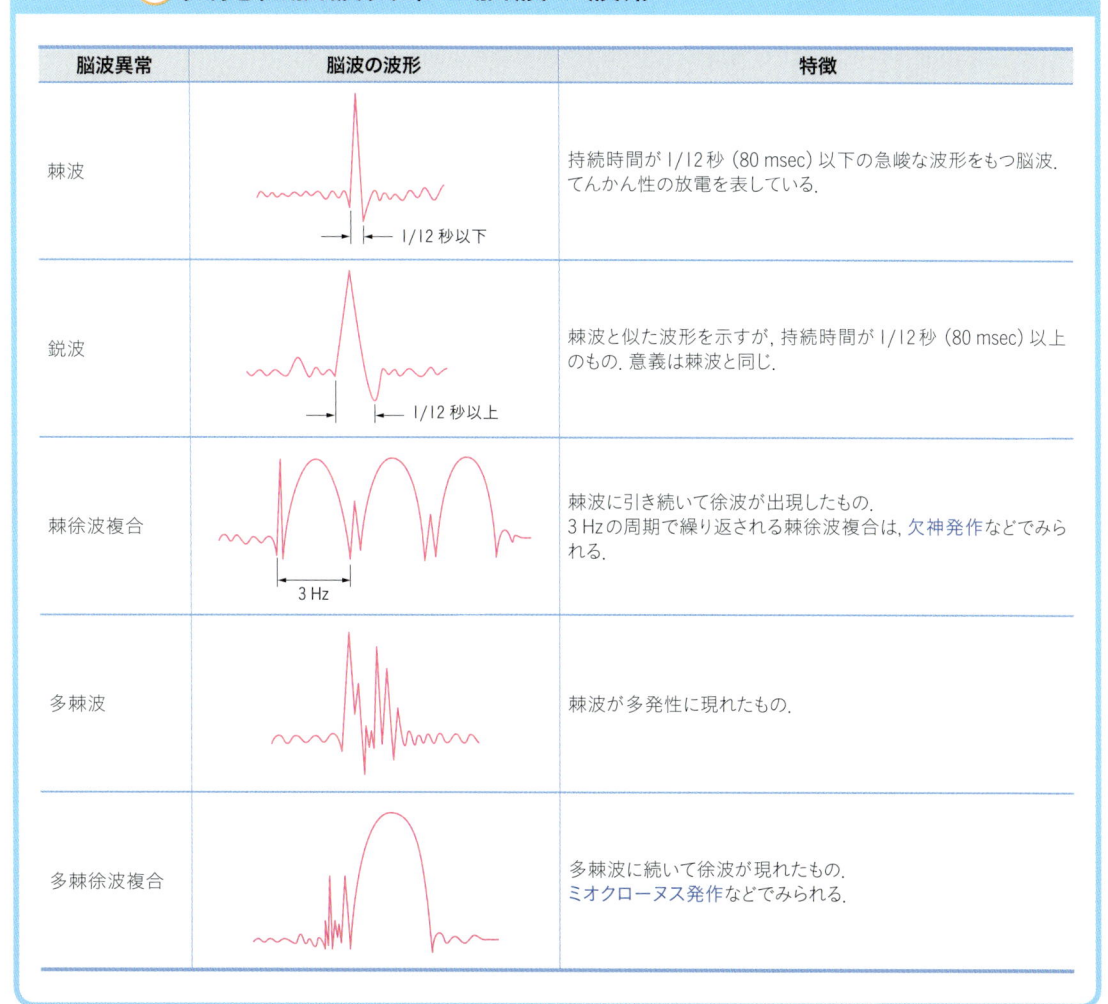

脳波異常	脳波の波形	特徴
棘波	1/12 秒以下	持続時間が 1/12 秒（80 msec）以下の急峻な波形をもつ脳波．てんかん性の放電を表している．
鋭波	1/12 秒以上	棘波と似た波形を示すが，持続時間が 1/12 秒（80 msec）以上のもの．意義は棘波と同じ．
棘徐波複合	3 Hz	棘波に引き続いて徐波が出現したもの．3 Hz の周期で繰り返される棘徐波複合は，欠神発作などでみられる．
多棘波		棘波が多発性に現れたもの．
多棘徐波複合		多棘波に続いて徐波が現れたもの．ミオクローヌス発作などでみられる．

One More Navi
国際 10-20 法：耳たぶの A1 と A2 を基準電極として，各電極と基準電極の間の電位差を測定する．
番号は優位半球の左からはじまる．

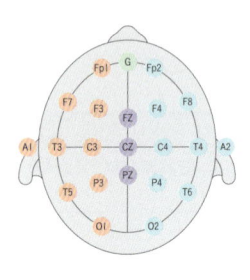

通常，脳波の記録は国際 10-20 法にしたがって電極を配置し，その電極から得られた電位を増幅して記録用紙に記録していきます．

▶正常脳波

成人の覚醒時正常脳波には，後頭部優位の律動的なα波（8～13 Hz）が基礎波としてみられます．また，前頭部および側頭部にごくわずかなθ波（4～7 Hz）が混在することもあります．

一方，小児では生後すぐにはδ波がみられ，成長とともにθ波とα波が加わります．3 歳を過ぎるとθ波が基礎波となり，その後，徐々にその周波数が増していって 4～8 歳頃から成人と同様にα波が基礎波となります．

▶異常脳波

正常脳波の域を逸脱して現れる脳波を異常脳波と呼びます．異常脳波は突発性異常と非突発性異常に分類されます．

●突発性異常

棘波や鋭波を基本形とした異常脳波が突発的に現れることを指し，てんかんなどのけいれん性疾患での異常放電を反映したものと考えられます．

●非突発性異常

脳波異常が持続的であるものを指し，正常脳波にδ波やθ波が混入したり，脳波全体がδ波，θ波で形成されてしまうなど，脳波の徐波化がみられることがあります．脳波の徐波化は脳の機能低下を意味しています．

C-07 針筋電図

筋膜の活動電位を記録したものを筋電図（electromyography；EMG）といいます．筋電図には針筋電図（針を刺す）と誘発筋電図（電気刺激で活動電位を誘発する）があり，後者には神経伝導速度検査や反復刺激試験があります．針筋電図では針電極を調べたい筋肉の筋腹に刺入して記録をとり，波形，振幅，持続時間，発射頻度といったパラメータを読みます．

Fig. 針筋電図のパラメーター

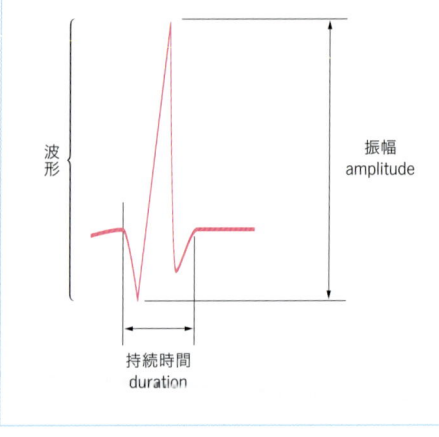

波形／振幅 amplitude／持続時間 duration

脳幹や脊髄前角にある運動神経線維は，複数（数個～1,000 個以上）の筋線維を支配しており，この運動神経線維に活動電位が生じると，支配する筋線維全体が興奮して筋活動がおこります．この 1 つの運動神経線維とそれが支配するすべての筋線維の総称を運動単位（motor unit）と呼びます．

活動電位運動単位のうち，神経線維もしくは筋線維に異常をきたしている場合，筋電図で特徴的な波形が現れます．

▶神経性病変の場合

正常では安静時に活動電位が発生しないため，波形は平坦になります．しかし，運動単位の神経線維が絶たれた場合，筋肉の興奮性が高まり，安静時に線維自発

One More Navi
針刺入時の波形：筋電図の針を筋肉に刺入したとき，その刺激によって一過性に活動電位が生じ，波形となって現れる．しかし，正常の場合，持続時間は 100～300 msec 程度で，すぐに平坦な波形となる．
一方，筋強直性ジストロフィー（▶M-21）などの疾患では，針の刺入時にミオトニー放電と呼ばれる持続性で高頻度の放電がみられ，放電は数 10 秒も持続することがある．

電位や陽性鋭波と呼ばれる異常波がみられるようになります．

その後，隣接する健全な神経線維による再支配がおこると，運動単位あたりの筋線維数が増大し，すべての筋線維が放電するのに時間がかかるようになるため，筋電図の振幅は増大し（高振幅電位），持続時間も延長します．

▶筋原性病変の場合

運動単位に属する筋線維の数が減少するため，筋電図の振幅は小さく（低振幅電位），持続時間は短縮します．

One More Navi
潜神経原性では除神経のために感受性が増大（受容体の増加）して巨大棘波になる．

One More Navi
筋原性病変では干渉波パターンのため基線がみえない．

C-08 末梢神経伝導検査

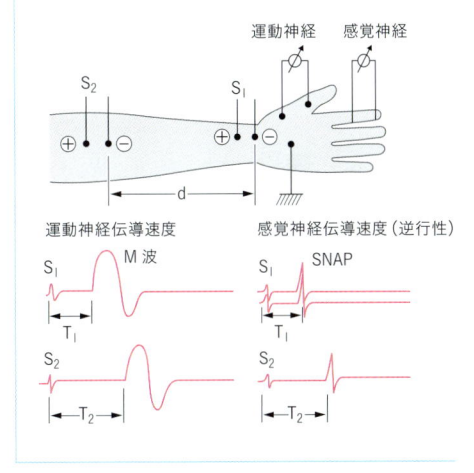

末梢神経伝導検査は末梢神経障害の有無を調べるために行われ，運動神経伝導速度（MCV）検査と感覚神経伝導速度（SCV）検査があります．

▶運動神経伝導検査

末梢神経を遠位側（S₁）と近位側（S₂）の2点で電気刺激し，その神経が支配する筋の筋電図（誘発筋電図）に表れるM波と呼ばれる波形を得て，2点間の距離を潜時の差で割って神経伝導速度を求めます．

One More Navi
潜時：刺激から活動電位が検出されるまでにかかる時間．

One More Navi
MCVの正常値：
正中神経：48〜60 m/sec
尺骨神経：50〜68 m/sec
総腓骨神経：43〜60 m/sec
後脛骨神経：41〜58 m/sec

SCVの正常値：
正中神経
　（前腕）：55〜74 m/sec
　（手）：45〜68 m/sec
尺骨神経
　（前腕）：54〜74 m/sec
　（手）：46〜60 m/sec
腓腹神経：40〜49 m/sec
※ただし，正常値は施設間によって微妙な違いがある．

Fig. 末梢神経伝導検査

Assist Navi 神経原性病変と筋原性病変

	神経原性病変	筋原性病変
筋萎縮の部位	遠位筋優位 例外：脊髄性進行性筋萎縮症	近位筋優位 例外：筋緊張性ジストロフィー，遠位型ミオパチー
CK（クレアチン・キナーゼ）値	正常〜軽度上昇	上昇（筋から漏れ出る） 例外：顔面肩甲上腕型ジストロフィー，筋緊張性ジストロフィー
線維束攣縮	有	無
感覚障害	出現することもある	無
針筋電図	運動単位の状態／針筋電図の波形 再支配 高振幅・持続時間延長	運動単位の状態／針筋電図の波形 筋疾患／筋線維変性 1,000μV／5 msec 低振幅・持続時間短縮
筋生検	神経筋単位（NMU）がまとまって侵される	個々の筋線維が散々に侵される

$$伝導速度 = \frac{距離}{S_2 の潜時 - S_1 の潜時} \text{ (m/sec)}$$

また，S_1，S_2をそれぞれ刺激した場合のM波の振幅や波形についても見ていきます．

正常の場合，S_1を刺激して得られるM波とS_2を刺激して得られるM波の波形や振幅はほぼ同じものになります．

一方，末梢神経に脱髄性病変がある場合，神経伝導速度は低下します．また，軸索障害がある場合，M波の振幅はS_1，S_2の両方で低下します．

One More Navi
軸索障害では伝導速度は不変だが，脱髄では伝導速度は低下する．

▶感覚神経伝導検査

運動神経伝導検査と同様の方法で逆行性の感覚神経活動電位（SNAP）を記録し，感覚神経の伝導速度を計算します．

C-09 反復神経刺激試験

運動神経伝導検査と同様に誘発筋電図を用い，末梢神経は低頻度から高頻度（2，3，5，10，20，30 Hz）で繰り返し刺激します．

主に神経筋接合部疾患が疑われるときに行われ，重症筋無力症（MG）は低頻度刺激で漸減（waning）現象と呼ばれる特徴的な筋電図を示し，Lambert-Eaton症候群では逆に高頻度刺激で漸増（waxing）現象と呼ばれる特徴的な筋電図を呈します．

C-10 脳脊髄液検査

▶レファレンス
・標準神経②：p.546-550
・標準脳外⑫：p.127-128

One More Navi
脳脊髄液の総量は成人で100～150 mL程度．一方，1日に産生される量は約500 mLであり，1日に3～4回入れ替わっている．

脳脊髄液の多くは脳室内の脈絡叢で血液から産生されます．産生された脳脊髄液は脳室，脳周囲の槽，脳と脊髄のくも膜下腔を灌流しており，循環しながら常に一定の割合で吸収されていきます．これにより脳脊髄液圧は一定に保たれます．

脳脊髄液は脳や脊髄を物理的な衝撃から守る機能や，神経細胞の浸透圧平衡を維持する働き，脳の代謝物の除去，免疫反応の場としての機能などを有しています．脳や脊髄に障害が発生すると，その異常は多くの場合，髄液所見に反映されます．このため，髄液の異常所見はさまざまな神経疾患の診断や鑑別に非常に重要な意味をもっています．

Assist Navi 筋電図と末梢神経伝導検査による障害部位の鑑別

	運動ニューロン疾患（▶K-01～）	末梢神経疾患（▶J-01～）	筋疾患（▶M-01～）
病態	運動神経線維の通り道（皮質脊髄路，脊髄前角細胞，延髄運動核）が進行性に変性する疾患	末梢神経の神経線維，細胞体，髄鞘，軸索，または神経筋接合部が損傷または機能不全をおこす	感覚神経障害のない進行性の四肢筋力低下を呈する
代表疾患	筋萎縮性側索硬化症（ALS）	単ニューロパチー 多発性単ニューロパチー 多発ニューロパチー	進行性筋ジストロフィー 炎症性筋疾患
筋電図	神経原性の変化	神経原性の変化	筋原性の変化
末梢神経伝導検査	末期まで正常	伝導速度の低下	正常

C-11 腰椎穿刺の方法

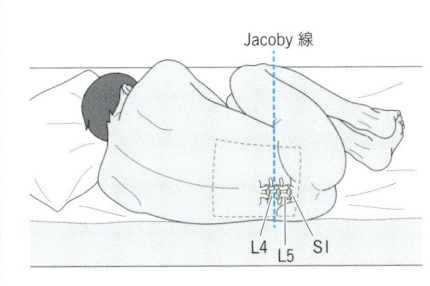

Fig. 腰椎穿刺

・患者を側臥位にし，棘突起を広げるために前屈させる

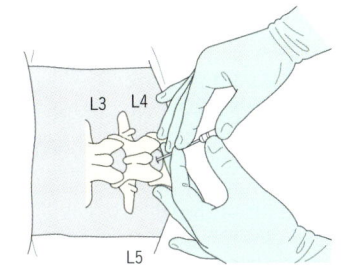

・第4〜5腰椎間もしくは3〜4腰椎間の棘突起の中間点に正確に針を刺入
・髄液を採取し，髄液圧，髄液の外観，髄液中の細胞数，蛋白，糖値を検査する

脳脊髄液の採取には，一般的に腰椎穿刺が行われます．

左右の腸骨稜を結ぶJacoby線はL4の棘突起の目安です（ただし，一椎体分ずれることもあります）．穿刺する部位は脊髄がないので第3腰椎〜第1仙椎までの椎間であれば，いずれの高さでも可能です．まず，中心となる第4と第5腰椎間（L4/5）で穿刺を試み，もし採取できなければ，上あるいは下に移動して再穿刺します．

刺入の際には，ある程度の抵抗を感じますが，硬膜を穿通するときに膜が破れるような感じがし，その後抵抗がなくなります．刺入する距離はおよそ4〜5cmですが，個人差が大きいため，4cmほど刺入した時点で内筒（スタイレット）を抜き，髄液が流出するかを確認します．

髄液流出を確認したら，抱え込んでいた膝をゆっくりと開放し，股関節と膝関節の屈曲をゆるくして，深呼吸を繰り返すように指示します．髄液圧に呼吸性の変動があるかどうかを確認すると，見かけの高髄液圧を判別できます．

One More Navi
針の刺入部から脳脊髄液が漏れるなどすると，一過性の頭痛や吐き気を呈することがある．なお，穿刺後安静にしないほうが頭痛が少ないという報告や，髄液採取が終わった後，外筒をただ引き抜くのではなく，内筒（スタイレット）を再度格納してから，抜去すると頭痛が少ないといった報告がある．

C-12 腰椎穿刺の禁忌

腰椎穿刺検査の禁忌としては，以下のようなものがあります．

● 頭蓋内圧の亢進

頭蓋内に脳腫瘍や脳出血などの占拠性病変があり，頭蓋内圧が亢進している場合，経テントヘルニアや小脳ヘルニアなどの脳ヘルニアを引きおこす危険性があるため，腰椎穿刺は禁忌です．

腰椎穿刺を行う際には，事前に眼底検査でうっ血乳頭などの頭蓋内圧亢進所見が見られないかについても確認し，場合によっては頭部CTやMRIで頭蓋内圧亢進の原因となる病態の有無を確認する必要があります．

● 穿刺部の感染

穿刺部位に感染症がある場合は腰痛穿刺を行ってはいけません．たとえ，抗菌薬を投与したとしても禁忌です．

● 出血傾向が強い

出血傾向が強いケースでは，腰椎穿刺がきっかけで血腫ができ，それが脊髄麻痺を引きおこす可能性があります．出血傾向が強い患者への腰椎穿刺も禁忌です．

● 穿刺部の易出血性病変

穿刺部位に脊髄血管奇形などの易出血性病変が存在する場合，穿刺によって動脈

性の大出血を招く危険性があるため，腰椎穿刺を行ってはいけません．

C-13 髄液の所見

▶肉眼所見

正常な髄液は水様の無色透明な液体です．また，髄液中には浮遊物や混濁を認めません．髄液中に見られる混濁や着色は異常所見と考えます．

●混濁

髄液中の細胞数が増加している場合，髄液は混濁します．細胞数 200/mm³ 以上になると，液中に浮遊物を認める日光微塵が見られるようになり，500/mm³ 以上では髄液が白濁します．

▶血性髄液

髄液中が赤く染まっている場合には，くも膜下出血 ▶D-11 などが疑われます．ただし，穿刺手技によっても血性髄液の所見を呈することがあり，この場合，病的意味はなく，一過性で，髄液を分割採取すると次第に色調が薄くなります．

●キサントクロミー

髄液が黄色調を呈するものです．くも膜下出血後の陳旧性出血で見られるほか，重症の黄疸や，髄液蛋白濃度が 150 mg/dL 以上のとき，高カロチン血症などでもキサントクロミーとなります．

▶髄液圧

髄液圧の正常値は 75〜170 mmH₂O です．200 mmH₂O 以上である場合や 40 mmH₂O を下回る場合は，髄液圧の異常と考えます．髄液圧は体動や咳，筋緊張などでも変動してしまうため，必ず患者を安静側臥位にして測定します．

●髄液圧の上昇

脳脊髄液の産生過多や吸収の低下，灌流障害（脳室とくも膜下腔の通過障害）のほか，髄膜の炎症，脳腫瘍，脳浮腫などが疑われます．

●髄液圧の低下

脱水や，外傷による髄液の流出などの低髄液圧症候群が疑われます．

▶髄液蛋白

腰椎穿刺で採取した髄液中の正常蛋白量は，成人で 15〜45 mg/dL です．蛋白量の低下に病的な意味は薄く，蛋白量が増加している場合に以下のような疾患を疑います．

Tab. 髄液蛋白の増加をきたす疾患

髄膜炎	細菌性髄膜炎，ウイルス性髄膜炎，結核性髄膜炎，真菌性髄膜炎
脳・脊髄の炎症	ウイルス性脳炎，脳脊髄炎，神経梅毒，脳膿瘍，サルコイドーシス
末梢神経障害（⇒蛋白細胞解離）	Guillain-Barré症候群，慢性炎症性脱髄性多発根神経炎（CIDP）
その他	脳出血，多発性硬化症（IgG 上昇：オリゴクローナル・バンド），脳脊髄腫瘍，くも膜下腔閉塞

▶髄液糖

脳脊髄液の糖（髄液糖）は血糖に由来し，正常であれば血糖値の 1/2〜2/3 となります．腰椎穿刺によって採取した髄液糖の正常値は 45〜90 mg/dL です．髄液糖の著明な低下（20 mg/dL 以下）は急性の細菌性髄膜炎が疑われ，中等

One More Navi

腰椎穿刺による髄液の正常値
肉眼所見：水様無色透明
細胞数：5/mm³ 以下
髄液圧：75〜170 mmH₂O（側臥位）
髄液蛋白：15〜45 mg/dL
髄液糖：45〜90 mg/dL（同時採血の血糖値の 1/2〜2/3）

One More Navi

結核性髄膜炎ではフィブリンが析出することがある．

度の低下（40 mg/dL 以下），結核性や真菌性，癌性の髄膜炎が疑われます．

関連項目

▶Queckenstedt 試験

　頭蓋内の静脈とくも膜下腔，それに脊柱管内のくも膜下腔が正常に交通しているかどうかをみる試験が Queckenstedt 試験です．両側の頸静脈を静脈圧よりも強く圧迫すると，10 秒以内に圧が 100 mmH$_2$O 以上あがるのが正常ですが，交通障害がある場合，圧は上昇しません（Queckenstedt 試験陽性）．圧が高いときは禁忌です．

C-14 病理検査

　病理検査では，主に筋生検と神経生検が行われます．必要性が高ければ中枢神経系でも生検が行われることがありますが，侵襲が加わったときの影響が大きいため，適応は病変部位や病変の性質によって限定されています．

　以下では，筋生検と末梢神経生検について，それぞれ述べていきます．

C-15 筋生検

Tab. 筋生検の病理所見

所見	特徴	筋横断面の組織所見
正常筋	・直径が 60～80 μm 程度 ・多角形の筋線維がモザイク状に並ぶ ・筋線維の大小不同がない ・核は扁平形で筋線維の周辺にある	
筋原性変化	・筋線維に大小不同がみられる ・筋線維が全体的に丸みを帯びる ・筋線維の核がしばしば中央に移動し，細胞質が硝子様変性もしくは空胞変性をきたす	
神経原性変化	・神経に支配されなくなった筋細胞がまとまって萎縮（グループ萎縮） ・中心部の均質な筋線維変性とその周囲の淡明帯からなる標的線維の出現	

『標準病理学　第 4 版』[2]より

　筋生検は筋肉に病変を有する場合に行われますが，侵襲性があるため適応は組織学的診断が必要なものに限られます．

　病変部から筋線維を採取し，筋線維の所見から，その変化が筋原性のものか，神経原性のものかを鑑別します．

C-16 末梢神経生検

One More Navi
生検は筋電図で異常を検出できない小径線維のニューロパチー（運動神経障害を伴わず，灼熱感や不快な異常感覚，触覚性錯覚，自律神経症状）の診断で選択される．

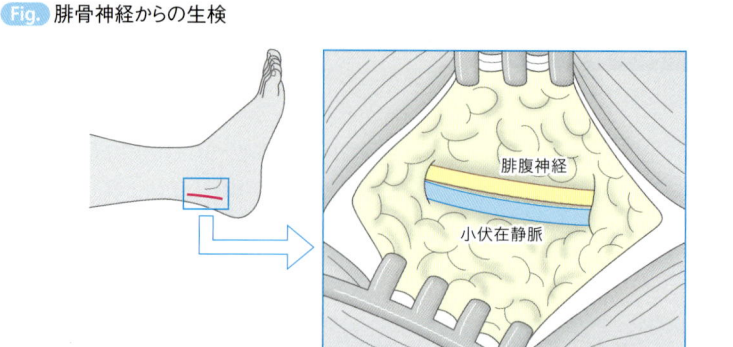

Fig. 腓骨神経からの生検

腓腹神経
小伏在静脈

　末梢神経障害が疑われる場合に行われます．筋生検と同様，侵襲性があるため適応は他の所見によって，原因疾患が同定できない場合に限られます．
　生検を行う部位は，腓腹神経が一般的です．腓腹神経が選ばれる理由は，①感覚神経と交感神経からなり，運動神経を傷つけて運動麻痺をおこすリスクを避けられること，②四肢の遠位部にあるため各種ニューロパチーで侵されやすいこと，③解剖学的破格が少ないこと，④感覚神経伝導検査との対比が可能なこと，などがあげられます．
　生検で採取した神経では，以下の点を確認します．

▶沈着物の有無
　アミロイドなどの異常な物質が沈着していないかを確認します．家族性アミロイドポリニューロパチーなどで末梢神経へのアミロイドの沈着がみられます．

▶軸索変性・髄鞘障害の鑑別
　軸索そのものが変性をおこしているのか，軸索を取り巻く髄鞘が脱髄をおこしているのかを検討します．

● **軸索変性**
　急性の軸索変性では，軸索の形態が壊れ，髄鞘（ミエリン）がマクロファージによって貪食されている様子が髄鞘球の形成によって確認できます．
　一方，慢性の軸索変性では有髄線維密度の減少がみられます．

● **髄鞘障害（脱髄）**
　急性の脱髄でもマクロファージによる髄鞘の貪食像が見られますが，髄鞘球とは異なり軸索は保たれています．また，髄鞘を有しない軸索（naked axon）が認められます．
　慢性の脱髄では髄鞘の菲薄化と再生の繰り返しのために末梢性神経肥厚〔タマネギ（onion bulb）形成〕がみられます．

D

脳血管障害

Preview

D-01	脳卒中
D-02	脳卒中の急性期管理と診察の手順

D-03	脳梗塞
D-04	脳梗塞の症状
D-05	脳梗塞の臨床分類
D-06	脳梗塞の治療

D-07	一過性脳虚血発作

D-08	脳出血
D-09	出血部位による症状の違い
D-10	脳出血の治療

D-11	くも膜下出血
D-12	くも膜下出血の病態
D-13	くも膜下出血の症状
D-14	くも膜下出血の治療と予防

D-15	脳動静脈奇形

D-16	Willis動脈輪閉塞症（モヤモヤ病）

D-17	高血圧脳症

Navi 1　脳内でおこる「虚血」と「出血」

脳卒中は，脳内での虚血や出血で引き起こされます．
症状は責任病巣によって実に多彩に出現しますが，いずれの場合も緊急かつ迅速な対応が求められ，最近では初期対応の重要性がいっそう強く指摘されています．

▶ D-01〜D-02 で脳卒中の概要を述べ，急性期の管理と診察の手順などを解説していきます．
▶ D-03〜D-14 で脳梗塞，一過性脳虚血発作，脳出血，くも膜下出血の病態や症状，治療法などをまとめていきます．

Navi 2　二次的に脳卒中の原因となる疾患・症状

脳卒中は血管奇形やWillis動脈輪閉塞症（モヤモヤ病）などの原因疾患から，二次的に発生することがあります．

D-01 脳卒中

▶レファレンス
・ハリソン④：p.2832
・標準脳外⑫：p.225

One More Navi

脳卒中はapoplexyともいい（apo-強意，plessein打つ：打ち倒す）臨床現場では「アポ」「アポった」と使われることがある．

脳卒中（stroke）は発症後数日以内には急激な症状が出現する突然発症の疾患で，責任病巣によりさまざまな症状を呈します．脳卒中は脳内の虚血か，もしくは出血によって引きおこされるため，脳の血管がつまって脳が虚血状態となる脳梗塞と，脳の血管が破れて出血する脳出血やくも膜下出血に分類することができます．

Fig. 脳卒中の分類

```
         脳卒中
       ／      ＼
    虚血        出血
  (血管がつまる) (血管が破れる)
    ↓         ↓      ↓
  脳梗塞    脳出血  くも膜下出血
```

脳梗塞は血管が閉塞する機序によって血栓性（その場で血栓ができる），塞栓性（血栓がよそから飛んでくる），血行力学性（血圧低下）の3種類に分けられます．また，臨床分類としてアテローム血栓性脳梗塞（太い動脈で梗塞がおこる），心原性脳塞栓，ラクナ梗塞（細動脈で梗塞がおこる），その他の脳梗塞（解離，凝固亢進）の4種類に分類されます．

一方，脳出血は出血部位の違いから，脳内出血（脳実質への出血），くも膜下出血，

D 脳血管障害

One More Navi
脳血管障害の分類（臨床病型）
無症候性
局所性脳障害
・一過性脳虚血発作（TIA）
・脳卒中
　①脳出血
　②くも膜下出血（SAH）
　③動静脈奇形からの頭蓋内出血
　④脳梗塞
血管性認知症
高血圧性脳症

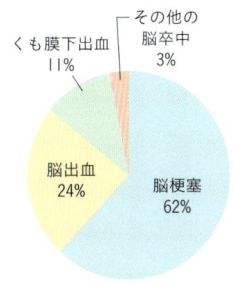

脳卒中死亡の内訳
くも膜下出血 11％
その他の脳卒中 3％
脳出血 24％
脳梗塞 62％

脳室内出血に分けられます．脳内出血はさらに一次性（基礎疾患がない出血）と二次性（先天性や後天性の脳疾患に伴う出血）に分けられます．一次性の原因としては，高血圧，大脳アミロイド血管症（脳血管へのアミロイド沈着），出血傾向（抗凝固薬・血栓溶解薬・抗血小板薬投与など），薬物乱用（コカインなど）があげられます．二次性の原因には，血管奇形，動脈瘤，腫瘍，出血性脳梗塞，脳静脈洞血栓症，Willis動脈輪閉塞症（モヤモヤ病），出血性脳震盪，血管炎などがあります．

Fig. 脳出血の部位
前頭葉 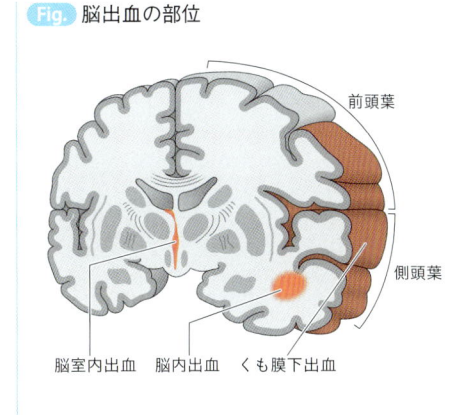
側頭葉
脳室内出血　脳内出血　くも膜下出血
▶D-16

▶リスクファクター

脳卒中のリスクファクターには，高血圧，心疾患，糖尿病，高脂血症，多血症・血液粘度上昇，抗リン脂質抗体症候群，飲酒・喫煙，肥満，経口避妊薬の使用，季節気候（寒冷地，冬）などがあげられます．

▶症状

脳卒中の症状は，先にも述べたとおり責任病巣によって多彩です．突然発症の片麻痺（顔面，四肢）と言語障害がよくみられます．他の症状として頭痛，意識障害，回転性めまい，感覚障害，歩行障害，けいれん，尿失禁，視力障害などが出現します．特に出血性病変では頭痛，嘔気・嘔吐，高血圧，急速な意識レベルの悪化が特徴です．

D-02 脳卒中の急性期管理と診察の手順

▶診察の手順

脳卒中患者が来院したらバイタルサインの確認，モニター装着，救急隊，家族からの病歴聴取，採血，静脈路確保，神経学的重症度の評価，胸部X線（解離性大動脈瘤，心房拡大による縦隔拡大），心電図，頭部CTあるいはMRIを行います．脳梗塞発症3時間以内なら血栓溶解療法の適応になるので，問診で重要なのは発症の時間です．目覚めた時すでに発症していたなら症状のなかった時点の発症（多くは就寝時）と考えます．すみやかな治療のために，診察，検査を来院後45分以内で終える必要があります．

One More Navi
治療により回復する可能性のある灌流低下の機能障害・未梗塞の不完全虚血領域〔虚血ペナンブラ（境界領域）；ischemic penumbra〕はMRIの灌流強調画像で異常を示す．虚血ペナンブラが存在しなければ血栓溶解療法の適用はない．

One More Navi
脳卒中では，虚血中心部の神経細胞は壊死するが，その周辺領域は周囲からの側副血行によって，比較的長時間生存する．血流減少の程度が均一ではなく，不完全な虚血状態である場合には，神経細胞は機能が停止していても，血流が再開すればもとの機能を回復する．

▶一般身体所見・神経学的診断

顔面麻痺，上肢麻痺，発声障害があれば脳卒中が疑われます．ほかには視力喪失，複視，感覚麻痺，筋力低下，めまいもみられます．次に，臨床症状から頸動脈領域か脊椎動脈領域の病変かを判断します．

脳梗塞より脳出血を疑わせる所見としては，頭痛，吐き気，嘔吐，高血圧，神経症状や意識レベルの急速な悪化などがあげられます．

Fig. 診察の手順

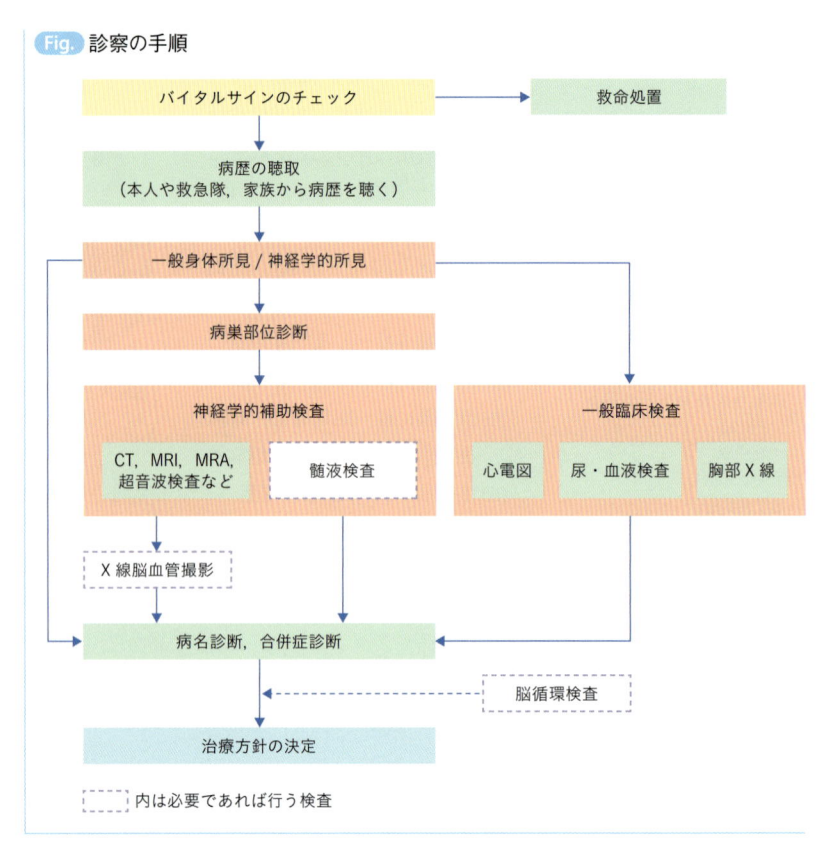

```
バイタルサインのチェック ──→ 救命処置
         ↓
    病歴の聴取
（本人や救急隊，家族から病歴を聴く）
         ↓
  一般身体所見／神経学的所見
         ↓
      病巣部位診断
         ↓
 ┌─────────────────┬─────────────────┐
   神経学的補助検査      一般臨床検査
 ┌──────────┐ ┌────────┐  ┌────┐┌──────┐┌──────┐
 │CT, MRI, MRA│ │髄液検査 │  │心電図││尿・血液検査││胸部X線│
 │超音波検査など│ └────────┘  └────┘└──────┘└──────┘
 └──────────┘
         ↓
    X線脳血管撮影
         ↓
   病名診断，合併症診断 ←──── 脳循環検査
         ↓
    治療方針の決定

   ［ ］内は必要であれば行う検査
```

▶ **病巣部位診断**

　意識，脳神経，運動神経，感覚神経，歩行，姿勢，髄膜刺激症状，自律神経，協調運動，深部腱反射（特に病的反射）から，次の表のような解剖学的診断をします．

	症状	病変部位
麻痺	顔面に麻痺が存在しない頸部以下の片麻痺	脊髄レベルの血管障害
	片麻痺と対側に顔面麻痺（**交代性麻痺**）	脳幹障害
	片麻痺と同側に顔面麻痺	皮質下レベルか皮質レベルの障害
	脳神経Ⅰ～Ⅳの麻痺	中脳の病変
	脳神経Ⅴ～Ⅷの麻痺	橋の病変
	脳神経Ⅸ～Ⅻ麻痺	延髄の病変
共同偏視	病側を向く	テント上病変（大脳半球・中脳病変）
	健側を向く	テント下病変（小脳や橋病変）
皮質症状	失語	優位半球（左半球）の皮質の障害
	高次機能障害，失認，失行，半側空間無視	劣位半球（右半球）の皮質の障害
	意識障害	両側大脳皮質障害
	皮質症状または感覚障害が存在しない	ラクナ梗塞（皮質下レベル）
	皮質症状や感覚麻痺を伴わない運動麻痺，運動麻痺を伴わない感覚麻痺の存在	ラクナ梗塞
障害血管	皮質レベルの障害，下肢の障害が強く現れる	前大脳動脈領域の障害
	顔面や上肢の障害が強く現れる	中大脳動脈領域の障害
	同名半盲や幻視	後大脳動脈領域の障害

▶ **画像検査**

　画像検査では，まず<u>単純脳CT検査</u>で出血性病変を診断します．出血があれば，その部位は白く写し出されます．また，脳梗塞でも発症から6時間までの超急性期

Fig. 脳梗塞のCT像

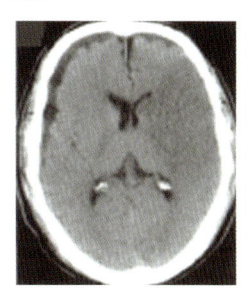

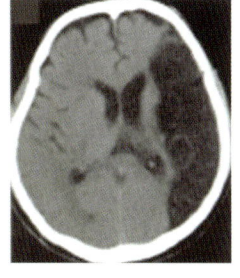

超急性期の症例 (左)
発症後6時間以内に撮影されたCTでは、皮質-髄質境界の不明瞭化などのearly signが見られる. (左半球)
発症後24時間以上経過した症例 (右)
梗塞による低吸収域を認める. (左半球)
(国試102-114より)

One More Navi
脳梗塞 CT像の early sign
・レンズ核陰影の不明瞭化
・皮質-髄質境界の不明瞭化
・脳溝の不明瞭化
・軽微な低吸収巣
・閉塞動脈に一致した高吸収域

にearly signがみられることもありますが、CT検査で脳梗塞の病変部が黒く写る (低吸収域) ようになるのは発作がおきてから24時間以降であり、脳に出血が認められない場合は脳梗塞の可能性を考えて、MRIを行います.

MRIのT2強調画像では、発症6時間以降であれば脳梗塞は高信号域で、さらに拡散強調画像では、新鮮な病巣のみが高信号域となるため、発症後1〜6時間以内で脳虚血を検出でき、新しい梗塞と陳旧性梗塞を区別することもできます.

D-03 脳梗塞

▶レファレンス
・ハリソン④：p.2834-2841
・標準神経②：p.234-241

D-04 脳梗塞の症状

Fig. 大脳動脈の分布域

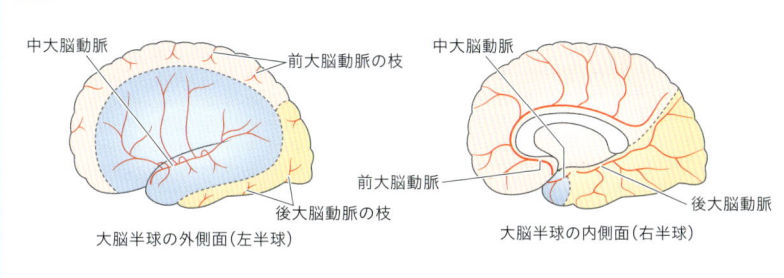

中大脳動脈　前大脳動脈の枝　中大脳動脈
前大脳動脈
後大脳動脈の枝　後大脳動脈
大脳半球の外側面(左半球)　大脳半球の内側面(右半球)

One More Navi
同名半盲

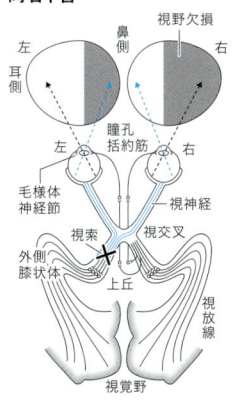

視野欠損
鼻側
左　右
耳側
瞳孔括約筋
毛様体神経節　視神経
視索　視交叉
外側膝状体　上丘
視放線
視覚野

視覚の伝導路の視交叉より中枢が侵されると生じる視野異常で、注視点を境界として両眼の視野の同側が欠損する.

脳梗塞は「虚血性脳卒中」とも呼ばれます. 高血圧、高脂血症、糖尿病などの生活習慣病、心疾患、喫煙、多量飲酒が原因になります.

脳梗塞で引きおこされる症状は梗塞がおこる部位 (動脈) と関係しています.

● **中大脳動脈の梗塞**

脳梗塞のなかでも最も頻度が高く、全体の60〜70%を占めます. 中大脳動脈梗塞では、反対側の片麻痺 (特に上肢) や感覚麻痺 (同じ側の顔、手足)、視力障害などがおこります. また、左半球の中大脳動脈がつまると、片麻痺だけでなく、失語も現れます.

● **前大脳動脈の梗塞**

全体の5%を占め、症状としては反対側の片麻痺 (特に下肢)、下肢の感覚障害、尿失禁、知能低下などが現れます.

● **後大脳動脈の梗塞**

主な症状として、視野は両眼の左右の同じ側が見えなくなります (同名半盲).

● **小脳の動脈・椎骨動脈の梗塞**

めまいやふらつき、嘔吐などの症状が発生します. 手足のしびれや、ものを食べ

る時のむせなどもあります．
- ●脳底動脈の閉塞

感覚障害やめまいの後，急速に進行する意識障害がみられことが多く，この血管の閉塞は重篤で生命にかかわることがあります．

D-05 脳梗塞の臨床分類

さて，先にも述べたとおり，脳梗塞には以下のような臨床分類があります．

▶ラクナ梗塞

15 mm 以下の大きさの脳梗塞（ラクナは lake 湖）で，高血圧との関連が強く，皮質下あるいは脳幹病変にできやすいです．穿通枝遠位部に血管壊死，穿通動脈の近位部あるいは基幹動脈から穿通動脈の入り口部では微小アテロームがみられます．運動性片麻痺，感覚麻痺，歩行異常，構音障害，知能低下，感情障害などがみられ意識は保たれます．

治療 抗血小板療法のほかに，頸動脈，椎骨脳底動脈に狭窄病変（内腔 70％以上狭窄）が認められ，5 年以上の余命がある場合には外科的治療の頸動脈内膜剥離術，ステント留置術が考慮されます．

▶脳血栓

脳動脈のアテローム硬化症による血栓症で，その多くに前駆症状として一過性脳虚血発作（TIA）がおこります．睡眠中，安静時におこりやすく，症状が階段状に進行します．側副血行路が発達する余裕があるので症状は軽い傾向があります．片麻痺が大脳や脳幹の腹内側の病変でみられ，嘔吐・めまいが脳幹の背外側や小脳の病変でみられます．

▶脳塞栓

心臓内や頸部動脈，大動脈弓の血栓が剥離して太めの脳血管を突然閉塞するので発症は最も急速で，側副血行路が発達していないので重篤な症状を生じます．

D-06 脳梗塞の治療

▶一般的管理

意識障害のある患者では気道確保と補助呼吸が勧められます．発熱があると予後が悪いのでアセトアミノフェンで解熱させます．発症後 24 時間の高血糖は予後が悪いので，血糖は 140 mg/dL 以下にコントロールします．入院 1 日目は心電図で心房細動や致死的不整脈をモニターします．

▶血圧のコントロール

血圧のコントロールはやりすぎると虚血部の循環を悪化させてしまう危険がある一方で，高血圧を放置すると梗塞後出血や脳浮腫を悪化させる可能性もあります．血圧は 220/120 mmHg 以上でなければ，発症後 24 時間以内に血圧が低下することが多いので経過観察します．これより高い血圧では 1 日に 15％ずつ低下させます．血栓溶解療法の適応があればラベタロール塩酸塩やニカルジピン塩酸塩で血圧を 185/110 mmHg 以下に下げる必要があります．血栓溶解療法後は 180/105 mmHg 以下にコントロールして脳出血を回避します．

One More Navi
病巣が小さい場合，大脳皮質に達しないので感覚障害だけや運動障害だけを呈することがよくある．

One More Navi
心原性の脳塞栓を引きおこす塞栓源としては，以下が考えられる．
高リスク：人工弁，感染性心内膜炎，心房細動を伴う僧帽弁狭窄症，心房細動，洞不全症候群，左房粘液腫，左房または左室血栓，心筋梗塞（発症 4 週以内），拡張型心筋症
中等度リスク：生体弁，非細菌性心内膜炎，僧帽弁逸脱，僧帽弁輪石灰化，心房細動を伴わない僧帽弁狭窄症，卵円孔開存，心房粗動，心筋梗塞（4 週〜6 か月），うっ血性心不全

One More Navi
潜因性脳卒中（cryptogenic stroke）は脳梗塞で塞栓の原因が不明のものを指す．卵円孔開存や発作性心房細動が疑われるが，再発は少ない．

One More Navi
内頸動脈の狭窄は白人に多いのに対して，脳内動脈の狭窄はアジア人や黒人に多く，高血圧の影響が考えられる．

▶その他の対症療法

広範な大脳や小脳の梗塞では脳浮腫と頭蓋内圧亢進がおきます．発症後 3〜5 日間は特に神経学的症状の悪化に気をつけます．抗てんかん薬の予防的投与は意識レベルの変化をわかりにくくするのですすめられません．小脳梗塞で急性水頭症になったら脳室ドレナージをしますが，3 cm 以上の小脳梗塞では切除術も考慮します．脳圧を下げるために高張グリセロールやマンニトール静脈内投与，過呼吸は推奨されますが，ステロイドは脳卒中では好ましくありません（血糖上昇，易感染，血管脆弱化）．

▶抗血栓療法

●血栓溶解療法

血管閉塞による脳の虚血状態が梗塞に至る前の段階で血栓を溶かして血管を再灌流する治療法です．本治療法には，組織プラスミノーゲンアクチベータ（rt-PA）の投与が経静脈的に行われ，現在では虚血性脳卒中全体の 3〜5% にこの治療が行われています．この治療によって，症状の改善効果は 1.5 倍となりますが，一方で頭蓋内出血のリスクが 10 倍増加するという危険性もあります．したがって，血栓溶解療法には，以下の適応基準のほか，施設基準や禁忌が厳密に定められています．

①発症時間が明らかであること
②発症後 3 時間以内に治療が開始できる脳梗塞（心原性脳梗塞，アテローム血栓性梗塞，ラクナ梗塞）であること
③頭部 CT 状で出血や梗塞の所見がないこと（early CT sign を認めない）
④症状の急速な改善がないこと
⑤軽症ではないこと

One More Navi
rt-PA の巣様については，日本脳卒中学会医療向上・社会保険委員会 rt-PA（アルテプラーゼ）静注療法指針部会が適正治療指針を公表している．

One More Navi
血栓溶解療法は 80 歳以上や重症例を除くと 4.5 時間後の投与も有効なことがある．一方，6.4% に脳出血を合併し，死亡率は 50% である．

Assist Navi 🧭 脳血栓と脳塞栓

	脳血栓		脳塞栓
	ラクナ梗塞	アテローム血栓性梗塞	
発症機序	細い血管／厚くなった血管壁	太い血管／アテローム／血栓（血小板が主体）／破れ込んだアテローム	赤血球とフィブリン（凝固蛋白）／太い血管
好発年代	壮年・高年	壮年・高年	若年〜高年
発症様式	緩徐性〜突発性	階段状・進行性	突発性
意識障害	伴わないことが多い	伴う（軽度が多い）	伴う（程度はさまざま）
皮質症状	ないことが多い	少ない	多い
好発部位 画像の特徴	放線冠, 大脳基底核部, 視床, 橋 径＜15 mm の梗塞	前大脳動脈・中大脳動脈の境界領域	比較的太い血管を閉塞 出血性梗塞
リスクファクター	高血圧	高血圧, 糖尿病, 高脂血症, 喫煙	心疾患, 不整脈
発症時	安静時・睡眠時が多い		日中活動時
機序	血栓性, 塞栓性, 血行力学性		塞栓性
再発予防薬	抗血小板薬		ヘパリン, ワルファリン

> **One More Navi**
>
> **血小板の凝集**：血流が速い血管で乱流がおきると，その部位で血小板の凝集がおこり血栓が形成される．抗血小板療法はこの血小板の凝集防止を目的にしている．

> **One More Navi**
>
> **フィブリン血栓**：凝固系の活性化に伴って生じるフィブリンを主体とした血栓．静脈系や高度に狭窄した動脈など，血流の遅い血管系で発生する．

> **One More Navi**
>
> 発症後8時間までなら血管内カテーテルによる血栓除去術が有効なこともある．

●抗血小板療法

脳血管の閉塞や狭窄に引き続いておこる二次的な血栓形成を防止するために行うのが抗血小板療法です．アテローム血栓性脳梗塞やラクナ梗塞で血小板の凝集による血栓が発生するため，これらに対して抗血小板療法が行われます．

なお，脳梗塞発症から48時間以内にアスピリンを投与する早期アスピリン治療は，発症後14日以内の再発を有意に低下させることが大規模臨床試験で示されており，推奨されています．ただし，血栓溶解療法後は出血の危険があるので1日待ってからアスピリンを投与します．

●抗凝固療法

フィブリン血栓の形成を防ぎ，脳虚血の進行と脳梗塞巣の拡大を防止するために行われるのが抗凝固療法です．

以前から抗凝固療法としてヘパリンが進行性脳血栓に対して用いられてきたほか，心原性脳梗塞でも原疾患である心臓での血栓形成を予防し，再発を防止する目的で使用されてきました．しかし，現時点で急性期の脳梗塞に対するヘパリン投与の有効性と安全性に関する科学的根拠は明確ではありません．

心原性脳梗塞に対する慢性期の治療では，抗凝固薬としてワルファリンが第一選択薬となります．

一方，非心原性脳梗塞（特にアテローム血栓性脳梗塞）に対しては，発症後48時間以内の病変最大径が1.5 cmを超える場合について選択的トロンビン薬（アルガトロバン）の投与が有効とされます．

国試出題症例
[国試100-F49]

● 66歳の男性．起床後，洗顔中に突然右半身の脱力をきたし，転倒したため救急車で搬入された．65歳の定年まで元気に仕事をしていた．意識はJCS I－1．脈拍84/分，整．血圧154/90 mmHg．頸部血管雑音はなく，胸腹部に異常を認めない．神経学的所見では左への共同偏視，右片麻痺および失語を認める．発症1.5時間後に撮影した頭部単純CTを下に示す．

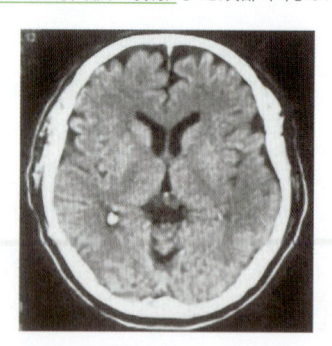

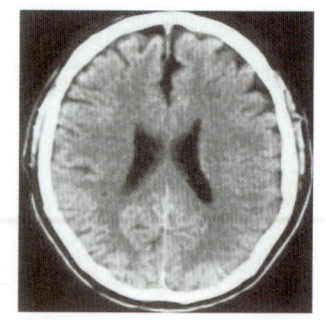

⇒ CTでは脳出血やくも膜下出血はなく，脳塞栓症が疑われる．

D-07 一過性脳虚血発作

▶レファレンス
・ハリソン④：p.2841-2844
・標準神経②：p.241

Tab. 症状による閉塞動脈の推定

分類	内頸動脈系	椎骨脳底動脈系
運動障害	対側性（顔面,四肢）	顔面同側,四肢対側
感覚障害	対側性（顔面,四肢）	顔面同側,四肢対側
視力障害	同側黒内障 同名半盲	中心回避型視野欠損 同名半盲
小脳症状	（−）	運動失調,動揺歩行
脳神経症状	稀	構音障害,嚥下障害,複視,めまい
回転性眩暈	（−）	（＋）
失語	優位半球病巣で（＋）	（−）
発作回数	少ない 発作ごとの症状は不変	多い 発作ごとに症状は変動
脳梗塞	おこしやすい	おこしにくい

病態 脳，脊髄，網膜への血液供給が一時的に遮断されるためにおこる局所的な神経学的機能障害で，MRIでも脳梗塞が認められない，24時間以内にもとにもどる病気を一過性脳虚血発作（transient cerebral ischemic attack；TIA）といい，多くは数分以内にその症状が完全に消失します．

TIAは脳梗塞の前兆で，1時間以上障害が続く場合には脳梗塞の可能性が高く，20%のTIA患者は90日以内に脳梗塞をおこします．TIA発作後2日以内にその半分近くがおきるので，初めてのTIA発作では発作後48時間は入院して発作の再発・脳梗塞進展の観察や，再発予防の治療を始めます．特に何度も繰り返す発作や，脳梗塞が疑われる1時間以上続く発作，心房細動合併例，高血圧，糖尿病では脳梗塞に進展しやすいので入院が勧められます．TIA発作から2日以上たっている患者でも1週間後には外来で診察します．

症状・診断 運動障害（体半身に力が入らない，食事中にハシを落とす），感覚障害（右手のしびれなど体の半身がしびれ，感覚が鈍くなる），視覚障害（物が二重に見える，片側が見えない），言語障害（舌がもつれる，言葉が出ない），バランス感覚の障害（ふらつく，めまいがする）などの症状がみられますが，意識障害やけいれんは稀です．症状によって閉塞した血管（内頸動脈系か椎骨脳底動脈系）が推定できますが，特に内頸動脈系は脳梗塞になりやすいのでエコーで内頸動脈系の血栓ができやすいアテローマ（粥状動脈硬化）病変を確認します．45歳以下の患者では心房中隔を介する右左シャントによる血栓のこともあるので食道エコーや心エコーの検査も重要です．

治療 アテローム血栓性が原因と考えられる場合は抗血小板薬，心房細動など心原性と考えられる場合は抗凝固薬（ワルファリン）で予防します．

One More Navi
脳梗塞に進展しやすいリスクとしてABCD2スコア（Age：60歳以上1点，BP：高血圧1点，Clinical：臨床症状・片麻痺2点，構音障害1点，Duration：持続時間60分以上2点，10分以上1点，DM；糖尿病1点）がある．2日以内に脳卒中をおこすリスクはスコアの合計点が4点で4%，5点で8%（3点以下だと1%）．

D-08 脳出血

▶レファレンス
・ハリソン④：p.2851-2856
・標準神経②：p.243-250
・標準脳外⑫：p.246-249

脳出血やくも膜下出血は出血性脳卒中（hemorrhagic stroke）と呼ばれ，脳に出血がおきることで発症します．CT検査では出血部位が白く写る（高吸収域）ため，診断は比較的容易です．脳出血は脳卒中の20%を占め，近年は血圧のコントロールで減少傾向にあります．

脳出血は突然の麻痺などの局所神経症状が出現し，症状が急速に進行するとい

One More Navi
高齢者の脳アミロイド血管症（アミロイドアンギオパチー）による脳出血では，血管壁が弱くなっており，必ずしも血圧の上昇が認められるわけではない．反復性の皮質下脳出血や脳血管性認知症をおこす．

う特徴が脳梗塞よりもはっきりしています．脳梗塞と比較し，局所神経症状に加え，頭痛，嘔吐（脳圧亢進による）が目立ちます．血圧は一部の例外を除いては上昇していることが多く，高血圧性脳出血が大半を占めます．また，活動中に出血がおこりやすい傾向があります（入浴中や食事中）．脳出血の75％は大脳半球におきます．

国試出題症例 [国試105-C24]

- 73歳の男性．突然の意識消失のために搬入された．60歳時から毎年健康診断で高血圧を指摘されていたが，医療機関を受診していなかった．意識レベルはJCS Ⅲ-300．脈拍64/分，整．血圧210/130 mmHg．除脳硬直，左方向への共同偏視および左瞳孔散大がみられた．
  ⇒高血圧と共同偏視の所見から脳出血が疑われる．除脳硬直は橋出血や脳ヘルニアを疑う．なお，拡張期血圧が110 mmHg以上でも脳出血を疑う．

D-09 出血部位による症状の違い

Fig. 出血の部位

出血部位	頻度
被殻	50〜60%
視床	15〜25%
皮質下	10%
小脳	5〜10%
橋	5〜10%

One More Navi
まず造影剤なしのCTで出血を確認する．脳出血でも出血性梗塞や腫瘍によることがあるので，後でMRIが必要なこともある．

脳出血では，出血の部位によりそれぞれ特徴的な症状が現れます．

▶ **被殻（外側型）出血**

出血と反対側の顔面と手足の麻痺（片麻痺）と感覚障害がおきます．被殻のみの出血では麻痺はなく，ほとんどの場合被殻より少し外側にある内包へ出血するので運動麻痺と感覚障害がでます．大きい出血では，顔と両眼が出血した側へ向く共同偏視がおきます．右利きの人（左利きの人も70%）は左の脳出血がおこると，言語障害（失語）がおきます．ときにけいれんがあります．

▶ **視床（内側型）出血**

対側の片麻痺，特に感覚障害が強く出ます．慢性期になって麻痺側の手足が非常に痛くなる視床痛がおき，鎮痛薬が効きません．視床出血では出血側の縮瞳や両眼

One More Navi
ラクナ梗塞をおこす血管は動脈瘤が破れて脳出血になることが多く，リスクファクターは共通する．

が下に向いて動かない共同偏視がおきます．左側の視床出血では失語もあります．

▶皮質下出血

頭痛で発症し，片麻痺がおきます．若年者では脳動静脈奇形（AVM）やコカイン中毒による出血，高齢者ではアミロイド血管症を考えます．

▶橋出血

重症例が多く出血の最初から意識障害（昏睡），呼吸障害，四肢麻痺，除脳硬直がおこります．眼も固定し（正中固定），縮瞳もおきます（pin point pupil）．意識障害で瞳孔が 5 mm 以上に開き，対光反射がない場合は危篤状態です．

症状が軽いケースでは，CT や MRI で小さな橋出血が見つかることもあります．

▶小脳出血

突発する後頭部痛，嘔吐，回転性めまいがおこり，麻痺はありませんが立ち上がるとふらふらして歩けません．最初のうちは意識もありますが，徐々に意識障害がおこり，呼吸状態が悪くなってきます．呼吸障害がひどくならないうちに手術することが必要です．顔面神経麻痺は同側の末梢性（前頭部も麻痺）麻痺です．病巣と反対をにらむ共同偏視がおきます．

Assist Navi　脳出血の出血部位と症状

出血部位		被殻出血	視床出血	橋出血	小脳出血
CT像					
片麻痺		＋（主に運動系障害）	＋	四肢麻痺	－
瞳孔	大きさ	正常	縮小（しばしば左右不同）	高度縮小（pin point）	縮小（しばしば左右不同）
	反応	＋	－	＋	＋
顔面神経麻痺		反対側・中枢性	反対側・中枢性	同側・末梢性	同側・末梢性・軽度
感覚障害		＋	＋（主に知覚障害）		
共同偏位	有無	しばしば＋	ときに＋	－	しばしば＋
	方向	病巣側	下方または鼻尖	正中位固定	健側
Ocular bobbing*		－	－	＋	＋
歩行		可能	可能	不能	麻痺ないが失調で不能
嘔吐		ときに＋	ときに＋	しばしば＋	重篤・反復性
けいれん		ときに＋	－	－	－
発症時意識障害		－	－〜＋	＋	－（しばらく経つと＋）

＊Ocular bobbing：眼球が素早く下方に動き，ゆっくり戻る現象．橋の障害を示唆する．Bob：上下に揺れる（お辞儀）

『標準脳神経外科　第12版』[3]より改変

国試出題症例
[国試104-H28]

- 69歳の男性．家族と夕食中に，突然，頭痛と気分不良を訴え，症状が出てから2時間後に家族に伴われて来院した．5年前から降圧薬を服用していた．意識はやや混濁しており，嘔吐を繰り返している．明らかな四肢麻痺は認められない．頭部単純CTを右に示す．
⇒ CT所見から小脳出血が疑われる．この後，急速な意識障害がおきる可能性がある．

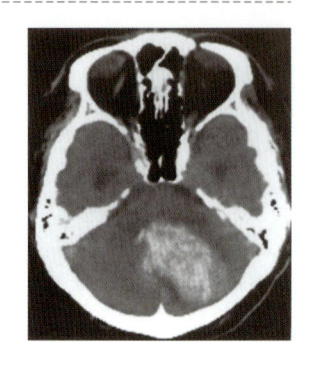

D-10 脳出血の治療

脳出血は発症1～6時間で出血が止まります．したがって，6時間以上経っても意識障害がなく症状が軽い例では手術はせずにそのまま様子をみます．血圧が異常に高いとか，凝固異常があると出血が続き血腫の増大を認めることがあります．出血源からの血腫の増大を防ぐのが治療の最大の目的です．収縮期血圧200以上の場合，あるいは収縮期血圧が180以上かつ頭蓋内圧上昇の所見がある場合には160/90 mmHgを目標に血圧を下げます．具体的には，ラベタロール塩酸塩やジルチアゼム塩酸塩をゆっくり静注します．

脳圧上昇には頭を高くしたり，鎮痛薬，鎮静薬，高張食塩水，グリセロール，D-マンニトール，脳室ドレナージ，筋弛緩薬，過換気などを行って，脳圧を70 mmH$_2$O以下にします（正常は150 mmH$_2$O以下）．また，血糖140 mg/dL以上は予後が悪いので血糖もコントロールします．

脳出血は7～15％にけいれん発作を合併しますが，抗てんかん薬は予防的には投与しません．神経症状が進行し脳幹圧迫や水頭症所見のある3 cm以上の小脳出血は血腫除去術をすぐに行います．また，脳表から1 cm以内に位置する皮質下出血の場合も若年者ではAVMの可能性もあるので脳神経外科にコンサルトします．

予後不良因子には血糖上昇，ワルファリンの使用，意識レベル低下，体温上昇があります．

One More Navi
脳血管障害急性期で推奨される降圧薬は，ラベタロール塩酸塩，ニカルジピン塩酸塩，ジルチアゼム塩酸塩，ニトログリセリンやニトロプルシドの微量点滴静注など．

One More Navi
脳表面の30 mL以上の血腫も外科的除去を考慮する．

D-11 くも膜下出血

▶レファレンス
- ハリソン④：p.1959-1962
- 標準神経②：p.250-253
- 標準脳外⑫：p.227-233

One More Navi
脳動脈瘤の好発部位は，内頸動脈38％，前大脳動脈36％，中大脳動脈21％，椎骨・脳底動脈5.5％で，前交通動脈，内頸動脈と後交通動脈の分岐部，中大脳動脈の第一分枝の動脈瘤の破綻が多い．

D-12 くも膜下出血の病態

くも膜下出血（subarachnoidal hemorrhage：SAH）は脳卒中の0.5％を占め，脳動脈瘤の破裂でおきます．動脈瘤はコラーゲンの少ない血管分枝部にできやすく，脳底部のWillis動脈輪やその分枝に好発します．また，動脈瘤が大きいほど破裂のリスクは高まります．

SAHのリスクファクターは，高血圧，喫煙，アルコール多飲，SAHの家族歴です．また，多発性囊胞腎の10％に脳動脈瘤が合併します．

D-13 くも膜下出血の症状

SAHは突然の激しい頭痛で発症します．また，患者の10～40％に発作の数日

One More Navi

他の脳出血よりくも膜下出血の死亡率が高いのは入院する前に死亡する例が多いからである．

Fig. くも膜下出血の頭部単純CT

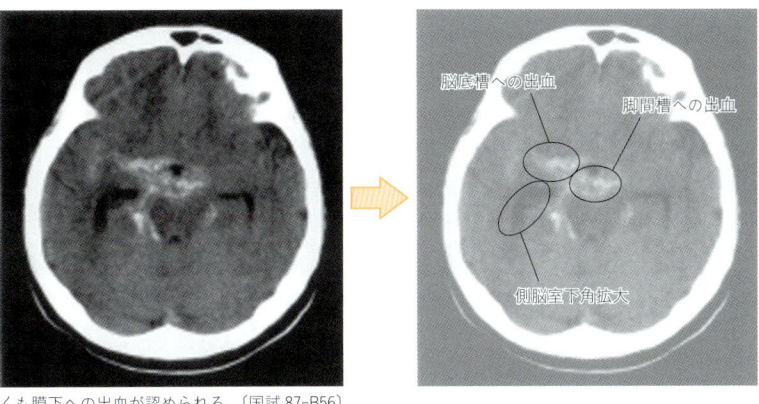

脳底槽への出血
脚間槽への出血
側脳室下角拡大

くも膜下への出血が認められる．〔国試87-B56〕

One More Navi

HuntとKosnikの重症度分類

Grade	症状
0	非破裂動脈瘤
1	無症状，または軽度の頭痛と項部硬直
1a	急性の髄膜刺激症状はないが神経脱落症状が固定
2	中等度以上の頭痛，項部硬直はあるが脳神経麻痺以外の神経脱落症状はない
3	傾眠，錯乱，または軽度の神経脱落症状
4	昏迷，中等度の片麻痺，除脳硬直のはじまり，自律神経障害
5	深昏睡，除脳硬直，瀕死状態

One More Navi

Hunt-Hessスケールともいい，5度では60%が死亡する．

から数週前に警告頭痛（少量のくも膜下出血が原因）がみられます．来院時には頭痛，吐き気，嘔吐のほか，60%の患者が意識障害（多くは一過性）を呈し2時間以上は予後不良です．項部強直がみられ，15%には眼内出血もみられます（まぶしい差明）．さらに，脳神経圧迫，脳実質への出血，血管攣縮によって局所神経症状がみられることもあります．高血圧，低酸素血症，心電図異常も認めます．片頭痛と誤診されることもあり，的確な診断と治療をしないと，24時間以内に15%，1か月以内に40%の再出血をおこします．

Fig. 脳血管造影（くも膜下出血）

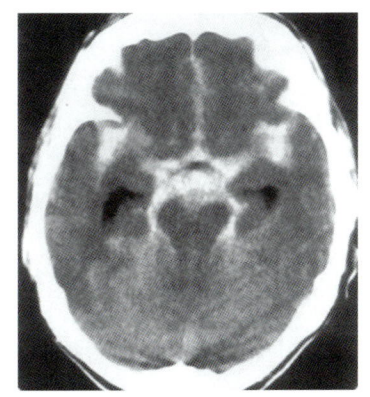

くも膜下腔に出血を認める．
〔国試100-H18〕

診断には単純CTが有効で，発症1日で95%に出血が確認されます．しかし，日を追うにつれて出血は不明確になります．また，5%の患者ではCTが正常で，腰椎穿刺による脳脊髄液検査の結果，血性髄液やキサントクロミー（黄褐色調）などの所見からSAHと診断されることもあります．

D-14 くも膜下出血の治療と予防

Fig. 脳動脈瘤の手術

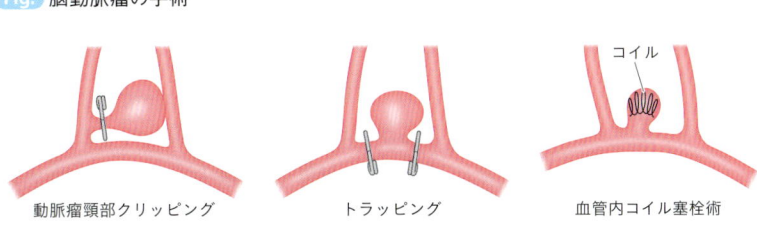

動脈瘤頸部クリッピング　　トラッピング　　血管内コイル塞栓術（コイル）

治療 SAHには再出血，脳血管攣縮，水頭症の3つの神経学的合併症があります．発症24時間以内に15%の患者に再出血がみられ，急速に状態が悪化します．再

One More Navi
ニモジピン（nimodipine）は，特異的な脳血管拡張活性をもつ Ca チャネル拮抗薬で5日後におきはじめる脳血管攣縮の予防に使用される．

出血を防ぐには脳動脈瘤を MRI や血管造影（多発性脳動脈瘤が 20％ にみられるので 4 本の脳血管をすべて造影する）で同定し，血管内コイル塞栓術（脳動脈瘤の中に金属コイルなどをいれて脳動脈瘤を内側から詰める）や開頭手術による脳動脈瘤頸部のクリッピングを行います．

1 週間前後でおこる脳血管攣縮には予防が大切で，ファスジル塩酸塩（Rho キナーゼを阻害して血管拡張），オザグレル（トロンボキサン合成酵素阻害薬），カルシウム拮抗薬，補液（ドーパミン，アルブミン，デキストラン）などを使用します．

急性水頭症では頭蓋内圧亢進のために，意識状態がよかったのに数時間で徐々に悪化します（発症 3 日以内）．慢性期水頭症は症状として認知症，尿失禁，歩行障害など（正常脳圧水頭症）があり，シャント手術（髄液を脳の外へ流す手術）を行います．

予防 脳動脈瘤は破裂する前に発見されることもあります．後交通動脈瘤が大きくなり（2.5 cm 以上）動眼神経を圧迫した時に片方の瞼が開かなくなり，両眼で物を見ると二重に見える（複視）動眼神経麻痺になることがあります．これは破裂の前触れと考えられ，入院して手術を行います．また動脈瘤が視神経を圧迫すると視野が欠けたり，視力が落ちたりすることもあります．

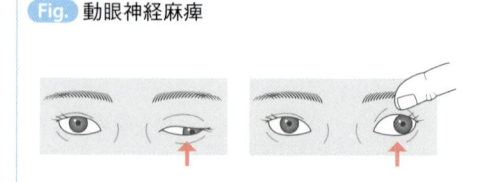

Fig. 動眼神経麻痺

動眼神経麻痺では，眼瞼が開かなくなったり，瞳孔が散大したりするなどの症状が現れる

未破裂脳動脈瘤は 40 歳以上の中高年の 5％ 以上に存在し，70 歳以上では 10％ を超えます．また，家族の 2 親等以内にくも膜下出血の人がいた場合は 10％ 以上の保有率になります．7 mm 以下の直径では年間 0.05％ 程度の破裂率ですが，24 mm 以上になると 8～10％ になります．破裂しやすいのは，脳底動脈瘤，前交通動脈瘤です．

破裂してくも膜下出血になると 30％ が死亡します．ただし，手術による合併症が 5～10％ あり，数％ は重篤です．

国試出題症例
[国試100-D41]

- 58 歳の男性．激しい頭痛と嘔気とを主訴に来院した．
現病歴：最近多忙で睡眠不足が続いていた．仕事中にこれまで経験したことがない激しい頭痛がおき，嘔気も伴った．横になって安静にしていたが，6 時間後でも頭痛は軽快していない．
既往歴：40 歳時から健診を受け，毎年高血圧を指摘されているが，治療はしていない．
現症：顔貌は苦悶状で，頭をおさえて「痛い，痛い」と言い，時に嘔気も訴えている．体温 36.9℃．脈拍 92/分，整．血圧 182/102 mmHg．頸部の前屈で強い抵抗を認める．心雑音はなく，呼吸音にも異常を認めない．腹部はほぼ平坦で，肝・肺を触知せず，圧痛を認めない．下肢に浮腫を認めない．四肢に明らかな麻痺はない．深部腱反射は正常で，病的反射は認めない．
検査所見：尿所見：蛋白（－），糖（－）．血液所見：赤血球 420 万，Hb 13.0 g/dL，Ht 36％，白血球 6,800，血小板 21 万．CRP 0.2 mg/dL．
⇒頭痛・髄膜刺激症状からくも膜下出血が疑われる．

D-15 脳動静脈奇形

▶レファレンス
・ハリソン④：p.2856
・標準神経②：p.253
・標準脳外⑫：p.238-241

One More Navi
脳動静脈奇形では，動脈血が毛細血管を経ずにそのまま流出静脈に注ぐ短絡が生じていることが多い（周辺脳組織との栄養・酸素交換は行われない）．この異常血管のかたまりをナイダスと呼ぶ．流出静脈は動脈血が流れ込むため，赤色静脈（red vein）となる．

One More Navi
短絡部位の頻度は，横静脈洞＞S状静脈洞＞海綿静脈洞の順．
海綿静脈部硬膜動静脈瘻では，拍動性眼球突出，結膜充血・浮腫，拍動性耳鳴，眼球運動障害による複視，頭痛，ごく稀に脳幹のうっ血による脳幹症状を合併することがある．

脳動静脈奇形（arteriovenous malformation：AVM）は100万人に12.4人の割合で発症し，硬膜に発生する異常な動静脈短絡を病態とする疾患です．頭蓋内動静脈奇形（頭蓋内動静脈短絡疾患）の10～15%を占めます．多くは硬膜を栄養する動脈が流入血管となりますが，稀に脳軟膜動脈が関与する場合もあります．静脈性高血圧から，うっ血症状，静脈性出血，周囲の正常脳組織の血流が減少するsteal現象（盗血現象）などをおこします．過半数が出血で発症しています．一度出血した脳動静脈奇形は再出血が多いので外科的治療を考慮したほうがよく，外科的摘出術，脳血管内治療，定位放射線療法（γナイフ）などの方法があります．

Fig. 脳動静脈奇形にみられる異常血管

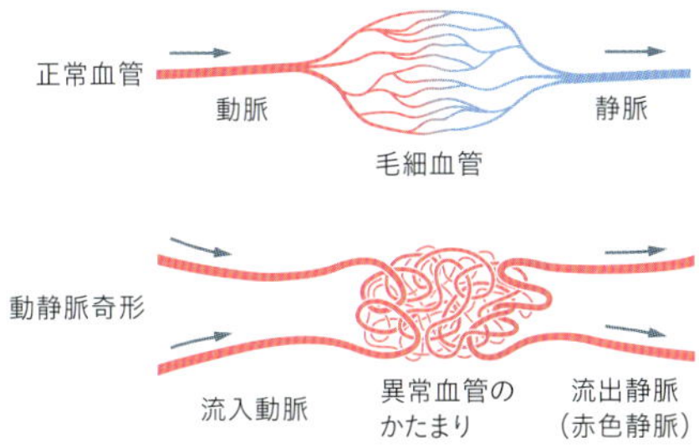

正常血管
動脈　毛細血管　静脈

動静脈奇形
流入動脈　異常血管のかたまり　流出静脈（赤色静脈）

Fig. 脳動静脈奇形の画像所見

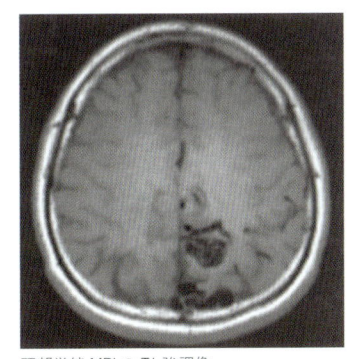

頭部単純MRIのT1強調像　　左頚動脈造影写真側面像
〔国試103-D38より〕

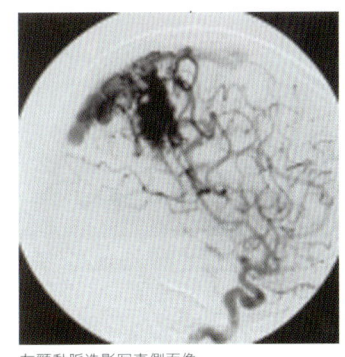

関連項目

▶**Sturge-Weber症候群**
三叉神経領域の単純性血管腫（通常片側性であるが，稀に両側性）と眼症状（脈絡膜血管腫による緑内障，牛眼），脳神経異常（軟脳膜の血管腫とそれによる脳皮質石灰沈着と脳萎縮からてんかん，片麻痺，精神発達遅滞）を伴う．

D-16 Willis動脈輪閉塞症（モヤモヤ病）

▶レファレンス
・標準神経②：p.254
・標準脳外⑫：p.259-263

病態 Willis動脈輪閉塞症（occlusion of circle of Willis）は内頚動脈が頭蓋内に入り最初に血管を分岐する直前で左右とも急速に狭窄ないしは閉塞する病気です．自己免疫や血管炎説が考えられ，女性に2倍多い疾患です．また，欧米人よりもアジア人に約10倍多く，10%に家族性のものもみられます．どの年齢でも見つかりますが，5～10歳と40歳前後にピークがあります．

脳血流を維持するために，動脈輪近傍の元来は細い毛細血管が多数拡張し，側副血行路を形成するため，血管撮影検査で毛細血管が煙のようにモヤモヤと見えま

Fig. Willis動脈輪閉塞症（モヤモヤ病）

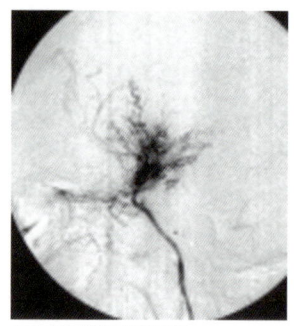

左頸動脈造影写真側面像
〔国試99-G43 より〕

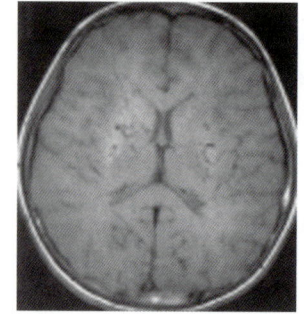

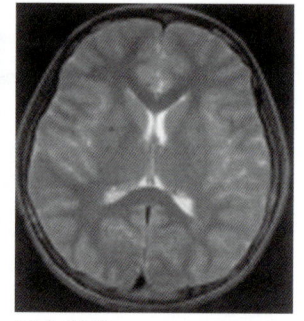

MRI T₁強調像

MRI T₂強調像
〔国試101-G43 より〕

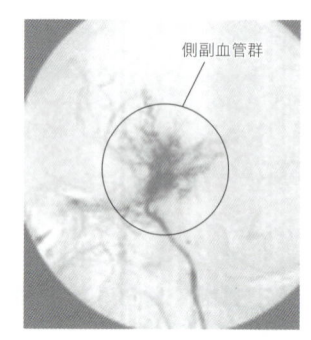

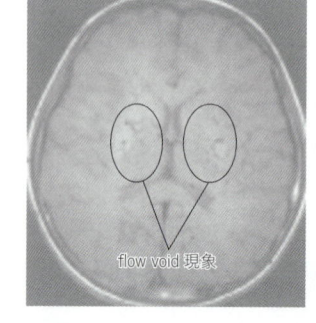

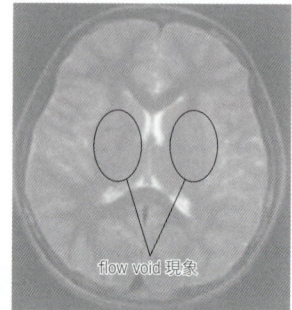

側副血管群

flow void 現象

flow void 現象

One More Navi

flow void 現象：MRIにおいて、血液などの流体の信号が無信号として描出される現象．乱流などで流れが不規則な場合にも同様の無信号領域も伴うことがある．モヤモヤ病では基底核部分に血流が側副血管のために豊富で黒く描出される．

す．この所見から モヤモヤ病 とも呼ばれます．また，CTやMRIでは大脳皮質や皮質下に多発性の梗塞所見を認めることが多く，そのほか，さまざまな程度の脳萎縮所見やCT上での点状高吸収域， MRI上での多数の flow void 現象 などが特徴的所見です．

主に脳虚血型と，出血型の2種類であり，稀にてんかん型，不随意運動型もあります．脳虚血型には吹奏楽器を吹く，啼泣などの過呼吸運動による CO_2 低下によって脳血管が収縮して，手足の脱力，言語障害，意識障害などがおき，数分で治まる一過性脳虚血発作の場合と，症状が残る脳梗塞とがあります．また出血は小児では稀で，成人になると半数近くにおきます．出血型の症状は一般に重篤で死亡例の半数は脳出血です．

治療 成人では進行しにくいですが， 小児では病状が進行することが多く，脳 が発達段階で脳の血流が足りないときには脳血管バイパス術が行われます．

国試出題症例
[国試105-A30]

● 5歳の男児．1時間前から数分間持続する全身の強直性間代性けいれんを3回繰り返したため搬入された．1年前から熱いものを食べたり激しく泣いたりしたときに右片麻痺あるいは左片麻痺を認めていた．片麻痺発作は10分程度で改善したが，このような発作は1か月に1回あったという．神経学的所見で両側の上下肢の軽度筋力低下，腱反射亢進およびBabinski徴候を認める． 頭部単純MRIのT1強調像を左に示す．

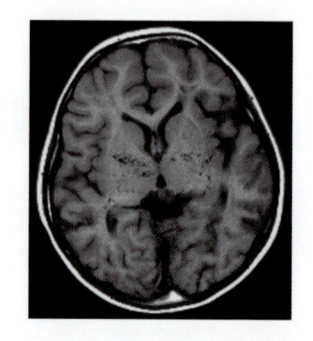

⇒臨床所見とMRI像から Willis動脈輪閉塞症 が疑われる．

D-17 高血圧脳症

▶レファレンス
・標準神経②：p.256

急激，高度な高血圧のために脳に浮腫がおき，一過性の頭痛，吐き気，嘔吐，視力障害，意識障害，けいれんなどをおこします．

後遺症を残さず回復するためにも，血圧のコントロールが必要です．また，高血圧脳症を引きおこしやすい基礎疾患の治療も必要です（褐色細胞腫，悪性高血圧症，アルドステロン症，糸球体腎炎，妊娠高血圧症候群など）．

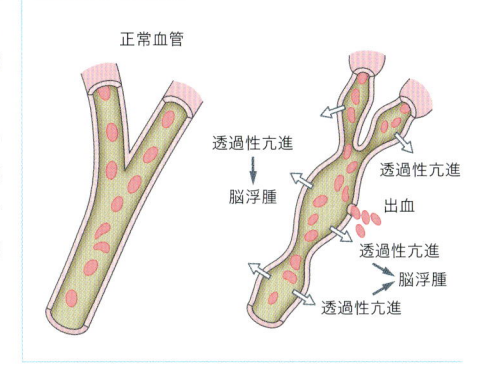

Fig. 高血圧脳症

正常血管

透過性亢進
→ 脳浮腫
透過性亢進
出血
透過性亢進
→ 脳浮腫
透過性亢進

One More Navi
脳卒中に似た症状を呈する静脈洞血栓症も鑑別が必要．50％にうっ血乳頭を認め，脳神経Ⅲ～Ⅴ（時にⅥ）障害や眼球腫大，眼週辺の浮腫が特徴．

D 脳血管障害

D-17

E

認知症

Preview

E-01	認知症
E-02	認知症の分類
E-03	軽度認知障害
E-04	Alzheimer病
E-05	Alzheimer病の病理
E-06	Alzheimer病の発症リスク
E-07	Alzheimer病の臨床経過
E-08	Alzheimer病の診断
E-09	Alzheimer病の治療
E-10	脳血管性認知症
E-11	前頭側頭型認知症（Pick病）
E-12	Lewy小体型認知症
E-13	特発性正常圧水頭症
E-14	Wernicke-Korsakoff症候群

Navi 1 正常に発達した知能が低下した状態

記憶障害のほか，獲得してきた知的機能が低下し，日常生活に支障をきたす状態を認知症と呼びます．

Navi 2 神経原線維の変性とアミロイドの沈着

Alzheimer病は認知症患者の多くを占める進行性の神経変性疾患です．

▶ E-05 ～ E-09 で病理，発症リスク，臨床経過，診断，治療など，Alzheimer病の基本的知識を整理していきます．

Navi 3 認知症を呈するさまざまな疾患

認知症は変性疾患によって生じるもののほか，脳血管障害が原因でおこるものや腫瘍や感染症など，他の身体疾患に合併して引きおこされるものがあります．

E-01 認知症

▶レファレンス
・ハリソン④：p.2857-2861

One More Navi
末期の認知症は6か月死亡率が25％で，平均余命は1.3年と癌の末期に等しい．

One More Navi
記憶のメカニズム：記憶は次の3段階を踏んで行われる．
1. 記銘：新しいことを覚えこむ＝最初に覚える段階のことで，情報を脳に取り込む作業
2. 保持：覚えたことを保ち続ける＝取り込まれた情報を忘れないように記録する作業
3. 想起：覚えたことを思い出す＝再生と再認：覚えた情報を必要なときに取り出す作業

　正常に発達した知能（記憶，言語能力，空間認識，判断力，問題解決能力）が，日常生活に支障をきたす状態にまで低下した状態を認知症（dementia）といい，歩行障害を伴うこともあります．これに対して，先天的に脳の器質的障害があり運動の障害や知能発達面での障害などが現れる状態を知的障害（intellectual disability）といい，認知症とは区別します

　認知症の年齢階層別有病率では，65～69歳では1.5％，その後は5歳ごとに2倍のスピードで増加し，85歳以上では4人に1人が認知症となります．

▶症状の進行

　認知症の早期ではまず記憶障害がみられます．記憶には，いま経験したことを一時的に記憶するだけの短期記憶と，経験としていつでも記憶を想起できる長期記憶が存在します．このうち，認知症では短期記憶の障害が目立ち，自分の過去の記憶など長期記憶はしっかりと残っている傾向があります．

　次に，記憶をその内容で分けると，言語・数字・概念などの知識としての意味記憶，個人がもつ生活史における思い出としてのエピソード記憶，運動や技能などの身体が覚えている手続記憶に分類することができます．認知症ではこのうち，エピソード記憶の障害に始まり，その後，意味記憶が障害されます．一方，手続記憶は比較的維持されることが少なくありません．

One More Navi

実行機能：ものごとを論理的に考えたり，順序立てて考えたり，あるいは状況を把握して行動に移す思考・判断力のこと．

　認知症がある程度進んでくると，記憶障害のほかに，実行機能の障害，見当識障害などの知的機能の低下や失語，失行，失認などの高次脳機能の障害が現れてきます．このうち，見当識とは，時間，場所，自分自身や周囲の人など自分が置かれている状況を正しく認識する能力を指します．見当識が障害されると「いまが何時なのか」「ここは何処なのか」「自分は誰なのか」といったことがわからなくなります．認知症では，まず時間に関する見当識が障害され，次いで場所に関する見当識，進行してくると人物に関する見当識が障害されます．

▶原因

　認知症を引きおこす病気にはさまざまな種類がありますが，大きく分ければ，①神経細胞が変性，脱落しておこる認知症（変性性認知症），②脳血管障害が原因でおこる認知症（血管性認知症），③脳腫瘍，感染症，その他身体疾患が原因でおこる認知症（二次性認知症）の3つに分けることができます．

　認知症の原因疾患はいろいろありますが，最も重要な点は，それが可逆性か否かということです．問診から，突然の急速な発症，症状の変動，意識レベルの変動，傾眠・幻覚を伴う場合には可逆性の認知症である可能性があります．また，明らかな記憶障害がないのに無関心，見当識障害，傾眠が見られる場合も可逆性である可能性があります．身体所見では，歩行失調，反射亢進，震えなどを伴っている場合が可逆性の認知症を疑わせる所見です．

One More Navi

認知症が疑われた場合，20から番号を逆唱してもらったり，スクリーニングテストを行う．スクリーニングには，長谷川式簡易知能評価スケールやMMSE（mini-mental state examination）が用いられる．

Tab. 認知症の原因疾患

分類		認知症を引きおこす疾患
血管性	脳血管性認知症	多発性脳梗塞，ラクナ梗塞，Binswanger病，脳梗塞，脳出血，慢性硬膜下血腫
変性性	認知症を主症状とする疾患	Alzheimer病，前頭側頭型認知症（Pick病），Lewy小体病
	変性疾患に伴う認知症	Parkinson病，進行性核上性麻痺，Huntington舞踏病
二次性	低酸素	心停止後，一酸化炭素中毒
	感染症	単純ヘルペス脳炎，脳膿瘍，AIDS，進行性多巣性白質脳症，神経梅毒（進行麻痺），亜急性硬化性全脳炎（SSPE），Creutzfeldt-Jakob病
	水頭症	正常圧水頭症，中脳水道狭窄
	栄養・代謝障害	ビタミン欠乏（Wernicke脳症，ペラグラ，ビタミンB_{12}欠乏症），肝不全，腎不全，透析脳症，Wilson病，アルミニウム脳症
	内分泌疾患	甲状腺機能低下症，副甲状腺機能低下症，Addison病，Cushing症候群，反復性低血糖
	薬物	抗癌剤，向精神薬，睡眠薬，抗てんかん薬，抗コリン薬，アルコール
	その他	脳腫瘍，ミトコンドリア脳筋症，筋緊張性ジストロフィー

▶診断

　認知症の患者では，まずCTスキャンまたはMRIで器質的な異常がないかどうかをチェックします．MRIのほうが診断力に優れていますが，これらの検査は症状に変化がなければ繰り返し行う必要はありません．血液検査も重要で，ビタミンB_{12}・甲状腺ホルモンもチェックします．また，脳波も肝性昏睡や尿毒症でみられる三相波のように診断の有効な手段となることがあります．脳脊髄液の検査は，癌性髄膜炎による認知症の診断に有効です．脳血管造影や脳生検は血管炎を疑うときに考慮されますが，治療に反応しない場合に行うのが一般的です．

E-02 認知症の分類

▶認知症の分類

先にも述べたとおり，認知症の原因を大きく分類すると変性性認知症，血管性認知症，二次性認知症の3つに分けることができます．

▶皮質性と皮質下性の認知症

次に，変性性認知症については，患者の症状から種類を ⓟ皮質性と皮質下性に区別して理解しておくことが重要となります．

皮質下認知症は初期に歩行やバランスの障害，嚥下障害がおきやすく，錐体外症状が主で，思考や運動が遅くなります．一方，皮質性認知症は失語（会話ができない），失行（意図した行為ができない），失認（対象物がわからない）の3つが特徴的です．ただし，認知症が進むと，この区別は難しくなります．

▶E-04
皮質性認知症の代表疾患には，Alzheimer病，Lewy小体病，前頭側頭型認知症（ⓟPick病）をあげることができます．もう一方のⓟ皮質下性認知症にはHuntington舞踏病，進行性核上性麻痺，Parkinson病があげられます．

E-03 軽度認知障害

Fig. 軽度認知障害の程度と進行過程

縦軸：正常なレベル／グレーゾーン／認知症レベル
横軸：経過

加齢によるもの忘れ
軽度認知障害（MCI）
加齢関連認知低下（AACD）
認知症

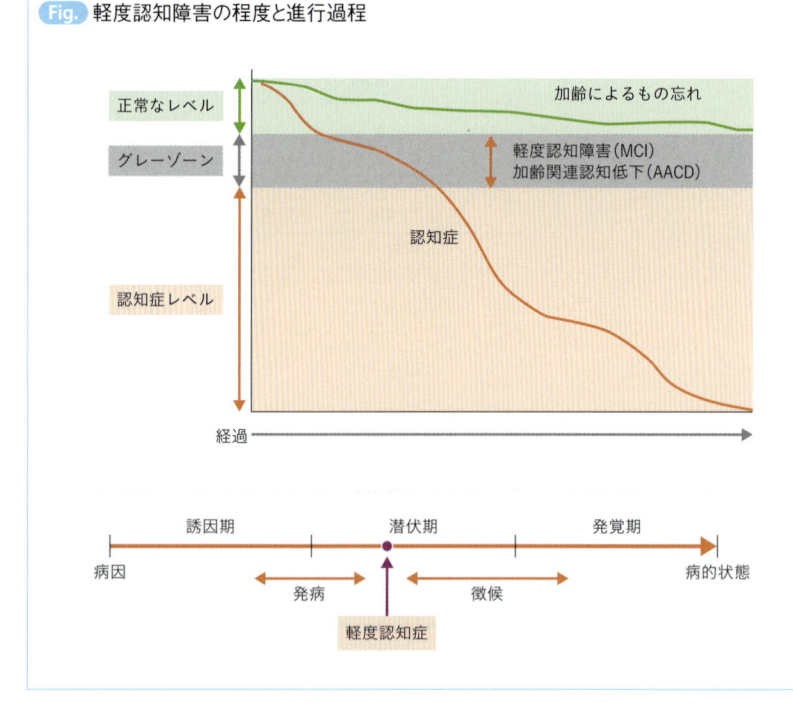

病因 — 誘因期 — 潜伏期 — 発覚期 — 病的状態
発病 — 軽度認知症 — 徴候

軽度認知障害（mild cognitive impairment：MCI）は，明らかな認知症ではないものの，何らかの認知機能の障害がみられる状態で，加齢による健忘と認知症とのグレーゾーンに位置するものです．

記憶低下がみられますが，他の認知機能障害は呈さず，またⓟ日常生活にも支障はきたしません．しかし，ⓟ軽度認知障害の10%が1年後に認知症に移行します．そして，5年後には半分近くが認知症になり，10年後にはほとんどがAlzheimer病を中心とする認知症になります．つまり，軽度認知障害の多くは表面的には軽症であっても進行性で，ⓟ将来的には認知症に移行する可能性のある前駆段階，認知症

One More Navi

失語：言語を操る能力が低下するため，うまくしゃべれなくなったり，相手の言っていることを理解できなくなったりする．

失行：目的に応じた動作を思い巡らすことができなくなるため，服が着られなくなるなど，それまで難なくできていた簡単な動作ができなくなる．

失認：見えている対象物を認識できなくなる状態．例えばリンゴを見ただけでは，それが何であるかわからない．しかし，触ったり匂いを嗅ぐと認識できる．

予備軍なのです．多くのケースでは，軽度認知障害を経て認知症になると考えられ，認知症の早期診断の観点からも軽度認知障害は注目を集めています．

軽度認知障害と診断された患者の80%は剖検でAlzheimer病の特徴があります．

E-04　Alzheimer 病

▶レファレンス
- ハリソン④：p.2861-2865
- 標準神経②：p.264-267

E-05　Alzheimer 病の病理

Fig. Alzheimer 病の病理的特徴

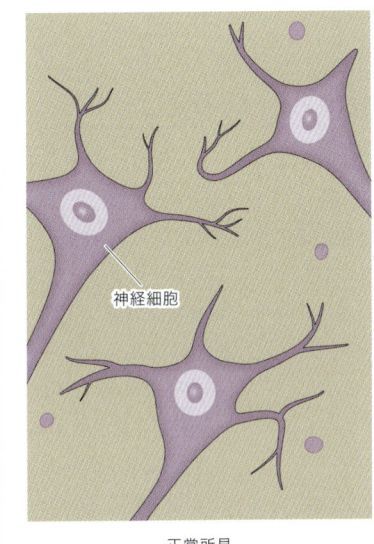

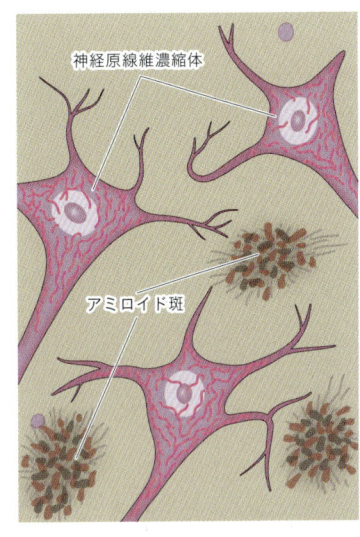

正常所見　　　　Alzheimer 病の所見

Alzheimer 病（Alzheimer disease：AD）では，神経細胞の変性・脱落とアセチルコリン神経系における機能低下がみられます．

病理的特徴として神経原線維変化と老人斑（アミロイド斑）の2つがあります．重症になればなるほどこれらの変化は増加します．神経原線維変化は内側側頭葉から始まり，ゆっくりと新皮質のほうへ拡大していきますが，一次性感覚運動ニューロンはおかされません．このため，運動，感覚障害は稀です．神経原線維変化と比べてアミロイドの沈着は症状の進行と相関しません．

老人斑は，正常脳に存在するβ蛋白がアミロイドと呼ばれる細い線維を形成して細胞の外に沈着したものです．それに引き続いておきる神経原線維変化は，正常脳に存在するタウ蛋白がリン酸化して螺旋状線維を形成して神経細胞内にたまったものです（コリン作動性ニューロンに強い）．これらの沈着物のために神経細胞が次々に死滅していきます．

しかし，認知症のない高齢者にもこれらの変化がみられることから，疾患の発症には神経細胞の量的，質的な異常（脱落）が関与していると考えられます．すなわち，Alzheimer病特有の病変が脳に認められるからといって，必ずしもすべてが発症に結びつくわけではなく，神経細胞の変性や脱落によって機能を喪失した脳の部位を，他の神経細胞が補う「代償機能」が働けば発症には至らないと考えられています．

アセチルコリン神経系の2つの経路のうち，Meynert核から大脳皮質に伸びる系は注意力や知的機能に，また，中隔から海馬に伸びる系は記憶や学習に深く関与し

ています．アセチルコリンの受容体には，ニコチン性受容体とムスカリン受容体の2つがあります．このうち，Alzheimer病などの変性性認知症では，ニコチン性受容体機能が障害され，神経細胞を生存・維持することができなくなり，認知機能の低下が引きおこされます．

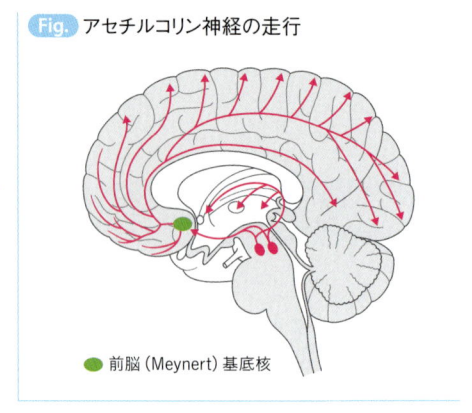

Fig. アセチルコリン神経の走行

● 前脳(Meynert)基底核

E-06 Alzheimer病の発症リスク

認知症の半分以上はAlzheimer病が原因で，高齢ほど多くなり，90歳まで頻度は増加します．60歳以上で5%，85歳以上で20〜50%の頻度です．一生のうちにAlzheimer病を発症するリスクは12〜17%です．

年齢に次いで重要なリスクファクターはアポリポ蛋白E4（apolipoprotein E4）です．第19染色体にあるアポリポ蛋白E（apolipoprotein E：APOE）の遺伝子には，3つの多型（E2，E3，E4）があります．このうち，E4型がAlzheimer病の発症リスクを高め，逆にE2型はリスクを抑えることが明らかになっています．それぞれの型の遺伝子は必ずどちらかの親から受け継がれるため，すべての人は2つの型のAPOEをもつことになります．このうちの1つがAPOE4の型である人は，Alzheimer病を発症するリスクが9%から29%に増加します．また，人口の2%に，受け継いだ型が2つともAPOE4である人が存在しますが，この場合は80〜90%がAlzheimer病になる危険性を有しています．しかし，現時点ではAlzheimer病の進行を著しく遅らせたり，発症を防ぐ治療法がないため，遺伝子診断は勧められません．

一方，60歳未満の早発性のAlzheimer病は稀に家族内で発病します（家族性Alzheimer病）．これには，プレセニリン1（presenilin 1：PS1），プレセニリン2（presenilin 2：PS2）という遺伝子が原因遺伝子として同定されています．

E-07 Alzheimer病の臨床経過

Alzheimer病はゆっくり進行して，平均6年で死に至ります．Alzheimer病の経過は初期，中期，末期の3期に分類されます．

初期では物の置き忘れやしまい忘れなど加齢によるもの忘れがやや亢進したような記憶障害から始まるため，発症が気づかれにくいのが特徴です．記憶障害と同時に，感情や意欲，性格などにも何らかの変化がみられるようになります．病識もなく，この時期では日常生活に支障をきたすことはありません．

中期になると，加齢によるもの忘れとは異なる病的な記憶障害が際立つようになり，日時や場所の見当識障害がおこるほか，認知機能が著しく低下します．失語，失行，失認なども生じ，日常生活に家族の介助が必要です．この時期になると，徘徊，幻覚・妄想あるいは不潔行為などが現れてきます．本人は異常であることを否定しますが，家族の監視が必要です．

末期になると認知機能は高度に障害され，理解・判断力はなくなり，会話もで

One More Navi

Alzheimer病で脳に沈着するβアミロイドは，プロテアーゼのβ-セクレターゼとγ-セクレターゼによって，その前駆体であるアミロイド前駆体蛋白質（APP）から切り出される．プレセニリンはこのγ-セクレターゼの活性本体である．

Fig. Alzheimer病の臨床経過

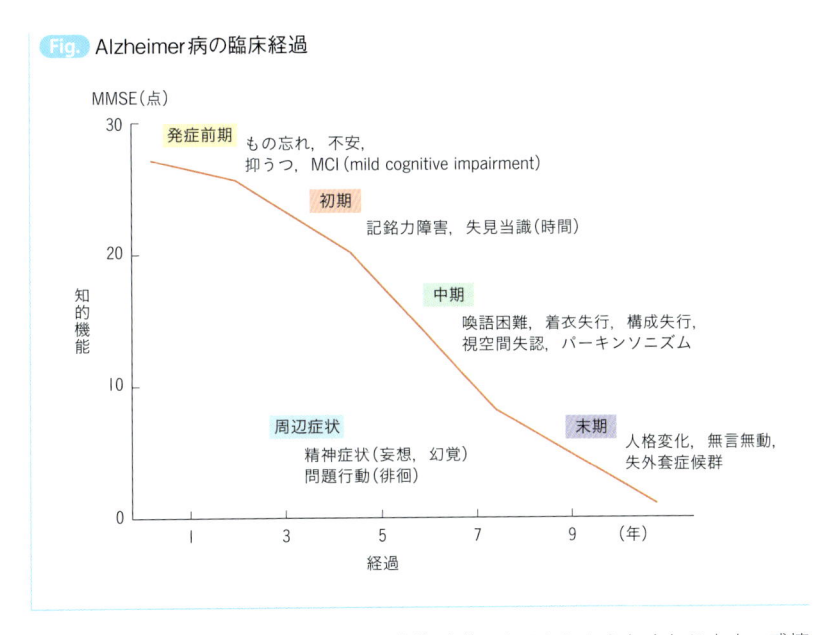

MMSE（点）／知的機能／経過（年）

- 発症前期：もの忘れ，不安，抑うつ，MCI（mild cognitive impairment）
- 初期：記銘力障害，失見当識（時間）
- 中期：喚語困難，着衣失行，構成失行，視空間失認，パーキンソニズム
- 末期：人格変化，無言無動，失外套症候群
- 周辺症状：精神症状（妄想，幻覚），問題行動（徘徊）

きません．人物の見当識障害のために家族が誰であるかわからなくなります．感情もほとんど失われ，無欲・無動状態を呈します．身体的にも四肢の硬直が現れ，寝たきりの状態になり，尿や便の失禁もはじまり，全面的な介助が必要になります．

E-08　Alzheimer病の診断

Fig. Alzheimer病と脳の萎縮

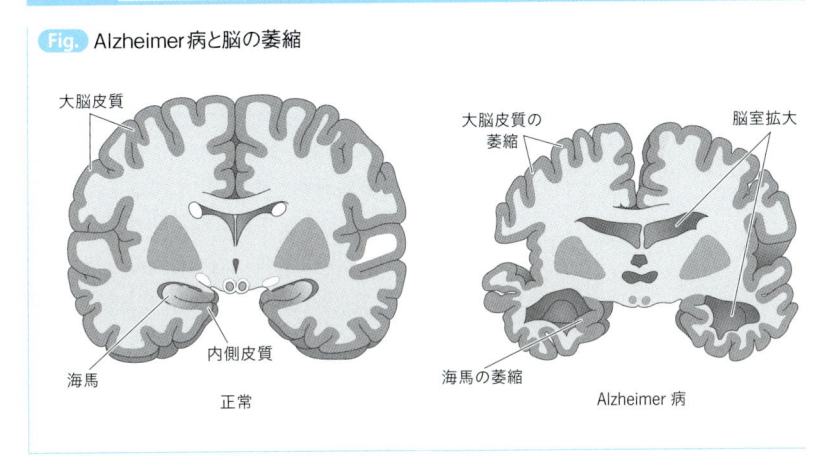

正常：大脳皮質，内側皮質，海馬
Alzheimer病：大脳皮質の萎縮，脳室拡大，海馬の萎縮

　Alzheimer病は徐々に発症し，病状はゆるやかに進行します．薬やリハビリテーションなどの対処により，症状の進行を遅らせることは可能ですが，進行を止めることは難しく，末期になると認知機能および人格が崩壊し，寝たきりの状態に至ります．
　Alzheimer病に特異的な臨床検査はなく，臨床症状から診断が可能です．診断基準では，「記憶力の低下」「認知機能の障害」「生活機能への支障」の3つで評価します．「認知機能の障害」では，失語，失行，失認，実行機能の障害のうち，1つ以上がみられることを要件としてあげています．また，他の疾患，精神疾患，神経疾患によるものではないことも重要です（除外診断）．
　画像診断で，全体的な脳萎縮や側頭内側部（海馬がある）の萎縮がよくみられますが非特異的です．SPECT，PETなどの検査では，早期に後部帯状回周辺の血流が低下し，後に頭頂側頭葉の血流も低下していくことが確認できます．

Fig. Alzheimer病の画像所見

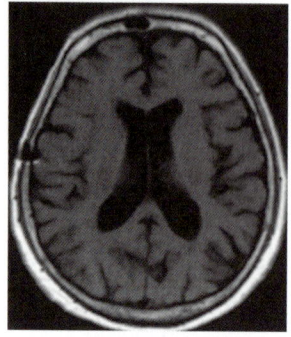

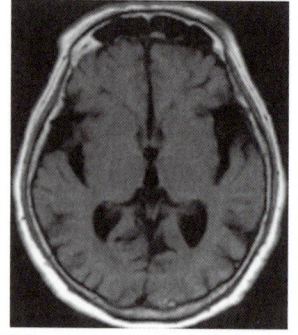

Alzheimer病患者の入院10日目のMRI像．側頭葉の萎縮と脳室の拡大を呈する．
〔国試98-C-16より〕

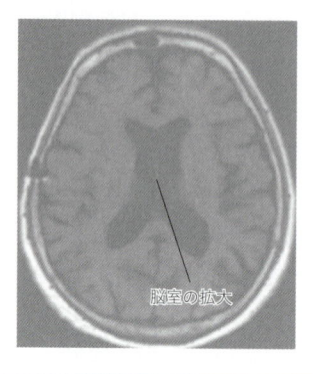

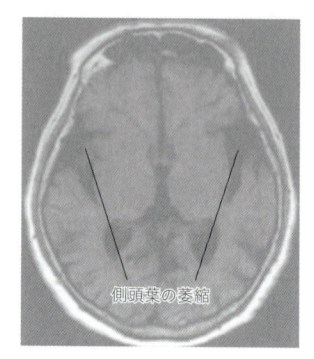

脳室の拡大　　　側頭葉の萎縮

E-09　Alzheimer病の治療

　Alzheimer病に限らず，認知症治療の基本は，薬物療法によって進行を抑制しながら，心理社会的治療を積極的に行うことで，残された認知機能を維持し，患者の生活の質（QOL）を低下させないケアが主体となります．

　薬物療法は，認知機能障害に対する治療と精神症状や行動異常に対する治療に分かれます．一方，心理社会的療法では，認知症の人に対するアプローチと同時に，家族・介護者に対するアプローチも並行して行われます．認知症を発症しても，薬物療法や心理社会的療法によって脳の代償機能が働くようにすることができれば，残された認知機能は維持され，社会生活機能を保つことは可能です．しかし，この場合も，転倒や自動車運転での事故などのリスクには十分に配慮する必要があります．

▶認知機能障害に対する薬物治療

　神経細胞死を止めて病態を改善できる治療薬はまだありません．症状を改善する抗認知症薬はあります．アセチルコリンエステラーゼ阻害薬（ドネペジル塩酸塩，ガランタミン臭化水素酸塩，リバスチグミン）とN-メチル-D-アスパラギン酸受容体刺激薬（メマンチン塩酸塩）の2種類があります．前者の薬剤はアセチルコリンを分解する酵素であるアセチルコリンエステラーゼの働きを阻害することでシナプス間隙のアセチルコリンの量を増やして，その働きを活性化させます．

▶精神症状と行動異常に対する薬物治療

　薬物療法の対象となる認知症の精神症状や行動異常は，うつ症状，幻覚・妄想，興奮・攻撃性，不安・焦燥，せん妄，睡眠障害です．認知症が軽度であれば，必要

Fig. アセチルコリンエステラーゼ阻害薬

- アセチルコリン
- アセチルコリンエステラーゼ
- 分解
- 酢酸
- コリン
- 受容体
- 神経の情報が伝わる
- 記憶できるなど

抗認知症薬はアセチルコリン分解酵素であるアセチルコリンエステラーゼの作用を阻害してシナプス間隙のアセチルコリンの量を増やします

　最小限の薬物療法と併せて，環境を整えたり，介護による対応を主体に進めます．うつ症状に対しては抗うつ薬が用いられますが，なかでも選択的セロトニン再取り込み阻害薬（SSRI）やセロトニン・ノルアドレナリン再取り込み阻害薬（SNRI）と呼ばれる抗うつ薬がよく使われます．三環系抗うつ薬は抗コリン作用のために認知症が悪化する可能性があるので禁忌です．

　幻覚・妄想，興奮・攻撃性に対しては，抗精神病薬，特にクエチアピンフマル酸塩のような非定型抗精神病薬を用います．不安・焦燥に対しては，抗不安薬が用いられます．また，焦燥行動に対しては，一部の抗てんかん薬が有効なこともあります．せん妄に対しては，薬剤の使用が原因で引きおこされた場合には，その薬剤を中止することが優先されます．せん妄により，不安や行動の混乱，興奮がみられるときには抗精神病薬，または抗不安薬が用いられます．睡眠障害に対しては睡眠薬（短期作用型非ベンゾジアゼピン系のゾルピデム）が用いられますが，筋弛緩作用や健忘を悪化させるベンゾジアゼピン系の薬剤は使用を避けるべきです．

国試出題症例
[国試100-C10]

● 59歳の女性．言動の変化を心配した夫に付き添われ来院した．
現病歴：夫は「妻は元来料理が得意であったが，最近献立が毎日同じで味付けもまずくなった．しかも料理を焦がすことが多い」と訴える．市場に買い物に出て迷子になり，隣人に連れられ帰宅したこともあった．既往歴：特記すべきことはない．生活歴：25歳で現在の夫と結婚．専業主婦で一男二女をもうけた．元来明るく家事育児も問題なくこなした．現症：意識は清明．身だしなみは整っている．本人はニコニコ笑って「ちょっと体の調子が悪いんです」と答える．
⇒ Alzheimer 病

E-10　脳血管性認知症

▶レファレンス
・ハリソン④：p.2865
・標準脳外⑫：p.263

　脳血管性認知症は，脳の血管が破裂し出血するためにおこる出血性脳血管障害と，脳梗塞など血管が詰まって血流が低下・停滞するためにおこる虚血性血管障害によって，脳の傷害部位に血液が供給されず，神経細胞が壊死することで引きおこされます．別名をまだら認知症ともいい，記憶障害，自発性低下，意欲低下，無関

> **One More Navi**
> 多発性脳梗塞が特徴だが，脳血管性認知症は解剖してみるとAlzheimer病によることが多く，実際は稀．

心などがみられ，判断力，理解力，人格などは比較的保たれるのが特徴です．比較的太い血管におきるタイプではMRIで多発性脳梗塞がみられ，明らかな神経症状の出現とともに認知症も進行します．病状の進行は急速かつ階段的で，脳血流の循環不全から症状が変動する特徴があります．

これに対してより高頻度の細い血管の動脈硬化やアミロイド血管症でおきる認知症では明らかな麻痺などの神経障害を伴わないのではっきりせず，Parkinson症状（震えはない）を伴うこともあります．

E-11 前頭側頭型認知症（Pick病）

▶レファレンス
- ハリソン④：p.2866
- 標準神経②：p.267-270

> **One More Navi**
> 現在，多くの神経変性疾患において，ミスフォールド（誤って折りたたまれた）蛋白質の凝集・蓄積が病気の発症にかかわる共通のメカニズムとして考えられるようになっている．ここで述べた前頭側頭葉変性症や筋萎縮性側索硬化症（ALS）では，TDP-43というRNA代謝に重要な蛋白が，細胞内蓄積蛋白質として患者脳に蓄積することがこれまでの研究から明らかになっている

> **One More Navi**
> 病理学的には過剰リン酸化したタウ蛋白がニューロンやグリアに蓄積する特徴がある．タウ蛋白（17染色体にある）異常による優性遺伝もある．

前頭側頭型認知症は大脳のうち前頭葉と側頭葉が特異的に萎縮する病気です．初老期に発病（特に40〜50歳代に好発）し，行動異常・言語機能の障害などを呈します．認知症性疾患のなかでも，Alzheimer病，Lewy小体型認知症に次いで頻度の高い疾患群です．この中核的な病気がPick病（Pick's disease）です．

Pick病では，神経細胞内に嗜銀性の封入体を認めます．Pick病もゆっくり発症しますが，初期症状の特徴として，人格障害が顕著であり，記憶力は保たれている一方で，自己中心的な言動が目立つようになります．脱抑制のため，よく笑ったり泣いたり，不潔な行為を平気でするようになったり，自己や社会に無関心になって周囲を困らせます．同じ内容の言葉を繰り返す滞続言語が見られることも特徴です．家族歴がある場合もあります．また10%に運動ニューロン疾患を合併します．

Fig. Pick病とAlzheimer病の病変部

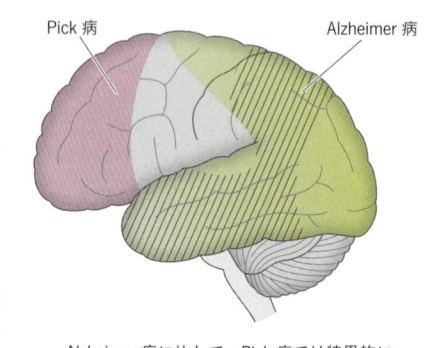

Alzheimer病に比して，Pick病では特異的に前頭葉と側頭葉の萎縮が強く起こる

Assist Navi　Alzheimer病と脳血管性認知症の鑑別

	Alzheimer病	脳血管性認知症
年齢	75歳以上に多い	60歳代から
性別	女性に多い	男性に多い
経過	ゆっくり単調に進む	一進一退を繰り返して段階的に進む
病識	ほとんどない	初期にはある
神経症状の有無	初期には少ない	手足の麻痺や痺れが多い
持病との関係	持病との関係は少ない	高血圧などの持病が多い
特徴的な傾向	落ち着きがない	精神不安定になることが多い
認知症の性質	全体的な能力の低下	部分的な能力の低下（まだら認知症）
人格	変わることが多い	ある程度保たれる

国試出題症例	●60歳の男性．従来は周囲に対する配慮ができていたが，最近は著しく自己中心的な言動が目立つようになったことを心配した家族に伴われて来院した．1年前から気力がなくなり，ぼーっとたたずんでいることが多くなった．自室内には，数か月前から収集し続けているペットボトルが山積みになっているという．
[国試105-D22]	⇒主な症状から前頭側頭型認知症が疑われる．

E-12 Lewy小体型認知症

▶レファレンス
・ハリソン④：p.2868
・標準神経②：p.270

Lewy小体型認知症（dementia with Lewy bodies；DLB）は，Parkinson症状の発症に先行して，もしくは発症後1年以内に発生する認知症として知られています．

Parkinson病の40%では認知症を合併しますが，Parkinson病の場合，Lewy小体というα-シヌクレイン（蛋白質）の蓄積が脳幹の黒質，青斑核，迷走神経の背部運動核のカテコールアミンニューロンといった神経細胞内に見られます．これに対し，Lewy小体型認知症の場合，脳幹だけでなく大脳皮質全体にもLewy小体が出現し，Alzheimer病と似た病理像を合併することもあります．

Fig. 神経細胞内のLewy小体

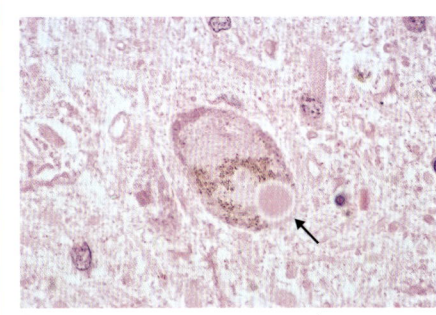

矢印がLewy小体．このほか，Parkinson病では，メラニンを含んだ神経細胞に変性が認められる．
『標準病理学 第4版』4)より

One More Navi

認知症を伴うParkinson病（PDD）は認知症がParkinson症状発症から1年以降に合併したものと定義される．PDDもDLBも同様の病理像を呈する．

One More Navi

Parkinson病の80%は最後には認知症になるが，大脳皮質にLewy小体が蓄積することによる．

症状としては，初期に幻覚（特に具体的で鮮明な幻視）や妄想が出現します．そのうちに，物忘れなどの認知症状が現れ，さらに身体が硬くなる，動作が遅くなる，小またで歩くなど，Parkinson病に似た運動障害（パーキンソニズム）が出てきます．さらに，症状は徐々に進行していき，認知症がさらに悪化していきます．高齢者の場合，多くは数年もすると寝たきり状態になります．

Parkinson病に対してドパミン治療を行うと幻覚や妄想の症状が悪化する可能性があります．また，妄想を抗精神病薬で治療しようとすると，Parkinson病が悪化するので注意が必要です．

E-13 特発性正常圧水頭症

▶レファレンス
・標準脳外⑫：p.325

特発性正常圧水頭症は歩行失調，認知症，尿失禁を3徴候とする疾患です．また，画像所見では脳室拡大がみられることもあります（ただし，脳室拡大が著明でないこともある）．これらの症状は特異的でなく他の認知症患者でもよくみられる症状です．それでもこの疾患をまず疑うことが重要なのは，特発性正常圧水頭症が時に可逆性の認知症であるためです．

One More Navi

脳圧は150 mmHg以下で正常．座ると下肢は正常な運動をできるのが，パーキンソニズムとの鑑別点．

特発性正常圧水頭症の患者は，足をひきずって歩き，抗Parkinson病薬が無効の患者として受診します．このような患者に対して，脳脊髄液を採取して脳圧を下げると症状が改善するなど徴候が見られた場合は，特発性正常圧水頭症を疑います．

特発性正常圧水頭症は，何らかの理由でくも膜顆粒での脳脊髄液の吸収が悪くな

> **One More Navi**
> 脳脊髄液は 10 mL/時程度は排液しないと効果がみられない.

り，髄液量が増加することによって引きおこされます．そのため，治療法としては，脳脊髄液の吸収を補うために脳室と腹腔との間のシャント手術を行います．ただし，この手術を行っても，認知症の改善は歩行障害の改善よりもはかばかしくはありません．

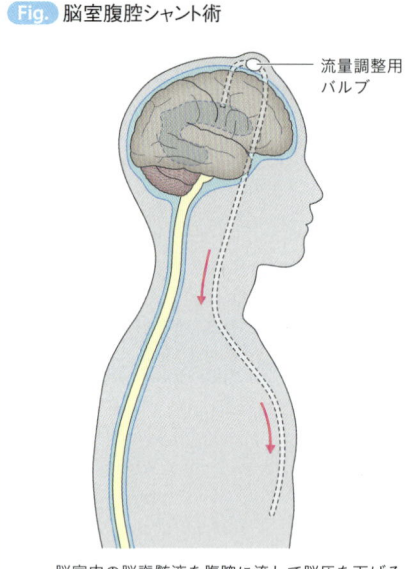

Fig. 脳室腹腔シャント術

- 流量調整用バルブ

脳室内の脳脊髄液を腹腔に流して脳圧を下げる

国試出題症例
[国試105-E55]

- 70歳の女性．歩行障害を主訴に来院した．半年前にくも膜下出血を発症し，開頭手術を受けた．軽度の右下肢麻痺のために2か月間のリハビリテーションを受け，症状を残さず自宅に退院していた．3か月前から，徐々に動きが鈍くなり，家でじっとしていることが多くなった．歩行は緩慢であり，尿失禁も時々みられるようになった．神経学的所見で見当識障害や短期記憶障害がみられ，Mini-Mental State Examination（MMSE）は15点（30点満点）である．四肢の運動麻痺や筋強剛を認めないが，歩行は小刻みで緩慢である．
⇒ MMSE が 22 点以下の場合認知症が考えられるが，歩行失調，認知症，尿失禁の3徴候から，正常圧水頭症が疑われる．

E-14 Wernicke-Korsakoff 症候群

▶ レファレンス
・標準神経②：p.91

Wernicke-Korsakoff 症候群は認知症のなかでも稀で，アルコール依存者や栄養不良の人におこります．体内の炭水化物の代謝に必要なチアミン（ビタミン B_1）の不足が原因です．この症候群は，急性の錯乱状態（Wernicke 脳症）と健忘症（Korsakoff 症候群）の2つの異常が組み合わさったものです．Korsakoff 症候群にかかっている人の約80％にWernicke 脳症もおきています．Wernicke-Korsakoff 症候群は，脳卒中，脳外傷，脳腫瘍，脳炎のために側頭葉が損傷した場合にもおこります．Korsakoff 症候群では，3主徴（眼球運動障害，失調性歩行，意識障害）のほかに作話，無関心，失見当識，記銘力障害があります．多発神経炎も合併します．

F
頭痛

Preview

- F-01 頭痛とは？
- F-02 片頭痛
- F-03 片頭痛の治療と予防
- F-04 緊張型頭痛
- F-05 群発頭痛
- F-06 三叉神経痛
- F-07 脳圧異常による頭痛—起立性頭痛
- F-08 特発性脳圧亢進症

> **Navi 1** 性状，随伴症状，疫学から鑑別を！
>
> 疼痛疾患のなかで頭痛は最も頻度の高い疾患です．一方で，頭痛の原因は多彩であるため，その鑑別が大切です．
>
> ▶ F-02〜F-08 であげた頭痛について，鑑別に必要となるそれぞれの性状や随伴症状，疫学などをまとめていきます．

F-01 頭痛とは？

▶レファレンス
- ハリソン④：p.98
- 標準神経②：p.454
- 内科診断②：p.272

頭痛の診察で重要なのは一次性か，二次性（症候性で原因がある）かを区別することです．一次性頭痛の原因となる片頭痛や緊張性頭痛はそれ自体が病気です．一方，髄膜炎に伴う頭痛のような二次性の頭痛は，頭痛をおこす器質的，全身的，感染症などの基礎疾患があります．頭痛を主訴とする患者の多くは一次性頭痛を有しており，その90％は片頭痛です．

二次性頭痛を疑わせる徴候は，突然おきた頭痛，進行性の頭痛，最近3か月以内におきた重症の頭痛，神経障害（局所的または片側性）や乳頭浮腫を伴う頭痛，体位で強さの変化する頭痛，Valsalva効果（咳，くしゃみ，息み：脳圧が上昇）で誘発される頭痛，全身症状（発熱，寝汗，体重減少，けいれんなど）を伴う頭痛，50歳以降に初発した頭痛などです．二次性頭痛が疑われる場合は画像診断が有用です．くも膜下出血や頭蓋骨骨折が疑われる場合は，CTスキャンが推奨されます．しかし，CTスキャンは造影しなければ脳腫瘍，血管炎，脳梗塞急性期などを見落とすことがあるので，その場合はMRIが有用です．

Fig. 頭痛の原因と種類

頭痛
- 一次性（機能性） 頭痛の多くは一次性
  - 片頭痛
  - 緊張型頭痛
  - 群発頭痛
- 二次性（症候性） 重篤な疾患に伴う頭痛
  - 原因となる疾患
    - くも膜下出血
    - 脳腫瘍
    - 慢性硬膜下血腫
    - 髄膜炎
    - 側頭動脈炎　など

One More Navi
その他の一次性頭痛として穿刺様頭痛，咳嗽性頭痛，性行為に伴う頭痛，頭部神経痛，低髄液圧性頭痛，労作性頭痛などがある．

▶慢性頭痛

1か月に15日以上続く頭痛が3か月以上治らない場合を慢性頭痛といいます．リスクファクターは，コーヒー多飲，頭痛薬頻用，睡眠障害，うつ病，不安神経症，肥満です．特に頭痛薬を1か月の半分以上使用していると薬剤誘発性（リバウンド）

頭痛をおこしやすくなります．片頭痛でも鎮痛薬の使用を週2日までにしておかないと薬剤誘発性頭痛や禁断症状，けいれん発作を誘発することもあります．麻薬やバルビツール系以外であれば，薬剤の使用を突然やめても問題はありません．慢性頭痛は，「片頭痛」「緊張型頭痛」「群発頭痛」の3つに分けられます．

F-02 片頭痛

▶レファレンス
- ハリソン④：p.100-105
- 標準神経②：p.455-461
- 標準脳外⑫：p.131

One More Navi
片頭痛による後頭部痛は両側性でよく緊張性頭痛と誤診されることがある．また，副鼻腔の痛みや圧迫感も副鼻腔炎と誤診しやすいので注意が必要である．

One More Navi
家族性片麻痺性片頭痛では前兆に可逆性の片麻痺があり，*CACNA1A*（電位依存性P/Q型カルシウムチャネルα1Aサブユニット）や*ATP1A2*（ATP感受性Na/Kチャネルα2サブユニット）が原因遺伝子．

One More Navi
芥川龍之介著『歯車』には，主人公が，視野内に「絶えずまわっている半透明の歯車」が見え，その歯車が視野を塞ぐほどに数を増やしていった後に消え失せ，その代わりに頭痛を感じはじめるというエピソードが登場する．このエピソードから考えると，主人公が見た「歯車」は片頭痛におこりやすい視覚的な前兆と考えることができる．
この一節から「片頭痛」を解答させる問題が第105回医師国家試験で出題された．

One More Navi
前兆が1時間以上続いたり，片麻痺，複視，嚥下困難，失行，めまいなどの局所徴候がある場合は検索が必要．

Fig. 片頭痛発症のメカニズム

正常　　　頭痛時

血管　神経

血管
セロトニン
三叉神経終末
セロトニン受容体

何らかの原因による炎症性物質の放出
血管周囲の炎症
血管の異常拡張
血管のむくみ
セロトニン現象

三叉神経血管説によれば，片頭痛は脳血管の発作的な拡張によって引きこされるとされている．

片頭痛（migraine）は4〜72時間持続する繰り返す片側性，拍動性の頭痛で，中程度から高度までの痛みを呈します．日常動作（歩行，階段を昇るなど）で増悪し，患者は吐き気・嘔吐や光線過敏となり，まぶしさや騒音を嫌がります．有病率は8％で，若年に発症し，女性に多い傾向があり，加齢によって軽快します．思春期前では男児に多く出現します．家族性のこともあります．

Fig. 片頭痛の症状

片側のこめかみを中心に拍動性に痛くなる

吐き気を催す場合もある

患者の30％に片頭痛の前兆がみられ，その90％は視覚的（フラッシュライトや稲妻，視野欠損や暗点）です．手，腕，顔の感覚鈍麻や失語が前兆であることもあります．前兆の症状は片頭痛のおきる60分前に始まり，5分くらいのうちに完成します．このほかに前兆として，嗅覚が鋭敏になることや，後頭部痛，副鼻腔痛などもあります．前兆を伴わない患者でも，あくび，まぶしさ，気分変調，疲労感，項部硬直，頸部痛などに続いて片頭痛がおきることがあります．こめかみがズキンズキンと痛みますが頭痛側は一定していません．

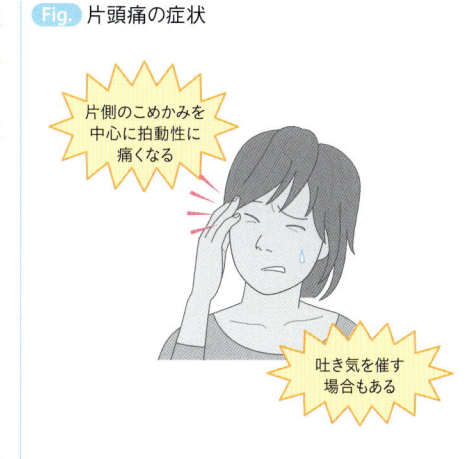

頭痛後には，疲労感，集中できない，イライラ感，動くと不快になるなどの症

状をしばしば伴います．

70%の患者では片頭痛発作の誘因に，アルコールの摂取，食物（チーズ，チョコレート），薬剤（ニトログリセリン，ピル）睡眠不足，空腹，月経，妊娠・分娩，感情的ストレス，過度の運動，悪天候・登山・飛行機旅行（気圧の変化）などが関係しています．

F-03 片頭痛の治療と予防

▶急性期治療

片頭痛発作の治療で重要なのは，頭痛を2時間以内に止めて，2日間は再発しないようにすることにより，鎮痛薬の使用を減らして，その副作用や過剰投与を防ぐことです．

急性期の片頭痛治療ではまだ頭痛が軽いうちに特異的な薬物を投与します．非特異的な頭痛薬である非ステロイド系抗炎症薬（NSAID）やアセトアミノフェンで不十分な場合には，トリプタン系や麦角アルカロイド（エルゴタミン）のような特異的な薬剤を用います（24時間以内の併用は血管収縮が過剰になるので禁忌）．それでも不十分である場合は，非特異的鎮痛薬を併用します．重症の頭痛で吐き気のために内服できない患者では，鼻噴霧剤，坐剤，注射剤などの非経口投与剤が勧められます．これらが無効な重症の片頭痛には，麻薬や神経遮断薬，ステロイドの投薬も必要となります．

▶予防

30%の患者には予防薬が必要ですが，それが投与されているのはその30%以下です．抗てんかん薬（トピラマート，バルプロ酸ナトリウム），抗うつ薬（アミトリプチリン塩酸塩），β遮断薬（メトプロロール酒石酸塩，プロプラノロール）などの薬物療法や，バイオフィードバック，リラクセーション療法があります．

片頭痛をおこしやすくする基礎疾患には，うつ病，不安神経症，てんかん，脳卒中があるので，うつ病の患者にはアミトリプチリン塩酸塩，てんかんの患者にはバルプロ酸ナトリウム，高血圧の患者にはβ遮断薬が有用です．基礎疾患を治療することが片頭痛の予防より優先されますが，基礎疾患がコントロールできない場合は他の薬剤も必要になります．

また，片頭痛は妊娠可能な女性に最も多い疾患でもあるため，予防薬が催奇形性を有している場合には注意が必要です．特にバルプロ酸ナトリウムは禁忌です．6か月以上発作がコントロールされているときは予防薬を止めることも検討します．

● 心血管系合併症

45歳以上の前兆を伴う片頭痛の女性は，脳梗塞・狭心症・心筋梗塞のリスクが高くなります．男性でも，片頭痛があると心筋梗塞のリスクが上昇します．トリプタン系の血管収縮作用で心筋梗塞は増加しませんが，心筋梗塞の既往のある片頭痛患者にはトリプタン系やエルゴタミンの使用は避けるべきです．経口避妊薬は脳梗塞のリスクを上昇させるので，前兆のある片頭痛女性患者にはすすめられません．前兆のない片頭痛女性患者でも，35歳以上では経口避妊薬は好ましくありません．

● 月経時片頭痛

月経の前後2日におきる片頭痛で，多くは月経の開始時に発生しますが，月経と無関係にはおきません．周期的におきる場合は発作の1日前から予防薬を開始して1週間ほど継続します．月経時の片頭痛の治療には，NSAIDやトリプタン系が使われます．

One More Navi
トリプタン製剤の注意点としては以下の4点があげられる．
①狭心症や脳血管障害の既往がある患者には使用することができない．
②エルゴタミン製剤との併用はできない．
③片頭痛の予防薬ではない．エルゴタミンも同様で，さらに，高血圧，妊娠，動脈硬化の強い患者には使えない．
④過度の高血圧や片麻痺，めまいなどの局所徴候がある場合は使えない．

One More Navi
トリプタン系と抗うつ薬のSSRIを併用してもセロトニン症候群のリスクは上昇しない．

One More Navi
片頭痛発作の治療薬は1か月に10日以内にしないと頭痛薬誘発性の頭痛をおこしやすくなる．

One More Navi
慢性片頭痛とは，1か月に15日以上の発作が3か月続く場合を指し，人口の2%に存在する．

One More Navi
トピラマートは腎結石をおこしやすいので飲水をうながす（腎結石には禁忌）．

One More Navi
経口避妊薬でもプロゲステロンだけのピルであれば安全である．

One More Navi
NSAIDはプロスタグランジン合成抑制作用により胎児動脈管閉塞をおこすので，妊娠32週までには中止する．β遮断薬も出産時に妊婦や胎児に徐脈をおこすので出産数週前から徐々に中止する．

● 妊娠時片頭痛

妊娠時の片頭痛に対しては，薬物による催奇形性の危険を避けるために非薬物療法が予防法としてすすめられます．しかし，妊娠前期には片頭痛が悪化しやすいので頓用の急性期治療が必要で，頻回ならば予防的投与も考慮します．急性期には安静でも痛みがとれなければ，アセトアミノフェンか麻薬が推奨されます．妊娠前期なら NSAID は安全です．トリプタン系が妊娠前期に奇形をおこすかは不明です．奇形をおこしやすい妊娠前期の予防投与は控えるべきで，バルプロ酸ナトリウムは神経管奇形が 17% におきるので禁忌です．

国試出題症例 [国試100-A48]

● 25歳の女性．頭痛を主訴に来院した．15歳ころから月に1回程度の頻度で，片側の拍動性頭痛がみられ，半日で軽快していた．頭痛直前に視覚障害があり，頭痛時に嘔吐を伴い光がまぶしく感じるという．来院時，頭痛はなく，意識は清明である．身体所見と神経学的所見とに異常はない．
⇒片頭痛

F-04 緊張型頭痛

▶レファレンス
・ハリソン④：p.105
・標準神経②：p.462
・標準脳外⑫：p.132

緊張型頭痛（tension headache）は両側性や頭部全体の痛み（鈍痛）で，軽度から中等度の締め付けられるような頭痛です．片頭痛のような随伴症状はみられず，体動でも増悪せず，日常生活にそれほど支障をきたさないので頻度は多いですが（20%），受診する患者は少ないです．

緊張型頭痛の原因の多くは，僧帽筋や後頭筋，側頭筋などの筋肉が収縮して血管を圧迫し，血液の循環が悪くなる場合で，肩こり，ストレス，睡眠不足やパソコン，デスクワークなどの疲労が一因となります．50歳以降に初めて見られた緊張型頭痛は脳腫瘍など二次性頭痛でないかどうか検査する必要があります．

鎮痛薬では不十分なこともあり，精神的なストレスには抗うつ薬も考慮します．

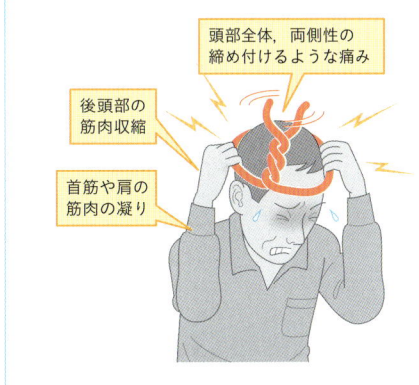

Fig. 緊張型頭痛の症状
- 頭部全体，両側性の締め付けるような痛み
- 後頭部の筋肉収縮
- 首筋や肩の筋肉の凝り

One More Navi
症状は夕方にかけて増悪していくが，夜間の緊張性頭痛は稀．

One More Navi
筋弛緩薬やベンゾジアゼピン系抗不安薬は無効．

F-05 群発頭痛

▶レファレンス
・ハリソン④：p.105
・標準神経②：p.461
・標準脳外⑫：p.132

群発頭痛（cluster headache）は強烈な片側性の頭痛で流涙，鼻づまり，鼻汁，結膜充血などの自律神経症状を伴います．1時間頭痛発作が続き，1日に2～3回発作がおきます．男性のほうが女性よりも3倍多くみられます（有病率は片頭痛の1%）．通常は発作が収まった後に2～6か月の緩解期間があり，再び6～8週のまとまった発作群がおこります．20%の患者では慢性化し，その場合緩解期間は1か月以内です．

カルシウム拮抗薬のベラパミル塩酸塩が予防薬としてよく効きます．頭痛が慢

One More Navi
喫煙もリスクファクターで，アルコールは発作を再発しやすくする．

One More Navi
ベラパミル塩酸塩は大量になることがあり，心電図で房室ブロックをモニターする．モルヒネは頭痛を改善しない．

性化した場合には，ベラパミル塩酸塩にステロイドを1〜3週併用します．発作の急性期治療は _P酸素7〜15 L/分を15分マスク吸入する（脳血管拡張を抑制）か，スマトリプタンの皮下注射を行います．

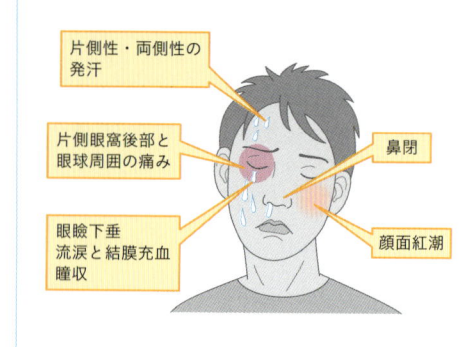

Fig. 群発頭痛の症状
- 片側性・両側性の発汗
- 片側眼窩後部と眼球周囲の痛み
- 眼瞼下垂 流涙と結膜充血 瞳孔縮小
- 鼻閉
- 顔面紅潮

関連項目

▶ **SUNCT 症候群**

SUNCT とは，Short-lasting Unilateral Neuralgiform headache attacks with Conjunctival injection and Tearing の頭文字をとったもので，結膜充血および流涙を伴う短時間持続性片側神経痛様頭痛発作のことを指します．三叉神経の異常な活動がおこり，神経節を介して副交感神経系の興奮がおこります．そして，流涙や鼻汁・鼻閉などの自律神経症状をきたします．男性に多く，持続時間が群発頭痛よりも短く（群発頭痛は1時間，SUNCT症候群は数秒〜数分），V_1領域に痛みがおきる点が三叉神経痛との鑑別点です．

▶ **発作性片側頭痛**

発作性片側頭痛（paroxysmal hemicrania）は群発頭痛より持続時間が短く（2〜30分間）頭痛発作は高頻度で，三叉神経領域だけでなくさまざまな脳神経領域に痛みや自律神経障害症状が出現します．女性に多く，治療薬としては，インドメタシンがよく効きます．

F-06 三叉神経痛

▶ レファレンス
- ハリソン④：p.105
- 標準神経②：p.463
- 標準脳外⑫：p.134

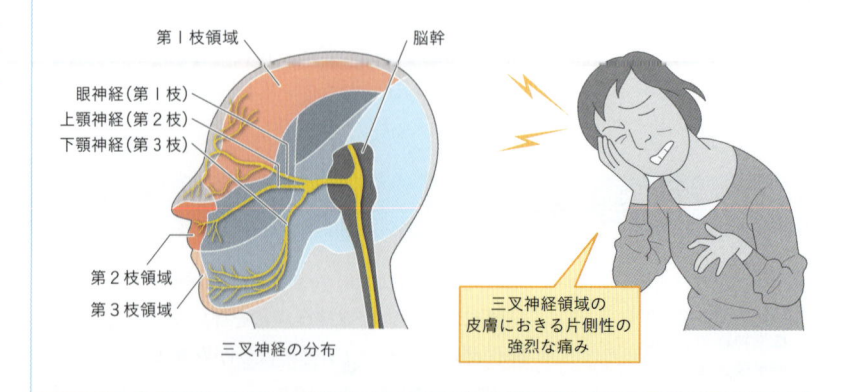

Fig. 三叉神経痛
- 第1枝領域
- 眼神経（第1枝）
- 上顎神経（第2枝）
- 下顎神経（第3枝）
- 脳幹
- 第2枝領域
- 第3枝領域
- 三叉神経の分布
- 三叉神経領域の皮膚におきる片側性の強烈な痛み

One More Navi
三叉神経痛には，トリガーゾーンと呼ばれる痛みを誘発する領域，すなわち，触ると疼痛を誘発する過敏帯が存在する．

三叉神経痛（trigeminal neuralgia）は _P三叉神経領域の皮膚におきる片側性の強烈な痛み発作です（V_1領域は稀）．突然の刺すような，焼けるような鋭い表在性の短い激痛です．一過性の _P2〜3秒の痛みが繰り返しおきます． _P口の周りや鼻の孔が

風にあたったり，歯磨き後やひげそり後，咀嚼や会話も発作の誘因になります．

多くは一次性ですが，耳や頸部や後頭，胸部までの拡大，慢性の痛みや感覚低下を伴う場合は二次性である可能性もあります．特に ㋺痛みが両側性である場合は二次性を疑います．また，三叉神経痛の90%は ㋺40歳以降に発症するので，若い患者の三叉神経痛は ㋺多発性硬化症，後頭蓋腫瘍，血管による三叉神経圧迫など二次性である可能性を考慮します．10%の患者に頭蓋内病変があるので，MRIで調べます．

三叉神経痛は ㋺通常自然治癒し，半分の患者では6か月は緩解状態が続くので，2か月発作がおきなければ薬剤中止します．治療薬は単剤治療が原則で，少量から開始して効果が得られるまで漸増します．多剤併用が有効なこともあります．㋺第一選択薬はカルバマゼピンですが，骨髄や肝臓障害，㋺低ナトリウム血症が副作用としてあります．30%の患者は薬剤が無効であり，その場合は外科的手術による処置も検討されます．術前にMRIで血管による圧迫などを確認し，三叉神経の周りを剥離して圧迫を解除します（奏効率90%）．ただし，術後合併症として顔面感覚麻痺，角膜知覚麻痺，咬筋力低下，感覚異常があります．

F-07 脳圧異常による頭痛―起立性頭痛

▶レファレンス
・ハリソン④：p.108

Fig. 起立性頭痛

原因
- 外傷
- 腰椎穿刺
- くも膜下麻酔やステロイドの使用
- ミエログラフィー
- 水頭症に対するシャント術など

↓

髄圧低下，髄液減少

症状
- 慢性的な頭痛
- 両側外転神経麻痺

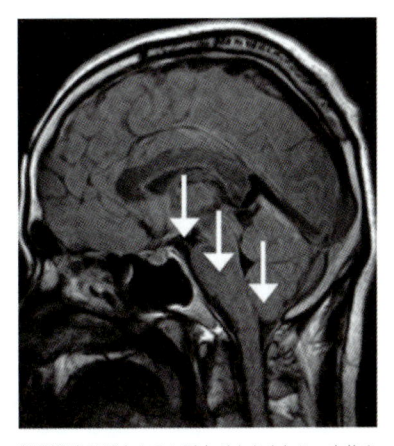

脳脊髄液が減少すると浮力が小さくなり，立位や座位になると脳が下方に偏位する

One More Navi

頭蓋内圧の正常値：頭蓋内圧（脳圧）は測定する部位によっても異なるが，正常頭蓋内圧は100〜180 mmH$_2$O（7〜14 mmHg）の範囲とされている．

㋺脳脊髄液が漏れることで脳圧が低下（60 mmH$_2$O以下）しておきる頭痛で，多くは軽症の外傷の後でおこります．1/3の患者では脳圧が正常です．自動車事故のむち打ち症に合併することもあります．㋺寝ている時には頭痛はおきず，起立時に頭痛がみられるのが特徴です．一部の患者では起立性の要素が薄れ，慢性頭痛に移行します．ベッド安静と水分補給で治りますが，難治例には自己血による ㋺硬膜パッチが勧められます．これは15〜40 mLの採血した血液を硬膜外腔にゆっくり注入するというもので，1回で効かなくても繰り返すと有効なことがあります．注入は腰椎部分から行いますが，頸部で脳脊髄液が漏れている患者に対しても有効です．

F-08 特発性脳圧亢進症

▶レファレンス
・ハリソン④：p.108

特発性脳圧亢進症は若い肥満女性によくみられます．脳圧が250 mmH$_2$O以上で，眼底所見でうっ血乳頭があっても，脳脊髄液は正常であり，MRIでも脳に病変が認められません．脳圧上昇は妊娠中のほか，ビタミンA，テトラサイクリン，ヒト成長ホルモン投与，ステロイド中断などでもみられます．周産期の脳圧亢進は脳静脈洞血栓を疑うべきです．頭痛以外に視力障害や拍動性の耳鳴りがあることがあります．

体重減量でも脳圧は低下しないこともあります．アセタゾラミドやフロセミドの利尿薬で脳圧を下げます．ステロイドは肥満を悪化させ，体液を貯留し，中止時のリバウンドで脳圧を上昇させる危険があるため避けます．視神経圧迫による視力障害が進行性である場合は手術も考慮します．脳室腹腔シャント，腰髄腹腔シャントによる治療では半数に再手術が必要になり，合併症として，カテーテルの感染，閉塞，移動がみられます．

Fig. うっ血乳頭

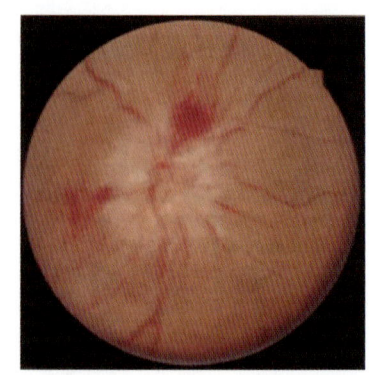

網膜の視神経乳頭が腫れて隆起し，辺縁との境界が不鮮明になる
『標準眼科学 第11版』より

One More Navi
アセタゾラミドは脳脊髄液の産生を抑える．

One More Navi
うっ血乳頭：頭蓋内圧の上昇により乳頭後方の圧が上昇している場合に見られる眼底所見．

One More Navi
頭蓋内圧の上昇に伴っておこる症状のうち，頭痛，嘔吐，うっ血乳頭は"頭蓋内圧亢進の三徴"と呼ばれる．

Assist Navi 頭痛の鑑別

	頭痛の性状	随伴症状	疫学
片頭痛	片側性,拍動性,中等度以上，4時間以上	1/3に前兆．悪心・嘔吐,顔面蒼白,発汗	女性に好発
緊張型頭痛	両側性,持続性,頭重感,ストレスが誘因,夕方強い	肩こり,自律神経症状	30〜50歳代に好発
群発頭痛	眼窩周囲,片側性,激痛，1時間続く	結膜充血,流涙,鼻汁,鼻閉,不眠,自律神経症状.	20〜30歳代の男性に好発
くも膜下出血	突発する激痛	嘔気・嘔吐,髄膜刺激症状,一過性の意識障害,高血圧	40〜60歳に好発
脳腫瘍	緩徐増悪,明け方強い	神経局所徴候,うっ血乳頭	
慢性硬膜下血腫	緩徐増悪	神経局所徴候,悪心・嘔吐,意識障害,精神症状	60歳代の男性,外傷後に多い
脳膿瘍	緩徐増悪	神経局所徴候,髄膜刺激症状,発熱が多い	
髄膜炎	急性発症・増悪	発熱,悪心・嘔吐,意識障害,髄膜刺激症状	
側頭動脈炎	拍動性,後に持続性	発熱,体重減少,関節痛,筋肉痛,視力障害	50歳以上の女性に好発

G

頭部外傷

Preview

- G-01 脳振盪
- G-02 硬膜外血腫
- G-03 硬膜下血腫
- G-04 急性硬膜下血腫
- G-05 慢性硬膜下血腫
- G-06 挫傷と脳内血腫
- G-07 頭蓋底骨折
- G-08 眼窩下壁骨折（眼窩吹き抜け骨折）

> **Navi 1　頭部への外傷で生じるさまざまな損傷**
>
> 頭部に外力が加わり頭皮，頭蓋骨，脳に直接的・間接的な損傷が生じることを頭部外傷と呼びます．
>
> ▶ G-01〜G-08で頭部外傷により生じる脳損傷，出血，骨折について，診断・診察のポイントなどを述べていきます．

G-01　脳振盪

▶レファレンス
・ハリソン④：p.2923

One More Navi

脳は豆腐のような硬さで，水（髄液）に浮いており，12対の脳神経，4本の動脈，数十本の架橋静脈といった，いわば「紐」で頭蓋につなぎとめられている．これらの紐（組織）は痛みに敏感なため，脳腫瘍や血腫によって引っ張られると頭痛がおこる（牽引性頭痛）．すなわち，頭を振ったりショックを与えれば，頭痛が誘発・増強される可能性がある．また，咳や，気張りによっても組織に負担がかかり頭痛が誘発されることがある．

脳振盪（concussion）は外傷による意識障害を伴う状態で，意識がなくなることもあります．意識混濁や記憶障害といった症状がすぐにおきることも，数分してからおきることもあります．脳細胞が一時的に機能を停止して一過性の意識障害をおこし，頭痛や嘔吐などを伴うこともあります．神経画像診断は通常正常で，形態的変化よりは機能的変化を示します．

単純型脳振盪は，合併症を併発することなく症状は7〜10日のうちに消失するので，すべての症状が消失するまで安静にすることが重要です．3日以上持続する頭痛がある場合は出血の可能性があるため，造影剤なしのCTを撮ります．複雑型脳振盪は，症状が15分以上持続する外傷後の状態で，意識の喪失（けいれんを含む）を伴う場合は重症です．複雑型脳振盪では1週間以上は競争的な運動を控える必要があります．スポーツ選手の場合は意識喪失や記憶障害のあった脳振盪では当日の運動は中止させます．

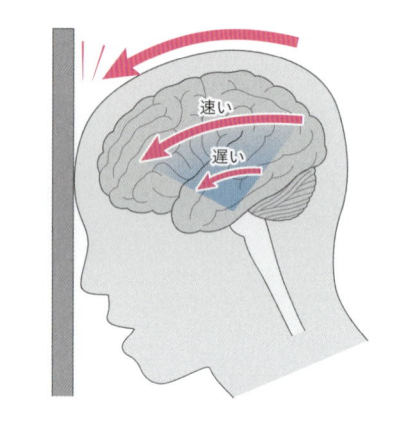

Fig. 脳振盪の外力の大きさ

G-02　硬膜外血腫

外傷により中硬膜動脈の破裂がおこり，硬膜と頭蓋骨との間に出血して形成された血腫を硬膜外血腫（epidural hematoma）と呼びます．多くは，外傷直後に一時意識障害があり，その後，意識清明期を経て，さらに1〜2時間経過した後に頭

▶レファレンス
・ハリソン④：p.2925
・標準脳外⑫：p.282-285

One More Navi

意識清明期：外傷直後の一過性の意識障害の後に，出血が続いているけれども脳が圧迫されるまでには至っていないので，意識が清明に経過する時期のこと．硬膜外血腫に特徴的．動脈性出血では約6時間，静脈性出血では2～3日間みられる．放置すると，脳ヘルニアのために血腫と同側の動眼神経麻痺や同側の大脳脚圧迫による対側片麻痺がおきて，末期には除脳硬直になる．

痛や意識障害をおこします．放置すると圧迫による不全麻痺や失語症など，深刻な症状を引きおこすため，緊急手術を行います．

硬膜外出血が幼児におきた場合，意識清明期は少なく，脳への圧力が高くなっていくため，数分～数時間にわたって意識が徐々に消失します．

硬膜外血腫はCT所見で，脳の内側に向かって膨らむ(凸状の)限局性の高吸収域として写し出されます．また，血腫がある側の側脳室の圧排を伴う正中偏位が認められます．

Fig. 硬膜外血腫のCT像

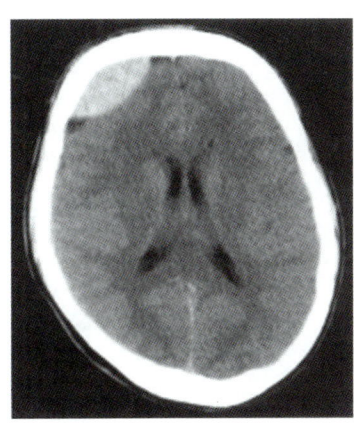

脳の内側に向かって膨らむ限極性の高吸収域が見られる．
〔国試102-117〕

国試出題症例
[国試101-D39]

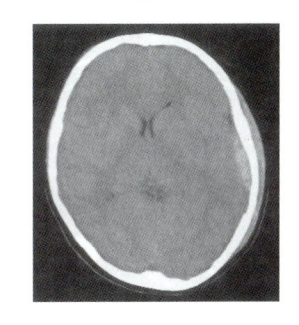

● 8歳の男児．意識障害のため搬入された．
現病歴：自転車で坂を下っていて転倒した．「頭が痛い」と泣いて家に帰ったが，転倒1時間後から傾眠傾向となった．
既往歴：4歳時に小児喘息と診断されたが治療は受けていない．
現症：意識障害を認め，痛み刺激で開眼する．身長129 cm．体重30 kg．呼吸数22/分．脈拍112/分，整．
血圧102/64 mmHg．瞳孔径：右2 mm，左4 mm．対光反射は左で減弱している．心音と呼吸音とに異常を認めない．腹部は平坦，軟で，肝・脾を触知しない．
検査所見：血液所見：赤血球471万，Hb 12.5 g/dL，Ht 40%，白血球12,000．血清生化学所見：AST 28 IU/L，ALT 25 IU/L，アミラーゼ90 IU/L（基準37～160）．動脈血ガス分析（自発呼吸，酸素3 L/分投与下）：pH 7.24，PaO_2 28 Torr，$PaCO_2$ 54 Torr，HCO_3^- 22 mEq/L．直ちに頭部単純CTが行われた．
⇒「転倒」から外傷性病変が示唆されるほか，「泣いて家に帰った」というエピソードから意識清明期の存在が分かる．CT所見の凸状の血腫，正中偏位から急性硬膜外血腫が裏付けられる．

G-03 硬膜下血腫

▶レファレンス
・ハリソン④：p.2925
・標準脳外⑫：p.285-289

頭部外傷によって架橋静脈（parasaggital bridging vein）の破綻がおき，くも膜と硬膜の間隙に血腫を形成するものを硬膜下血腫（subdural hematoma）と呼びます．

G-04 急性硬膜下血腫

病態・症状 頭部外傷後3日以内に硬膜下腔に出血がおきたものを指します．多くは脳挫傷を合併していますが，必ずしも頭蓋骨骨折は伴いません．外傷を受け

た部位の反対側に血腫を生じることがよくあります（反衝損傷）．

多くは頭痛を伴い，また，意識清明期がない意識障害を呈します．けいれんや片麻痺などの脳局所症状もみられます．

治療　減圧を目的とした開頭術と血腫の除去が行われます．頭蓋内圧降下薬や低体温療法，昏睡療法などが併用されることもありますが，予後はよくありません．

G-05 慢性硬膜下血腫

Fig. 慢性硬膜下血腫のCT像

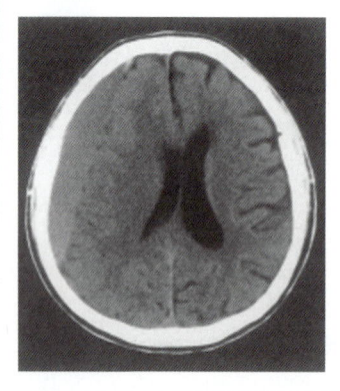

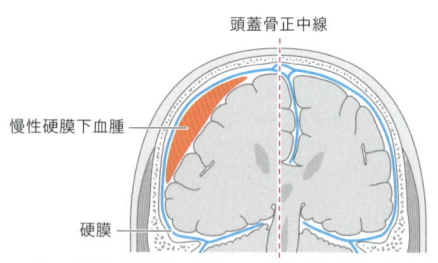

脳の冠状断図．血腫の存在により脳が血腫と反対に偏位する．

脳の右側の硬膜下に高吸収域が見られるほか，右側脳室の圧排変形，脳の正中偏位が認められる．〔国試102-155〕

病態・症状　一方，慢性硬膜下血腫は数週〜数か月にわたって液化した血腫が溜まることでおきます．軽微な外傷でもおきるので，患者が原因となった出来事を覚えていないこともあります．高齢者に頭痛，記銘力障害，無関心，失見当識，歩行障害，認知症様症状がおこり，症状が動揺性，進行性である場合に硬膜下血腫が疑われます．

Fig. 穿頭ドレナージ

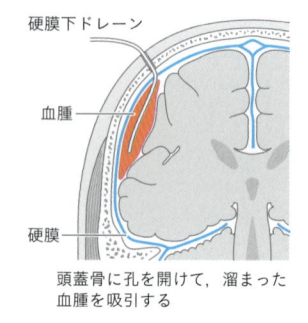

頭蓋骨に孔を開けて，溜まった血腫を吸引する

診断　CTスキャンでは，血腫が大脳半球に高吸収域として写し出されます（ただし，等・低吸収域を示すこともあります）．また，受傷後間もなくは，血腫によって脳の正中偏位がみられます．受傷後10〜20日ほど経過すると，血腫は等吸収域となり，以後は低吸収域となります．

治療　穿頭手術〔皮膚を5cm切って，バーホール（burr hole）という1cmの孔を頭蓋骨に開ける〕や穿頭ドレナージで血腫を吸引する方法があります．

国試出題症例
[国試105-G69]

● 78歳の男性．帰宅途中に転倒し顔面を打撲したため搬入された．72歳から胃食道逆流症で通院治療中である．10日前に仕事からの帰宅時に尿失禁をしたが，意識障害や麻痺は伴わなかった．5日前の定期来院時，同伴の家族は少し元気がないと訴えたが，本人はそれを否定した．バイタルサイン，心肺および神経学的に異常所

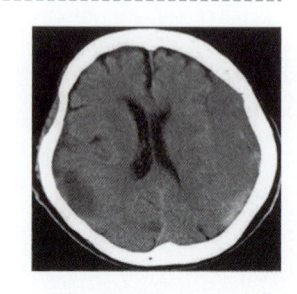

見を認めず帰宅した．搬入時，激しい頭痛や嘔吐はないが，⒫右上肢が動かしづらいと訴える．意識は清明．

体温 36.8℃．脈拍 92/分，整．血圧 154/64 mmHg．右前額部から眼窩部にかけて皮下出血を認める．眼瞼結膜に貧血を認めない．右眼球結膜に出血を認める．胸部と腹部とに異常を認めない．神経学的所見で右指鼻試験がやや稚拙であるが，他に異常を認めない．尿所見，血液所見および血液生化学所見に異常を認めない．心電図と胸部 X 線写真とに異常を認めない．頭部単純 CT を右に示す．

⇒慢性硬膜下血腫

G-06 挫傷と脳内血腫

▶レファレンス
・ハリソン④：p.2924
・標準脳外⑫：p.279-282

▶脳挫傷

脳挫傷（cerebral contusion）は，脳の打撲傷であり，通常頭部に直接強い衝撃を受けることによっておこされますが，打撃部位直下に陽圧が，打撃と反対側の部位に陰圧が生じます．⒫打撃側に生じる損傷を直撃損傷（coup injury），反対側に生じる損傷を反衝損傷（contrecoup injury）といいます．

脳挫傷では錯乱，昏睡，半身脱力といった症状がおきるほか，脳細胞の損傷により脳が膨張すると，脳組織はさらに損傷を生じ，頭蓋内圧が増加し，損傷を受けていない組織まで頭蓋に押しつけられて意識障害を生じることがあります．また，非常に腫脹が強いと脳ヘルニア（cerebral herniation）をおこすことがあります．危険な結果を伴う⒫浮腫は通常外傷後 48〜72 時間内に生じます．

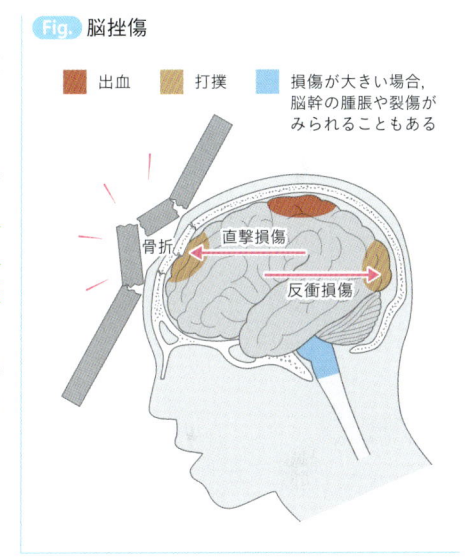

Fig. 脳挫傷

▶脳内血腫

出血は脳の内部空間（脳室）でおこる脳室内出血，脳組織の中でおこる実質内出血，あるいは脳の表面を覆っている膜の中でおこるくも膜下出血があります．

G-07 頭蓋底骨折

▶レファレンス
・ハリソン④：p.2924
・標準脳外⑫：p.276-279

頭蓋が骨折している場合，脳損傷はより重症です．比較的厚い頭蓋の背部や底部の骨折は，強力な衝撃があったことを示します．

頭蓋底骨折（skull base fracture）は頭蓋底にある脳神経孔，血管孔，骨縫合線に向かいます．これらの孔に骨折が及ぶと，中を走行している脳神経が傷ついて，平衡機能障害（めまい），視力低下，難聴，耳鳴り，嗅覚や味覚の脱失などを引きおこします．しかし，㊟X 線や CT で確認できないことも多く，診断で見落とされがちとなることから注意が必要です．

One More Navi

気脳症は髄液漏がある状態で咳やくしゃみにより副鼻腔の空気が引き込まれることを言うので，骨折がない気脳症は存在しない．したがって，気脳症があるときは頭蓋底骨折を検索する必要がある．

頭蓋底骨折の症状としては，鼻出血，耳出血，髄液鼻漏，髄液耳漏，脳神経麻痺，頭蓋内気腫などがみられます．髄液漏（糖を含む）が耳や鼻からみられるときは感染する危険があります．外傷性髄液瘻は自然閉鎖がおこることがあるので，通常2週間安静を保って抗菌薬を投与します．

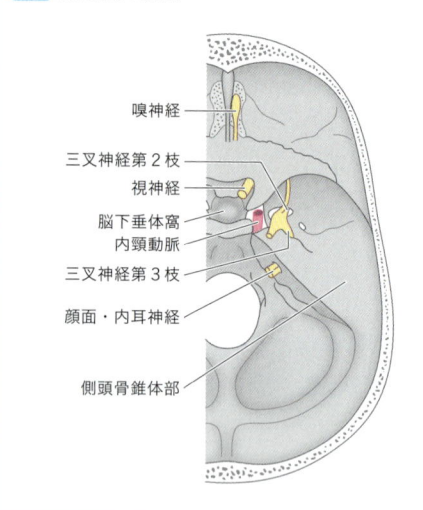

Fig. 頭蓋底の解剖

- 嗅神経
- 三叉神経第2枝
- 視神経
- 脳下垂体窩
- 内頸動脈
- 三叉神経第3枝
- 顔面・内耳神経
- 側頭骨錐体部

Assist Navi　急性頭蓋内出血の鑑別

	急性硬膜外出血	急性硬膜下出血	脳出血	くも膜下出血
出血部位	頭蓋骨折／硬膜外出血	頭蓋骨／硬膜／くも膜／軟膜／大脳／硬膜下出血／脳出血		くも膜下出血
傷害される血管	中硬膜動脈	架橋静脈	脳実質内の血管	内頸動脈，前大脳動脈，中大脳動脈など
症状	・頭痛，吐き気，嘔吐 ・片麻痺 ・意識清明期を伴う意識障害	・頭痛，吐き気，嘔吐 ・片麻痺 ・意識清明期を欠く意識障害	・頭痛，吐き気，嘔吐 ・片麻痺 ・血腫の増大によって増悪する意識障害	・突然の激しい頭痛 ・悪心，嘔吐 ・髄膜刺激症状 ・出血の程度によって多様な意識障害
血腫の位置	受傷側（直撃損傷）	反対側（反衝損傷）	反対側（反衝損傷）	受傷側（直撃損傷）
CT所見 『標準神経病学 第2版』[5]より	・高吸収域として描出される血腫が内側に向かって凸状に膨らむ ・脳の正中偏位	・血腫が大脳半球に高吸収域として三日月状に描出 ・脳の正中偏位	・受傷後12時間で脳実質内に血腫が高吸収域として描出される	・前頭・側頭葉を中心としたくも膜下腔内の高吸収域

G-08 眼窩下壁骨折（眼窩吹き抜け骨折）

眼窩内部の壁に生ずる骨折のうち，好発部位である眼窩下壁におきた骨折を眼窩下壁骨折または眼窩吹き抜け骨折（blowout fracture）と呼びます．原因は前眼部の打撲によります．眼窩内圧が上昇して眼窩下壁の骨折とそこから眼窩内容の脱出，それに伴う下直筋の運動制限がおこります．そのため，眼球偏位，眼球上方運動制限，複視，下直筋絞扼などの症状がみられます．眼部の腫脹，球結膜下出血，眼球陥没もみられます．

下直筋の付着部をピンセットでつまみ，前方に引っ張ったときに，正常あるいは眼筋麻痺では上転しますが，本疾患では上転が障害されていることから，眼球運動制限の原因として神経麻痺によるのではないことがわかります（traction test 陽性）．

Fig. 眼窩下壁骨折の機序

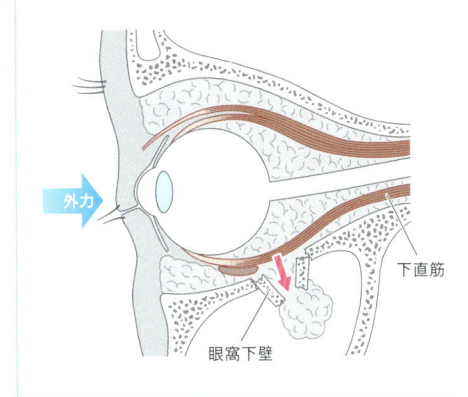

Fig. 眼窩下壁骨折の眼球上方運動制限

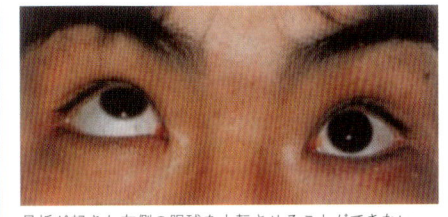

骨折が起きた左側の眼球を上転させることができない．
〔国試100-A13〕

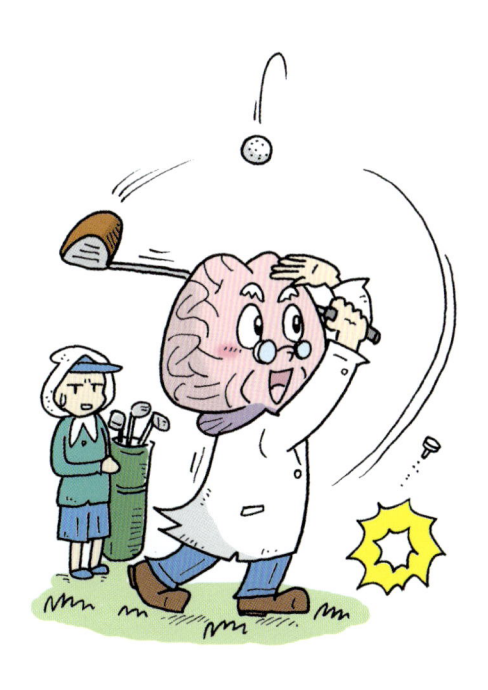

H
運動障害

Preview

H-01	運動障害とは？
H-02	歩行障害患者の診察
H-03	小脳失調
H-04	Parkinson病
H-05	Parkinson病の病態
H-06	Parkinson病の治療
H-07	Parkinson病の合併症とその対応
H-08	Parkinson症候群
H-09	薬剤性Parkinson症候群
H-10	多系統萎縮症
H-11	進行性核上性麻痺
H-12	大脳皮質基底核変性症
H-13	本態性振戦
H-14	舞踏病
H-15	むずむず足症候群

Navi 1　随意運動が妨げられて生じる障害

運動系の障害としては，錐体外路系の障害によって生じる不随意運動や，小脳失調，パーキンソニズムなどがあげられます．

Navi 2　運動障害を呈する代表的疾患

運動障害を呈する代表的疾患にParkinson病があります．また，Parkinson病およびパーキンソニズムを呈する疾患を総称してParkinson症候群と呼ぶことがあります．

> ▶H-04〜H-07では，Parkinson病の病態，症状，診断，治療など基本となる知識をまとめ，合併症への対応についても触れます．
> また，▶H-08〜H-12ではParkinson病以外でパーキンソニズムを呈する疾患を取り上げ，その鑑別点などについても考えていきます．

H-01　運動障害とは？

運動系の障害には，① 運動ニューロン系障害による筋脱力や筋萎縮（筋萎縮性側索硬化症▶K-01），② 錐体外路系障害による不随意運動や筋トーヌス異常（Parkinson病やHuntington病），③ 小脳路系障害による運動失調（脊髄小脳変性症）があります．

One More Navi
運動異常の多くは大脳基底核の異常による．大脳基底核は機能的に黒質，被殻，尾状核，淡蒼球，視床，視床下核からなる．

▶**不随意運動**

不随意運動とは，錐体外路系の障害により，顔面筋や四肢筋などに筋の不随意な収縮がおこり，運動過多，寡動，筋トーヌス異常を示すことです．不随意運動の種類を以下に表としてまとめました．

不随意運動の種類	運動の特徴
アテトーゼ（athetosis）	四肢末端のゆったりとした，くねるような運動
バリズム（ballism）	四肢を投げ出すような突然の粗大な運動
舞踏病（chorea）〔▶H-14〕	不規則で速い顔面・四肢の無目的な運動
ジストニア（dystonia）	ある姿勢や表情を緊張して持続・変化させるような運動
振戦（tremor）	手・足・首の震えるような反復性・規則性運動 ・Parkinson病〔▶H-04〕では一側性のゆっくりとした安静時の震え ・本態性振戦〔▶H-13〕では両側性のある肢位で起きる運動時の細かい震え
ミオクローヌス（myoclonus）	ピクッとするような速い動き

▶小脳失調

小脳失調は運動の開始や協調に異常があり，発声，歩行，手足の運動時にみられます．

▶パーキンソニズム

パーキンソニズムは固縮，安静時振戦，寡動，姿勢不安定を特徴とする臨床症状です．原因不明でも特徴ある臨床経過とドパミン治療によく反応するParkinson病と，原因の明らかな薬剤性Parkinson症候群などがあります．

H-02 歩行障害患者の診察

歩行不安定は高齢者によくみられ，歩行障害はその原因によって特徴的な症状を呈します．歩行障害は実際に患者に10mほど歩いてもらい診断します．

筋骨格系が原因の歩行障害は，機械的安定性と動力に障害が生じることで痛み，筋力低下，歩行不安定がおきます．一方，起立姿勢は姿勢反射と視覚・聴覚・深部体性感覚の共同作業で維持されており，それらの障害で姿勢と歩行が不安定になります．Romberg徴候をみて陽性の場合は位置覚（深部感覚）の消失が疑われます．逆にRomberg徴候陰性は小脳の機能不全を示唆します．めまいがあれば前庭の異常が疑われます．

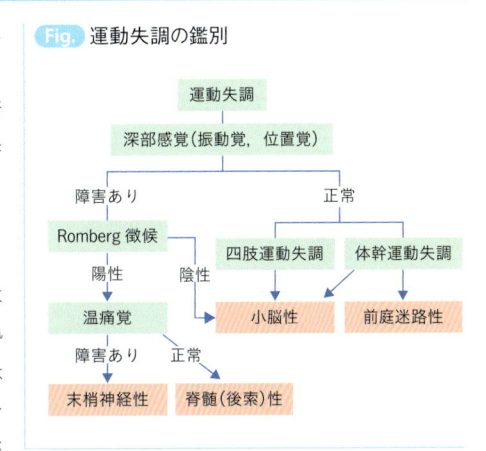

皮質脊髄経路異常による痙性歩行では，障害肢の膝を伸ばして外側から前方向に運ぶので足を引きずるような歩き方になります．小脳失調では歩幅を広くとって不規則なステップでよろめくので，方向を変えるのが難しいのが障害の特徴です．知覚性失調では歩幅が広くなるだけでなく，足が下垂します．Parkinson病患者の歩行では，なかなか歩き出すことができず，突然停止したり，姿勢が不安定だったり，ゆっくりとした足を引きずるような歩行であることが特徴的です．

Fig. 運動失調の鑑別

```
          運動失調
            │
     深部感覚（振動覚，位置覚）
       │              │
     障害あり         正常
       │           ┌───┴───┐
   Romberg徴候   四肢運動失調  体幹運動失調
    │    │         │         │
   陽性  陰性      小脳性    前庭迷路性
    │    │
   温痛覚
    │    │
  障害あり 正常
    │    │
  末梢神経性 脊髄（後索）性
```

One More Navi

Romberg徴候

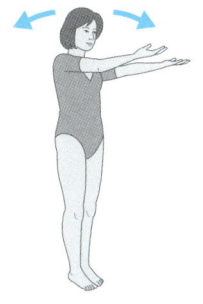

両足をそろえて，つま先を閉じて立ち（両手を前方に挙上させるのもよい），患者に閉眼してもらって体幹の動揺を観察する．動揺が強くなり，倒れそうになる場合は陽性で，深部感覚障害が示唆される．

One More Navi

実際には閉眼で悪化する運動失調は筋疾患，小脳疾患，前庭疾患，末梢神経疾患のいずれでもありうる．Romberg試験は局在徴候とはいえない．

H-03 小脳失調

小脳虫部の障害では平衡障害が強く，主に体幹運動失調で起立・坐位の障害や歩行障害が著明です．小脳半球の障害では障害部位と同側の四肢に運動失調が出現して，筋緊張低下・構音障害・眼振も出現します．小脳失調性障害では姿勢，歩行，四肢，発声の異常があります．不安定歩行，手足の協調性障害，ゆっくりした話し方が特徴です．

発症の仕方によってある程度の診断が可能で，急性発症では小脳や脳幹の梗塞や出血，さらには薬剤によるものが疑われます．亜急性の発症では多発性硬化症，サイアミン（ビタミンB_1）不足（Wernicke脳症），水頭症などが疑われます．慢性発症ではアルコール性小脳障害，甲状腺機能低下症，ビタミンE不足（下痢による），遺伝性などが疑われます．また，癌による傍腫瘍神経症候群として小脳失調が起きることもあります．失調と認知症が急速に進行する場合はCreutzfeldt-Jakob病

が疑われます．Parkinson症状または自律神経障害を伴った小脳失調では**多発性全身性萎縮症**が疑われます．

▶遺伝性小脳失調

遺伝性小脳失調では，慢性の進行性の失調を呈します．小脳変性で小脳萎縮がおきますが，さらに脊髄の変性もおきてくることが多くあります．常染色体優性や劣性の遺伝形式があり，遺伝子は同定されていても治療は保存的です．

▶Friedreich失調症（フリードライヒ）

Friedreich失調症（Friedreich's ataxia）は，遺伝性の**脊髄小脳変性症**で最も多い病型で，**常染色体劣性遺伝**です．発症率は10万に2人と稀で，**15歳に多く発症**しますが，60歳くらいの発症例もあります．

症状としては，歩行，四肢，発声の失調のほか，**下肢の深部反射と位置感覚が障害**されます（腱反射低下，Romberg徴候陽性）．また，凹足，鷲手，側弯，後弯などの骨関節の変形を伴うことがあるほか，**心筋症（ミトコンドリアの鉄代謝異常）**がおきて，一部には糖尿病も合併します．

*X25*遺伝子（フラタキシン）の**GAAのトリプレットリピートを証明する**と診断できます．

One More Navi

遺伝子の中にある3塩基の繰り返し配列が伸長することによって引きおこされるものをトリプレットリピート病という．CAGリピートは，アミノ酸配列をコードしている部分に存在しており，CAGはグルタミンをコードするので，グルタミンが長くつながった蛋白質（ポリグルタミン鎖）ができてしまう．伸長したポリグルタミン鎖を含む蛋白質の折り畳みが正常に行われなくなり，細胞毒性を持つことから，これらの疾患はポリグルタミン病（Huntington病など）と呼ばれる．

H-04 Parkinson病

▶レファレンス
・ハリソン④：p.2872-2881
・標準神経②：p.271-277

▶疫学

65歳以上の1％，80歳以上の2.5％にみられるよくある変性疾患です．60〜70歳代に発症するのが最も多いです．**男性に1.5〜2倍おきやすい**です．進行性の疾患で10〜15年にかけて生活不能になっていきます．**10〜15％は遺伝性**で，原因遺伝子は見つかっています（*PARK1〜13*）．遺伝性では*LRRK2*遺伝子（PARK8：常染色体優性遺伝）が最多です．

▶症状・診断

Fig. Parkinson病に特有な前屈姿勢と手の震え

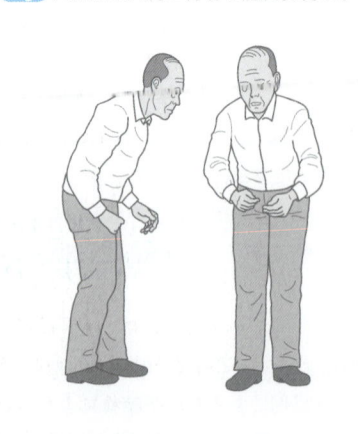

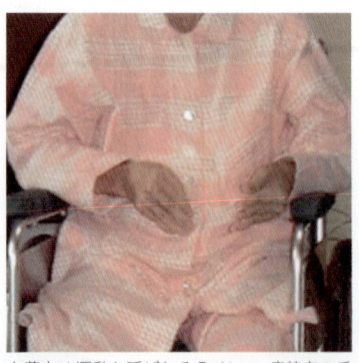

丸薬丸め運動と呼ばれるParkinson病特有の手の形（震え）　　　（国試98-C7）

その特徴的な臨床症状から診断されます．**固縮，安静時振戦，動作緩慢，姿勢不安定**があります．Parkinson病の筋強直は，他動的に筋を伸張した場合に，**筋抵抗がガクガクと減弱と増強を交互に生じる歯車様固縮**や，一定の強い抵抗が続く

One More Navi

Parkinson病の原因として，「鼻-胃感染によるParkinson病仮説」というものがある．この説によると，ウイルス（？）が鼻粘膜に感染して上行し，側頭葉に入り込む（嗅覚障害）．また，鼻汁を飲み込んでウイルスが胃に至り，腸上皮から侵入してMeissner神経叢（副交感神経）を侵し（迷走神経障害（便秘，腹痛）），さらに迷走神経の傍神経節運動ニューロンにシナプスを介して到達して，延髄へ逆行し，脳幹から橋を通って中脳へ至るとする．そして，黒質へ着くころには運動障害（REM睡眠障害，パーキンソニズム）を引きおこし，さらに大脳皮質に広がって認知症をおこす（Lewy小体型認知症）という．

One More Navi	
Hoehn-Yahrの重症度分類	
Stage	症状
Ⅰ	一側性障害
Ⅱ	平衡障害を伴わない両側性または頸部、体幹の障害
Ⅲ	立ち直り反射障害が出現．就労可能でADLは自立．
Ⅳ	介護なしで何とか歩行可能．顕著なADL障害を伴う重度の身体機能障害．
Ⅴ	寝たきり，あるいは車椅子

鉛管様固縮など，特徴的な症状を示します．また，姿勢の不安定さから，前屈姿勢や小刻み歩行，前方や後方に軽く押されただけで，体勢を立て直せずに小走りになったり，倒れてしまったりする突進現象がみられます．筋強直，安静時振戦，寡動は一側から始まります（非対称的）．

Parkinson病の診断には，レボドパが著効するかどうかも助けになります．問診によって薬剤性Parkinson症候群（抗精神病薬，制吐薬，リチウム）を見落とさないようにします．外傷性や中毒性のParkinson症候群（マンガン，メタノール，エタノール，水銀，一酸化炭素中毒）もあります．

国試出題症例
[国試100-I13]

● 68歳の男性．手の震えと動作緩慢とを主訴に来院した．1年前から右手に震えが起き，最近は右下肢にも震えが起きるようになった．半年前からボタンがけなど手の細かい動作がしにくくなった．最近前かがみで歩いていると指摘されるようになった．家族歴と既往歴とに特記すべきことはなく，常用薬もない．一般身体所見に異常はない．右上下肢に静止時振戦を認め，頸部と四肢とに歯車様筋固縮を認める．深部腱反射は正常で，感覚障害を認めない．
⇒ Parkinson病

H-05 Parkinson病の病態

Fig. Parkinson病患者の神経細胞

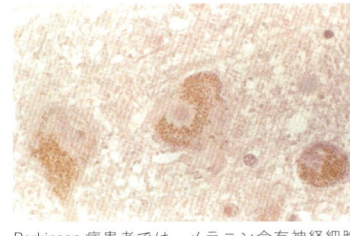

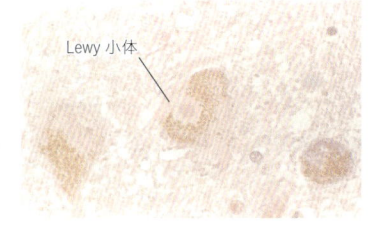

Parkinson病患者では，メラニン含有神経細胞の細胞質にLewy小体が認められる．
〔国試97-D44〕

One More Navi
剖検での診断では黒質のメラニン・ドパミンニューロンの変性と，Lewy小体の存在が必要となる．

黒質-線条体のドパミン性神経細胞の障害でおきます．黒質の神経細胞はドパミン神経伝達物質によって線条体にある神経細胞に刺激を送り，スムーズな随意運動を可能にしています．しかし，Parkinson病ではドパミンが不足した結果，間接路が亢進し，動作緩慢や固縮がおこります．また，線条体のなかではアセチルコリン神経伝達物質が他の神経細胞に刺激を送り，活発な随意運動をおこしますが，これはドパミンで抑制されています．Parkinson病では脳の中脳にある黒質の神経細胞が変性するため，ドパミンの線条体での分泌が減少して抑制がきかなくなり，アセチルコリンを使う神経細胞の活動が強くなりすぎて震えがおきます．

H-06 Parkinson病の治療

> **One More Navi**
> 見た目の症状をなくすことを目標に治療すると，患者は薬の副作用に苦しむことになる．日常生活を難なく行えることを目指すべきである．

> **One More Navi**
> ドパミン受容体刺激薬ではドパミンによる喜びや報酬系も抑制されて，うつや欲求不満になる危険があることに注意．70歳以上では幻覚やせん妄がみられることがあるので好ましくない．

> **One More Navi**
> **ジスキネジア**
> ドパミンが過剰になり不随意運動が出現すること（▶H-07）
> **wearing-off**
> ドパミンが効かずにParkinson病の症状が悪化すること（▶H-07）
> これらはドパミンやその受容体刺激薬を使用して5年以内に半数の患者でみられる．

ドパミン産生ニューロンの喪失を抑制する治療法はありません．症状にあわせて種々の治療法を使い分けます．主たる治療法はドパミン補充〔レボドパ（L-DOPA）〕やドパミン受容体刺激薬です．薬物治療は症状が仕事や社会生活に差し支えるレベルになってから開始します．レボドパはParkinson病の特効薬ですが，長期使用により運動への効果が変動します．ジスキネジアやwearing-offがそれで，60歳以上では年に10％の頻度でみられます．患者が若ければ，より進行性で重症となる傾向があります．このため，70歳以下ではドパミン受容体刺激薬で治療を開始し（それでも最終的にはレボドパを投与せざるを得なくなります），70歳以上では最初からレボドパで治療を開始することが推奨さ

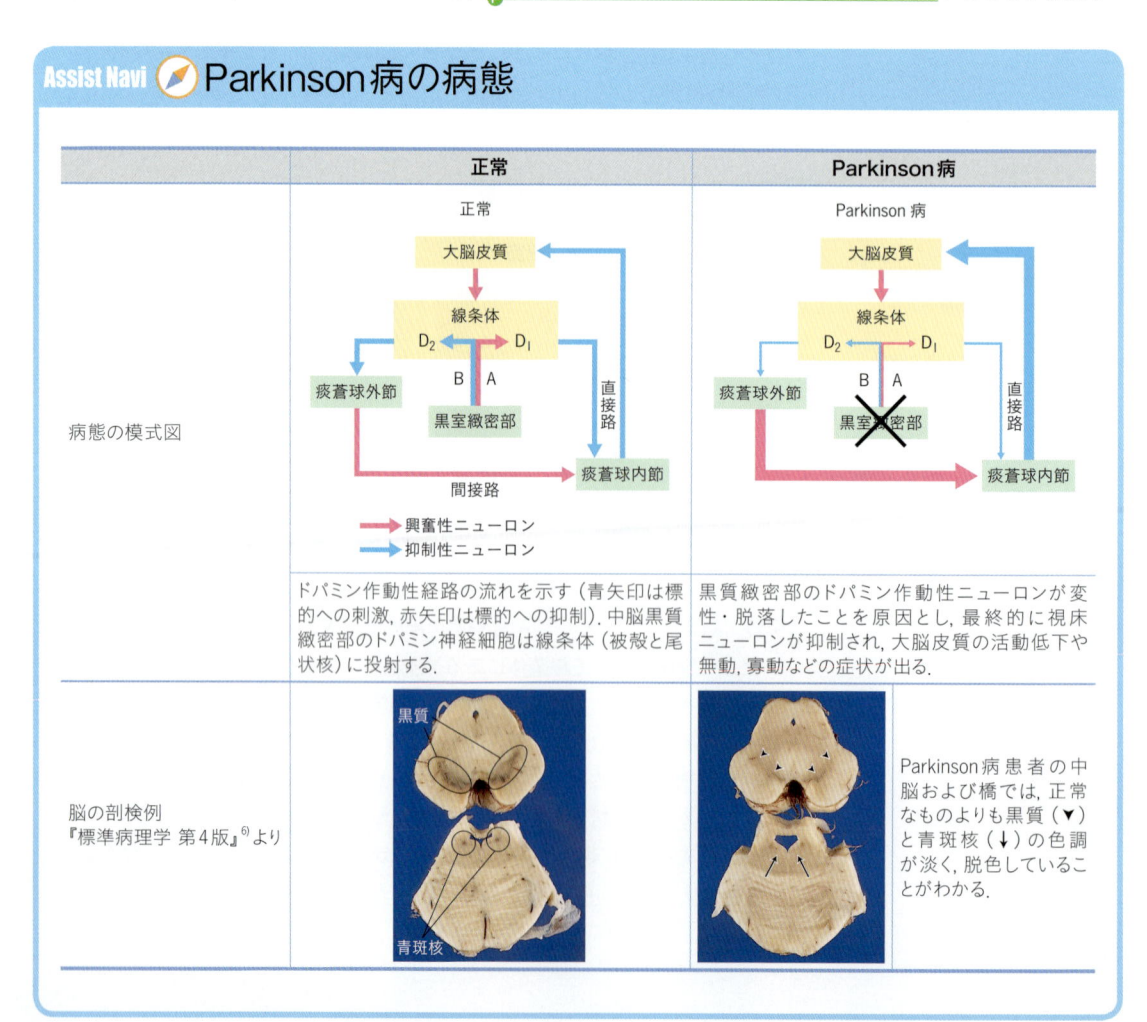

Fig. Parkinson病の治療戦略

```
日常生活
├─ 支障あり
│   ├─ 非高齢者認知症なし ─→ ドパミン受容体刺激薬 ─→（改善が不十分）─→ レボドパ(+DCI)併用
│   └─ 高齢者または認知症 ─→ レボドパ(+DCI) ─→（改善が不十分）─→ ドパミン受容体刺激薬併用
└─ 支障なし ─→ 経過観察
```
DCI：ドパ脱炭酸酵素

Assist Navi　Parkinson病の病態

	正常	Parkinson病
病態の模式図	大脳皮質→線条体(D₂←A→D₁)→淡蒼球外節／黒質緻密部／直接路→淡蒼球内節（間接路）．興奮性ニューロン（赤），抑制性ニューロン（青）．ドパミン作動性経路の流れを示す（青矢印は標的への刺激，赤矢印は標的への抑制）．中脳黒質緻密部のドパミン神経細胞は線条体（被殻と尾状核）に投射する．	大脳皮質→線条体→淡蒼球外節／黒質緻密部（×）／直接路→淡蒼球内節．黒質緻密部のドパミン作動性ニューロンが変性・脱落したことを原因とし，最終的に視床ニューロンが抑制され，大脳皮質の活動低下や無動，寡動などの症状が出る．
脳の剖検例 『標準病理学 第4版』[6]より	黒質／青斑核	Parkinson病患者の中脳および橋では，正常なものよりも黒質（▼）と青斑核（↓）の色調が淡く，脱色していることがわかる．

れています．

　なお，レボドパは末梢で分解されてしまうため，脳内に効率よく到達してくれません．そこで末梢でレボドパをドパミンに変換させる酵素（ドーパ脱炭酸酵素）の阻害薬であるカルビドパやベンセラジド塩酸塩との合剤が治療薬として用いられます．

H-07 Parkinson 病の合併症とその対応

▶ジスキネジア

　ドパミン治療を行うと，よく運動機能が変動します．ジスキネジアは舞踏病やジストニアに似た不随意運動で，自分の意思とは関係なく身体が動いてしまいます．若年発症，速い進行，レボドパ高用量，長期投与の患者におきやすい症状ですが，患者のADLに影響がない程度で本人が気にしていないようであれば治療を中止する必要はありません．ドパミン受容体刺激薬の併用でジスキネジアの出現を予防できることもあります．アマンタジン塩酸塩の併用が有効です．

▶Wearing-off

　Wearing-off に対してはドパミン受容体刺激薬の併用が有用です．レボドパ増加やレボドパを代謝する COMT（カテコール -O- メチル基転移酵素）を阻害するエンタカポン（entacapone）が有用なこともあります．ジスキネジアが合併する場合はレボドパの少量頻回投与が有効です．最後の wearing-off の治療法は深部脳電気刺激療法です．

▶震え

　患者にみられる「震え」の症状は，ドパミンニューロンが脱落することでアセチルコリンニューロンへの抑制が弱くなり，コリン作動性ニューロンが活発になることから，Parkinson 病が基本的には運動抑制の病態であるにもかかわらず，運動過剰がおきていると考えられています．このことから，抗コリン薬を投与すると特に震えを抑えるのに有効といわれます．ただし，抗コリン薬は認知症の症状を悪化させることに注意が必要です．レボドパやドパミン受容体刺激薬も有効です．

▶精神症状

　Parkinson 病ではうつ病や不安神経症のような精神症状を60％に合併します．その場合はまずドパミン治療を調整します．それでも無効の場合は三環系抗うつ薬や選択性セロトニン再取り込み抑制薬（SSRI）が有効です．進行した Parkinson 病では幻想，幻覚などを伴う精神症状を合併することもあります．抗精神病薬を投与する前に，原因になりうる薬剤性副作用，感染症，代謝異常などの検索が必要です．こうした合併症は，特に多剤併用療法でおきやすく，複数の抗 Parkinson 病薬の併用はリスクを高めます．薬剤を減らしても無効な場合はコリンエステラーゼ阻害薬も有効なことがあります．クエチアピンフマル酸塩のような非定型抗精神病薬は運動障害を悪化させないので推奨されます．

▶睡眠障害

　睡眠障害も多くの患者に合併します．むずむず足症候群とドパミンニューロンの関連がいわれており，ドパミン受容体刺激薬やレボドパ製剤が有効なことがあります．クロナゼパムのようなベンゾジアゼピン系抗不安薬も有効です．

One More Navi

Wearing-off に対してレボドパを増量するとジスキネジアが増悪する．

One More Navi

深部脳電気刺激療法

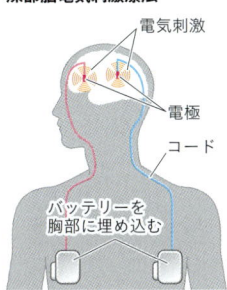

脳の深部に留置した電極から電気刺激を送ることにより，脳から手足に伝わる電気信号を調律する．Parkinson 病や，本態性・症候性振戦，ジストニアなどの不随意運動症が対象となり，薬物による治療が奏効しない場合に検討される．ただ，病変の進行は抑制できない．

H-08 Parkinson 症候群

▶レファレンス
・標準神経②：p.277-280

H-09 薬剤性 Parkinson 症候群

ドパミン系をブロックする薬剤は Parkinson 症状を引き起こします．神経遮断薬でよくみられます．両側性の Parkinson 症状がみられるのが特徴的です．震えも安静時よりは運動時に多くみられます．

H-10 多系統萎縮症

多系統萎縮症（multiple system atrophy；MSA）は多様な変性疾患で，Parkinson症状，運動失調，自律神経症状を呈します．男性におきやすく 10 万人に 4～5 人の頻度です．遺伝性ではなく原因不明の疾患です．平均発症年齢は 60 歳で，平均 10 年の経過です．

症状は自律神経障害として勃起不全，便秘，下痢，膀胱機能障害，起立性低血圧があります．声の変化や呼吸困難があれば声帯障害が疑われます．

MSA は以下の 3 つの症状が異なる疾患を統一した概念として用いられます．

▶線条体黒質変性症（SND）

Fig. 線条体黒質変性症の MRI 画像

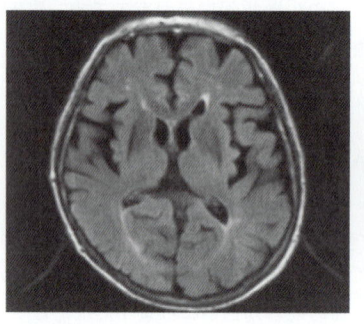

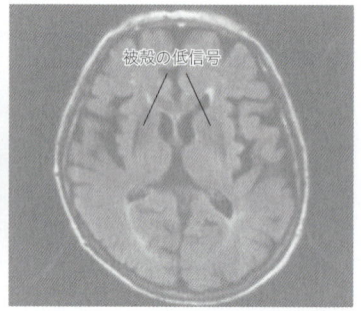

被殻の低信号

T2 強調画像で，被殻の低信号を認める．
〔国試 103-170〕

> **One More Navi**
> Parkinson 病患者は多くが自転車に乗れるが，非定型パーキンソニズム（Parkinson 症候群）の患者は自転車に乗れないことが多い．これは，非定型パーキンソニズムには広範な黒質以外の障害があることから，バランス，協調運動の障害が強いためと考えられる．

動作緩慢，小刻み歩行，姿勢反射障害などの Parkinson 症状を主徴とするもの．また，MRI の T2 強調画像などで，被殻の低信号とその外側に線条体の高信号が認められることが特徴的です．

▶Shy-Drager 症候群（SDS）
シャイ　ドレーガー

起立性低血圧，排尿障害，睡眠時無呼吸などの自律神経症状を主徴とするもの．

▶オリーブ橋小脳萎縮症（OPCA）

小脳症候を主徴とするもの．MRI では小脳の萎縮や橋の十字サインを認めます．

> **One More Navi**
> これまで MSA は SND, SDS, OPCA に分類されていたが，最近では Parkinson 症状を主とする MSA-P と小脳症状を主体とする MSA-C とに分類されている．

H-11 進行性核上性麻痺

進行性核上性麻痺（progressive supranuclear palsy；PSP）は徐々に悪化する変性疾患です．遺伝性ではなく，男女同数で 10 万人に 6 人の頻度です．60 歳代で発症し，初期から歩行障害，転倒を呈し，無表情，瞬きの減少などの Parkinson 症状，

152

眼球上下運動障害が特徴です．球麻痺（ゆっくりした会話や嚥下困難），認知症もみられます．両側に筋強直，寡動がみられ，項部の筋緊張と眼球の運動障害により，項部を後屈する姿勢（頸部後屈）がみられます．診断時には，安静時振戦はみられず，その場合は Parkinson 病ではなく進行性核上性麻痺を疑います．レボドパの効果も限定的です．

H-12 大脳皮質基底核変性症

大脳皮質基底核変性症（corticobasal degeneration；CBD）は遺伝性のない稀な変性疾患です．主な症状は，片側性の筋剛直と寡動とジストニア，失行，他人の手徴候などがみられます．進行すると認知症もみられます．四肢の不随意運動はみられますが震えは Parkinson 病ほどではありません．

国試出題症例 [国試99-A45]

- 62歳の男性．2年ほど前から歩行時のふらつき，ろれつの回りにくさ及び排尿困難がみられ，徐々に増悪するため来院した．意識は清明．身長 158 cm，体重 67 kg．体温 36.0℃．呼吸数 16/分．脈拍 84/分，整．血圧 130/72 mmHg．胸部にラ音を聴取しない．腹部は平坦で，肝・脾を触知しない．下肢に浮腫を認めない．知能は正常である．言語は不明瞭で，頸部・四肢に筋固縮を認める．四肢の協調運動と歩行とに小脳性運動失調を認める．四肢筋力と表在・深部感覚とは正常である．
⇒ 多系統萎縮症が疑われる．

関連項目

▶ 遅発性ジスキネジア

遅発性ジスキネジア（tardive dyskinesia）は，抗精神病薬（ドパミン拮抗薬）の長期服用によっておこる舌の不随意圧延や顔のけいれん（繰り返し唇をすぼめる，舌を左右に動かす，口をもぐもぐさせる，口を突き出す，歯を食いしば

Assist Navi　Parkinson病とParkinson症候群の鑑別

	Parkinson病	Parkinson症候群		
		多系統萎縮症	進行性核上性麻痺	大脳皮質基質核変性症
Parkinson症状	＋	＋	＋	＋
認知症状	目立たない	目立たない	＋	＋
安静時振戦	＋	目立たない（筋強直が前景に立つ）		
特徴的な症状	・筋強直（歯車様固縮，鉛管様固縮） ・小刻み歩行 ・前屈姿勢 ・突進現象 ・非対称性に発症	・小脳症状 ・起立性低血圧（自律神経障害） ・病気の進行が速い	・眼球上下運動障害 ・頸部後屈 ・転倒しやすい ・嚥下障害 ・両側性に発症	・不随意運動（ジストニア，ミオクローヌス）はあるが，Parkinson病ほどではない． ・非対称性に発症 ・失行
MRI所見	一般的に正常	T2強調画像などで，被殻の低信号とその外側に線条体の高信号／小脳萎縮／橋の十字サイン	中脳被蓋部の萎縮	大脳皮質の左右差がある萎縮
レボドパ投与	有効	無効もしくは限定的		

る)です．長期的にブロックされていたドパミン受容体の感受性が過剰となり，ドパミン受容体（D_1，D_2 受容体）の抑制・促通のバランスが乱れるために引きおこされると考えらます．一方，一般的なジスキネジアは抗 Parkinson 病薬などのドパミン関連薬剤使用時に出現します．ドパミン含有細胞数が減少しているところにドパミンを投与すると過剰なドパミンが溢れてジスキネジアがおきると考えられます．両者は運動異常の種類としては同じようですが，原因・治療などは全く異なります．

H-13 本態性振戦

▶レファレンス
・ハリソン④：p.2882
・標準神経②：p.287

One More Navi
不安神経症やアルコール依存症の家族歴があることが稀でない．

One More Navi
両側性の震えだが，非利き手では強くなる．

One More Navi
症状は進行性で小脳障害のような歩行障害を呈することもあり，剖検で小脳病変がみられることもある．Lewy 小体が見られることもある．

▶病態
　本態性振戦（essential tremor）は 1～6％ の頻度で，発症年齢は 30 歳と 60 歳代にピークがあります．性差はありません．半数以上に家族歴があります．1 親等にこの疾患があれば 5 倍の頻度でこの疾患にかかりやすくなります．

▶症状・診断
　震えは上肢にみられ，安静時にも運動時にもみられます．程度差はありますが震えは両側性にみられるのが特徴です．震えは悪化する傾向があり，書字やコップで飲むのが難しくなってきます．半数の患者では頭の震えが，1/3 の患者では声の震えがみられます．アルコールの摂取で震えが改善します．Parkinson 病とは異なり，筋強直，安静時振戦，寡動，姿勢不安定はありません．
　診断に際しては，震えがステロイド，バルプロ酸ナトリウム，炭酸リチウムなどの薬剤性のものでないことを確認する必要があります．また，不安，ストレス，代謝異常（甲状腺機能亢進・低血糖）によって正常でも震えがみられるので注意が必要です．40 歳以下では Wilson 病の銅代謝異常で震えがみられることがあります．

▶治療
　日常生活に支障があるようなら β 遮断薬のプロプラノロール塩酸塩か，バルビツール系抗てんかん薬のプリミドンが勧められます．頭の震えにはボツリヌス毒素による治療があります．難治例には深部脳電気刺激療法もあります．

H-14 舞踏病

▶レファレンス
・ハリソン④：p.2884
・標準神経②：p.280-282

▶Huntington 病（ハンチントン）
　Huntington 病（Huntington 舞踏病；Huntington chorea）は進行性の遺伝性変性疾患で，重症の運動障害，認知障害，精神症状を呈する疾患です．舞踏病以外の運動異常として，運動失調，ジストニア，ゆっくりした会話，ミオクローヌス，嚥下障害を伴うこともあります．精神症状としては不安，無関心，情動失禁，キレやすい（易怒性），幻想，妄想などがみられます．発症は 40～50 歳代が多いですが，1 割は 20 歳代にもみられます．発症から死亡までは平均 15 年ですが，20 歳以下や 50 歳以上ではさらに短くなります．
　Huntington 病は常染色体優性遺伝で CAG のトリプレットリピートの遺伝子異常によっておきます．発症前の遺伝子診断が可能です．しかし，特異的治療法はないので遺伝カウンセリングが重要です．

▶ **二次性舞踏病**

何らかの原因が存在し，それによって引き起こされる舞踏病も存在します．

薬剤性では，経口避妊薬，炭酸リチウム，ジゴキシン，三環系抗うつ薬，コカイン，アンフェタミン，ドパミン系刺激薬があります．妊娠中や甲状腺機能の亢進もしくは低下，高血糖や低血糖でも舞踏病はみられます．また，全身性エリテマトーデス（SLE）や抗リン脂質抗体症候群でもみられることがあります．小児では溶連菌感染後の舞踏病を疑う必要があります．

H-15 むずむず足症候群

▶ **レファレンス**
・ハリソン④：p.2887

One More Navi
ドパミンアゴニストのブロモクリプチンメシル酸塩か，プラミペキソール塩酸塩が第Ⅰ選択薬．

むずむず足症候群（restless legs syndrome；RLS）は6〜12%の頻度で発生する比較的よくある疾患です．半数の患者に家族歴があります．染色体12と14に連鎖しており，優性遺伝します．二次性のむずむず足症候群の原因としては，妊娠，末期腎不全，鉄欠乏，末梢神経障害があります．

むずむず足症候群の症状は，足の不快感で，特にじっとしていると悪化し，足を動かしている間は軽快するという特徴があります．この不快感は夕方や夜に悪化し，場合によっては夜しかおきません．

毎日症状がある場合の治療としては，ドパミン受容体刺激薬を使います．

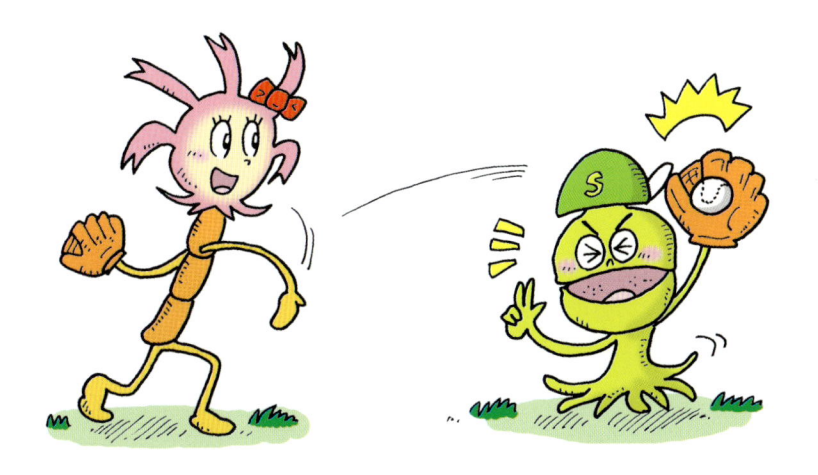

脱髄疾患

Preview

I-01	脱髄疾患とは？
I-02	多発性硬化症
I-03	多発性硬化症の病態
I-04	多発性硬化症の症状
I-05	多発性硬化症の経過
I-06	多発性硬化症の診断
I-07	多発性硬化症の治療
I-08	急性散在性脳脊髄炎

Navi 1　髄鞘の変性・脱落で生じる疾患

神経線維の軸索を取り巻く髄鞘（ミエリン）が変性・脱落すると，神経伝導が妨げられ，さまざまな障害が発生します．

▶ I-01 〜 I-07 で代表疾患である多発性硬化症を取り上げます．

I-01　脱髄疾患とは？

神経線維の軸索を取り巻く髄鞘（ミエリン）が変性・脱落する病的現象を脱髄と呼びます．脱髄は中枢神経でも，末梢神経でもおこりますが，特に中枢神経系に脱髄病変がおきるものを脱髄疾患と呼びます．

神経線維の一部が興奮し，活動電位が生じた場合，有髄神経（髄鞘がある神経線維）では電気的抵抗が高い髄鞘と髄鞘の間にあるRanvier絞輪伝いに飛び飛びに興奮が伝導される跳躍伝導という現象がおきます．この跳躍伝導により，発生した活動電位は速やかに伝わっていきますが，脱髄がおきると髄鞘が破壊されるため，この速い神経伝導が障害されることになります（髄鞘の破壊が進むと，軸索も障害されます．病変も

One More Navi
脱髄疾患には，髄鞘が直接的に障害されるものと，髄鞘を形成する稀突起膠細胞（▶A-03）が機能不全に陥り，髄鞘の形成が障害されるものがある．

One More Navi
中枢のミエリンを形成するグリア細胞（オリゴデンドロサイト）は再生しないが，末梢のSchwann細胞は再生する．中枢にあたる脊髄ではSchwann細胞が再生時に入り込んでくることもある．

One More Navi
横断性脊髄炎は主に胸髄の限局した灰白質および白質の急性の炎症で，原因には感染後の炎症，自己免疫，血管炎，薬物がある．症状は病変レベル以下における，両側性の運動・感覚障害，括約筋麻痺．

Fig. 中枢神経細胞の軸索と髄鞘

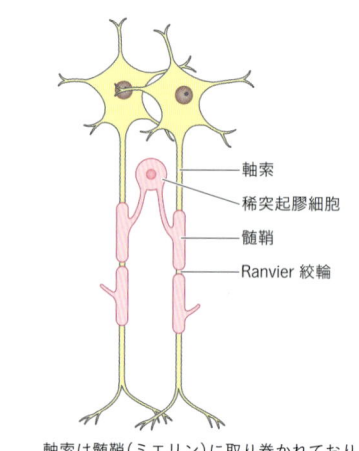

軸索
稀突起膠細胞
髄鞘
Ranvier絞輪

軸索は髄鞘（ミエリン）に取り巻かれており，脱髄疾患ではこの髄鞘が変性・脱落する．

Fig. 脱髄による跳躍伝導の障害

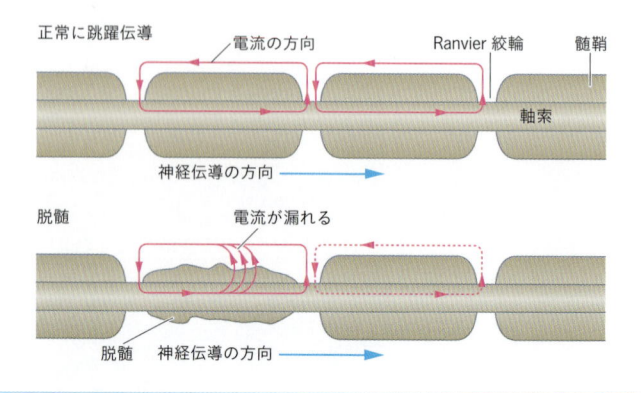

正常に跳躍伝導
電流の方向
Ranvier絞輪
髄鞘
軸索
神経伝導の方向

脱髄
電流が漏れる
脱髄　神経伝導の方向

髄鞘のある白質が中心で神経細胞のある皮質は障害されません．

特発性の炎症性脱髄疾患には，多発性硬化症，視神経脊髄炎または Devic 病，急性散在性脳脊髄炎，横断性脊髄炎（transverse myelitis；TM）の 4 つがあります．

I-02 多発性硬化症

▶レファレンス
- ハリソン④：p.2939-2951
- 標準神経②：p.360-365

I-03 多発性硬化症の病態

Fig. 多発性硬化症の病態

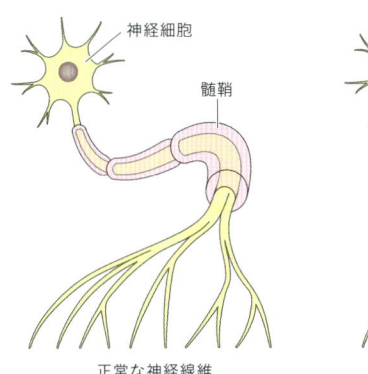

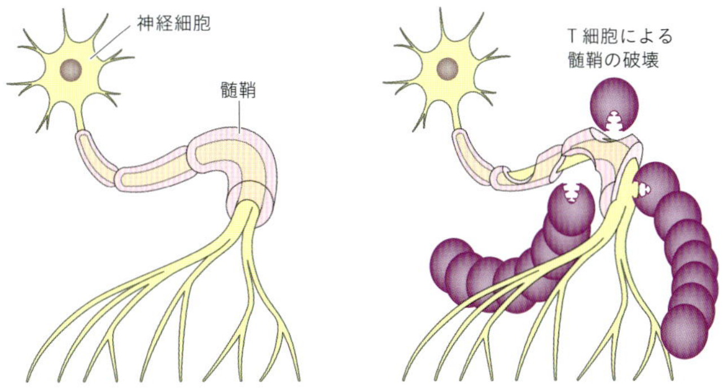

多発性硬化症発症では，遺伝，環境因子，ウイルス感染といった要因が重なり，自己免疫反応によって炎症性の脱髄がおこる．

多発性硬化症（multiple sclerosis；MS）は中枢神経系の炎症性脱髄疾患の 1 つで，多彩な中枢神経症状を呈します．炎症性脱髄疾患のなかでは最も頻度が高く，自己免疫疾患で女性に多くみられます（発生率は男性の 3 倍）が，日本では比較的少ない疾患です．大脳白質，脊髄，視神経の局所的な脱髄がおきることによる発作性の巣症状と，神経軸索までおかされない炎症性の脱髄病変が特徴です．しかし，欠損症状は初期からみられることもあり，その場合は軸索も障害されています．グリア細胞の増殖（グリオーシス）によって硬く瘢痕化した脱髄巣が時間の経過とともに多発する慢性再発性疾患です．

多発性硬化症は単一の疾患ではありません．1～4 型までの 4 つの病理型が知られています．多くは 20～40 歳の間に発症しますが，何歳でも発症します．脱髄がおこる原因は不明ですが，遺伝と環境因子が関係しており，15% に家族歴があります．白人には多い疾患（0.1%）で，黒人や黄色人には稀（0.01% 以下）です．

小児期に多発性硬化症の発症頻度が高い地域に住んでいると，後に発症しやすくなることから，ウイルスなどの感染性因子に対する免疫反応が髄鞘（ミエリン）に対してもおきる遺伝的背景が疾患発症の一因とも考えられています．また，ビタミン D 不足もリスクファクターです．このため緯度が高く，寒くて日照時間の少ない地域に多くみられます．

One More Navi
長期にわたると剖検で灰白質の異常もみられるようになる．

One More Navi
巣症状：脳の限局した病変によって機能が脱落したために現れる徴候や症状のことを指す．局在徴候ともいう．

One More Navi
多発性硬化症の病型：1 型は T 細胞やマクロファージによる脱髄．2 型は抗体沈着や補体による脱髄（この型のみ血漿交換療法が有効）．3 型は髄鞘を作るオリゴデンドロサイトのアポトーシス．4 型はウイルスや毒物が関与したオリゴデンドロサイトの炎症．

One More Navi
Epstein-Barr ウイルスの小児期感染が後の多発性硬化症発症の原因とも考えられている．

One More Navi
MLF 症候群：脳室の周囲がおかされ，側方注視時に内転眼の内転障害と外転眼に眼振が生じるもの．輻湊は比較的保たれることを特徴とする．

I-04 多発性硬化症の症状

若年成人に急速な発症で起こり，再発・寛解を繰り返します．視力障害を初発症状として発症することが多く，このほか，小脳失調，四肢麻痺，感覚障害，膀胱直腸障害，歩行障害，MLF 症候群（内側縦束症候群）などがみられます．

多発性硬化症の症状は発作性の症状で寛解するのも特徴です（軸索が障害されないので）．症状は数日，数週の単位で悪化し，しばらく続いた後数日〜数か月をかけて回復していきます．完全に回復する場合も後遺症が残る場合もあります．脱髄巣があることが病理的基盤になります．

多発性硬化症の症状はどこに病変ができるかによって千差万別です（空間的多発）．

Fig. 症状の空間的多発と時間的多発

One More Navi
多発性硬化症で，脱髄巣が多発することを空間的多発，症状が寛解と増悪を繰り返すことを時間的多発と呼ぶことがある．

One More Navi
視神経炎では突然，目が見えなくなったり，目を動かすと痛いといった症状が出る．また，再発を繰り返すうちに網膜が薄くなる．

One More Navi
脊髄炎は部分的なので脊髄横断症状は極めて稀．初期は脱力で，後に痙性になる．

One More Navi
MSでは大脳皮質の障害による症状（失語，失行）は稀だが，漠然とした認知障害や疲労感などはありうる．

One More Navi
Lhermitte徴候が自律神経に及ぶと膀胱直腸障害もおこす．また，Uhthoff徴候は症状の悪化をきたすが再燃ではなく，また病変を進行させない．

● 感覚障害
　感覚障害としては手足や顔の感覚麻痺がよくみられます．

● 視神経障害
　視神経が障害されると視力や色覚が低下したり，視野が欠けたりします．また，視神経のみがおかされるものを球後視神経炎と呼びます．

● 脳幹障害
　脳幹が障害されると脳神経が麻痺してものが二重に見えたり（複視），眼振，顔の感覚や運動の麻痺，三叉神経痛，嚥下困難，発声障害がおこります．

● 小脳障害
　小脳が障害されるとまっすぐ歩けなくなり（歩行障害），手が震えたりします．

● 脊髄障害
　脊髄が障害されると胸や腹の帯状の痺れ，ぴりぴりした痛み（神経痛），手足の痺れや運動麻痺，尿失禁，排尿障害，便秘などがおこります．

● その他の症状
　多発性硬化症に特異的な症状として，首を前屈すると手足や脊髄性の麻痺が出現したり（Lhermitte徴候：頸髄病変がある場合で，特異的とはいえない），熱い風呂や運動によって体温が上がると一過性に症状が悪くなったり（Uhthoff徴候：高温でKチャネルが一過性に開くため），また，患者は疲労感の日内変動があり，昼過ぎが最も辛いと訴えることがあります．慢性の経過とともに，記憶障害や慢性神経疼痛，うつ病なども次第におきて，改善しないことがよくあります．

I-05　多発性硬化症の経過

　多発性硬化症の85%は再発・寛解を繰り返しながら慢性に経過します．一部では初期に再発・寛解を示した後，次第に進行性の経過をとる場合もあります．再発の回数は年に3〜4回から数年に1回で，若い頃には頻繁に再発します（時間的多発）．年齢とともに再発回数は減りますが，回復も遅れてきます．再発はウイルスや細

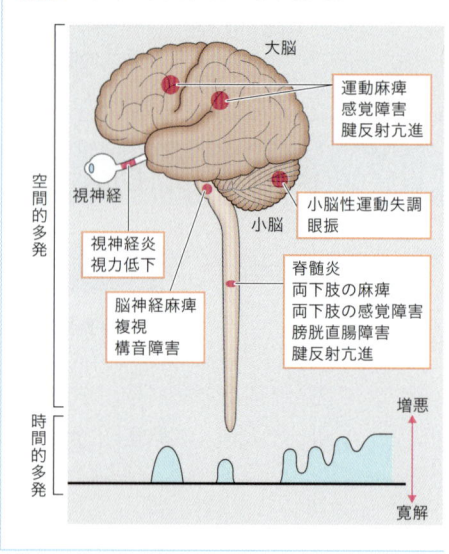

Fig. 多発性硬化症の3種類の経過

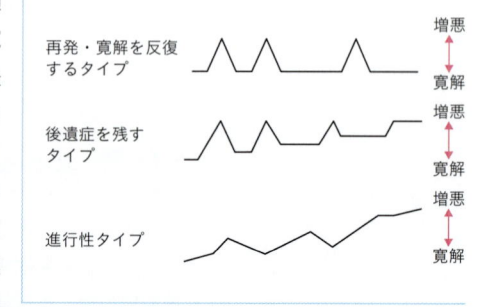

再発・寛解を反復するタイプ
後遺症を残すタイプ
進行性タイプ

菌感染が引き金になることもありますが、多くは突然おこります．また、妊娠中には再発は少なく、出産後におきやすくなります．

再発を繰り返しながらもよい状態を保つ患者がいる一方で、何度か再発した後、あるいは最初から筋力低下や小脳性の失調をきたして歩行障害に陥り、寝たきりになる患者や、認知症や失明など予後不良の経過をとる患者もいます．最初の繰り返し発作から進行性の状態に至るまでの期間は10〜15年ほどで、杖を必要とする歩行障害になるのに15〜25年かかります．しかし、15%の患者では明確な発作がないまま、次第に症状が進行していくため、診断が難しいこともあります．なお、視神経脊髄炎（NMO）においては進行性の経過をとることは少なく、多くが再発を繰り返す経過をとります．

多発性硬化症で寿命は短くなりませんが、自殺率が7倍になる点には注意を要します．20%の患者は15年以上症状が進行せず、良性の多発性硬化症と呼ばれていましたが、その一部の患者のみが障害のない経過をたどるといわれています．

I-06 多発性硬化症の診断

▶画像診断

Fig. 多発性硬化症の診断（MRI T2強調像）

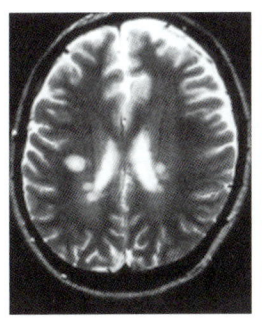

頭部単純MRI（水平断像）
側脳室の周囲に卵形の脱髄病巣が散在している

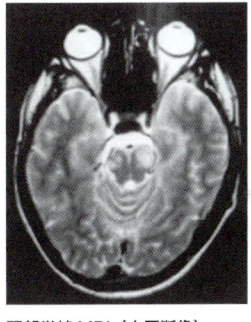

頭部単純MRI（水平断像）
中脳レベルでは両側の大脳脚に高信号を認める

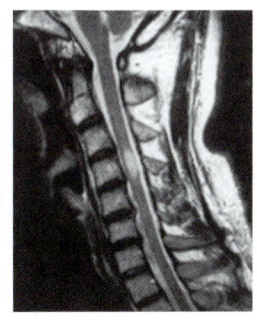

頭部単純MRI（矢状断像）
頸髄レベルでも脱髄を示唆する高信号が認められる

〔国試102-I48〕

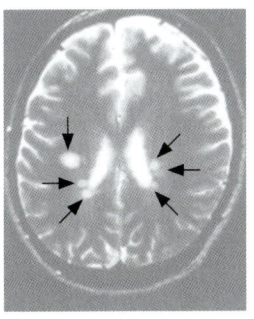

↑脱髄病変

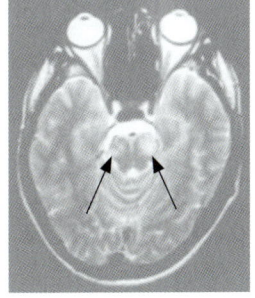

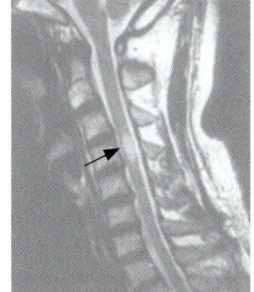

多発性硬化症の診断では、核磁気共鳴画像（MRI）で病巣を検知するのが診断に最も有用です．

脱髄病巣（脱髄斑または脱髄プラーク）は卵形で脳室周辺に分布しており、T2強調画像およびFLAIR画像で白く（高信号）映ります（炎症に伴う浮腫のため）．また、急性期（3か月以内）の病変は造影剤のガドリニウムを注射すると、炎症のために血液脳関門が障害されているために造影剤が漏れ出て白く映ります．脱髄

One More Navi
出産後3か月までは増悪しやすいが、授乳の影響については明確ではない．

One More Navi
うつ病の合併がよくみられるが、認知障害も50%にみられる．

One More Navi
卵形の白質病変が特徴的で、脳室周辺によく分布する．脳梁から放射状に分布することが多いので脳梗塞と区別できる．

病変に非可逆性の軸索変性が生じると，T1強調画像で黒く（低信号）映ります（CTスキャンと同じ）．

▶髄液検査

多発性硬化症が疑われ，MRI でも診断がつかなければ，炎症反応を脳脊髄液で調べます．急性期では 85% に異常がみられます．リンパ球数の軽度増加（細胞数は正常のことが多い），蛋白質の増加，免疫グロブリン IgG の増加（血清でみられない髄液中の IgG のオリゴクローナル・バンドが特異的）など炎症を反映した所見が見られます．また髄鞘の破壊を反映して髄鞘の成分であるミエリン塩基性蛋白の増加が見られます．視神経脊髄炎（NMO）においては血液中に自己抗体である抗 AQP-4 抗体が高率に認められます．

▶誘発脳波検査

さらに，MRI が正常の場合でも，脱髄が起こると電線がむき出しになり，電気の伝導が遅くなるので，それを脳波で捉える誘発脳波の検査が有用なこともあります．誘発脳波の検査には，視覚誘発脳波，聴覚誘発脳波，体感覚誘発脳波などさまざまな方法があります．

I-07　多発性硬化症の治療

▶治療

ビタミン D 不足と多発性硬化症の関連がいわれているだけでなく，歩行障害による運動不足で骨粗鬆症になりやすいので，ビタミン D の補充が推奨されます．Uhthoff 徴候のために運動で体温が上昇すると症状が悪化しますが，そのために病変が悪化するわけではないので，クーリングをしたり，休憩をとりながら運動することも推奨されます．

また，感染による発熱で症状が出現したり，悪化したりすることもあるため，多発性硬化症の急性期の発作（その患者に固有の症状）かどうかを慎重に判断する必要があります．機能障害（視力，筋力，バランス，筋協調）がみられる時は，副腎皮質ホルモン（メチルプレドニゾロン）1,000 mg を 2〜3 時間かけて点滴静注します．これを毎日 1 回，3〜5 日間行い症状の改善を促進させます（ステロイドパルス療法）．後療法として経口ステロイド（プレドニゾロン）を 10〜14 日に限って追加することもありますが，長期連用すると糖尿病や易感染性・胃十二指腸潰瘍や大腿骨頭壊死などの副作用が出現する危険性が増します．難治性の場合には血漿交換を考慮します．また，急性期が過ぎた頃からリハビリテーションを開始します．

▶再発予防

多発性硬化症の再発予防にはインターフェロンβ，グラチラマー（コポリマー1），ナタリズマブが勧められますが，慢性進行性多発性硬化症には有効な治療薬はありません．インターフェロンは細胞性免疫を調整する作用があり，グラチラマーは 4 つのアミノ酸で多発性硬化症に関連した免疫反応を抑えるといわれます．ナタリズマブはリンパ球が血管から脳に侵入するのに必要なα4インテグリンをブロックするモノクローナル抗体です．ただし，ナタリズマブには JC ウイルスによる脳炎（進行性多巣性白質脳症）をおこす危険があります．

なお，液性免疫でおきる視神経脊髄炎（NMO）の再発予防にはインターフェロンβは有効でなく，ステロイド薬や免疫抑制薬（アザチオプリン，リツキシマブ）

One More Navi
ステロイドパルス療法の副作用には不眠，いらいら，精神病症状，高血糖，胃腸障害，金属味覚，体液貯留などがある．ステロイドパルス療法に無効例では血漿交換を考慮する．

One More Navi
再燃低下率はインターフェロンとグラチラマーは 1/3 程度であるのに対して，ナタリズマブでは 2/3 と非常に有効であるが脳炎を 0.1% の頻度でおこすのでセカンドラインの薬である．

関連項目

▶ **Devic 型多発性硬化症（視神経脊髄炎）**

最近，多発性硬化症の一病型であり，視神経と脊髄のみが障害される Devic 型多発性硬化症〔視神経脊髄炎（neuromyelitis optica；NMO）〕で，グリア細胞の細胞膜にある水チャネル（アクアポリン-4）が自己抗体の抗原であることがわかりました．患者の血液中には NMO-IgG と呼ばれる自己抗体が存在するので，診断や病勢の指標になるだけでなく，ステロイドによる抗体産生抑制や血漿交換が治療として有効なことが示唆されます．Devic 病は有色人種に多く，さらに女性に多い（9 倍）多発性硬化症で，膠原病などの自己免疫疾患を合併するほか，再発性で重症化しやすい特徴があります．

国試出題症例
[国試105-A33]

- 45 歳の女性．右視力低下と排尿障害とを主訴に来院した．3 か月前にものが二重に見えたが 1 週間で軽快した．1 か月前から右眼瞼が閉じにくくなり，その後右顔面の感覚鈍麻に気づいた．5 日前から排尿障害があり，昨日急に右視力が低下した．10 年前から高血圧症の治療を受けている．意識は清明．視力は右 0.1（矯正不能），左 1.0（矯正不能）．眼底に異常を認めない．眼球運動は右眼の外転が不十分である．右顔面の痛覚低下を認める．両側上下肢の軽い運動麻痺があり，両側上下肢で腱反射が亢進し，Babinski 徴候は両側陽性である．脳脊髄液検査で細胞数 6/mm³（全て単核球）（基準 0〜2），蛋白 56 mg/dL（基準 15〜45）である．
⇒臨床所見，検査所見から多発性硬化症が疑われ，ただちにステロイドパルス療法が行われるべきである．

I-08 急性散在性脳脊髄炎

▶ **レファレンス**
・ハリソン④：p.2951
・標準神経②：p.367

急性散在性脳脊髄炎（acute disseminated encephalomyelitis；ADEM）は，ウイルス感染後やワクチン接種後に生じるアレルギー性の脱髄疾患です．ウイルス感染（インフルエンザ，水痘，麻疹，風疹，流行性耳下腺炎）や細菌感染（マイコプラズマ，百日咳，猩紅熱）やワクチン接種（狂犬病，痘瘡）の 1〜4 週後に発症します．ウイルスや細菌による神経感染ではなくアレルギー性の脳脊髄炎です．一方原因不明の成人に多い特発性もあります．これらは通常 1 回きりで再発しないのが多発性硬化症と違います（ただし初回発作と鑑別必要）．ミエリン塩基性蛋白が病原体抗原に類似しているために交差反応をおこすことが病因と考えられています．白質の静脈周囲，もしくは灰白質の一部に多発性の炎症性脱髄を認めます．MRI で白質に広範な病変が見られ，多くに左右対称の所見を呈します．治療はステロイドパルス療法です．

J

末梢神経障害

Preview

J-01	末梢神経障害とは？	
J-02	末梢神経障害の分類	
J-03	末梢神経障害の診断	
J-04	単ニューロパチー，多発性単ニューロパチー	
J-05	手根管症候群	
J-06	尺骨神経麻痺	
J-07	Bell麻痺	
J-08	上腕神経叢障害	
J-09	多発ニューロパチー	
J-10	糖尿病性ニューロパチー	
J-11	Charcot-Marie-Tooth病	
J-12	家族性アミロイドポリニューロパチー	
J-13	Fabry病	
J-14	多発神経根ニューロパチー	
J-15	Guillain-Barré症候群	
J-16	慢性炎症性脱髄性多発ニューロパチー	

Navi 1　運動・感覚・自律神経が障害される

神経線維，細胞体，髄鞘（ミエリン），軸索などが損傷または機能不全に陥り，末梢神経の運動系，感覚系，自律神経系に障害がおこります．

Navi 2　末梢神経障害をきたす疾患と臨床分類

末梢神経障害は臨床的には主に3つのパターンに分類されます．

単ニューロパチーは1本の末梢神経のみが障害される場合のことを指し，多発性単ニューロパチーとは複数の末梢神経幹が障害されるもののことをいいます．これらを呈する代表的な疾患を▶J-04〜J-08で取り上げます．（局所の障害）
多発ニューロパチーは多数の神経が末梢で強く障害されるもので，▶J-09〜J-16でその代表的な疾患を取り上げます．（全身の障害）

J-01　末梢神経障害とは？

▶レファレンス
・ハリソン④：p.2986-2988
・標準神経②：p.77-85

One More Navi
感覚障害には低下（鈍麻）と異常感覚（ヒリヒリ，チクチク，キリキリ）とその混合がある．

One More Navi
感覚障害優位の末梢神経障害（糖尿病性ニューロパチーなど）では，自律神経障害もきたしやすい．これは，自律神経と痛覚を伝える感覚神経がともに神経線維径が小さく，無髄神経であるという解剖学的な共通性に由来する．

　脳，小脳，脊髄といった中枢神経から身体の末端に至るまでを連絡し，運動，感覚，自律神経の3つの情報伝達に関与しているのが末梢神経です．この末梢神経を形成する神経線維，細胞体，髄鞘（ミエリン：Schwann細胞がつくる），軸索が損傷または機能不全に陥り，運動系，感覚系，自律神経系に障害を引きおこしたものを末梢神経障害（ニューロパチー）といいます．
　末梢神経障害では，運動系，感覚系，自律神経系のどの神経が障害されたかにより，それぞれ特徴的な症状が現れます．

● 運動神経障害
　運動神経に障害がおきた場合，筋力が低下したり筋肉が萎縮したりします．

● 感覚神経障害
　感覚神経障害では，さまざまな感覚異常がおこります．多くの場合，手袋・靴下状に四肢の遠位部から痺れ（ジンジンとした感覚）が出現し，熱さ，冷たさなどの感覚も鈍くなります．また，深部感覚の末梢神経障害では，振動覚・位置覚の低下による運動失調がおこります．

● 自律神経障害
　自律神経の障害では，瞳孔異常，発汗異常，立ちくらみ，排尿・排便障害などが現れます．

　末梢神経障害のある患者は障害された神経の種類や部位，損傷のされ方によって，

Fig. 中枢神経と末梢神経

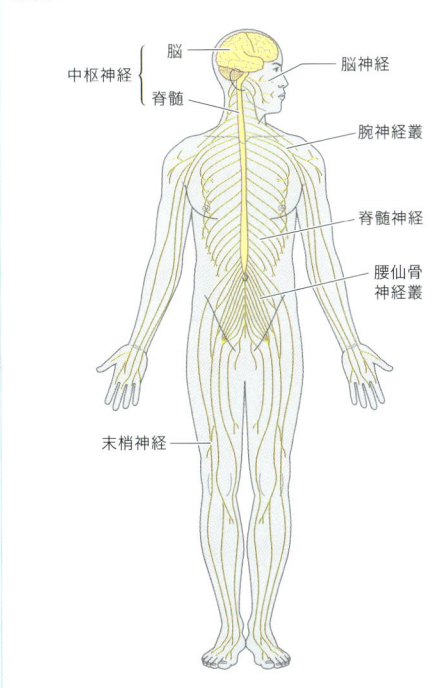

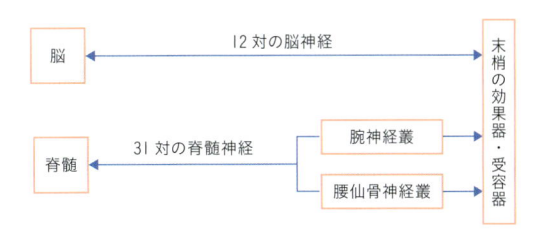

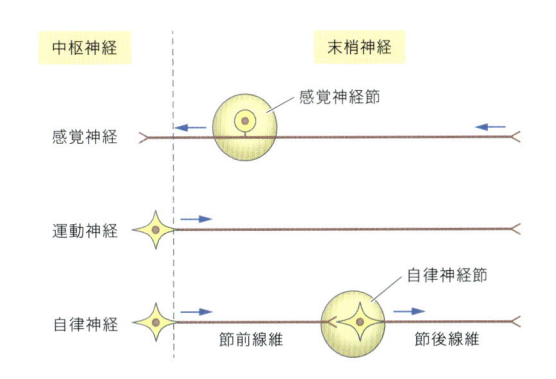

One More Navi
脊髄後根から入る求心性線維には太い非侵害性線維（Aβ：触覚，固有感覚）と細い侵害性線維（Aδ：温痛覚／C：痛覚）があり，C線維のみ無髄で遅い痛みを伝える．

One More Navi
自律神経は，節前線維は有髄だが，節後線維は無髄である．

感覚障害（無感覚，チクチク感，灼熱感，電撃痛），筋力低下，腱反射低下や消失，歩行不安定など，実に多様な症状を呈し，下肢，特に足の症状が多いのが特徴的です．病変が進行するにつれて，症状がある範囲は上肢にまで及んできます．

臨床的には，運動，感覚，自律神経障害による症状が混在していることも多くありますが，感覚障害が強いケース（感覚障害優位型）と運動障害の強いケース（運動障害優位型）に分けて考えると理解しやすくなります．

J-02 末梢神経障害の分類

▶病理学的分類

末梢神経障害は，神経の侵され方によって，病理学的に分類することが可能です

Assist Navi　末梢神経障害の発症経過と障害される神経

発症経過	障害される神経	疾患名
急性	運動神経優位	Guillain-Barré症候群（▶J-15）
		Bell麻痺（▶J-07）
慢性	運動神経優位	慢性炎症性脱髄性多発ニューロパチー（CIDP）（▶J-16）
		Charcot-Marie-Tooth病（▶J-11）
	感覚神経優位	糖尿病性ニューロパチー（▶J-10）
		アルコール性ニューロパチー
	自律神経優位	糖尿病性ニューロパチー（▶J-10）
		家族性アミロイドポリニューロパチー（▶J-12）
		Fabry病（▶J-13）

> **One More Navi**
> 脱髄は主に太い有髄線維に生じる．

（混合型もある）．

● **髄鞘障害**
　軸索を取り巻く髄鞘が変性・脱髄します．髄鞘障害では跳躍伝導が不可能となり，末梢神経の伝導速度が大きく低下してしまいます．軸索は保たれます．

● **軸索変性**
　軸索が直に変性して末梢から神経細胞体に向かって変性をおこします．遺伝性，代謝性，中毒性のニューロパチーにみられます．髄鞘は保たれます．

> **One More Navi**
> 中毒性，代謝性，遺伝性の障害は対称性に始まる．

● **Waller 変性**（ワーラー）
　末梢神経が強度の圧迫・絞扼を受けることにより，その部位より遠位側の神経で軸索，髄鞘がともに変性してしまったものを Waller 変性 と呼びます．

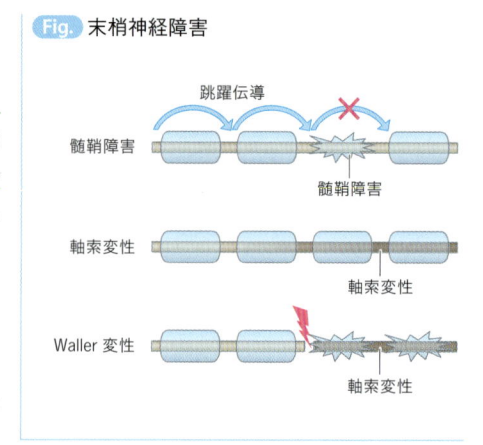

Fig. 末梢神経障害

跳躍伝導
髄鞘障害 ── 髄鞘障害
軸索変性 ── 軸索変性
Waller 変性 ── 軸索変性

Assist Navi　末梢神経障害の臨床的分類

	単ニューロパチー （単神経障害）	多発性単ニューロパチー （多発性単神経障害）	多発ニューロパチー （多発神経障害）
病態	神経が1本だけ障害される	神経が2本以上障害される	多数の神経が末梢で強く障害される
特徴	・比較的大きな神経におきやすい ・左右非対称性の障害	・比較的大きな神経におきやすい ・左右非対称性の障害	・臨床的頻度が高い ・左右対称性の障害 ・四肢末端に障害が強い
	〔症状の出現例〕		▓ ：感覚障害　∥∥∥：運動麻痺
原因と代表的な疾患	・圧迫性 　手根管症候群，尺骨神経麻痺，上腕神経叢障害 ・その他 　Bell麻痺，動眼神経麻痺，三叉神経炎など	・血管炎性 　結節性多発動脈炎（PN），全身エリテマトーデス，Sjögren症候群，関節リウマチなど ・その他 　糖尿病，サルコイドーシス，ライム病，多発脳神経炎	・遺伝性：Charcot-Marie-Tooth病，家族性アミロイドポリニューロパチーなど ・代謝性：糖尿病性，尿毒性，ビタミン欠乏症，アルコール性など ・感染性：帯状疱疹ウイルス，サルコイドーシス，ライム病 ・自己免疫性：Guillain-Barré症候群など ・腫瘍性：癌ニューロパチー ・中毒性：金属性・薬剤性など

中枢神経系とは異なり，末梢神経には再生能力があるため軸索は1日2mmくらいで伸長してやがて再生します．しかし，再生の過程で混線が生じることもあり，その場合，再生後に後遺症を残すことがあります．

▶臨床的分類

また，障害の発生部位の分布から，臨床的に単ニューロパチー▶J-04（単神経炎），多発性単ニューロパチー（多発性単神経炎），多発ニューロパチー▶J-09（多発神経炎）の3つのタイプに分類することができます．

J-03 末梢神経障害の診断

One More Navi
筋電図による検査では，軸索変性がある場合，活動電位の波形が低くなる．Charcot-Marie-Tooth病（遺伝性の末梢神経障害）では正中神経の伝導速度が38 m/秒より遅くなる患者を脱髄型として分類する．

誘発筋電図（神経伝導速度検査）で脱髄型と軸索型の区別，分布や重症度の評価ができます．

急速進行性の神経障害や脱髄性の神経障害では脳脊髄液検査を考慮します．

血管炎やアミロイドーシスが疑われる患者では腓腹神経生検▶C-16を考慮します．生検は筋電図で異常を検出できない小径線維のニューロパチーの診断に選択されます．小径線維ニューロパチーでは運動神経障害を伴わず，灼熱感や不快な感覚異常▶B-64，触覚性錯覚，自律神経症状▶B-67を呈します．また，自律神経検査は小径線維ニューロパチーの疑いがある患者や自律神経症状のある患者に行い，発汗運動や心臓副交感系（息んだり深呼吸したときの心拍数変化），心血管アドレナリン系（傾斜起立台による血圧反応）を検査します．

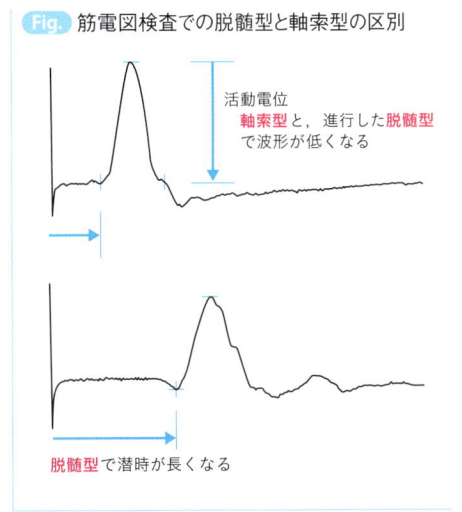

Fig. 筋電図検査での脱髄型と軸索型の区別

活動電位
軸索型と，進行した脱髄型で波形が低くなる

脱髄型で潜時が長くなる

Assist Navi 神経線維の種類と末梢神経障害

運動神経,感覚神経,自律神経は,神経線維の種類や太さ（直径）が異なっており,その違いが末梢神経障害においてそれぞれ特徴的な症状を呈する原因となっています．

神経の種類	運動神経	感覚神経			自律神経	
	有髄	有髄		無髄	有髄（節前）	無髄（節後）
神経線維種類	Aα	Aβ	Aδ	C	C	C
神経線維直径	12〜20 μm	5〜12 μm	2〜5 μm	0.5〜2 μm	1〜3 μm	0.5〜2 μm
伝導速度	70〜120 m/秒	30〜70 m/秒	12〜30 m/秒	0.2〜2 m/秒	3〜15 m/秒	0.2〜2 m/秒
	大		小			
機能	運動制御	触覚,振動覚,位置覚	冷覚,痛覚（速い）	温覚,痛覚（遅い）	血圧の維持,発汗,排尿・排便	

無髄神経ではSchwann細胞が1つで複数の軸索を覆っています：感覚神経C線維と交感神経節後線維

J-04 単ニューロパチー，多発性単ニューロパチー

▶レファレンス
・ハリソン④：p.3002-3005
・標準神経②：p.104-110

単一および多発性単ニューロパチーは，障害神経の分布域内における感覚障害をおこします．

▶単ニューロパチー

単ニューロパチーとは，単一の末梢神経が障害されることで，その支配域に感覚障害や運動障害（筋萎縮）が起こるものを指します．物理的な外力による圧迫や絞扼で生じることが多く，神経が狭い部位を通過している肘や手関節，膝などに好発するほか，骨が隆起している部分の表面近くを走行する神経が長時間圧迫されて生じるケースもあります．

▶多発性単ニューロパチー

多発性単ニューロパチーとは，複数の単ニューロパチーが起きている状態を指します．この背景には単ニューロパチーがおこりやすい病態（全身性血管炎，糖尿病，サルコイドーシスなど）が潜んでいる可能性があります．

障害は四肢に非対称性に現れ，障害された神経の支配領域に筋萎縮，筋力低下，感覚障害などが発生します．

One More Navi
正中神経と尺骨神経がそれぞれ手首と肘で圧迫されてよく障害される．

One More Navi
速い痛覚（fast pain）：鋭い痛みで痛い場所がよくわかる．
遅い痛覚（slow pain）：1秒弱の潜時がある鈍い痛みで放散する．悪心・低血圧などの自律神経反射や不安感を伴う．

One More Navi
皮下にみられる短時間の細かい不規則な筋攣縮である線維束性攣縮（fasciculation）は比較的一般にみられる．線維束性攣縮は正常な筋肉，特に高齢者のふくらはぎの筋肉に起こることがあるが，通常は下位運動ニューロンの病変（例：神経の変性または損傷，神経再生）を示す．

One More Navi
手首の長時間の屈曲（睡眠）や伸展（キーボード，ハンドル運転）で増悪する．

One More Navi
誘発テストのPhalenテストは手背部を合わせる手関節90°屈曲テスト（オリジナルは手関節を掌屈し，お祈りのポーズをとる）．

One More Navi
NSAIDsは無効．ガバペンチンが有効．

J-05 手根管症候群

病態 手根管症候群は手首の手根管で正中神経が圧迫されておきます．

症状 母指，人差し指，中指の感覚異常，しびれ，ヒリヒリする感覚があり，時に痛みや筋力低下があります．しばしば異常感覚はヤカンや本などの重い物を持ったり，自動車の運転をしたりすると悪化します．次第に動かさないでいる手の母指側の筋力が低下し，萎縮していき，正中神経が強く障害されると，母指球筋の萎縮により猿手と呼ばれる状態がみられるようになります．

診断 手関節を強く掌屈させると症状が増強したり，損傷された末梢神経を遠位から近位に向かって軽く叩いていくと，損傷部位で放散痛がみられることがあります（Tinel徴候）．筋電図は診断や重症度の判定に必要です．

治療 副子固定，ステロイド局所注射で治療しますが，重度の感覚障害や筋力低下が見られれば正中神経を圧迫している線維組織を切り離す手術も考慮します．

Fig. 正中神経の異常

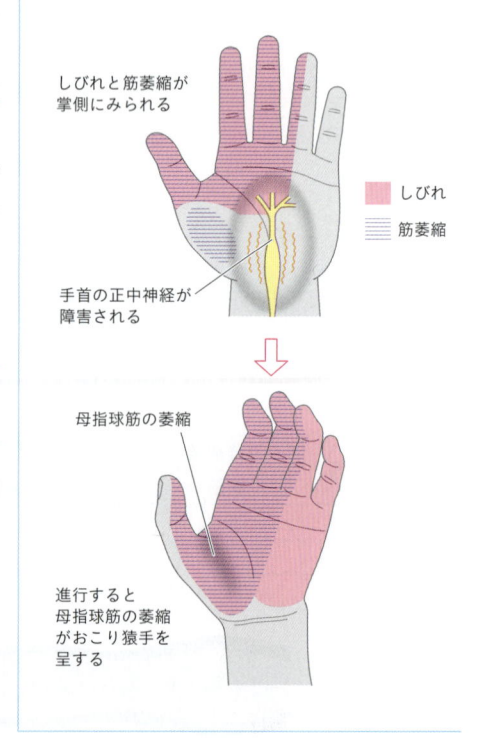

- しびれと筋萎縮が掌側にみられる
- しびれ
- 筋萎縮
- 手首の正中神経が障害される
- 母指球筋の萎縮
- 進行すると母指球筋の萎縮がおこり猿手を呈する

J-06 尺骨神経麻痺

Fig. 尺骨神経の異常

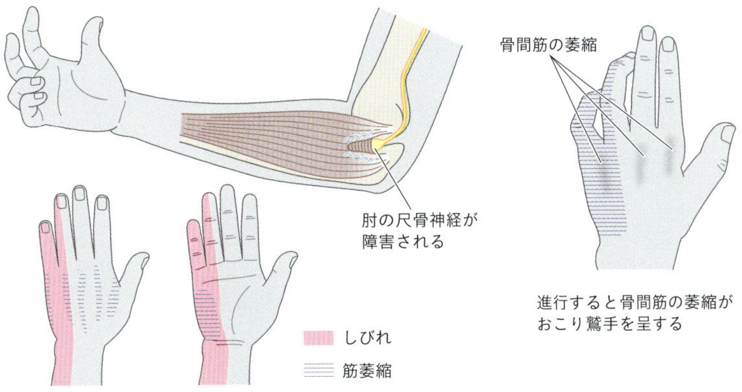

- 骨間筋の萎縮
- 肘の尺骨神経が障害される
- 進行すると骨間筋の萎縮がおこり鷲手を呈する
- しびれ
- 筋萎縮

症状 尺骨神経麻痺（肘部管症候群）では第5手指および第4手指内側半分の感覚異常や感覚欠損がおき，重症では骨間筋の力も低下することもあります．原因として最も多いのが肘部の圧迫です．進行すると骨間筋の萎縮などを生じ，鷲手と呼ばれる状態がみられるようになります．

診断 筋電図で圧迫位置を同定して重症度を判定します．

治療 症状が消退するまでは装具または副子を睡眠中に使用したりしますが，改善しなければ除圧や神経を移動する手術をします．

J-07 Bell麻痺

Fig. 顔面神経の異常

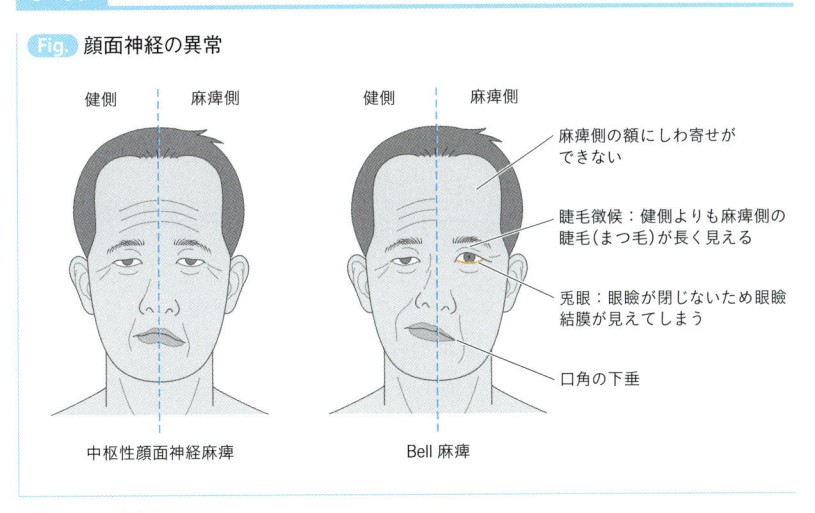

健側／麻痺側

- 麻痺側の額にしわ寄せができない
- 睫毛徴候：健側よりも麻痺側の睫毛（まつ毛）が長く見える
- 兎眼：眼瞼が閉じないため眼瞼結膜が見えてしまう
- 口角の下垂

中枢性顔面神経麻痺　　Bell麻痺

病態 Bell麻痺は最も一般的な急性顔面神経麻痺であり，原因が特定できない顔面神経の麻痺によって障害側の顔面筋の筋力低下をきたす急性単神経炎です．原因としては，ヒトヘルペスウイルスⅠ型が考えられています．

症状 不全麻痺または完全麻痺が急速におきて，1～2日で完成します．前頭部の筋は両側の大脳に支配されており，脳卒中でおきる中枢性顔面神経麻痺では患側の額にしわ寄せができます．しかし，末梢神経障害によるBell麻痺では完全に顔半分が麻痺するため，患側の額へのしわ寄せができないほか，口角の下垂や兎眼，睫毛徴候などがみられます．

One More Navi
末梢性顔面神経麻痺では障害側の前額と眼輪筋が麻痺している．

One More Navi
末梢神経障害によるBell麻痺と水痘・帯状疱疹ウイルス感染症による顔面神経麻痺（Ramsay Hunt症候群）とは鑑別診断が困難である．鑑別のポイントは，Ramsay Hunt症候群では外耳に小水疱が現れることと，聴覚障害がみられることである．聴覚過敏，口腔内乾燥，味覚異常もありえる．治療にはアシクロビルが有効．

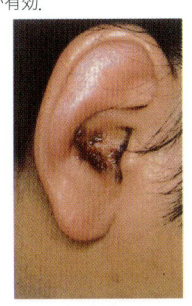

（国試102-A44）

Bell麻痺は完全に回復することもありますが，㊁30%に後遺症が残ります．
治療 治療は角膜保護のために眼帯や人工涙液を使います．㊁3日以内にプレドニゾロンを投与すると有効ですが，抗ウイルス薬単独の有効性は示されていません．

J-08 上腕神経叢障害

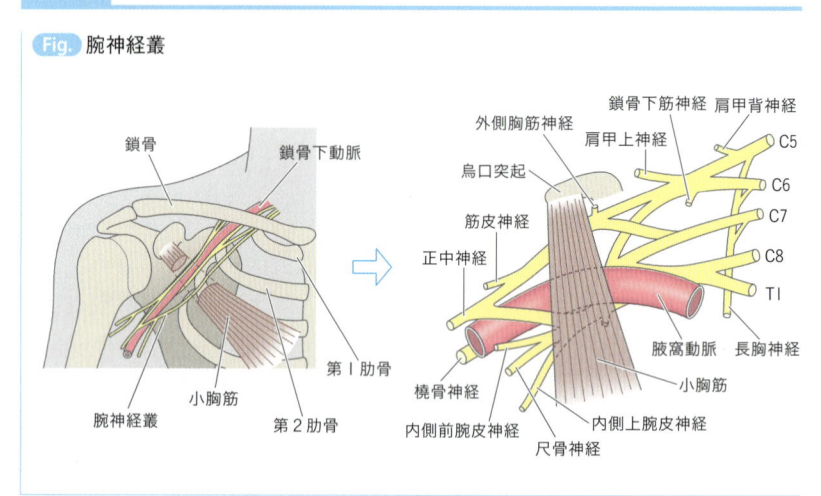

Fig. 腕神経叢

病態 神経叢障害は通常，物理的圧迫または損傷により起こります．原因は外傷（バイク事故，肩関節脱臼，分娩麻痺，リュックサック麻痺），癌の浸潤転移（乳癌，肺癌，神経線維腫症），放射線による線維症（乳癌の放射線療法後），㊁糖尿病性神経叢障害，㊁急性腕神経叢炎（神経痛性筋萎縮症）などがあります．

症状 神経叢内では複数の神経根が絡み合っているため，症状パターンは個々の神経根や神経の分布とは一致せず，㊁上腕神経叢吻側の障害は肩を，上腕神経叢尾側の障害は手を侵します．

急性腕神経叢炎は急激に腕神経叢において機能不全を引きおこす疾患であり，自己免疫反応が原因と考えられ，ステロイドが疼痛に効きます．

> **One More Navi**
> 原因で最も多いのはバイク事故である．

J-09 多発ニューロパチー

▶レファレンス
・ハリソン④：p.2989-3002
・標準神経②：p.86-90
　　　　　：p.99-104

> **One More Navi**
> 微小管およびマイクロフィラメントの損傷は軸索機能を障害し，最初に侵されるのは細径線維（代謝要求が高い）と神経の最遠位部なので手袋・靴下型の感覚消失・減弱になる．また，長い神経線維ほど障害されやすいので，症状は足先から始まり上行する．

多発ニューロパチー（多発神経障害）は最もよくみられる末梢神経障害です．㊁四肢の末梢神経が左右対称性に障害されます．

▶急性多発ニューロパチー

急性の多発ニューロパチーの原因は，毒素を産生する細菌の感染症（ジフテリアなど），自己免疫反応（Guillain-Barré症候群など），鉛や水銀などの重金属を含む有毒物質，一酸化炭素，薬剤の服用などがあげられます．また，多発性骨髄腫などの癌は，直接浸潤して神経を圧迫したり，毒性物質を産生して急性の多発神経障害を引きおこすことがあります．

▶慢性多発ニューロパチー

㊁最も多い慢性多発ニューロパチーの原因は，糖尿病ですが，㊁アルコールの過剰摂取も多発ニューロパチーの原因になります．また，ビタミンB欠乏などの栄養素の欠乏，ビタミンB_{12}欠乏症による悪性貧血も慢性多発神経障害を引きおこし

> **One More Navi**
> **多発ニューロパチーの原因薬**
> 抗けいれん薬：フェニトイン
> 抗菌薬：クロラムフェニコール，ニトロフラントイン，スルホンアミドなど
> 化学療法薬：ビンブラスチンやビンクリスチンなど
> 鎮静薬：バルビタールやヘキソバルビタールなど

> **One More Navi**
> 非対称性の障害では多発性単ニューロパチー，神経根障害，神経叢障害，圧迫性単ニューロパチー，運動ニューロン病を考慮する．

ます．その他の原因には，甲状腺機能低下，肝不全，腎不全などがあります．

Fig. 手袋・靴下型感覚障害

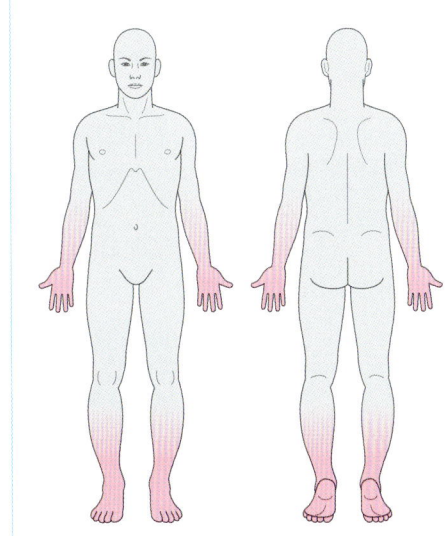

・多発ニューロパチーでは四肢遠位部に手袋・靴下型の感覚障害と，手先と足先の脱力をきたす．
・進行すると遠位部のみならず近位部も侵される．
・麻痺は遠位部のほうが強いという特徴がある．

J-10 糖尿病性ニューロパチー

病態 糖尿病性ニューロパチー（糖尿病性神経障害）では，単神経障害，多発単神経障害，多発神経障害のいずれもが合併する可能性があります．

症状 50歳以上の2型糖尿病患者では50％に神経伝導速度異常がみられます．多発神経障害では運動障害は稀で，振動覚低下から始まり早期からアキレス腱反射が減弱し，靴下型の感覚鈍麻，異常感覚（位置感覚が失われると失調性歩行），自律神経障害（起立性低血圧，排尿障害，勃起障害）がおきてきます．過度の負荷を警告する身体のサインである痛みを感じないため，外傷による関節損傷（Charcot関節）がおこりやすくなります．

単神経障害では手根管症候群による正中神経麻痺や，尺骨神経麻痺による手の痺れがみられます．神経の栄養血管閉塞による虚血で急性外眼筋麻痺（突然に眼瞼下垂と複視）も合併します．ただ，自律神経は表層に分布し血流を受けているので瞳孔は障害されません．

Fig. 糖尿病ニューロパチーの症状の進行

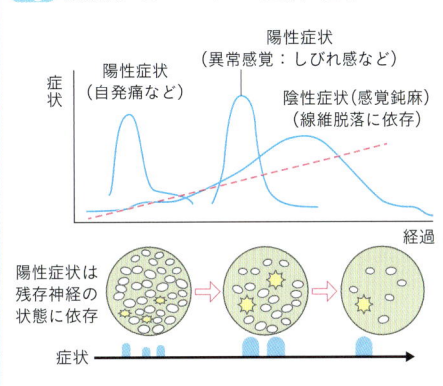

痛みや疲れといった陽性症状は，神経線維の脱落とともに消退していき，陰性症状（感覚鈍麻）が顕著になる．
『糖尿病性細小血管症』文光堂[7]より

> **One More Navi**
> 糖尿病，脊髄疾患，梅毒などで，痛みを感知する神経が損傷を受けると，関節が傷ついても痛みを感じることがないので，無理をして関節の進行性機能不全をおこす．これをCharcot関節（神経障害性関節症）と呼ぶ．神経の障害と関節異常が起きているときには，このCharcot関節を疑う．

> **One More Navi**
> 下肢非対称性運動ニューロパチー（糖尿病性筋萎縮；diabetic amyotrophy）ともいう．急に体重が減少した時におきやすい．筋電図でL2～L4の根障害がみられる．

▶糖尿病性腰神経叢障害

糖尿病性腰神経叢障害（diabetic lumbosacral plexopathy）では体重減少，片側の下

One More Navi
糖尿病性の急性外眼筋麻痺

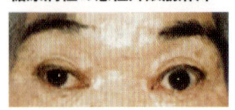

急性外眼筋麻痺では，突然の眼瞼下垂と眼球の外転，複視を伴う．糖尿病による末梢神経障害の症状の1つである．
〔国試102-E61〕

肢の激痛，感覚麻痺，近位筋の筋力低下と萎縮がおきます．数週にわたって症状がおきてきて，数か月にわたって悪化します．対側や上肢まで進展することがあります．血糖コントロール，鎮痛薬，理学療法で治療します．

▶小径線維ニューロパチー

小径線維ニューロパチー（small fiber neuropathy）は糖尿病患者によくみられますが，運動神経障害を伴わずに感覚麻痺，刺痛，灼熱感が足部に生じます．小径線維ニューロパチーの患者は糖尿病のスクリーニングをする必要があります．

J-11 Charcot-Marie-Tooth 病

Fig. 典型的な足部の変形

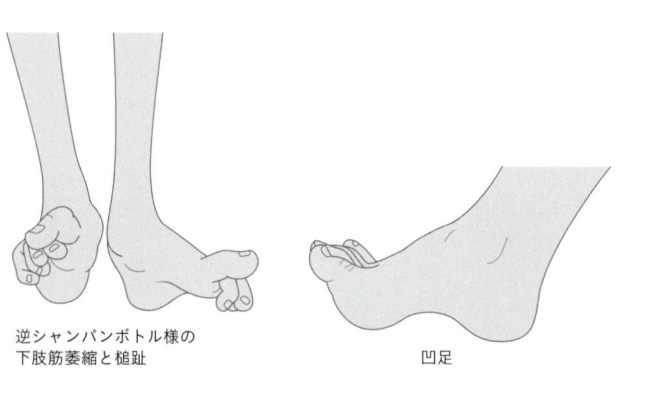

逆シャンパンボトル様の下肢筋萎縮と槌趾

凹足

病態 Charcot-Marie-Tooth 病（腓骨筋萎縮）は，すねの筋肉に脱力と萎縮が起こる遺伝性の神経障害です．遺伝性の神経障害としては最も多く，2,500人に1人の割合で罹患します．原因となる遺伝子から複数のタイプ（脱髄型や軸索型）に分けられます．脱髄型では脱髄と再生を繰り返すので神経生検所見での末梢性神経肥厚〔タマネギ（onion bulb）形成〕が特徴的です．

Fig. 神経生検所見

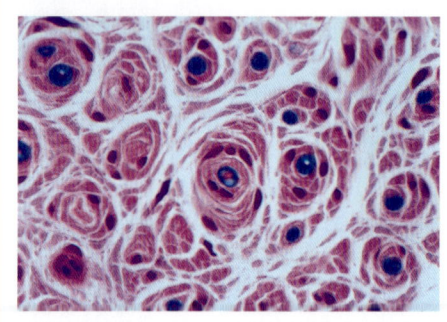

脱髄と再生を繰り返した結果，末梢神経が肥厚し，Schwann 細胞がタマネギの皮のように軸索を幾重にも取り巻く（onion bulb）．
『標準病理学 第4版』[8]より

One More Navi
触診で肥厚した神経を触ることもある．

One More Navi
脱髄型は10～20歳台に神経肥厚で発症し，軸索型は20～30歳台に感覚麻痺（足潰瘍になる）で発症．

症状 症状は，"手袋・靴下型"と表現されることがあり，手足の付け根よりも先端のほうから症状が現れてきます．症状の出現が多いのは，思春期から青年期です．手足の先端から筋力低下，筋肉萎縮，感覚麻痺がおきますが，神経痛はおきません．
　典型的な特徴としては，足部・下腿の筋力の低下と筋肉の萎縮（逆シャンパンボトル様），足首より先の変形（凹足，槌趾）で，歩行が不安定になります．手や腕にも筋力低下と筋萎縮が見られ，細かな手の作業がやりにくくなります．

治療 根本的な治療法は存在せず，保存的治療しかありません．

国試出題症例
[国試97-A45]

● 18歳の男子．両下腿部が細くなったことを主訴に来院した．12歳ころからつまずきやすかった．四肢遠位部に筋萎縮，前脛骨筋に高度の筋力低下，下腿三頭筋と手指筋とに軽度の筋力低下がある．足部に軽度の感覚障害を認める．正中神経の運動神経伝導速度は35m/秒（基準50～60）．なお，父親にも同様の症状を認める．
⇒遺伝性でCharcot-Marie-Tooth病が疑われる．

J-12 家族性アミロイドポリニューロパチー

One More Navi
127個のアミノ酸からなるトランスサイレチンの30番目のアミノ酸配列にValがMetに置き換わるという異常がある．

病態 家族性アミロイドポリニューロパチーは，常染色体優性遺伝の疾患です．この疾患の患者では，肝臓でつくられるアミロイド蛋白（トランスサイレチン）の合成がうまくいかず，本来であれば沈着しないはずのアミロイドが末梢神経に沈着して，軸索障害を引きおこします（アミロイドは末梢神経のほか，腎臓，甲状腺，喉頭，心臓，肝臓，脾臓にも沈着します）．

One More Navi
本症は遺伝形式から一定の地域に患者が集中する傾向があり，わが国においては，地域的に熊本県と長野県に2大focusがある．

症状 症状は，自律神経障害（起立性低血圧，下痢・便秘，陰萎，排尿障害），温痛覚障害（下肢末梢から上行）から始まり，進行すると深部感覚障害，そして運動神経障害へと推移していきます．

治療 治療には肝移植があります．

国試出題症例
[国試100-F44]

● 46歳の男性．手足のしびれと脱力とを主訴に来院した．32歳ころから両足趾にピリピリ感があり，便秘と下痢とを繰り返すようになった．39歳の時に湯たんぽで両足に熱傷を負ったが，熱さや痛みをほとんど感じず，このころから勃起障害を認めている．40歳ころから徐々に両下肢に力が入りにくく歩行が困難となり，手指の筋萎縮と感覚障害も進行している．最近は立つと失神することが多くなり，手足には暑い日でも汗をかかない．母親と兄とに同様の症状を認める．
⇒家族性アミロイドポリニューロパチーが疑われる．自律神経障害が著明である．

J-13 Fabry病

病態 細胞内の小器官であるライソゾームの中でスフィンゴ糖脂質の分解を行う酵素α-ガラクトシダーゼAの遺伝子（X染色体）異常によりスフィンゴ糖脂質のグロボトリアオシルセラミドが分解されず，細胞に進行性に蓄積して症状を引きおこすのがFabry（ファブリー）病です．

Fig. Fabry病
グロボトリアオシルセラミド
正常細胞

症状 幼少時より四肢末端の痛みの発作（四肢末端痛）や，赤暗紫色の皮疹（被角血管腫）が出現します．加齢に伴い腎臓機能障害から，腎不全，心臓肥大や不整脈などの心臓機能障害もおきます．

One More Navi
本来欠損している蛋白を補充するので抗体ができやすい．年間20万ドルまたは2,500万円の高額治療．

治療 治療法としては，α-ガラクトシダーゼA酵素蛋白の酵素補充療法が行われています．

J-14 多発神経根ニューロパチー

▶レファレンス
・ハリソン④：p.3005-3011
・標準神経②：p.93-99

　Guillain-Barré症候群と慢性炎症性脱髄性多発神経炎（CIDP）は神経根と末梢神経が障害される炎症性病変です．Guillain-Barré症候群は急性疾患で症状のピークは1か月以内です．一方，CIDPは慢性の経過で2か月以上は症状が続きます．Guillain-Barré症候群が自然治癒するのに対して，CIDPは免疫調節薬を継続しなければいけません．前者と後者を鑑別する意味でも，症状が急性であるか慢性であるかを区別して考えることが重要です．

J-15 Guillain-Barré症候群

病態　Guillain-Barré症候群（急性炎症性脱髄性多発神経根ニューロパシー）は，先行感染の存在と単相性の経過を特徴とする自己免疫性末梢神経疾患です．初発症状には四肢の感覚麻痺，筋力低下，歩行不安定としばしば神経痛があります．ほとんどは先行する感染，外傷，手術があり，5日～3週間後に発症して発症後4週で最悪になります．最も多いのはカンピロバクターによる下痢の後の発症です．

Fig. Guillain-Barré症候群

- 感染
- 下痢など
- 5日～3週間後
- 末梢神経
- 軸索　髄鞘

- カンピロバクターなどの細菌に感染
- ↓
- 細菌に対する抗体が産生される
- ↓
- 軸索・髄鞘に抗体が結合し，マクロファージの活性化
- ↓
- 軸索の変性・脱髄により神経伝導が障害
- ↓
- 軸索の変性・脱髄により神経細胞も障害
- ↓
- 末梢神経障害

診断・症状　診察では四肢筋力低下，感覚麻痺，腱反射の減退または消失がみられます．球麻痺や呼吸筋麻痺で会話や嚥下困難となり呼吸困難になります．不整脈や血圧不安定や便秘のような自律神経障害も20%の患者にみられます．Guillain-Barré症候群は急速に悪化するため，Guillain-Barré症候群を疑った場合は診断，経過観察，緊急治療のためにただちに入院させます．適切な治療を開始するのが早いほど，良好な治療結果が期待できます．筋電図，脳脊髄液，呼吸機能検査（努力肺活量測定）を行います．筋電図では神経根の脱髄パターン（F波の消失など）を示します．脳脊髄液は糖と細胞数は正常で，蛋白が上昇しています（蛋白細胞解離）．もし髄液細胞増加があればHIV，サイトメガロウイルスなどの感染，サルコイドーシスや癌の髄膜浸潤を疑う必要があります．

治療　治療は免疫グロブリン大量静注か血漿交換で，どちらでも有効です．ステロイドは一般的には有効ではありません．呼吸・循環管理，深部静脈血栓予防，腸管麻痺の管理，感染症コントロールなどの全身管理も重要です．

　予後は悪くはなく，80%は回復します．ただし，急速に進行した症例，人工呼吸器を要した症例，筋電図で軸索障害パターンを示す例は予後不良です．

One More Navi

Fisher症候群：外眼筋麻痺・小脳失調・深部反射の低下ないし消失を3主徴とするGuillain-Barré症候群より稀な亜型疾患．多くは呼吸器系感染に引き続いて発症し，急性期をすぎると回復に向い予後良好．ガングリオシドGQ1bに対する血中IgG抗体の上昇を9割に認め，外眼筋麻痺と相関する．

One More Navi

腰痛が神経根の炎症のためみられ，椎間板ヘルニアなどと誤診される．

One More Navi

発症1～2週以内に治療を開始したほうが予後がよいので，重症例ではすべての検査結果を待たずに治療を行う．ステロイドは回復を遅らせることがある．

One More Navi

人工呼吸器が必要になるのは15～30%．

One More Navi

10%は症状が再び悪化するので，治療を繰り返す必要がある．

国試出題症例
[国試100-H34]

● 16歳の女子．複視と歩行時のふらつきとを主訴に来院した．2週前に咽頭痛，全身倦怠感および微熱を生じたが数日で軽快した．昨日，起床時に物が二重に見えることと歩行時のふらつきとを自覚し，徐々に症状が増悪してきた．水平方向の眼球運動制限を認め，左方視で複視が出現する．四肢で筋力は正常であるが，腱反射が消失している．血液検査では異常を認めない．脳脊髄液検査では細胞数は正常，蛋白は軽度の上昇を認める．
⇒ Guillain-Barré 症候群が疑われる．

J-16 慢性炎症性脱髄性多発ニューロパチー

病態・症状 慢性炎症性脱髄性多発ニューロパチー（chronic inflammatory demyelinating polyradiculoneuropathy；CIDP）は，症状は Guillain-Barré 症候群と同様ですが，2か月以上にわたる進行性または再発性の運動感覚障害です．

治療 治療はプレドニゾロン，アザチオプリン，シクロスポリンなどの免疫抑制剤を長期に使います．免疫グロブリン大量静注療法，血漿交換も緩解導入に有効です．

One More Navi
Guillain-Barré 症候群よりも感覚障害や疼痛が目立つ．

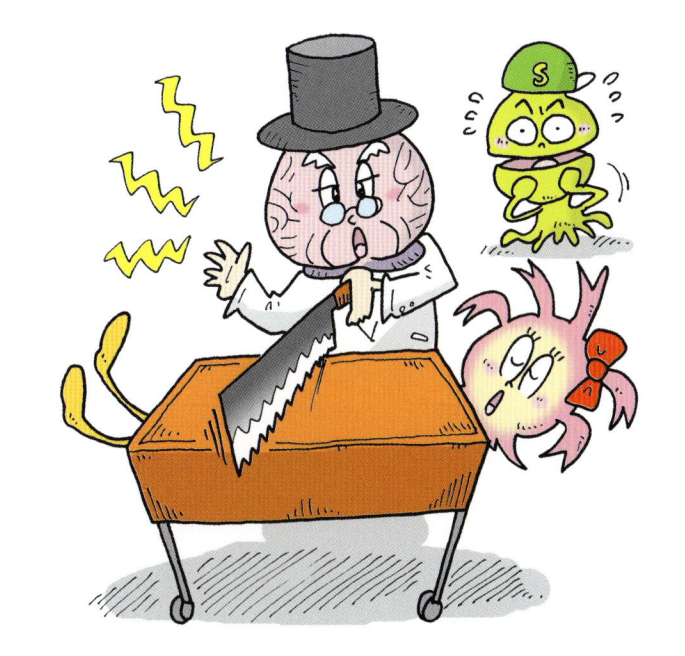

K
運動ニューロン疾患

Preview

- K-01 運動ニューロン疾患
- K-02 筋萎縮性側索硬化症（ALS）
- K-03 筋萎縮性側索硬化症の病態
- K-04 筋萎縮性側索硬化症の症状
- K-05 筋萎縮性側索硬化症の診断・治療
- K-06 脊髄性筋萎縮症
- K-07 球脊髄性筋萎縮症

> **Navi 1　運動神経だけが選択的に変性する疾患**
>
> 運動ニューロン疾患は，錐体路（皮質脊髄路），延髄の運動核，脊髄の前角細胞に進行性の変性が生じて引きおこされます．
>
> ▶ K-02 〜 K-05 で代表的な運動ニューロン疾患である筋萎縮性側索硬化症（ALS）について解説をします．

K-01　運動ニューロン疾患

運動ニューロン疾患とは，上位運動ニューロン，または下位運動ニューロンの運動系だけに選択的に変性が生じる疾患のことを指し，具体的には錐体路（皮質脊髄路），延髄運動核，脊髄前角細胞が進行性に変性が生じます．

● 上位運動ニューロン

主に錐体路（皮質脊髄路）を指し，前庭脊髄路，網様体脊髄路などの脳幹を発する下行路ニューロンも含むことがあります．

● 下位運動ニューロン

脊髄前角細胞や脳幹の脳神経核で上位運動ニューロンからの運動指令を受ける運動神経細胞のことを指します．

なお，運動ニューロンは障害される部位（上位運動ニューロンか，下位運動ニューロンか）によって，特徴的な運動障害が出現します．

Fig. 上位運動ニューロンと下位運動ニューロン

K-02　筋萎縮性側索硬化症（ALS）

▶ レファレンス
- ハリソン④：p.2896-2900
- 標準神経②：p.294-296

One More Navi

発症から3〜5年で呼吸不全により死亡していたが，人工呼吸器（非侵襲的人工呼吸法）で延命が可能になっている．

K-03　筋萎縮性側索硬化症の病態

筋萎縮性側索硬化症（amyotrophic lateral sclerosis；ALS）は運動ニューロン疾患の代表例で，上位運動ニューロンと下位運動ニューロン（脊髄前角細胞）の両方が進行性に変性・脱落します．10万人に2人の頻度で発生し，多くは後天性や孤発例で10%は遺伝性です．遺伝性のALSの20%にスーパーオキサイド・ジスムターゼの変異があります．この酵素はフリーラジカルを除去するのに必要とされ，その欠損によって蓄積した過剰なフリーラジカルが前角細胞を障害します．その結

果，前角細胞から放出される筋肉の栄養因子が絶たれ，筋肉の萎縮が進行すると考えられています．進行の速さはさまざまで，約半数が発症から3年以内に死亡します．ただし，10％は発症後10年以上生存します．

K-04 筋萎縮性側索硬化症の症状

Fig. 筋萎縮性側索硬化症による筋萎縮

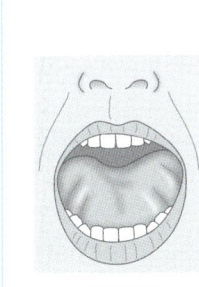

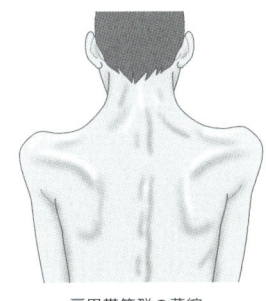

舌の筋萎縮　　肩甲帯筋群の萎縮　　手足の筋萎縮
　　　　　　　脊柱傍筋の萎縮

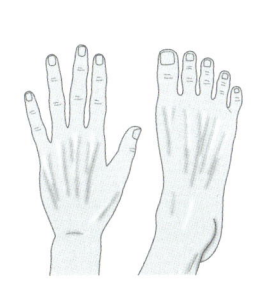

One More Navi
線維束攣縮とは皮下にみられる短時間の細かい不規則な筋攣縮のことを指し，正常な筋肉でも起こることがあるが，通常は下位運動ニューロンの病変（神経の変性または損傷，神経再生）を示す．線維束攣縮はALSに特徴的ではないが，早期の筋萎縮を示唆する1つの症候である．

One More Navi
半分近くに認知症がみられる．前頭側頭型認知症によって球症状を呈し早期に言語障害などの認知症症状が現れる．TAR DNA-binding protein-43（TDP-43）の蓄積がみられるTDP-43蛋白症も含まれる．

One More Navi
上位運動ニューロンの障害があると，錐体路徴候と呼ばれる症状が現れる．
錐体路徴候：痙直（折りたたみナイフ現象），筋力低下，深部腱反射の亢進，Babinski徴候（＋）を呈する．

進行性の筋力低下，筋萎縮，力を入れていない筋がピクピクと収縮する線維束攣縮が腕と下肢から始まります．また，ALSの場合は筋萎縮，線維束攣縮のような下位運動ニューロンの障害症状だけでなく，腱反射亢進やBabinski反射などの病的反射の出現，筋トーヌスの亢進といった上位運動ニューロンの障害症状がみられるのが特徴です．感覚障害や疼痛はなく，また排便障害や膀胱機能の異常は認められません．

20％は球型ALSで，舌や顔面筋の萎縮を伴って構音・嚥下障害で初発し，症状が進行すれば流涎や誤嚥，窒息を生じ，錐体路が侵されると制御不能情動，情緒不安定が生じます．ALSは進行すると筋萎縮と摂食嚥下障害からくる体重減少や呼吸筋麻痺による呼吸困難がおきてきます．末期には高度の痩せと呼吸不全に陥ります．

K-05 筋萎縮性側索硬化症の診断・治療

One More Navi
球麻痺と仮性球麻痺：その形状から延髄は「球」とも呼ばれ，球麻痺は延髄の障害で生じる．
球麻痺：舌咽神経，迷走神経，舌下神経の運動核，またはそれ以下の脳神経線維の障害（下位ニューロン障害）により，嚥下困難，構音障害，咀嚼障害を生じることを球麻痺と呼ぶ．
球麻痺＝中枢性＋末梢性
仮性球麻痺：両側の核上性の障害により，嚥下困難，構音障害，咀嚼障害を生じるものを仮性球麻痺と呼ぶ．
仮性球麻痺＝中枢性（運動核を支配する部分，核上性の障害）

診断　診察では四肢筋力低下，筋萎縮，線維束攣縮，腱反射亢進，伸展性足底反射（Babinski徴候，Chaddock反射）を確認します．球症状である不明瞭言語や，舌の萎縮・線維束攣縮もみられることがあります．

一方，眼球運動の障害や明らかな感覚障害はみられず，仙髄のOnuf核が保たれるため膀胱直腸障害も末期まで出現しません．褥瘡も稀です（ALSの陰性4徴候）．

画像診断では，脳と脊髄のMRIで他の治療可能な疾患でないかを

Fig. 筋萎縮性側索硬化症の陰性4徴候

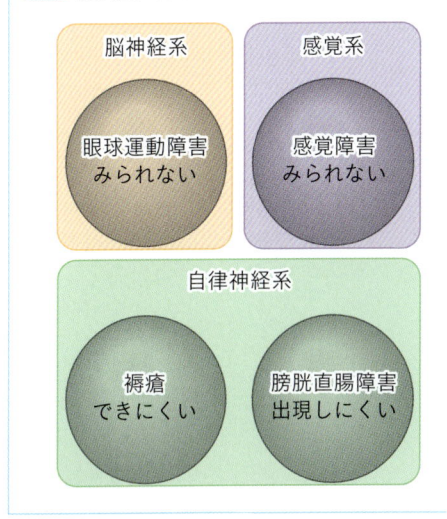

脳神経系：眼球運動障害みられない
感覚系：感覚障害みられない
自律神経系：褥瘡できにくい／膀胱直腸障害出現しにくい

One More Navi

球麻痺症状を呈する疾患
延髄外側症候群（Wallenberg症候群），筋萎縮性側索硬化症（ALS）など

仮性球麻痺症状を呈する疾患
脳梗塞後遺症など

【注意！】球麻痺，仮性球麻痺ともに誤嚥性肺炎を繰り返しやすく注意が必要となる．

調べます．針筋電図は診断と重症度の判定に必要で，非患肢でも線維性収縮，陽性波，線維束性収縮がみられます．神経筋接合部疾患や脱髄疾患を示す所見はみられません．呼吸機能検査や夜間パルス・オキシメータで呼吸不全の有無を調べます．球症状があるときは嚥下機能も調べます．

治療 進行性で不治の病気のため治療は対症療法になります．グルタミン酸拮抗薬のリルゾールは筋力低下を抑制して寿命を 83 日延長しました．症状の進行にあわせて呼吸筋の衰弱による呼吸困難回避のための人工呼吸器の装着，嚥下障害での誤嚥回避，摂食困難に対する 経皮内視鏡的胃瘻造設術 が必要になってきます．唾液過剰には抗コリン薬が，制御不能情動を管理するためには抗うつ薬が使われます．構音障害で会話が不能になった場合でも，コミュニケーションを助ける機器を使用すれば意思疎通が可能となります．

国試出題症例 [国試 102-I50]

● 67 歳の男性．両側上肢に力が入らないことを主訴に来院した．半年前から両側上肢の脱力が進行性に増悪した．舌の萎縮・線維束萎縮と両側上肢の筋萎縮・筋力低下・深部腱反射減弱とを認める．下肢の深部腱反射は亢進し，両側の Babinski 徴候が陽性．感覚障害や排尿障害を認めない．
⇒ 筋萎縮性側索硬化症 が疑われる．

関連項目

▶脊髄性進行性筋萎縮症
　脊髄性進行性筋萎縮症は ALS とほぼ同一の疾患とされていますが，成人に発症し，小児期発症の ALS と比べると進行は緩やかです．ALS が上位運動ニューロンにも障害が現れるのに対し，下位運動ニューロンのみの障害という違いがあり，ALS へと進行していく場合もあります．ALS の亜型です．

K-06 脊髄性筋萎縮症

▶レファレンス
・ハリソン④：p.2901
・標準神経②：p.297

Fig. 脊髄性筋萎縮症

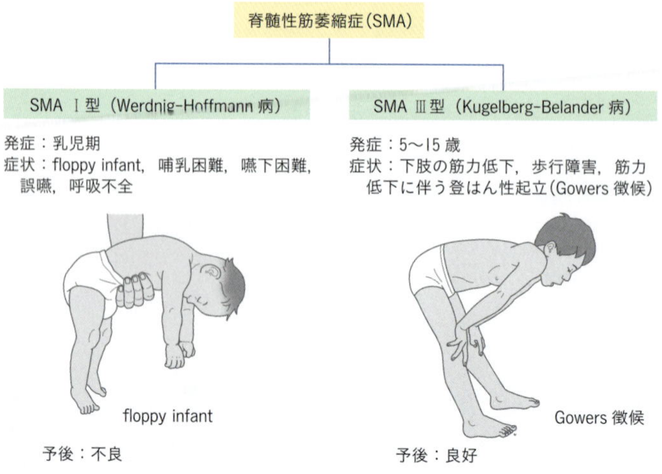

脊髄性筋萎縮症（SMA）

SMA Ⅰ型（Werdnig-Hoffmann 病）
発症：乳児期
症状：floppy infant，哺乳困難，嚥下困難，誤嚥，呼吸不全

floppy infant
予後：不良

SMA Ⅲ型（Kugelberg-Belander 病）
発症：5～15 歳
症状：下肢の筋力低下，歩行障害，筋力低下に伴う登はん性起立（Gowers 徴候）

Gowers 徴候
予後：良好

脊髄性筋萎縮症（spinal muscular atrophy；SMA）は，脊髄前角細胞および脳幹の脳神経核の進行性変性によって生じる下位運動ニューロン疾患です．常染色体劣

性遺伝の遺伝形式をとり，複数の型が存在します．

● SMA Ⅰ型（Werdnig-Hoffmann 病）

乳児期・小児期に始まる最も重症のSMAで，妊娠中から胎動が少なく，新生児期には筋緊張が低下し，四肢の動きが弱い floppy infant の状態を呈します．また，哺乳困難，嚥下困難，誤嚥，呼吸不全を伴い，急性に症状が進行して4歳までに全員が呼吸不全により死亡します．

● SMA Ⅲ型（Kugelberg-Welander 病）

5〜15歳の小児に発症する下位運動ニューロン疾患で，下肢の筋力低下から始まり，ゆっくりと悪化していきます．症状は比較的軽く，歩行も獲得しますが，症状の悪化に伴って歩行障害が出現するようになります．通常，神経原性の筋力低下は四肢の遠位部から進行していきますが，本症では筋萎縮は四肢の近位部に強く出現します．また，立ち上がり動作時などで筋力低下による登はん性起立（Gowers 徴候）がみられます．

K-07 球脊髄性筋萎縮症

▶レファレンス
・ハリソン④：p.2900
・標準神経②：p.297-298

病態 球脊髄性筋萎縮症（spinal and bulbar muscular atrophy；SBMA）は，Kennedy-Alter-Sung 病ともいわれ，嚥下障害や口の周りの筋肉が障害される球麻痺（下位運動ニューロン障害）を併発します．主に20歳代以降の成人男性にのみ発症する伴性劣性遺伝の病気です．

症状 症状は軽く，女性化乳房，精巣萎縮，糖尿病などを合併します．

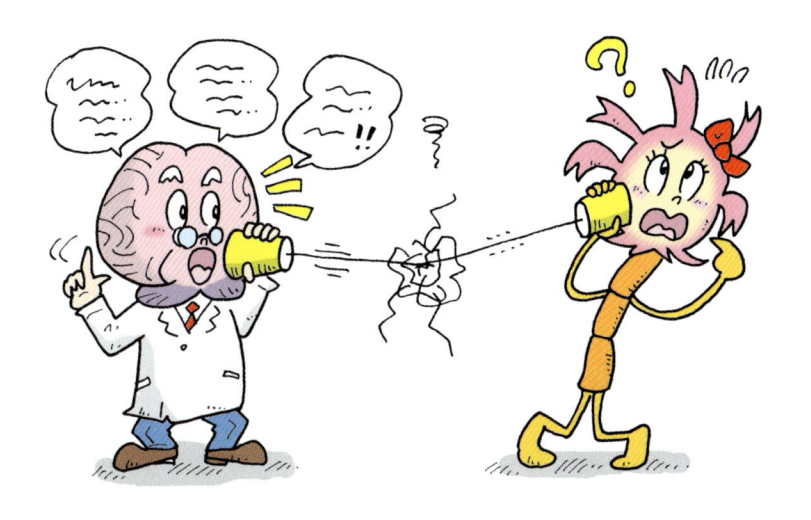

L

神経筋接合部疾患

Preview

L-01	神経筋接合部疾患
L-02	重症筋無力症
L-03	重症筋無力症の病態・症状
L-04	重症筋無力症の診断
L-05	重症筋無力症の治療
L-06	重症筋無力症の副作用（クリーゼ）
L-07	Lambert-Eaton症候群

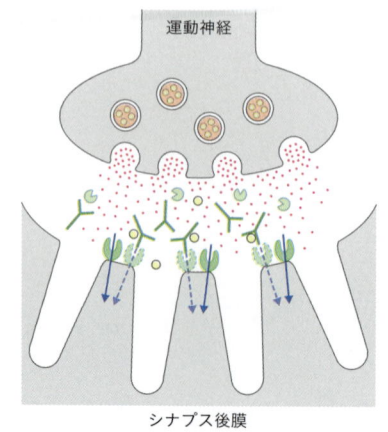

Navi 1　神経筋接合部で神経伝達がうまくいかない

重症筋無力症とLambert-Eaton症候群は、いずれも自己抗体が神経筋接合部での神経伝達の妨げとなり、これが原因で発症する疾患です。

▶ L-02 ～ L-06 で重症筋無力症について、▶ L-07 でLambert-Eaton症候群について取り上げます。両者の違い（鑑別点）についても考えていきましょう。

L-01　神経筋接合部疾患

▶レファレンス
・標準神経②：p.68

脊髄前角細胞の軸索突起（末梢神経）は骨格筋に接続しており、この部分を神経筋接合部（neuromuscular junction）と呼びます．この神経筋接合部に障害が生じると、無痛性の近位筋筋力低下や、複視、眼瞼下垂、構音障害、嚥下困難などの球症状が発生します．このような症状を呈する患者では、神経筋接合部疾患を疑います．

神経筋接合部の障害を引きおこす主な疾患としては、重症筋無力症とLambert-Eaton症候群をあげることができます．

One More Navi
球症状：舌咽神経、迷走神経、舌下神経の運動核、またはそれ以下の脳神経線維の障害（下位ニューロン障害）により、嚥下困難、構音障害、咀嚼障害を生じること．

L-02　重症筋無力症

▶レファレンス
・ハリソン④：p.3012-3017
・標準神経②：p.68-72

One More Navi
血清中の抗AChR抗体陽性の重症筋無力症MGをセロポジティブMG、陰性のMGをセロネガティブMGと呼ぶ．後者の50％は抗MuSK抗体陽性であり、全身型MGで、胸腺腫や過形成がなく胸腺切除が有効でなく、抗ChE薬への反応が変動しやすくクリーゼになりやすい．

L-03　重症筋無力症の病態・症状

Fig. 重症筋無力症

運動神経

シナプス後膜

- Y アセチルコリン受容体抗体
- ・ アセチルコリン
- ∪ アセチルコリン受容体
- ◉ シナプス小胞
- ・ アセチルコリンエステラーゼ
- ○ 補体

病態　重症筋無力症（myasthenia gravis；MG）は神経筋接合部の筋肉側にあるシナプス後膜を標的にする免疫反応によって引きおこされます．患者の 85% にアセチルコリン受容体（AchR）に対する自己抗体が検出できます．また，AchR への抗体が検出されない患者の半分に筋特異的キナーゼ（muscle-specific tyrosine kinase；MuSK）や膜蛋白質（リアノジン受容体，ジヒドロピリジン受容体）に対する自己抗体が陽性です．残りは自己抗体が検出されません．有病率は 7,500 人に 1 人以上と決して稀な疾患ではなく，男女比は約 1：2 で女性に多い疾患です．

病型には眼筋型重症筋無力症と全身型重症筋無力症があり，眼筋型は 10% と多くはありませんが，眼筋型で発症して全身性筋無力症に発展する患者もいます．全身性筋無力症の発症のピークは 20～40 歳代の女性と 50 歳以上の男性ですが，高齢者に増加しています．

症状　眼筋型では疲労性の視力障害，眼瞼下垂，複視があります．全身性筋無力症では筋の反復運動や持続的収縮によって四肢・体幹の筋力の低下，易疲労性，球症状（外眼・顔面・咬筋の筋力低下，複視，構音障害，嚥下困難），呼吸困難がおきます．筋肉を使うほど脱力症状が重くなります．

L-04　重症筋無力症の診断

診察では眼瞼下垂，眼球運動障害，四肢筋の脱力などをみます．それらの脱力は休息や筋の冷却によって一時的に回復することが特徴的です．腱反射や感覚神経は正常です．

確定診断には血清中抗アセチルコリン受容体抗体（もし陰性なら抗 MuSK 抗体の検査），筋電図検査（EMG）が必要です．抗体濃度と疾患重症度との間に相関性はありません．

誘発電図では反復神経刺激試験をして漸減現象（waning）を確認します．単一筋線維筋電図が最も高感度です．自己免疫性甲状腺疾患の合併が多いので甲状腺刺激ホルモン（TSH）も測定します．さらに診断が確定したら胸部 CT で 15% に合併する胸腺腫の有無を確認します．テンシロン試験では抗コリンエステラーゼ薬（エドロホニウム塩化物）を静脈投与すると，重症筋無力症患者の筋力が一時的に改善します．

Fig.　誘発筋電図の漸減現象

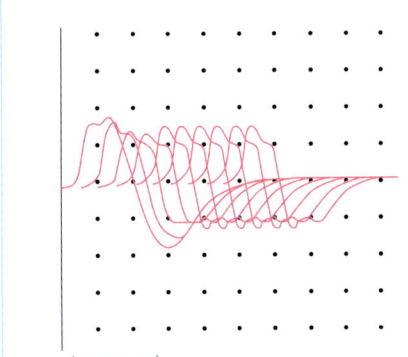

漸減現象（waning 現象）

末梢神経を連続して電気刺激すると，誘発筋電図の振幅が第 1 発目に続く数発の刺激で，次第に小さくなる．

L-05　重症筋無力症の治療

治療は病変の広がりと重症度に応じて選択します．

● 抗コリンエステラーゼ薬

アセチルコリンの分解をおさえて神経筋接合部でのアセチルコリン量を増加させる抗コリンエステラーゼ薬（抗 ChE 薬）のピリドスチグミン臭化物が第一選択薬です．脱力発作が起きているときには増量しますが，投与量が多すぎても脱力を起こすことがあり，病気による筋力低下との区別がつかなくなります．またムス

One More Navi

抗体は細胞内に入れないが，筋特異的チロシンキナーゼ（MuSK）は，アセチルコリン受容体と隣接して存在する膜貫通型の蛋白なので抗体が結合できる．

One More Navi

症状は変動しやすく，ストレス，感染，発熱，術後，誤嚥，妊娠，月経で症状は増悪し，安静で軽快する．

One More Navi

抗体濃度と疾患重症度との間に相関はないが，同一患者では，その抗体価が病状の重さを表すことが多い．

One More Navi

テンシロン試験：テンシロン®（エドロホニウム塩化物）を静脈注射すると，重症筋無力症患者の場合，一過性に劇的で著明な筋力回復が認められる．

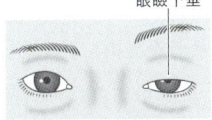

眼瞼下垂
↓ テンシロン静注後
筋症状の劇的な改善

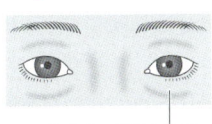

One More Navi

胸腺異常は抗 MuSK 抗体陽性例では少ない．

One More Navi

抗 MuSK 抗体陽性例では抗コリンエステラーゼ薬は効きにくく，血漿交換や免疫抑制療法が効く．

Fig. 胸腺腫の画像所見

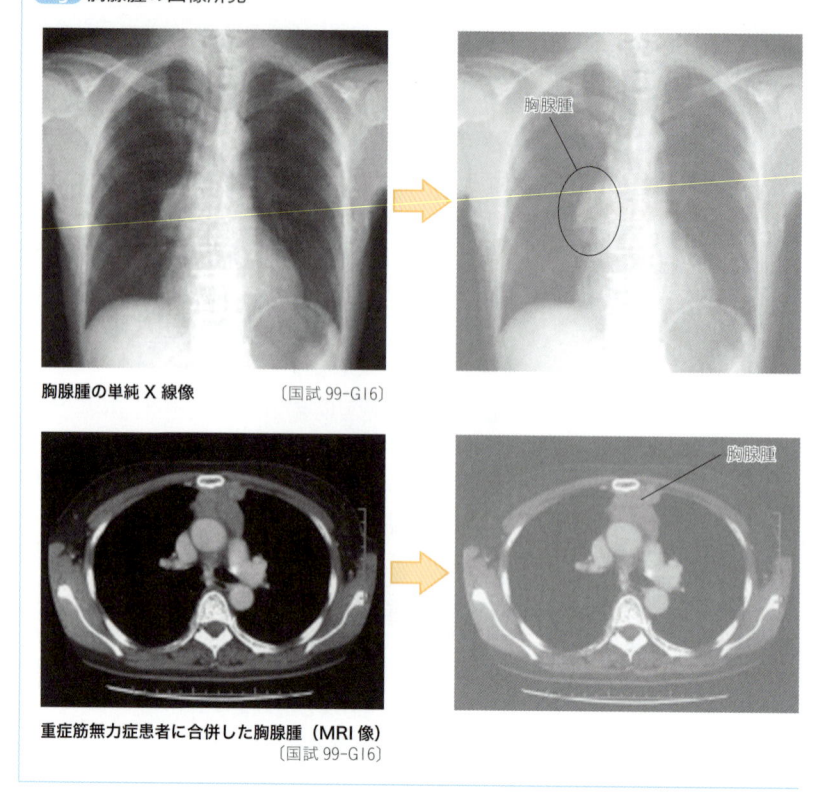

胸腺腫の単純X線像
〔国試99-G16〕

重症筋無力症患者に合併した胸腺腫（MRI像）
〔国試99-G16〕

カリン様作用による副作用（下痢，よだれ）にはアトロピン硫酸塩を併用します．

● 免疫抑制療法

軽症では初期には免疫抑制療法は必要とされませんが，全身型で抗コリンエステラーゼ薬でのコントロールが不良な例はステロイドを併用します．初期増悪をきたしやすく，クリーゼを起こす例もあることから，できれば低用量から導入し，漸増させていきます．さらにミコフェノール酸モフェチル，アザチオプリン，シクロスポリン，タクロリムスあるいはリツキシマブを併用して緩解を維持します．

● その他の治療

重症の球症状，呼吸不全，四肢筋力低下例では血漿交換を5回行ないます．免疫グロブリン大量投与も行われますが，これらの効果は一過性です．

また，重症筋無力症患者の80％に胸腺の過形成や胸腺腫などの胸腺異常が合併することが知られており，胸腺腫があればこれを切除するほか，胸腺腫がみられない場合でも50歳以下では胸腺摘出術を考慮します．術後は80％の患者が寛解するか，または維持療法における用量低減が可能です．

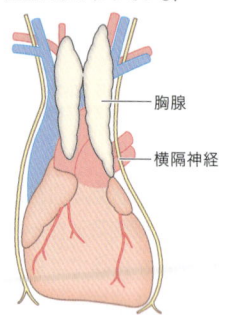

L-06 重症筋無力症の副作用（クリーゼ）

クリーゼ（crisis）は症状が呼吸筋および，呼吸不全をおこしたものを指します．多くは呼吸筋や咽頭筋の脱力が基礎にあり，そこに感染などの誘因が加わってクリーゼに至ります．クリーゼでも四肢の筋力低下が目立たない例もあります．

クリーゼをおこした患者には直ちに気管挿管を行い，人工呼吸器を装着する必要があります．

クリーゼには，重症筋無力症の増悪や，治療薬である抗コリンエステラーゼ薬（抗ChE薬）の作用が不十分なためにおこる筋無力症クリーゼ(myasthenic crisis)と，

One More Navi

胸腺：胸骨後面，心臓の前上部の縦隔前部に位置するリンパ性器官で，免疫反応で中心的な役割を果たすT細胞の産生にかかわっている．

胸腺
横隔神経

One More Navi

コリン作動性クリーゼ：アセチルコリン（Ach）受容体には神経筋接合部のニコチン性 Ach 受容体のほか，副交感神経系の受容体（平滑筋や腺に存在）であるムスカリン性 Ach 受容体が存在する．抗 ChE 薬はその両者に作用してしまうため，過剰に投与されると発汗，流涎，流涙，気道内分泌増加などのムスカリン様作用に伴う症状と，筋線維束攣縮や筋けいれんなどニコチン様作用に伴う症状を併発するクリーゼを引きおこす．

One More Navi

クリーゼの誘因となる薬剤
- ステロイド
- 抗 ChE 薬
- アミノグリコシド系抗菌薬
- 抗不整脈薬：キニジン，プロカインアミド
- 降圧薬：β 遮断薬，Ca 拮抗薬
- マグネシウム製剤
- モルヒネ
- バルビタール

逆に，抗 ChE 薬が作用しすぎたために呼吸不全に陥ってしまうコリン作動性クリーゼ（cholinergic crises）の 2 つが存在します．クリーゼに適切に対処するためには，まず両者の鑑別が必要であり，この鑑別にはテンシロン試験が行われます．

テンシロン試験では，テンシロン®（エドロホニウム塩化物）を静脈注射し，患者の眼瞼下垂や脱力などの症状が一時的に改善するかどうかを観察します．テンシロン®の効果がみられれば，筋無力症クリーゼと判断し，抗 ChE 薬（ネオスチグミン臭化物）の持続静注で治療します．一方，テンシロン®の効果がはっきりしないときには，コリン作動性クリーゼを疑い，抗 ChE 薬を中止して人工呼吸器による呼吸管理を続けます．また，血漿交換，免疫グロブリン大量静注療法も行います．

クリーゼの誘因となるものは感染のほか，手術，誤嚥，特定の薬剤の使用，発熱，妊娠，月経があります．

Fig. クリーゼの鑑別

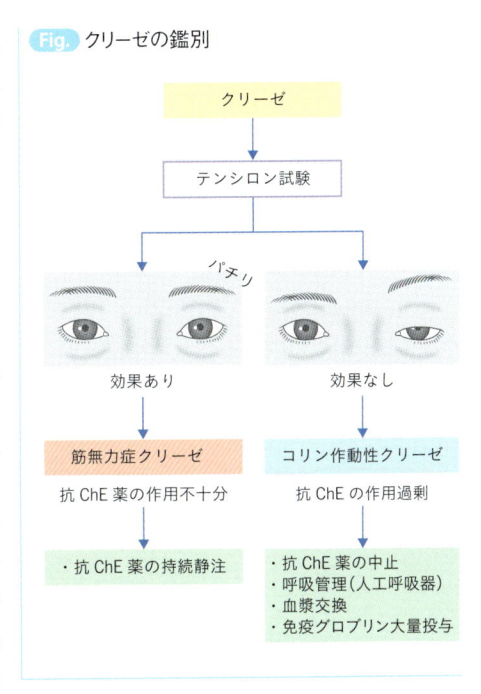

クリーゼ
↓
テンシロン試験
↓ ↓
効果あり / 効果なし

筋無力症クリーゼ	コリン作動性クリーゼ
抗 ChE 薬の作用不十分	抗 ChE の作用過剰
・抗 ChE 薬の持続静注	・抗 ChE 薬の中止 ・呼吸管理（人工呼吸器） ・血漿交換 ・免疫グロブリン大量投与

L-07 Lambert-Eaton 症候群

▶レファレンス
- ハリソン④：p.3014
- 標準神経②：p.72

Fig. 小細胞肺癌の胸部 X 線像

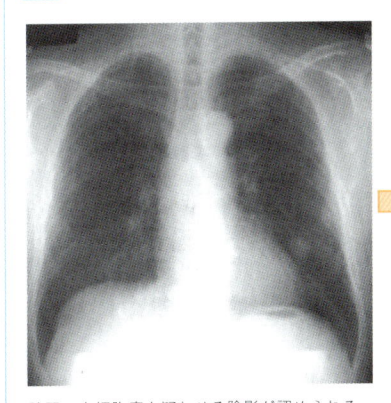

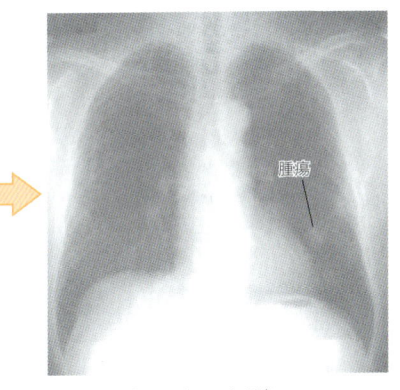

肺野に小細胞癌を疑わせる陰影が認められる．
〔国試 97-C1〕

通常は肺門部にできることが多い

One More Navi

Lambert-Eaton 症候群は小細胞肺癌の患者の 5% に合併する．一方，Lambert-Eaton 症候群患者の多くが悪性腫瘍を基礎疾患としてもっている．

One More Navi

Lambert-Eaton 症候群は運動神経終末からの ACh 放出障害があるので深部腱反射は低下ないし消失する．一方，重症筋無力症では Ach の放出は正常なので，筋疲労してなければ腱反射は正常で，筋萎縮も稀．

病態 Lambert-Eaton 症候群（LEMS）は，腫瘍によって産生された自己抗体が神経筋接合部の神経終末で Ca^{2+} の取り込みを阻害し，これによりアセチルコリンの放出が障害される疾患です．したがって，重症筋無力症と異なり筋側のアセチルコリン受容体は正常です．40 歳以上の男性に好発し，自律神経に存在する Ca^{2+} チャネルも損傷されるため，自律神経症状も高率に合併します．

傍腫瘍症候群の 1 つで，特に小細胞肺癌患者の 5% に合併し，しばしば癌の

> One More Navi
>
> 10 Hz 以上の高頻度反復刺激により Ca チャネルの刺激がなくても Ach が分泌されるので振幅が漸増していく（筋力が増強）．

> One More Navi
>
> 漸増(waxing)は maximum（最大）と関連付けて覚える．漸減(waning) は wane と want(足りない) を関連付けて覚える．月の「満ち欠け」を「wax and wane」という．

発見より先に LEMS が診断されることがあります．

症状 患者は進行性の近位筋の筋力低下を訴えます．症状は下肢近位筋に著しく，深部腱反射は低下ないし消失します．軽負荷運動の反復により一時的な筋力回復が起こります．多くは角膜乾燥，口腔乾燥，便秘，勃起不全などの自律神経障害も伴います．近位筋の筋力低下と腱反射の消失した患者では LEMS を疑う必要があります．眼筋麻痺や球麻痺は少ないです．

Fig. 誘発筋電図の漸増現象

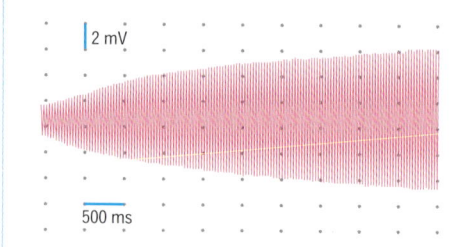

漸増現象(waxing 現象)：末梢神経を連続して電気刺激すると，誘発筋電図の振幅が徐々に大きくなる．
〔国試 97-C1〕

診断 誘発筋電図では高頻度反復神経刺激で漸増現象（waxing），低頻度反復刺激で漸減（waning）を認めます．抗 VGCC（voltage-gated Ca Channel）抗体陽性で確定診断できます．LEMG と診断された場合，癌が発見されていなければ，癌の検索を行います．胸部，腹部，骨盤 CT でも癌が発見できなければ，全身 PET を行います．

治療 ピリドスチグミン（抗 ChE 薬）や K チャネルブロッカー（活動電位を維持）の 3，4-ジアミノピリジンが治療に使われます．

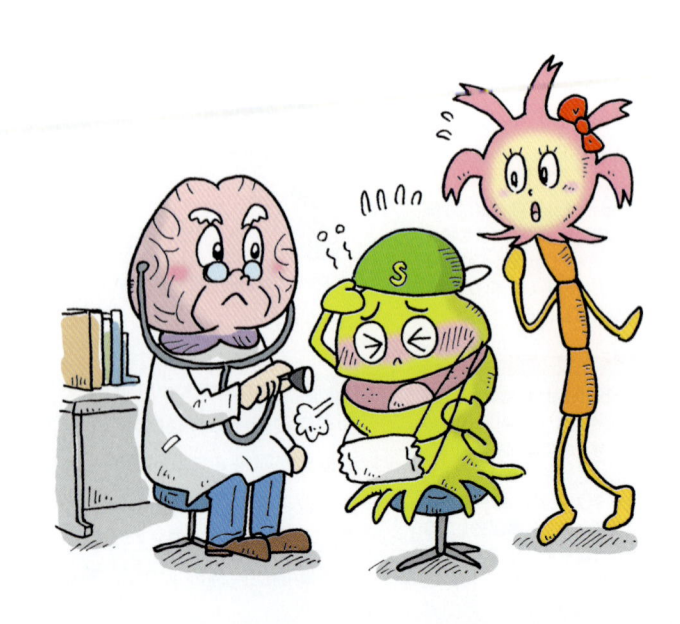

Assist Navi 重症筋無力症とLambert-Eaton症候群

	重症筋無力症	Lambert-Eaton症候群
原因	アセチルコリン受容体（AchR）に対する自己抗体がAchRに結合 → AchがAchRに結合できない	神経筋接合部の神経終末で自己抗体がCa^{2+}の取り込みを阻害 → アセチルコリンの放出障害
障害部位	筋肉側にあるシナプス後膜のAchRを阻害	シナプス前のP/Q型Ca^{2+}チャネルでのCa^{2+}の取り込みを阻害
好発年齢	20～40歳代の女性，50歳以上の男性	40歳以上の男性
合併症	胸腺腫，胸腺過形成	小細胞肺癌
好発症状	眼瞼下垂，眼球運動障害，複視，嚥下障害，構語障害	四肢の軽度筋力低下，筋痛，軽度眼瞼下垂，一過性の複視，嚥下障害，構語障害，自律神経障害（口内乾燥感など）
特徴	筋肉を使うほど脱力症状が重くなる	軽負荷運動の反復により一時的な筋力回復
腱反射	変わらず	低下
テンシロン試験	一過性に筋力回復	筋力は回復しない
誘発筋電図	漸減現象（waning）末梢神経を3Hz程度の頻度で反復刺激すると電位の大きさが徐々に小さくなる漸減現象（waning）がみられる．	漸増現象（waxing）〔国試97-C1〕最大随意収縮や10～200サイクルの高頻度連続刺激を行うと，電位の大きさが徐々に大きくなる現象（waxing）がみられる．低頻度反復刺激では漸減現象（waning）がみられる．

M
筋疾患

Preview

M-01	筋疾患とは？

M-02	炎症性筋疾患
M-03	皮膚筋炎，多発筋炎
M-04	封入体筋炎

M-05	内分泌異常による筋疾患
M-06	ステロイドミオパチー
M-07	甲状腺機能異常
M-08	副甲状腺機能亢進症，ビタミンD欠乏
M-09	周期性四肢麻痺

M-10	先天性ミオパチー

M-11	進行性筋ジストロフィー
M-12	Duchenne型筋ジストロフィー
M-13	Becker型筋ジストロフィー
M-14	肢帯型筋ジストロフィー
M-15	顔面肩甲上腕型ジストロフィー
M-16	Emery-Dreifuss型筋ジストロフィー
M-17	遠位型ミオパチー
M-18	眼咽頭型筋ジストロフィー
M-19	先天性筋ジストロフィー

M-20	ミオトニー症候群
M-21	筋強直性（筋緊張性）ジストロフィー

M-22	ミトコンドリア病
M-23	慢性進行性外眼筋麻痺症候群
M-24	MELAS（メラス）
M-25	MERRF（マーフ）
M-26	カルニチン欠乏症

M-27	糖原病

Navi 1　感覚障害がない進行性の四肢筋力低下

筋疾患は炎症性，内分泌性，遺伝性，代謝性に引きおこされ，四肢の筋力低下を伴います．

Navi 2　炎症性に引きおこされる筋疾患

筋炎によって筋力低下が引きおこされます．

Navi 3　内分泌性の筋疾患

薬剤の使用や内分泌系（ホルモン）の異常によって引きおこされる筋力低下について述べます．

Navi 4　ジストロフィンに異常を生じる遺伝疾患

進行性筋ジストロフィーは慢性・進行性の筋力低下と筋萎縮を呈する遺伝疾患で，いくつかの型が存在し，それぞれ特徴的な症状を呈します．

▶ M-11 〜 M-19 で筋ジストロフィーの「型」について述べていきます．それぞれの特徴と鑑別点についてもおさえておきましょう．

Navi 5　骨格筋が収縮後に弛緩できない遺伝疾患

筋強直性（筋緊張性）ジストロフィーは成人の遺伝性筋疾患のなかで最も頻度の高い疾患です．

Navi 6　ミトコンドリアの機能異常による疾患

ミトコンドリア病はミトコンドリアの機能異常による疾患の総称で，筋や脳などエネルギー消費が盛んな臓器が障害される疾患です．

M-01 筋疾患とは？

▶レファレンス
・標準神経②：p.64

One More Navi
症状が1日のうちに変動したり，反復運動での悪化がみられたりする場合には，筋疾患ではなく，神経筋接合部疾患を疑う．

One More Navi
筋痛を伴う筋疾患：中毒性筋症，筋強直性ジストロフィー，代謝性筋症，感染性筋炎，アミロイドーシスやサルコイドーシスのような浸潤性筋症では筋痛を伴うことがある．

One More Navi
筋疾患と神経疾患の筋電図：
筋疾患の場合，筋細胞が広範に障害される．筋電図の波形は振幅が小さく，持続時間も短いものとなる．

筋疾患の筋電図

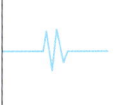

神経疾患の場合，前角細胞の支配神経線維の末梢部が傷害されると，支配筋の一部には活動電位が伝わらない．結果として，筋電図は振幅が大きく，持続時間が長く，多相性の波形となって現れる．

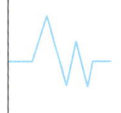

神経疾患の筋電図

症状・鑑別 感覚神経障害のない進行性の四肢筋力低下を訴える患者では筋疾患を疑います．多くの筋疾患は近位筋が障害（筋力低下，筋萎縮）されますが，特定の筋が侵されるものもあります．

症状は，運動ニューロン疾患が非対称性に出現するのに対して，筋疾患では対称性に出現します．また，筋疾患の患者はよく筋疲労を訴えます．筋痛は筋疾患では稀で，他の疾患を考慮する必要があります．顔面や眼球の筋力低下をひきおこす先天性筋疾患としては，眼咽頭型筋ジストロフィー，顔面肩甲上腕型筋ジストロフィー，ミトコンドリア病の一部をあげることができます．一方，後天性の筋疾患では顔面，眼球の筋力低下は稀であるため，これらの症状を呈する場合は神経筋接合部疾患を疑います．

発症年齢と進行速度も重要な鑑別点です．急激に進行する筋疾患は皮膚筋炎，多発筋炎のような炎症性筋疾患です．一方，ゆっくりと進行するのは先天性筋疾患の特徴です．

合併症 筋疾患はしばしば全身疾患の一部としておこることもあります．近位筋障害と湿疹の合併は皮膚筋炎に，不整脈や心筋症の合併は筋ジストロフィーによくみられます（心疾患を合併する筋疾患では心疾患のスクリーニングが必要です）．白内障と前頭部脱毛は筋強直性ジストロフィーによくみられます．

診断 筋電図（EMG）は筋疾患の診断に欠かせませんが，神経筋接合部疾患との鑑別や筋疾患の分布や重症度の評価にも役立ちます．さらに筋生検の位置の選択や治療への反応のモニターにも役立ちます．

筋生検は明らかな筋力低下がある患者，血清クレアチン・キナーゼ（CK）値が上昇している患者，筋電図で筋疾患が疑われる患者で考慮されます．遺伝性筋疾患の疑われる患者では遺伝子診断をすることで筋生検を回避できることもあります．

M-02 炎症性筋疾患

▶レファレンス
・ハリソン④：p.3037-3044
・標準神経②：p.64-68
・標準皮膚⑩：p.174-178

M-03 皮膚筋炎，多発筋炎

病態 皮膚筋炎（dermatomyositis；DM）は慢性疾患で，膠原病（自己免疫疾患）の1つです．横紋筋にリンパ球浸潤（T細胞が筋線維を直接傷害）があり，多発筋炎（polymyositis；PM）とは皮膚症状の有無によって区別されます．女性の発病率が高く（2.5倍），発症年齢のピークは5～15歳と40～50歳です．また，男性に発症する場合は難治で悪性腫瘍を合併しやすくなります．

症状 ヘリオトロープ疹という上眼瞼に見られる紅斑，Gottron徴候（ゴットロン）という手指関節背側面の角質増殖や皮膚萎縮を伴う紫紅色紅斑が特徴です．50%に間質性肺

Fig. 皮膚筋炎の身体所見と病理所見

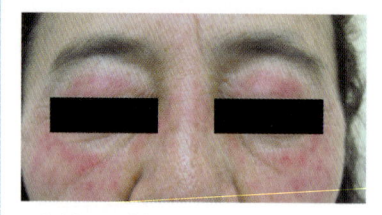

ヘリオトロープ疹
上眼瞼に見られる紅斑

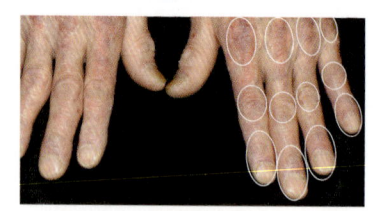

Gottron 徴候
手指関節背側面の紫紅色紅斑（○で囲った部分）
『標準皮膚科学　第10版』[9] より

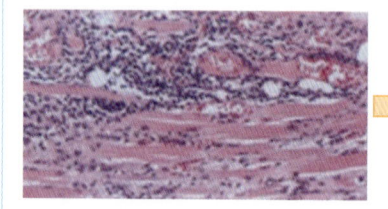

皮膚筋炎の病理所見
筋線維の変性とリンパ球の浸潤を認める．
〔国試 100-133〕

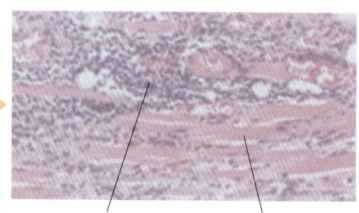

リンパ球の浸潤　　筋線維

> **One More Navi**
> 典型的皮疹があるのに筋症状のない皮膚筋炎（amyopathic dermatomyositis）は急速進行性の間質性肺炎を合併しやすい．

> **One More Navi**
> 多発性筋炎ではキラーT細胞（CD8陽性）による筋組織の攻撃のため筋線維周辺のリンパ球浸潤を認め，皮膚筋炎では血管の内皮細胞に対する抗体が原因なので筋肉内の血管へのリンパ球浸潤炎症がみられる．

炎が生じ，のどの筋力低下で誤嚥性肺炎を発症しやすくなります．また，体幹に近い骨格筋が対称的に障害されます．抗 Jo-1 抗体がみられることがあります．
治療　ステロイドを中心として免疫抑制剤を組み合わせて治療します．悪性腫瘍の合併例では，腫瘍を治療すると筋炎の症状も改善します．

M-04 封入体筋炎

Fig. 封入体筋炎の所見

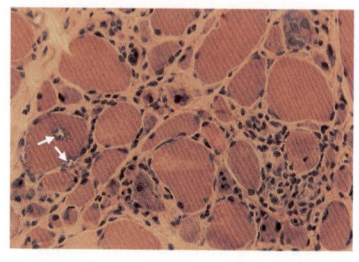

病理所見（ヘマトキシリン・エオシン染色）
筋線維の大小不同と間質の細胞浸潤，縁取り空胞（矢印）がみられる．
『新臨床内科学　第9版』[10] より

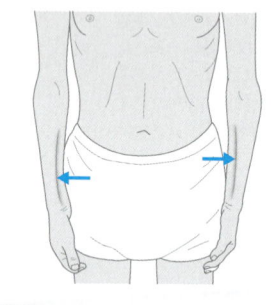

身体所見
前腕屈筋群の萎縮（矢印）がみられる．

> **One More Navi**
> 原因は慢性のウイルス感染説などがあるが不明で，皮膚筋炎と違い炎症は弱く，血清 CK もそれほど上昇しない．

病態　封入体筋炎（inclusion body myositis）は，慢性の筋炎に細胞質内（rimmed vacuole（縁取り空胞））と細胞質内および核内のフィラメント様封入体をみる疾患で，男性に多く，50％以上の症例が 50 歳以降に発症します．
症状　ステロイド治療抵抗性の緩徐進行性の全身あるいは四肢の筋力低下があります．手首や手指の屈曲が障害されて，筋疾患としては例外的に前腕屈筋群の萎縮や大腿四頭筋障害も特徴的です．1/3 の症例に嚥下障害がみられます．
治療　治療は筋萎縮予防のリハビリテーションが中心ですが，進行は比較的ゆっくりで，心臓や呼吸筋は侵されにくいので，生命的な予後は良好です．

M-05 内分泌異常による筋疾患

▶レファレンス
- ハリソン④：p.3034
- 標準神経②：p.57-63

One More Navi
コレステロールを下げる薬であるスタチンによる筋障害では近位筋力低下・筋痛・筋けいれんがみられ，横紋筋融解から急性腎不全になりうる．コルヒチン，ビンクリスチン，インターフェロン，TNFα阻害薬，クロロキン，アルコールでもおきうる．

M-06 ステロイドミオパチー

病態 ステロイドミオパチーは，内分泌異常による筋疾患のなかで最も多く，特に女性では2倍多い疾患です．プレドニゾロンを1日30 mg以上飲んでいる患者におきやすく，ステロイドパルス療法や隔日投与ではおきにくくなります．

症状 近位筋障害で下肢が主体で，多くはCushing症候群に似た外見を呈しています．顔，眼球，遠位筋，腱反射は正常です．筋電図や血清CKは正常で，筋生検では筋萎縮のみがみられます．

M-07 甲状腺機能異常

症状 甲状腺機能亢進症では，対称性の近位筋筋力低下がみられます．筋痛や筋疲労もよくあります．筋電図や血清CKは正常です．甲状腺機能低下症でも1/3に近位筋筋力低下がみられます．筋痛，筋けいれん，筋肥大もみられます．甲状腺機能亢進症，低下症ともに，女性に多くみられます．

診断 診察では近位筋筋力低下と腱反射の遅延があるかを確かめます．血清CKは正常か軽度上昇し，筋電図で軽度筋障害の所見があることもあります．

治療 これらの筋疾患は甲状腺疾患への治療が進めば，徐々に回復していきます．

M-08 副甲状腺機能亢進症，ビタミンD欠乏

▶副甲状腺機能亢進症

一次性，二次性副甲状腺機能亢進症の患者で近位筋筋力低下が特に下肢でみられます．筋電図や血清CKは正常で，副甲状腺の治療によって筋症状は回復します．

▶ビタミンD欠乏

ビタミンD不足でも近位筋筋力低下と筋肉痛がみられます．筋電図や血清CKは正常で，ビタミンDの補充で症状は改善します．

M-09 周期性四肢麻痺

		低K性	高K性	血清K値正常
頻度		最も多い	稀	ごく稀
好発年齢		思春期	10歳以下	10歳以下
発作の時間帯		夜間や朝方	日中	日中
麻痺	程度	さまざま	軽度	重度
麻痺	持続時間	数時間〜数日	1時間以内	数時間〜数日
麻痺	発作頻度	1年以上の間隔〜毎日	生涯に2，3回〜毎日	1〜3か月に1回程度
誘発因子		高炭水化物の摂取など	空腹，寒冷，安静など	運動後の休息，寒冷など
治療		K製剤の経口投与 緩徐なKを含む輸液	緩徐にCaを経静脈的に投与	10%食塩水の注射

One More Navi
遺伝性の場合，低K性はCaチャネルの異常があり，高K性や血清K値正常ではNaチャネルの異常がある．

病態 周期性四肢麻痺は，四肢の弛緩性麻痺発作を繰り返す疾患です．ほとんどが，甲状腺機能亢進症（男性に多い），原発性アルドステロン症，薬剤性などによる低K性二次性周期性四肢麻痺ですが，遺伝性のもの（NaチャネルやCaチャネ

ル異常で優性遺伝が多い）もあります．稀に高K性周期性四肢麻痺や血清K値が正常の周期性四肢麻痺も存在します．

症状 周期性四肢麻痺は⦿男性に多くみられる疾患です．⦿食後に急性発症の四肢の脱力発作をおこしますが，呼吸筋麻痺や球麻痺はほとんどありません．

診断 血清CKは上昇しませんが，血清K，甲状腺機能亢進の有無，心電図検査は必須です．

M-10 先天性ミオパチー

▶レファレンス
- ハリソン④：p.3029
- 標準神経②：p.54-57

Fig. 先天性ミオパチーの病理所見

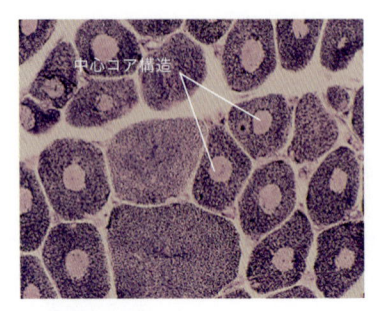

セントラルコア病
筋線維の多くにコア構造が見られ，すべての筋線維がTypeⅠ線維となっている．
NADH-TR染色

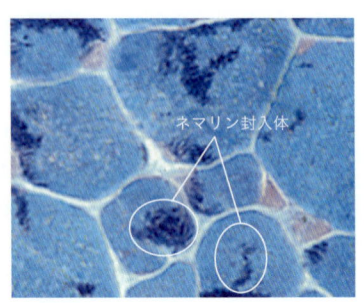

ネマリンミオパチー
筋線維の大小不同と筋線維に糸状，顆粒状のネマリン封入体を認める．
トリクローム染色
『新臨床内科学　第9版』[1]より

One More Navi
筋線維には，ミトコンドリアの多い持続収縮可能なTypeⅠ線維（遅筋，ミオグロビンに富む赤筋）と，ミトコンドリアが少ない瞬発的な収縮の可能なType 2線維（速筋，ピルビン酸代謝の白筋）の2種類がある．

One More Navi
先天性ミオパチーや筋ジストロフィー患者は，麻酔時に悪性高熱をきたしやすいことが報告されている．これらの患者やその疑いがある患者には，従来どおりの全身麻酔は行ってはならない．

One More Navi
nemaはギリシャ語で「糸」の意味．Nematodeは線虫

乳幼児期早期からの筋力，筋緊張低下があり，多くは歩行できても筋力低下が改善しない筋疾患です．

▶セントラルコア病

セントラルコア病（central core disease）は筋線維の中心部に筋小胞体やミトコンドリアが存在せず，酸化酵素染色で筋線維の中心部が染色されません．また，ほとんどすべての筋線維がTypeⅠ線維です．
⦿リアノジン受容体遺伝子に変異があり，悪性高熱をおこす疾患です．

▶ネマリンミオパチー

ネマリンミオパチー（nemaline myopathy）は，筋組織のトリクローム変法染色で糸くずのような封入体（ネマリン封入体）を認める筋疾患です．この疾患では，横紋筋の横縞の一番濃いZ線を形成する蛋白が過剰に作られることが知られています．

関連項目

▶悪性高熱

骨格筋の筋小胞体からのCa遊離速度が遺伝的に亢進しているため，吸入麻酔薬が骨格筋細胞内のCa濃度を上昇させて筋収縮を起こし，過剰熱で高熱になります．また，高度アシドーシス，ミオグロビン尿，徐脈，不整脈，腎不全で10%以上の死亡率となります．ダントロレンナトリウムは筋小胞体からのCa遊離を抑制する特異的治療薬です．

▶悪性症候群

　定型抗精神病薬によるドパミン活性の突然の減少によって引きおこされます．高熱，筋強直やジストニア，せん妄がおき，3日以内にピークに達して横紋筋融解や腎不全に進展します．治療は薬剤の使用中止，ブロモクリプチンメシル酸塩（ドパミン受容体刺激），ダントロレンナトリウムで行いますが，セロトニン症候群との鑑別が重要となります．

M-11 進行性筋ジストロフィー

▶レファレンス
・ハリソン④：p.3022-3029
・標準神経②：p.14-46

　進行性筋ジストロフィー（progressive muscular dystrophy；PMD）は骨格筋の変性，壊死が起こり，慢性・進行性の筋力低下と筋萎縮を呈する遺伝性疾患です．筋細胞が壊死し，筋肉由来の血清CK値が上昇します．

　診断は，臨床症状，診察所見，経過，家族歴のほか，血液検査，筋電図検査，筋生検などを総合して行われます．血液検査では，CK，LDH，AST，アルドラーゼなどの筋細胞由来の酵素が高値となります．また，遺伝子検査によって確定診断が可能です．

　PMDには，以下に述べるとおり，Duchenne型，Becker型，顔面肩甲上腕型，肢帯型など，いくつかの型が存在し，それぞれに特徴的な症状を呈します．

M-12 Duchenne型筋ジストロフィー

病態　Duchenne型筋ジストロフィーは，筋ジストロフィーのなかでも最も頻度が高く（3,000人に1人），遺伝子（ジストロフィン）の異常で伴性劣性遺伝します（1/3は突然変異による発症で遺伝歴不明）．この型の筋ジストロフィーは，筋の細胞膜を形成するジストロフィンがつくられず，重症になります．

症状・経過　2～5歳に近位筋の下肢帯筋筋力低下（転びやすい）で発症します．4～5歳頃からGowers徴候（登はん性起立）や腹を突き出して（lordosis），上半身が左右に揺れる動揺性歩行（waddling gait），趾先に力がはいった鷲鳥歩行がみられます．脂肪組織の浸潤によって腓腹部などが硬く肥大する仮性肥大を認めます．

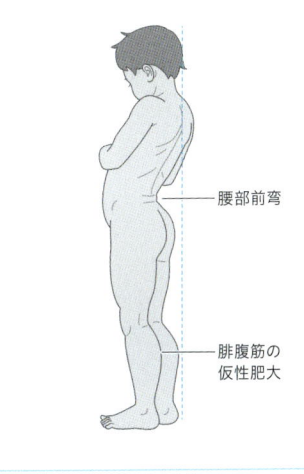

Fig. Duchenne型の典型例
- 腰部前弯
- 腓腹筋の仮性肥大

One More Navi
Gowers徴候（登はん性起立）：腰帯筋の萎縮脱力のために座位から立位になるとき膝に手をついて自分の下肢をよじ登るようにして立ち上がる現象．

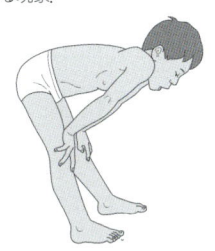

　進行とともに12歳までの間に歩行不能となり，四肢関節拘縮，脊柱変形をきたします．男児の80％以上で心筋が肥大します（心筋症）．また，知能障害をときどき合併します．深部反射はアキレス腱反射（遠位筋は末期まで保たれる）を除き，4～5歳以後は減弱します．

　20歳までに死亡（死因は，心不全，呼吸器感染，栄養失調など）しますが，呼吸管理をすると平均寿命は30歳を超えます．

検査　この型の患者では，血清CK値が著増します（女子保因者の70％でも軽度

上昇），また，筋生検でジストロフィン抗体を使用した免疫組織化学染色を行っても，ジストロフィンが染まりません．遺伝子検査では，ジストロフィン遺伝子の欠損が 60％にみられます．

治療　心不全・呼吸不全に対する治療・管理で延命が得られます．遺伝子治療や再生医療は現在も研究が続けられています．

M-13 Becker 型筋ジストロフィー

Fig. ジストロフィンの染色

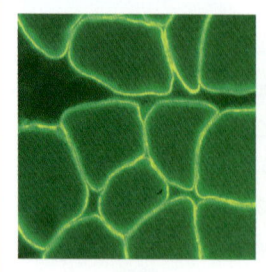

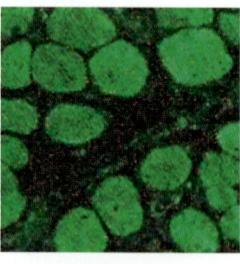

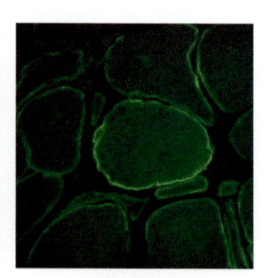

正常型　　　　　　Duchenne 型　　　　　　Becker 型

正常型：ジストロフィンが筋細胞膜に局在している
Duchenne 型：ジストロフィンが完全に欠損している
Becker 型：ジストロフィンの欠損は Duchenne 型ほどではなく，染色性が低下ないし斑である

『新臨床内科学　第9版』[12] より

病態　Becker 型筋ジストロフィーは，Duchenne 型と同じジストロフィン異常でX 染色体劣性遺伝します（Duchenne 型の 1/3）．原因が変性ジストロフィン（部分的欠損や量的・質的異常）であるために症状は軽く，平均死亡年齢は 42 歳ですが，予後は良好で，歩行不能にならないケースも多く存在します．

症状・経過　遺伝子異常の種類によってジストロフィンの欠損の程度は異なりますが，Duchenne 型の軽症型と考えられます．発病は青年期に多く，経過は緩やかで，歩行不能は 20 歳代後半以降で多くみられるようになります．近位筋優位の筋力低下と下腿の仮性肥大もみられますが，知能は正常です．稀に四肢筋の罹患に先行して心肥大，心不全をきたすことがあるので，心臓の定期的チェックが重

Assist Navi　筋ジストロフィーの鑑別

	Duchenne型	Becker型	Emery-Dreifuss型	肢帯型	顔面肩甲上腕型
発症年齢	1歳半〜5歳	小学生〜中学生	4〜5歳	1歳〜高校生	小学校高学年〜30歳
遺伝形式	X染色体劣性遺伝	X染色体劣性遺伝	X染色体劣性遺伝	常染色体劣性遺伝	常染色体優性遺伝
仮性肥大	+++	+++	−	++	稀
血清CK	高値	高値	中等度	軽度〜中等度	軽度
知能障害	±	−	−	−・+	−
心筋障害	心筋症	心筋症	心伝導障害	心筋症	心伝導障害
歩行不能となる時期	8〜15歳	15歳以降	8〜25歳	さまざま	10歳代〜成人
罹患筋	近位，腰帯	近位，腰帯	上肢：近位，拘縮 下肢：末梢	近位	非対称性に顔面，上腕，肩甲

要です．

検査　筋生検をジストロフィン抗体で染色すると，ジストロフィンがまだらに，薄く染色されます．

治療　対症療法のみです．

M-14 肢帯型筋ジストロフィー

病態・症状　常染色体劣性遺伝（Duchenne 型と区別）で，骨盤または肩のいずれかの近位筋の筋力低下を引きおこし，顔面筋障害はありません．成人になるまで発症せず，重度の筋力低下は稀です．20 あまりの遺伝子異常（例えばカルパイン 3 の遺伝子変異やジスフェルリン遺伝子異常など）が知られており，肢帯型といってもその原因は多岐にわたり，稀に優性遺伝のこともあります．

M-15 顔面肩甲上腕型ジストロフィー

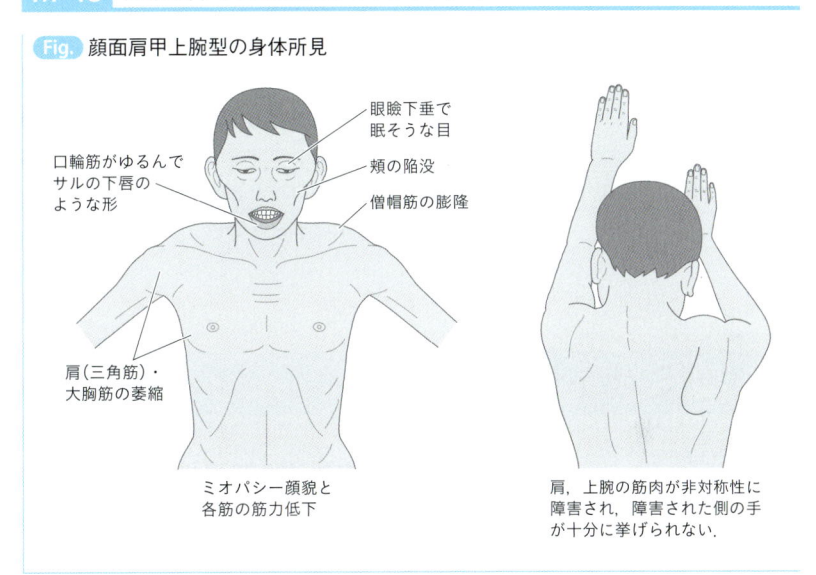

Fig. 顔面肩甲上腕型の身体所見

- 眼瞼下垂で眠そうな目
- 口輪筋がゆるんでサルの下唇のような形
- 頬の陥没
- 僧帽筋の膨隆
- 肩（三角筋）・大胸筋の萎縮

ミオパシー顔貌と各筋の筋力低下

肩，上腕の筋肉が非対称性に障害され，障害された側の手が十分に挙げられない．

病態・症状　常染色体優性遺伝で，顔面（ミオパチー顔貌と呼ばれる特有の顔貌となり表情が少なくなる），肩，上腕の筋肉が非対称性に障害されます．重度の筋力低下は稀で，平均寿命は健康人と変わりません．

M-16 Emery-Dreifuss 型筋ジストロフィー

病態・症状：X 染色体劣性遺伝で核膜にあるエメリンの異常から，後頸部・肘の拘縮，緩徐進行性の肩甲・上腕の近位筋の筋萎縮，心伝導障害が特徴です．一部は常染色体優性遺伝で，核膜にあるラミン A/C の遺伝子変異によります．

M-17 遠位型ミオパチー

病態・症状　ミオパチーにもかかわらず，遠位優位の筋萎縮，筋力低下を非対称性にきたす疾患が遠位型ミオパチー（遠位型筋ジストロフィー）です．常染色体劣性遺伝で，15〜30 歳に下肢遠位部の筋力低下で発症し，進行性です．肢帯型ジストロフィーの一部と同じジスフェルリンの異常（三好型）や，シアル酸合成を触

媒する酵素（GNE）異常による縁取り空胞（rimmed vacuoles）型があります．

M-18 眼咽頭型筋ジストロフィー

病態・症状　眼咽頭型筋ジストロフィーは常染色体優性遺伝で，ポリA結合蛋白遺伝子のGCG繰り返し配列が多いことによります．40歳代以後に発症し，⒫眼瞼下垂，眼球運動障害，⒫舌咽頭筋麻痺が強いのが特徴です．⒫四肢近位筋の筋力低下もあります．この型は，多くが50歳を過ぎてから，眼瞼下垂で発症します．

M-19 先天性筋ジストロフィー

病態・症状　日本では，福山型先天性筋ジストロフィーが多くみられます．常染色体劣性遺伝で，フクチン遺伝子に異常を認めます．乳児期に発症し，⒫身体が柔らかいfloppy infant，高度の知能障害，脳波異常とけいれん発作もあります．中枢神経症状をみない非福山型の一部にはメロシン（ラミニンα2鎖）の欠損型が見つかっています．

Fig. floppy infant

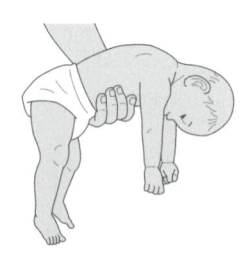

先天性筋ジストロフィーでは，乳児期から身体が柔らかいfloppy infantとなる．

M-20 ミオトニー症候群

▶レファレンス
・ハリソン④：p.3026
・標準神経②：p.37-43

One More Navi
ミオトニー現象
骨格筋が収縮した後，すぐに弛緩できない代謝異常のこと．
把握性ミオトニー：強く手を握った後，ゆっくりとしか手を開けない．
叩打性ミオトニー：ハンマーで筋腹を叩打すると筋収縮が盛り上がり，ゆっくりと戻る．
クローバー状舌：舌圧指を舌にのせてハンマーで叩打すると舌がクローバー様に変形する．

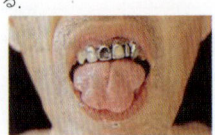

（国試88-C14）

M-21 筋強直性（筋緊張性）ジストロフィー

病態　筋強直性（筋緊張性）ジストロフィーは⒫常染色体性優性遺伝で，⒫一代ごとに発症年齢低下や重症化を伴う進行性遺伝を示します．多くはDMPK遺伝子（キナーゼの一種）にCTG繰り返し配列が過剰に存在することが原因です．⒫成人発症のジストロフィーでは最も多く，好発年齢は20～30歳代ですが繰り返し配列が多いほど発症年齢が若く，重症になります．

Fig. 針筋電図所見

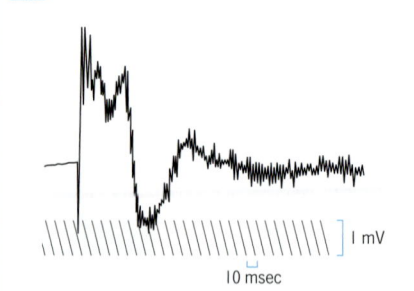

] 1 mV
10 msec

ミオトニー放電：刺入電位が高く，高頻度反復反射が数秒～10秒持続する．これをスピーカーで出力すると，急降下爆撃音やオートバイの空ぶかしの音に似る．

（国試88-C15）

症状・経過　⒫ミオトニー現象と遠位筋優位の筋力低下が見られます．胸鎖乳突筋や顔面筋が萎縮して⒫斧様顔貌（hatchet face：やせぎすのとがった顔）と呼ばれる特有の顔貌を呈します．眼瞼下垂，嚥下障害，口語障害（咽頭筋障害による）もみられます．⒫知能低下・性格変化（特に病識欠如），⒫不整脈（A-V block），白内障，早発前頭部脱毛，内分泌障害（男女性腺機能障害，糖尿病など），免疫異常（異化亢進によるIgGの低下など）

202

の全身疾患もあります．

診断　筋電図でミオトニー放電がみられます．これは針の刺入時に誘発される持続性の高頻度放電で，これをスピーカーで出力すると，急降下爆撃音（オートバイの空ぶかし音）に似た音が聴かれます．

治療　根本治療はなく，筋弛緩薬などの対症療法が行われますが，心伝導障害を悪くする危険もあり，その場合はペースメーカー挿入が行われます．

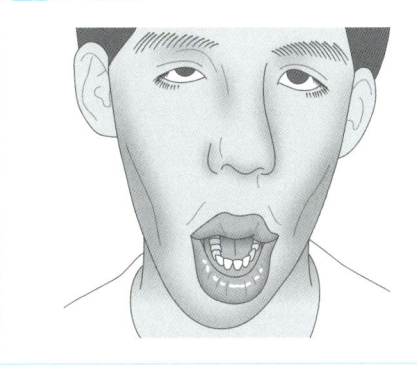

Fig.　斧様顔貌

M-22 ミトコンドリア病

▶レファレンス
・ハリソン④：p.3031-3032
・標準神経②：p.46-52

One More Navi
ミトコンドリア病では1つの細胞に変異DNAミトコンドリアと正常DNAミトコンドリアが混在していることが多く，変異DNAミトコンドリアが多くなるとその臓器に障害がおきる．

病態　ミトコンドリアはエネルギーであるATP産生に重要な役割を果たしています．そのため，ミトコンドリアに異常が生じると，筋や脳といったエネルギー消費が盛んな臓器が障害されることになります（ミトコンドリア脳筋症）．

大部分のミトコンドリア病はミトコンドリア遺伝子の変異が原因ですが，精子は受精のときにミトコンドリアを持ち込まないので，ミトコンドリア遺伝子はすべて母親由来のものです．したがって，ミトコンドリア遺伝子の突然変異を原因とするミトコンドリア病には，母系遺伝するものがあります．

症状　ミトコンドリア病では，筋力低下，筋萎縮などの骨格筋の症状と，知能低下，けいれん，ミオクローヌス，小脳失調，難聴，外眼筋麻痺などの神経症状がみられます．また，心筋障害をおこすものも多く，さらに糖尿病の約1％がミトコンドリアの異常に基づきます．心ブロックがあると死亡することもあります．

検査　検査では血清乳酸値の上昇，ピルビン酸値の上昇がみられます．

治療　有効な治療法はありません．

M-23 慢性進行性外眼筋麻痺症候群

病態　慢性進行性外眼筋麻痺症候群（chronic progressive external ophthalmoplegia；CPEO）は，緩徐な進行性の外眼筋麻痺を主症状とするもので，ほとんどは家族性ではなく，ミトコンドリアDNAに欠失がみとめられます．

外眼筋麻痺，網膜色素変性，心伝導ブロックを3主徴とするKearns-Sayre症候群は多くが10歳代に発症します．他に筋脱力，難聴，小脳失調，髄液蛋白上昇，性腺ホルモン異常，糖尿病などもみられます．

M-24 MELAS（メラス）

病態　MELAS（mitochondrial myopathy, encephalopathy, lactic acidosis, and stroke-like episodes；乳酸アシドーシスと脳卒中様エピソードを伴うミトコンドリア脳筋症）は，ミトコンドリア病のなかでは頻度の高い病気です．脳卒中様症状を特徴としますが，合併する臓器症状が多様で，しかも発症年齢の幅が広い疾患です（多くは10歳代に発症します）．

ミトコンドリア DNA の 2 つのロイシン転移 RNA の 1 つ，tRNA^Leu(UUR) 内の 3,243 番目の変異（A が G に置き換わる変異）が約 80％ の患者で認められます．

症状　発作性頭痛，嘔吐，全身けいれん発作や片麻痺や半盲などの脳卒中様発作や進行性知能障害がみられます．肥大型心筋症をしばしば伴い，また神経筋症状が軽微で心症状が優位の MELAS 不全型も存在します．

診断　脳 CT や MRI で，梗塞様病変，大脳・小脳萎縮症，大脳基底核，脳幹に両側対称性の病変などを認めます．

Fig. 頭部単純MRIのT2強調像

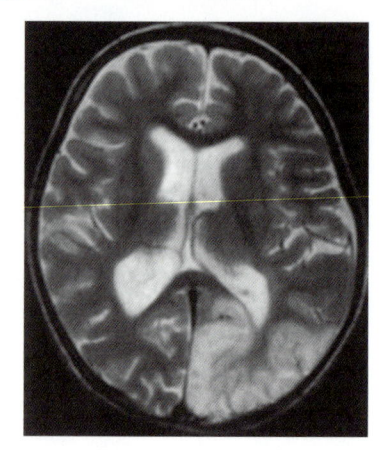

脳卒中様症状時，脳 MRI の T2 強調像で左後頭部に高信号領域（多巣性の脳梗塞類似病変）が認められる．
〔国試 100-A47〕

One More Navi
MRI 画像で血管の支配領域に無関係な点が脳梗塞との違いである．

M-25　MERRF（マーフ）

病態　MERRF（myoclonic epilepsy with ragged red fibers；赤色ぼろ線維・ミオクローヌスてんかん症候群）は，10 歳前後で進行性の全身ミオクローヌス，全身性のてんかん発作，小脳失調，深部感覚低下，足変形などがみられるようになるミトコンドリア病です．母系遺伝をとり，約 90％ の患者にミトコンドリア DNA の tRNA^lys 内の 8,344 番目の変異（A が G に置き換わる変異）がみられます．

Fig. 筋生検所見

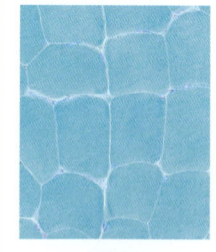

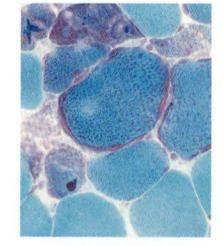

正常筋　　赤色ぼろ線維

筋線維内のミトコンドリアは巨大化し，数も増加する．Gomori トリクローム変法染色で赤染し，ボロボロとした感じを与えるため赤色ぼろ線維と呼ばれている．
『新臨床内科学　第 9 版』[13] より

診断　筋生検では，異常なミトコンドリアの不均一な増殖で，赤色ぼろ線維と呼ばれる所見を呈します．

M-26　カルニチン欠乏症

病態　脂質代謝異常で筋に中性脂肪が増加することがあり，カルニチン欠乏症（carnitine deficiency）が代表的です．

治療　カルニチン欠乏症は治療可能な疾患で，カルニチンの経口投与で中性脂肪がカルニチンと一緒にミトコンドリアに取り込まれるようになり，エネルギーとして利用できるようになります．

国試出題症例
[国試 105-H58]

● 49 歳の女性．右の片麻痺と難聴とを主訴に来院した．幼児期から体格が小さく疲労しやすかった．学業も次第に不振となった．35 歳ころから徐々に難聴が出現し，38 歳ころから知能低下が出現した．47 歳のときに右の片麻痺が

出現し1か月後に回復した．その後，時々意識消失発作，発作性の頭痛などの症状を伴うようになった．1週間前から再び右片麻痺が出現した．身長140 cm，体重 32 kg．知能低下（IQ 39），右同名半盲，両側性感音難聴，右不全片麻痺，構音障害，小脳性運動失調，⒫全身の筋力低下および筋萎縮を認める．姉に同様の症状を認める．

⇒ミトコンドリア病

M-27 糖原病

▶レファレンス
- ハリソン④：p.2775
- 標準神経②：p.52-54

病態　糖原病（glycogenosis）はグリコーゲン代謝に関係した酵素の先天性異常のためにグリコーゲンが組織に異常蓄積する疾患群です．糖原病はⅠ〜Ⅷまでの型に分類されており，このうち骨格筋が障害されるものはⅡ型，Ⅲ型，Ⅳ型，Ⅴ型，Ⅶ型です．

症状　筋症状としては進行性の筋力低下と萎縮や⒫運動時の筋けいれんと筋痛が特徴です．

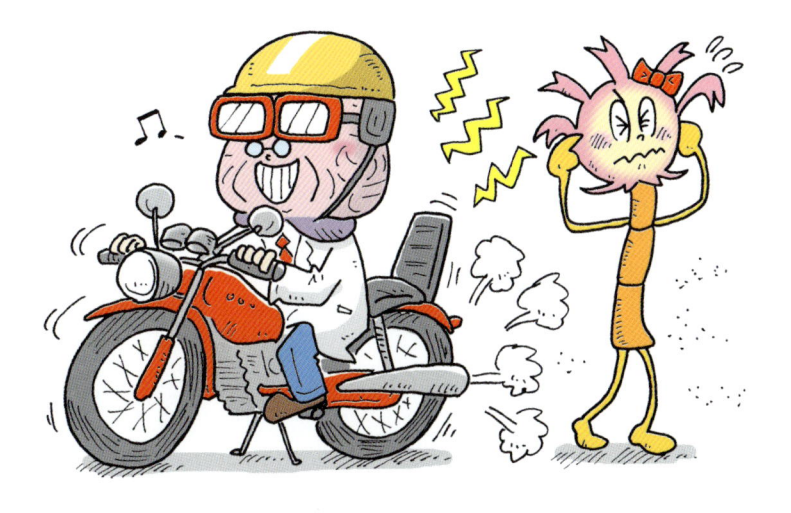

N
脳腫瘍

Preview

N-01	脳腫瘍
N-02	脳腫瘍の病態と症状
N-03	脳腫瘍の診断と治療

N-04	原発性脳腫瘍
N-05	神経膠腫
N-06	胎児性腫瘍
N-07	悪性リンパ腫
N-08	胚細胞腫瘍
N-09	髄膜腫
N-10	下垂体腺腫
N-11	神経鞘腫
N-12	頭蓋咽頭腫

N-13	転移性脳腫瘍

N-14	傍腫瘍性神経障害症候群

Navi 1 頭蓋内に発生する新生物

脳腫瘍は原発性と転移性の2つに分類できます。

▶ N-04 〜 N-12 でさまざまな種類の原発性脳腫瘍をみていきます。これらは好発部位や発症年齢が異なっており、鑑別が必要となります。
また、癌患者の10〜30％に脳への転移がみられます。転移性脳腫瘍について▶ N-13 で取り上げます。

Navi 2 腫瘍の合併症で神経障害がおこる

癌患者の合併症で、腫瘍の直接効果、腫瘍転移、腫瘍治療の副作用ではなく、感覚・運動障害や記憶障害、精神症状などの神経障害をきたします。

N-01 脳腫瘍

▶レファレンス
・ハリソン④：p.2928
・標準神経②：p.407-411
・標準脳外⑫：p.173-184

N-02 脳腫瘍の病態と症状

Fig. 脳腫瘍の発生部位と症状

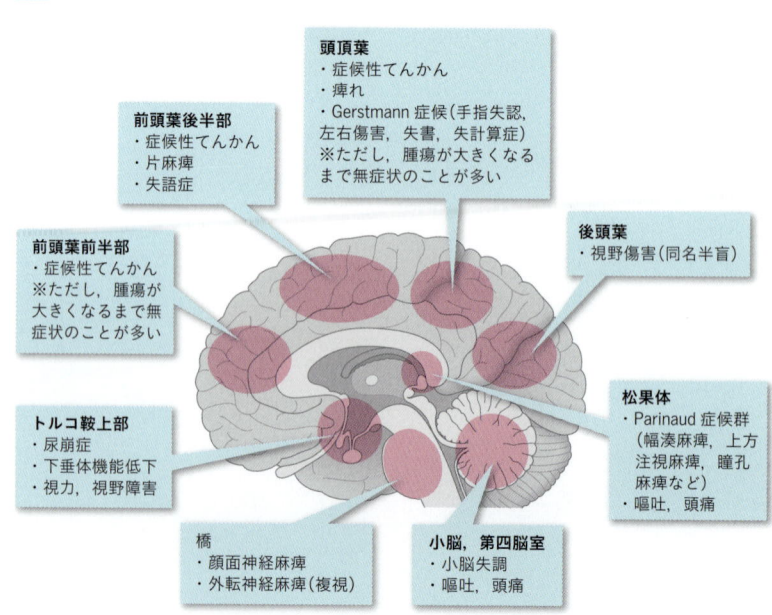

頭頂葉
・症候性てんかん
・痺れ
・Gerstmann症候(手指失認、左右傷害、失書、失計算症)
※ただし、腫瘍が大きくなるまで無症状のことが多い

前頭葉後半部
・症候性てんかん
・片麻痺
・失語症

前頭葉前半部
・症候性てんかん
※ただし、腫瘍が大きくなるまで無症状のことが多い

後頭葉
・視野傷害(同名半盲)

松果体
・Parinaud症候群(輻湊麻痺、上方注視麻痺、瞳孔麻痺など)
・嘔吐、頭痛

トルコ鞍上部
・尿崩症
・下垂体機能低下
・視力、視野障害

橋
・顔面神経麻痺
・外転神経麻痺(複視)

小脳、第四脳室
・小脳失調
・嘔吐、頭痛

One More Navi
脳細胞ではなく脳内結合組織から発生するので、脳癌ではなく脳腫瘍と呼ぶ。

One More Navi
前頭葉の腫瘍では初発症状が人格の変化であったことが後からわかることもある。

病態 脳腫瘍 (brain tumor) は、頭蓋内に発生する新生物で、年間発生頻度は10

万人に10人程度です．腫瘍の発生の仕方によって原発性脳腫瘍と転移性脳腫瘍とに分けることができ，また，悪性腫瘍が原因となって発生する神経障害（癌性ニューロパチー）として，傍腫瘍性神経障害症候群（paraneoplastic neurologic syndrome）の問題があります．

症状 原発性，転移性の脳腫瘍患者は，けいれん発作，頭痛や行動異常や認知障害のような非局所症状と，片麻痺のような局所症状の亜急性進行がおこります．

神経症状は脳や脊髄の浮腫，圧迫，浸潤の程度や，腫瘍ができた位置によってもさまざまです．特に頭蓋骨は伸縮性がないため，頭蓋内に占拠性病変が発生すると頭蓋内圧は上昇し，頭蓋内圧亢進症状を呈することになります．

> One More Navi
> 脳腫瘍は頭蓋内に発生する新生物なので，脳実質だけでなく，髄膜や下垂体，脳神経，頭蓋内結合組織などに発生する腫瘍もこれに含まれる．

> One More Navi
> 頭蓋内圧亢進症状の3徴候は①頭痛，②吐き気，嘔吐，③うっ血乳頭で，頭痛，吐き気は朝特に強いのが特徴．

▶頭蓋内圧亢進症状

頭蓋内圧亢進症状は，通常はゆっくり進行し，頭痛，吐き気，嘔吐，意識障害や，うっ血乳頭，動眼神経麻痺，外転神経麻痺などを伴います．初期には断続的で頭部全体にわたる頭痛があり，朝方に増悪する特徴があります．晩期になると頭痛は持続するようになり，せきやくしゃみで著明な増悪をきたすようになります．また，嘔吐や意識障害を伴うこともあります．

N-03 脳腫瘍の診断と治療

▶良性腫瘍と悪性腫瘍

良性，悪性の診断は病理組織学的所見からなされます．きわめてゆっくりと分裂発育し，周辺の正常組織と明瞭な境界をもって接しているものは良性です．一方，分裂速度が速く，境界が不明瞭で被膜もなく正常組織内に浸潤しているものは悪性が疑われます．

脳にはリンパ系が存在しないため，髄液路を介して腫瘍の転移がおこることがあり，それらは悪性と判断します．さらに，脳幹部のように生命維持に必須で到達不可能な部位に発生した腫瘍は，たとえ病理組織学的に良性であっても部位的には悪性であると判断します．

> One More Navi
> 脳腫瘍と鑑別すべき疾患：脳膿瘍，脱髄疾患，血管奇形，結核，サルコイドーシス，トキソプラズマ，放射線壊死．

	細胞の分裂速度	周辺組織への進展	他臓器への転移
良性腫瘍	きわめてゆっくり分裂，成長する	周辺組織を圧迫 正常細胞との境界は明瞭	転移はしない
悪性腫瘍	細胞分裂は非常に速く，短期間で大きくなる	周辺組織に浸潤 正常細胞との境界不明瞭	髄液路を介して他の部位へ転移

▶脳腫瘍への診断と治療

診断 脳腫瘍の診断は，神経学的診察および神経放射線学的診断により行われます．非侵襲的なCT，MRI，MRA（MRIアンギオグラフィー），シンチグラフィーなどをまず行います．脳血管撮影は腫瘍がどれぐらい血管性に富んでいるか，血管がどの程度まき込まれているか，周辺の正常血管の偏位の程度などを知るため，手術前に行われます．

治療 腫瘍の病理組織によりますが，切除術，放射線療法，化学療法があります．

原則的に，良性腫瘍には手術療法のみ，悪性腫瘍には手術療法のほかに，他の治療法が併用されます．腫瘍による浮腫がある場合にはステロイドが有効です．けいれんも抗てんかん薬で治療しますが，予防的投与の有用性は証明されていません．

N-04 原発性脳腫瘍

▶レファレンス
- ハリソン④：p.2929-2934
- 標準神経②：p.411-420
- 標準脳外⑫：p.184-218

原発性脳腫瘍は神経系組織や胎児組織から発生し，発生母地と腫瘍を構成する細胞の特徴によって，病理組織学的に分類されます．

原発性脳腫瘍で高頻度に見られるものは，神経膠腫，髄膜腫，悪性リンパ腫です．

▶発生部位と種類

原発性脳腫瘍の発生部位と種類		発生率	良性・悪性
脳実質内	神経膠腫	25%	悪性
	悪性リンパ腫	3%	悪性
	胚細胞腫瘍	3%	悪性
脳実質外	髄膜腫	25%	良性
	下垂体腺腫	18%	良性
	神経鞘腫	10%	良性
	頭蓋咽頭腫	4%	良性

▶好発部位

Fig. 原発性脳腫瘍の好発部位

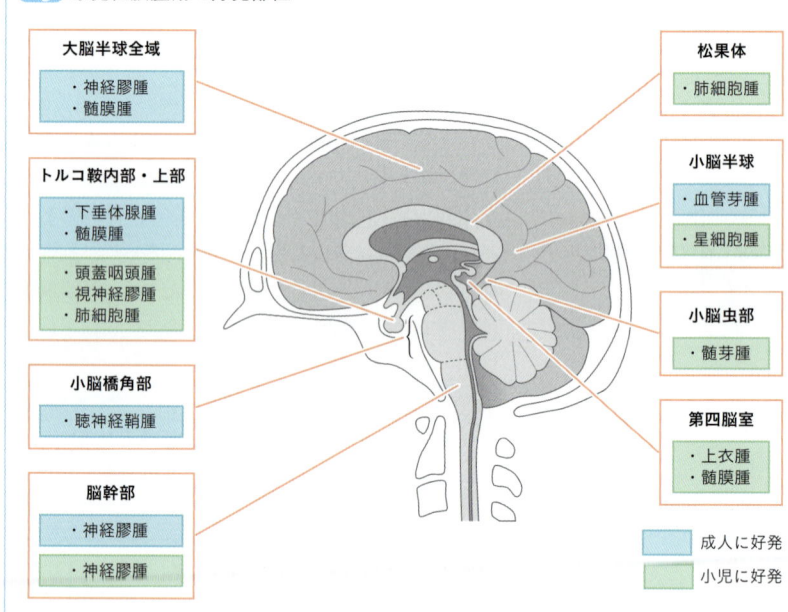

大脳半球全域
- 神経膠腫
- 髄膜腫

トルコ鞍内部・上部
- 下垂体腺腫
- 髄膜腫
- 頭蓋咽頭腫
- 視神経膠腫
- 胚細胞腫

小脳橋角部
- 聴神経鞘腫

脳幹部
- 神経膠腫
- 神経膠腫

松果体
- 胚細胞腫

小脳半球
- 血管芽腫
- 星細胞腫

小脳虫部
- 髄芽腫

第四脳室
- 上衣腫
- 髄膜腫

□ 成人に好発
□ 小児に好発

　原発性脳腫瘍は，新生児から高齢者に至るまで，あらゆる年代で発生する可能性があります．ただ，成人と小児で発生する腫瘍の種類，頻度，好発部位は異なります．

　年齢によって好発部位が異なり，1歳以下ではテント上に，1～10歳まではテント下（髄芽腫，星状細胞腫，上衣腫）に，10歳を過ぎると再びテント上に多くなります．

N-05 神経膠腫

病態　神経膠腫（glioma）は神経外胚葉起源の腫瘍の総称で，原発性脳腫瘍の半分を占めます．浸潤性に発育する悪性脳腫瘍ですが，大脳半球の白質に好発し，

切除可能な部位に発生したものは良性です.

分類　神経膠腫にはいくつかのサブタイプが存在し，そのそれぞれが病理組織学的に Grade 1～4 に分類されます．このうち，Grade 4 は最も浸潤性が強く予後も不良です．

症状　Grade 1，2 の良性の神経膠腫は 40～60 歳に好発します．けいれんが最もよくある症状です．Grade 2 はゆっくり増殖しますが未治療で経過をみているとより高い Grade へと進行します．したがって，Grade 3，4 も 40～60 歳によくみられます．

平均生存期間は Grade 2 で 9 年，Grade 3 で 3 年，Grade 4 の多形膠芽腫で 1 年です．

診断　神経膠腫の診断では，MRI がきわめて有用です．

治療　Grade 1 神経膠腫は手術で根治できます．Grade 2，3 の神経膠腫はできるだけ切除して放射線療法や化学療法を併用します．Grade 4 の多形膠芽腫は治療抵抗性ですが，放射線療法とテモゾロミドによる化学療法を併用することでわずかに生存率が改善します．

Fig. 神経膠腫のサブタイプ

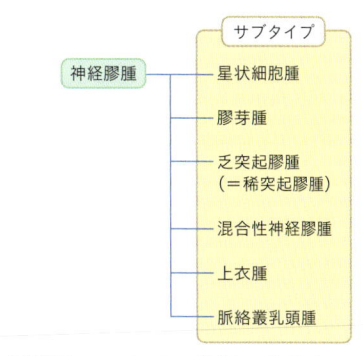

神経膠腫 ─ サブタイプ
- 星状細胞腫
- 膠芽腫
- 乏突起膠腫（＝稀突起膠腫）
- 混合性神経膠腫
- 上衣腫
- 脈絡叢乳頭腫

神経膠腫にはいくつかのサブタイプが存在し，臨床上よくみられるものには上のようなものがある．

神経膠腫の WHO 分類での生物学的悪性度

Grade 1	毛様星状細胞腫，上衣腫，脈絡叢乳頭腫
Grade 2	びまん性星状細胞腫（線維型，原形質型，肥満細胞型），乏突起膠腫
Grade 3	退形成星状細胞腫，退形成乏突起膠腫，退形成上衣腫
Grade 4	多形膠芽腫

▶星状細胞腫

Fig. びまん性星状細胞腫の CT 所見

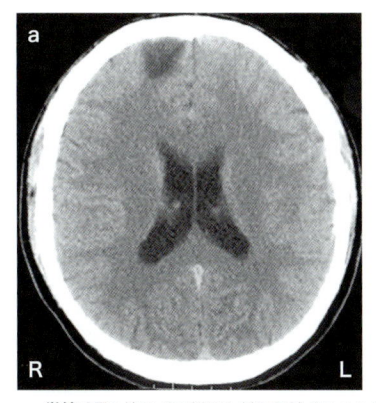

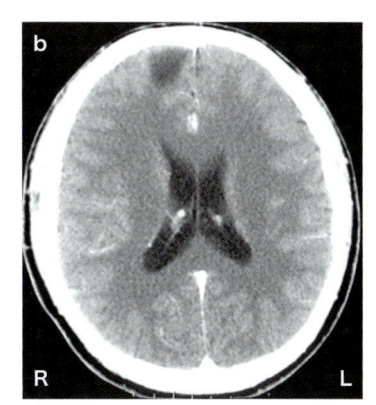

a. 単純 CT：境界が不鮮明な低吸収域が見られる．
b. 造影 CT：病変部は造影を行ってもほとんど増強されない

『標準脳神経外科学　第 12 版』[4] より

病態　星状細胞腫（astrocytoma）は 30～40 歳代の成人に発生することが多く，小児でもおこります．成人では大脳半球に発生することが多く，小児では小脳半球や橋に発生します．星状細胞腫は病理学的特徴から，比較的悪性度が低い（Grade 2）びまん性星状細胞腫（diffuse astrocytoma）と，悪性度が高い（Grade 3）退形成星

状細胞腫（anaplastic astrocytoma）に分類されます．

症状 けいれん発作や脳の局在徴候（片麻痺，失語，失行），頭蓋内圧亢進症状で発症します．腫瘍はゆっくりと脳の実質内を浸潤していくため，発生部位と腫瘍の発育速度によって症状は異なります．なお，退形成星状細胞腫の症状も同様ですが，進行は比較的速くなります．

診断 単純CTでは不鮮明な低吸収域として描出されるほか，造影CTでもほとんど増強されません．また，病変部はMRIではT1強調画像で低信号域，T2強調画像ではやや高信号域として描出されます．

治療 基本的には手術による全摘出を考えます．しかし，病巣が浸潤性であるため，全摘出は実質的には困難なケースも多く，その場合は放射線治療，化学療法，免疫学的治療などを組み合わせて治療を行います．

▶膠芽腫（多形膠芽腫）

Fig. 膠芽腫のMRI所見

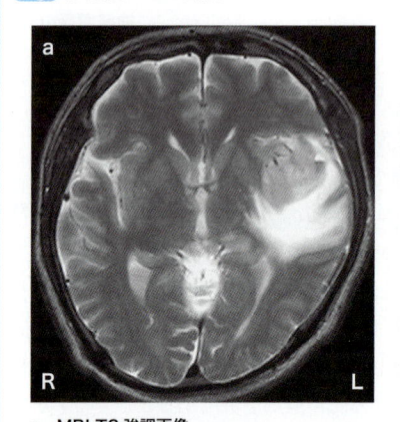

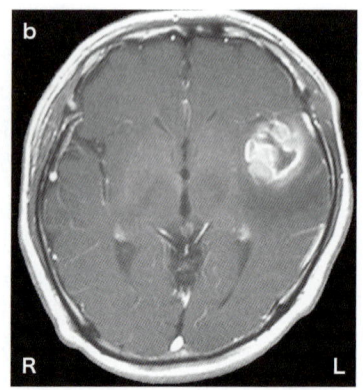

a. MRI T2強調画像
病変部が浮腫を伴う高信号域として描出される．
b. Gd-DTPA造影T1強調画像
病変の辺縁部の厚さが不規則なリング状増強される．

『標準脳神経外科学 第12版』[15]より

病態 膠芽腫（glioblastoma）は，成人男性にやや多く発生する脳腫瘍で，予後不良の神経膠腫（星状細胞腫の一種）です．大脳半球の前頭葉と側頭葉に好発します（後頭葉では稀）．

膠芽腫のなかでも，最も高度な退形成変化をきたし，悪性度が高いものは多形膠芽腫（glioblastoma multiforme）と呼ばれ，肉眼的にも，組織学的にも多彩な形態を示しますが，一部に星状細胞腫としての特徴が残されています．

症状 膠芽腫の初発症状は頭痛，けいれん，性格変化，脳の局在徴候などで，亜急性に進行します．

診断 単純CTでは病変部は形状が不鮮明な低吸収域として描出されます．造影CTや造影MRIのT1強調画像では，病変の辺縁部の厚さが不規則なリング状に増強される特徴的所見を呈します．また，MRIのT2強調画像では，不規則で広範に及ぶ高吸収域がみられます．病変部の周囲には浮腫がみられ，多形膠芽腫ではさらに壊死や出血を伴うのが特徴です．確定診断を下すためには，脳生検や開頭によって組織診断をする必要があります．

治療 可能な限り手術による摘出を行いますが，全摘出は不可能です．手術後は，放射線療法や化学療法などの後療法を行います．しかし，現時点ではいずれの方法によってもほぼ100％の症例で再発がおこります．

▶乏突起膠腫

病態 乏突起膠腫（oligodendroglioma）は成人の大脳半球の前頭葉に好発します．病変部と正常な部位との境界は比較的明瞭で，腫瘍細胞の病理組織所見では，蜂の巣構造や目玉焼き像と呼ばれる特徴的所見を呈します．

症状 前頭葉に好発することから，てんかん発作を初発症状とすることが少なくありません．また，腫瘍は緩徐に発育するため，急性の神経症状の出現や悪化は稀です．

診断 CT で境界が不鮮明な低吸収域として描出され，約90％の症例に石灰化を認めます．また，MRI の T1 強調画像では病変部が境界は明瞭な低信号域として，T2 強調画像では高信号域として描出されます．

治療 治療は一般的には摘出手術と術後放射線療法が行われます．病変部を全摘出できた症例の予後は良好です．

Fig. 乏突起膠腫のCT所見

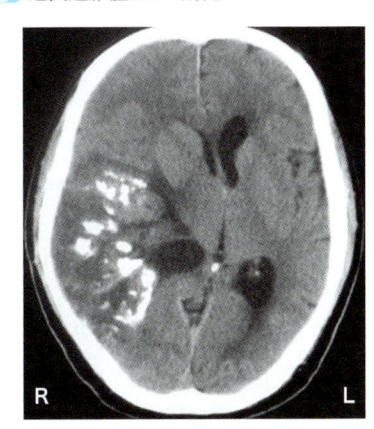

単純 CT 像
境界の不鮮明な低吸収域のなかに石灰化を認める．また，腫瘍に伴う脳の正中偏位が認められる

『標準脳神経外科 第12版』(6) より

One More Navi
化学療法ではテモゾロミドかベバシズマブ（VEGF 血管内皮増殖因子阻害薬）を用いる．

▶上衣腫

病態 上衣腫（ependymoma）は脳室の壁の上衣細胞が腫瘍化したもので，多くの場合，発生母地は脳室や髄液腔に接しています．5〜9歳の小児期に好発し，第四脳室（後頭蓋窩）に多く，星状細胞腫，髄芽腫と類似します．

症状 腫瘍は成長が遅く，無症状で見過ごされ，発見されたときは脳室内に充満し，非交通性水頭症を合併していることが少なくありません．

診断 CT では約半数に石灰化像を伴い，多くはテント下では第四脳室に充満し，テント上では脳室周囲に囊胞を伴って確認されます．

治療 良性の場合は摘出術で治癒しますが，悪性の場合は術後放射線療法が必要です．

Fig. 上衣腫の造影MRI所見

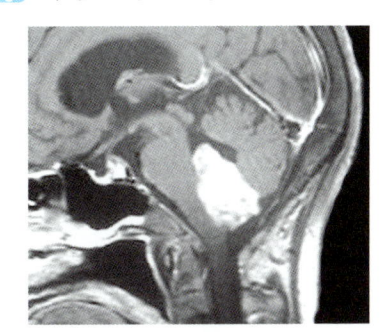

Gd-DTPA 造影 T1 強調画像（矢状断）
第四脳室に著明に造影される腫瘍が描出されている

『標準脳神経外科 第12版』(7) より

▶脈絡叢腫瘍

病態 脈絡叢腫瘍（choroid plexus tumors）は，脳室内の脈絡叢上皮細胞から発生し，脳室内で発育します．成人では第四脳室に発生しやすく，小児では側脳室に多く発生します．

症状 成人で頭蓋内圧亢進症状を呈し，小児では頭痛や頭囲の拡大などが生じます．

| 診断 | CTで脳室内に多房性の腫瘍陰影を認めます．
| 治療 | 腫瘍の全摘出によって長期生存が期待できることから予後は比較的良好です．

N-06 胎児性腫瘍

Fig. 髄芽腫のMRI所見

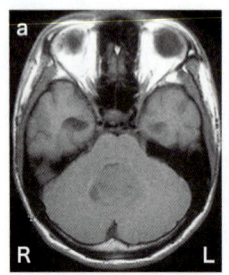

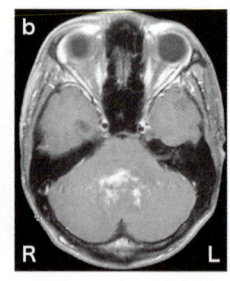

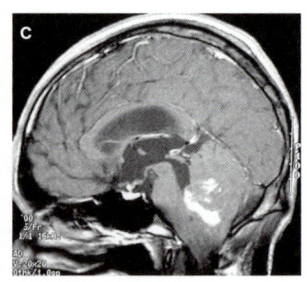

MRI T1強調画像（水平断）：病変部が低信号域として描出されている．
Gd-DTPA造影 T1強調画像（水平断）：病変部が造影剤により不規則に増強されている．
Gd-DTPA造影 T1強調画像（矢状断）：腫瘍が第四脳室底に存在することがわかる．

『標準脳神経外科学　第12版』[18]より

▶髄芽腫

| 病態 | 髄芽腫（medulloblastoma）は小児に頻発する神経上皮（神経細胞やグリア細胞に分化する前の前駆細胞）由来の未分化な悪性脳腫瘍で，2歳以下の小児（男児）に好発する小脳虫部腫瘍です．
| 症状 | 小脳症状と頭蓋内圧亢進症状をおこし，経過が短く，進行性です．髄腔内播種をきたしやすく，稀に骨などに転移もして予後不良の疾患です．
| 診断 | 頭部CTでは小脳虫部から第四脳室に腫瘍性病変が等〜高吸収域として描出されます．また造影MRIでは病変部が不規則に強く造影されます．
| 治療 | 治療には放射線照射が有効です．しかし，3歳未満の小児の未熟な脳に対する放射線照射の副作用として知能障害，成長障害が問題になっており，手術により全摘を行い，術後化学療法を優先させます．

▶髄芽腫，原始神経外胚葉腫瘍（PNET）

原始神経外胚葉腫瘍（primitive neuroectodermal tumor；PNET）はテント上に発生する稀な悪性腫瘍で，肉眼的にも組織学的にも髄芽腫に類似した所見を呈します．治療は髄芽腫に準じますが，一般的にきわめて予後不良で，多くの場合は1年以内に死亡します．

N-07 悪性リンパ腫

| 病態 | 原発性の悪性リンパ腫（malignant lymphoma）で中枢神経系に発生するものは，非Hodgkinリンパ腫の稀な型で，発生箇所は脳，髄膜，脊髄，眼に限局しています．90%は大細胞型B細胞リンパ腫です．診断技術の進歩によって発見頻度が増加したことや，AIDSなどの免疫不全疾患の増加によって近年増加傾向にあり，脳腫瘍の3〜4%を占めるようになってきました．

　高度の免疫抑制状態がリスクファクターで，先天性免疫不全や移植患者でおきやすい傾向があります．リンパ組織がないはずの脳にリンパ腫ができる機構は不明ですが，免疫抑制患者ではEpstein-Barrウイルス感染との関連が指摘されています．
| 症状 | どの年齢にも発症しますが，高齢の男性に多く，免疫抑制患者では60

Fig. 悪性リンパ腫のMRI所見

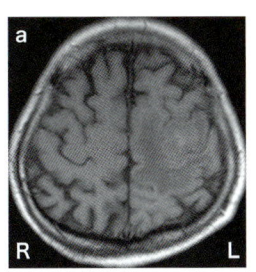

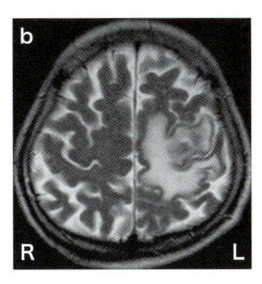

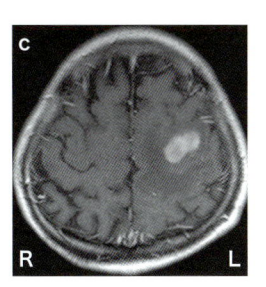

MRI T1 強調画像：病変部は等～低信号域として描出されている．
MRI T2 強調画像：病変部付近の著明な浮腫を認める．
Gd-DTPA 造影 T1 強調画像：腫瘍の本体が均一に強く造影される．

『標準脳神経外科学　第12版』[19] より

> **One More Navi**
> 悪性リンパ腫は白質に限局していて大脳皮質にできることは稀なので，症状としてはてんかんではなく認知症や行動異常が進行する．

> **One More Navi**
> 進行性多巣性白質脳症（PML）は，潜伏感染している JC ウイルス（ポリオーマウイルス属）が免疫力低下のために再活性化し，多発性の脱髄病巣が脳内にでき，半身麻痺，嚥下障害，知能低下，意識障害，尿失禁，失語，けいれんなどを呈する．

～70 歳がピークです．全身性のリンパ腫とは異なり，中枢神経系リンパ腫では発熱，悪寒，寝汗，疲労感，かゆみ，体重減少よりも 神経欠失症状やけいれん発作がみられます．20% の患者は飛蚊症，かすみ，眼痛のような眼症状を訴えます．症状発生から診断までの期間が短く 極めて悪性です．

診断　造影 MRI が診断に有用です．典型例では，深部大脳白質や大脳基底核に 造影剤で増強される円形の孤立性病巣が認められます．多発病変の場合は転移性脳腫瘍との鑑別が必要です．ほとんどが髄膜への浸潤をおこしていますが画像では診断困難です．この診断には 脳脊髄液の細胞診が有用です．

脳脊髄液でも診断ができなければ，多くの場合，定位脳生検による診断が必要となります．眼の細隙灯検査（スリットランプ）で硝子体を観察し，疑いがあれば硝子体生検を行います．ステロイド投与でリンパ腫が一時的に消失して診断できなくなることがあるので，診断できるまでは，脳浮腫の改善目的などでのステロイド投与は控えるべきです．できるだけ早く生検などを行って確定診断する必要があります．

高度の免疫抑制患者ではトキソプラズマ症，進行性多巣性白質脳症が鑑別診断になります．この鑑別には PCR 法（ポリメラーゼ連鎖反応）を用いて脳脊髄液の Epstein-Barr ウイルスや進行性多巣性白質脳症の原因である JC ウイルスを検出したり，血清のトキソプラズマ抗体を調べます．

治療　全身的あるいは髄腔へのメトトキサートを投与した後に放射線の全脳照射（化学療法＋放射線療法）が行われます．60 歳以上では放射線による脳障害がおきやすいので化学療法だけが行われます．化学療法と放射線療法の併用でも 5 年生存率は 25～40% です．

> **One More Navi**
> 脳の遅延性放射線障害は稀だが 6～12 か月後におきてきて，腫瘍の再発と紛らわしく，開放脳生検が必要になることもある．

N-08　胚細胞腫瘍

病態　胚細胞腫瘍（germ cell tumor）は生殖細胞に由来する腫瘍で，頭蓋内に生殖細胞が迷入し，腫瘍化することにより発生します．20 歳以下に好発する脳腫瘍で，松果体に発生するものは男児に多く，トルコ鞍上部に発生するものに性差はありません．

分類　胚細胞腫瘍はさまざまな分化段階で腫瘍化しているため，多様な病理組織像を呈します．これらは病理学的に 6 つの型に分類されますが，このなかで最も多いのが germinoma（胚細胞腫）です．

症状　症状は腫瘍の発生部位によって異なります．

腫瘍が松果体に発生した場合には，水頭症を引き起こして 頭蓋内圧亢進症状をきたすほか，上方への共同性注視障害（Parinaud 症候），対光反射の消失（Argyll

> **One More Navi**
> **胚細胞腫瘍の 6 つの組織型**
> ① ジャーミノーマ（胚腫）
> ② 奇形腫
> ③ 卵黄嚢腫瘍
> ④ 絨毛癌
> ⑤ 胎児性癌
> ⑥ 混合型胚細胞腫瘍

Fig. 松果体部に発生したジャーミノーマの造影MRI所見

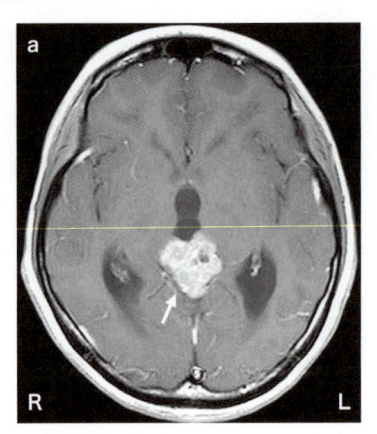

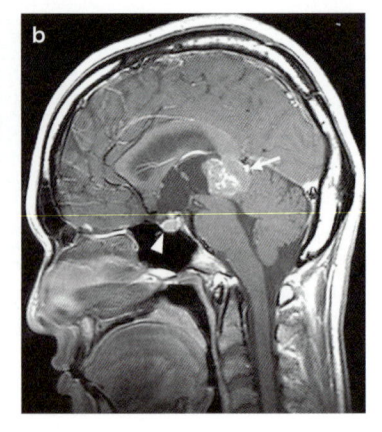

a. 造影MRI（水平断）
均一に増強された腫瘍と腫瘍に伴う水頭症が認められる．
b. 造影MRI（矢状断）
腫瘍が上丘，中脳水道を圧迫していることが確認できる．また，本症例ではトルコ鞍上部にも腫瘍が同時発生している．

『標準脳神経外科学 第12版』[20] より

One More Navi
胚細胞腫瘍の一部にはHCGが異常に産生されるケースがあり，思春期前の男児に思春期早発症（precocious puberty）がみられることがある．

Robertson瞳孔）などがみられます．一方，腫瘍発生部位がトルコ鞍上部の場合，尿崩症や視力・視野障害，下垂体前葉機能障害をきたします．また，基底核部に腫瘍が発生した場合には，片麻痺や不随意運動，けいれんといった症状がみられます．

診断 胚細胞腫瘍では α フェトプロテイン（AFP）と human chorionic gonadotropin（HCG）の値が病勢と一致して増減するため，腫瘍マーカーとして有用です．また，単純X線像で，腫瘍に伴う不整形で病的に大きな石灰化を松果体に認めることもあります．

治療 治療法は組織型によって異なるため，脳生検による組織診断が必要となります．手術による摘出のみでは不完全で，後療法として化学療法や放射線療法が行われます．

N-09 髄膜腫

Fig. 髄膜腫の造影MRI所見

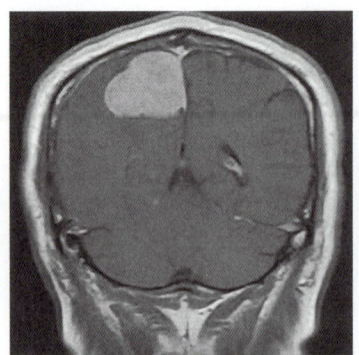

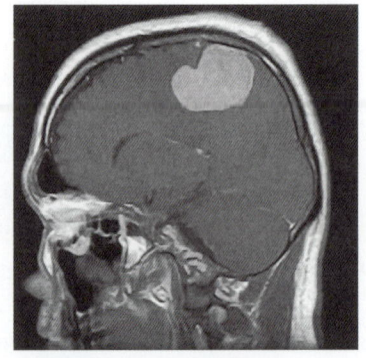

造影MRI T1強調画像（冠状断）　　造影MRI T1強調画像（矢状断）
大脳鎌に付着して発生した髄膜腫．造影による一様に強い増強を認める．

〔国試103-D34〕

病態 髄膜腫（meningioma）は通常は成人におこり，くも膜絨毛または髄膜より発生してゆっくりと増殖する良性腫瘍です．原発性脳腫瘍の20%を占め，成人

におこる脳腫瘍のうち，神経膠腫に次いで多い脳腫瘍です．女性に3倍多く発生し，また，高齢になるにつれておきやすくなります．ほとんどの髄膜腫はエストロゲンとプロゲステロンといったホルモンの受容体が陽性で，半分はアンドロゲン受容体も陽性であるため，ホルモン投与は髄膜腫のリスクを増加させます．

症状・診断 髄膜腫は偶然に発見されることがよくあります．診断時に患者は症状や徴候がほとんどなく，症状の半分はけいれん発作です（症状は発生部位などにより異なります）．髄膜腫はCTやMRIで境界鮮明で一部石灰化しており，硬膜とつながっており，造影剤で一様に強く増強されます．

Tab. 髄膜腫の種類

	円蓋部髄膜腫	傍矢状洞髄膜腫	大脳鎌髄膜腫
発生部位	大脳半球円蓋部硬膜に発生し，特に前頭部に好発する．	上矢状静脈洞壁の一部に付着して発生し，矢状洞部の中1/3に好発する．	大脳鎌の前および中1/3に好発する．
症状	・けいれん発作 ・脳の局在徴候（上肢に強い片麻痺，失語など）	・腫瘍発生部の対側に始まるてんかん発作 ・対側の片麻痺 ・頭蓋内圧亢進症状	・両下肢の運動障害（対麻痺） ・排尿障害

治療 治療の方法は髄膜腫の大きさ，位置，患者の年齢によって決められます．

高齢で小さい無症状の髄膜腫は，腫瘍が増大傾向を示すまでは画像をみながら経過観察します．外科的切除は若い患者では症状の有無にかかわらず，高齢では症状のあるときに行われ，それで完治が期待できます．

放射線療法や定位照射放射線手術（γナイフ）は手術不能，あるいは稀な浸潤性の境界不鮮明な悪性髄膜腫（異型性細胞成分が多く再発しやすい）に用います．

N-10 下垂体腺腫

Fig. 下垂体腺腫の単純X線像（側面像）

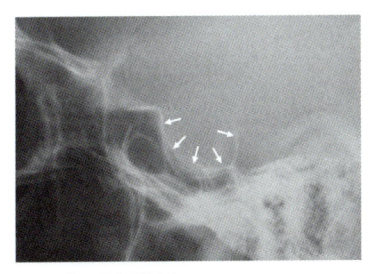

トルコ鞍の風船様拡大
トルコ鞍底が下方に拡大し，ballooningの所見を呈している．

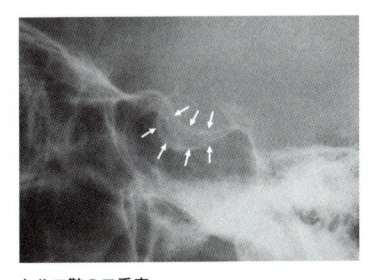

トルコ鞍の二重床
腫瘍の増大に左右差があるとトルコ鞍底が二重床（double floor）の所見を呈する．

『標準脳神経外科 第12版』[21] より

One More Navi

ホルモンを異常分泌する下垂体腺腫は産生されるホルモンの違いによって分類できる．

①成長ホルモン産生腺腫
巨人症，先端巨大症，糖尿病などを合併しやすい．

②プロラクチン産生腺腫
下垂体腺腫のなかで最も多い種類．乳汁分泌や無月経，不妊症をきたしやすい．

③副腎皮質刺激ホルモン産生腺腫（Cushing病）
肥満，満月様顔貌，高血圧を合併しやすい．

病態 下垂体腺腫（pituitary adenoma）は下垂体前葉（腺性）からできる良性の腫瘍です．下垂体腺腫のなかには，乳汁分泌ホルモンや成長ホルモン，副腎皮質ホルモンを産生するなど，ホルモンを異常分泌するもの（機能性腺腫）と，ホルモンの異常分泌がおこらないもの（非機能性腺腫）が存在しています．

症状　ホルモン分泌異常を伴う下垂体腺腫では，それによる症状が比較的早くに発現するため，腫瘍も比較的早期に発見されます．一方，ホルモンを異常分泌しない腫瘍の場合，腫瘍が成長するにつれ，視神経が圧迫されて両耳側半盲を呈するほか，下垂体の機能低下により症状が発現します．

診断　トルコ鞍内で下垂体腺腫が大きくなった場合，トルコ鞍底が下方に拡大する像として頭部単純X線撮影で風船様拡大（ballooning）や，鞍底部の二重床（double floor）といった所見を呈することがあります．また，造影CT，MRIでは腫瘍が一様に増強される所見を示します．

Fig. 経蝶形骨洞手術

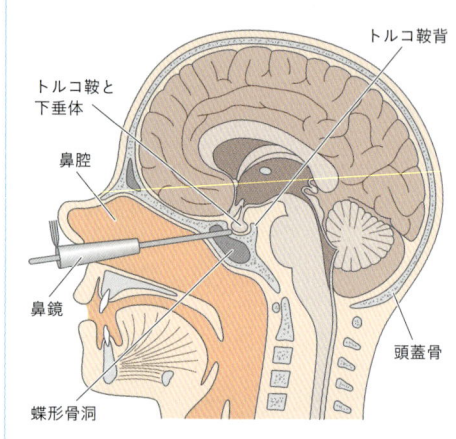

鼻腔から手術顕微鏡を用いて経蝶形骨洞でトルコ鞍底を開放し，腫瘍を摘出する．

治療　治療は鼻腔からの顕微鏡手術で行い，経蝶形骨洞でトルコ鞍底を開放し，腫瘍を摘出します．手術後の5年生存率は96％です．残存腫瘍があれば，ブロモクリプチンメシル酸塩やカベルゴリン（プロラクチン産生腺腫，先端巨大症に）の投与，放射線治療を行います．ホルモン補充療法も必要になります．

One More Navi
カベルゴリンは作用が長く，1週間に1回か2回程度内服する．プロラクチノーマを小さくする作用もあるが根治できず，服用をやめると再びプロラクチンは上昇するので飲み続ける．長期間服用すると腫瘍は線維化して手術が困難になるだけでなく，腫瘍の縮小時に腫瘍内出血を起こし「下垂体卒中」という急激な視力障害（失明）やホルモン分泌不全をおこすこともある．

N-11 神経鞘腫

病態　神経鞘腫（neurinoma）は，末梢神経を覆うSchwann細胞から発生する良性腫瘍です．好発年齢は30～60歳で，男性よりも女性にやや多くみられます．90％は脳神経である内耳神経（特に前庭神経）から発生し，前庭神経鞘腫とも呼ばれます．

症状　本腫瘍の多くは前庭神経から発生しますが，めまいなどの前庭神経症状を呈することは少なく，むしろ難聴や耳鳴りといった蝸牛神経症状がみられます．また，腫瘍が小脳橋角部で三叉神経を圧迫することから，角膜反射の消失など三叉神経障害がみられます．また，腫瘍の拡大が進むとBruns眼振と呼ばれる特徴的な眼振がみられます．

診断　本疾患で温度眼振検査を行っても，眼振が誘発されません．画像診断ではMRIが有用で，T1強調画像で腫瘍が低信号として，T2強調画像で高信号として描出されます．

治療　腫瘍径が3cmを超えるようなものであれば，摘出手術が考慮されます．それ以下の場合は，摘出手術に加えて定位手術的照射（γナイフ）などによる治療も行われます．

One More Navi
Bruns眼振：病側を注視すると低頻度で大きな振幅の眼振が出現する．

N-12 頭蓋咽頭腫

病態　頭蓋咽頭腫（craniopharyngioma）は，下垂体の収まるトルコ鞍の上側にできる腫瘍です．

症状　下垂体機能障害や視力，視野障害，尿崩症などが発現します．小児に好発し，腫瘍の下垂体圧迫による成長ホルモン分泌障害から低身長症，腫瘍増大に

One More Navi
無理な全摘手術は術後に尿崩症, 意識障害なども引きおこす危険があります.

よる脳脊髄液通過障害から水頭症もおこします.

治療 治療は手術による全摘が原則ですが, 視床下部などの周囲組織を損傷せずに全摘するのは困難であるため, 放射線療法を追加することもあります. また, 術後のホルモン療法が必要な場合もあります.

N-13 転移性脳腫瘍

▶レファレンス
・ハリソン④：p.2935-2937
・標準神経②：p.420
・標準脳外⑫：p.218

病態 脳組織は分裂の盛んな臓器ではないので, 原発性脳腫瘍よりも転移性脳腫瘍のほうが多く発生します. 癌患者の10〜30%に脳への転移がみられます. 脳転移は癌の第4病期 (Stage IV), 末期にあたるものです. 成人の場合の原発巣は肺癌 (50%), 乳癌 (10〜20%), 消化器癌, 泌尿生殖器癌の順に多く, 脳転移しやすい癌には悪性黒色腫, 絨毛癌, 肺癌, 乳癌があります. また, 小児では白血病, 網膜芽腫, 神経芽腫, 横紋筋肉腫があります.

Fig. 原発巣から脳転移までの期間

3〜7か月　　40〜60か月

肺癌　　乳癌

Assist Navi 脳腫瘍の好発部位と年齢, 鑑別のポイント

発生部位	脳腫瘍の種類	好発年齢 成人	好発年齢 小児	鑑別のポイント
大脳半球	神経膠腫	○		
	髄膜腫	○		造影CTにて境界明瞭で均一な高密度領域
トルコ鞍上部 トルコ鞍内部	下垂体腺腫	○		内分泌症状 (末端肥大症, プロラクチノーマ), 両耳側半盲, トルコ鞍の風船状拡大 (ballooning)
	頭蓋咽頭腫		○	非対称性視野欠損, 視神経萎縮, うっ血乳頭, 頭蓋内圧亢進, 尿崩症, 石灰化・トルコ鞍の平皿様変化
	髄膜腫	○		女性に多い, 不規則な視野欠損
	視神経膠腫		○	
	胚細胞腫瘍		○	
松果体部	胚細胞腫瘍		○	早期から頭蓋内圧亢進, 対光反射消失, 上方注視麻痺, 放射線治療が有効
小脳 半球	星細胞腫		○	四肢失調, 頭蓋内圧亢進, 造影CTで壁在結節
	血管芽腫	○		男性に多い, めまいが初発症状, 造影CTで不均一
小脳 虫部	髄芽腫		○	男児に多い, 体幹性失調, 頭痛, 嘔吐, 眼振, 項部硬直, 頭蓋内圧亢進, 造影CTで均一な高密度領域
第四脳室	髄芽腫		○	
	上衣腫		○	緩徐に小脳症状, 頭蓋内圧亢進, 造影CTで不均一な高密度領域
脳幹部	神経膠腫	○	○	
小脳橋角部	神経鞘腫	○		進行性難聴が特徴的, 顔面神経 (VII) 麻痺, 三叉神経 (V) 症候, 単純X線像で内耳道拡大
	髄膜腫	○		三叉神経 (V)・顔面神経 (VII) 障害が先行
	類表皮腫	○		滑車神経 (IV)・三叉神経 (V) 圧迫症状などで発症, CTで低密度領域

脳転移の発生までに要する期間は，原発巣により異なります．肺癌では，原発巣治療から脳転移が診断されるまでの期間は3〜7か月と比較的短いのに対し，乳癌では40〜60か月後に脳転移が診断されます．

症状 脳にはリンパ管がないので転移経路は主として血行性です．症状としては頭蓋内圧亢進症状や脳の局在徴候を呈しますが，20〜30％で精神症状の出現を認めます．したがって，精神症状を呈する癌患者では転移性脳腫瘍の疑いをもつことが重要です．

診断 転移性脳腫瘍は，灰白質−皮質境界部に多発し，CTやMRIによって診断することができます．単純CTでは，病巣が脳表の近くに低吸収域として描出されるほか，造影CTや造影MRIではリング状の増強効果を示します．また，病巣周辺に浮腫を伴っていることも多くあります．

脳症状が初発症状であるため，転移性脳腫瘍が原発巣より先に見つかることもあります．原発巣の生検で組織診断が可能ですが，原発巣が不明な場合は定位脳生検を考慮します．

Fig. 転移性脳腫瘍のMRI画像

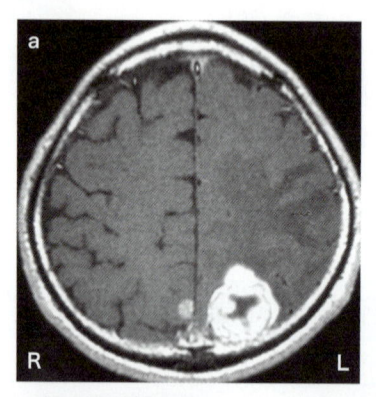

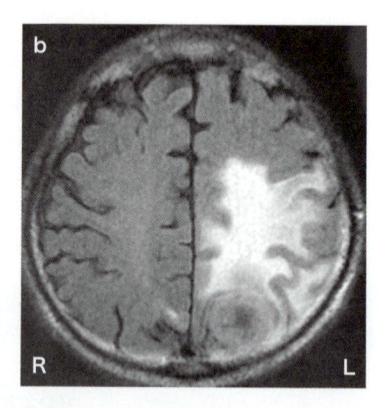

a. Gd-DTPA造影MRI
左頭の脳表近くにリング状に増強される腫瘍が認められるほか，対側にも造影によって増強された小さな腫瘍がみられる．
b. T2強調画像
腫瘍周辺に強い浮腫が認められる．

『標準脳神経外科学 第12版』[22]より

治療 予後は不良であり，治療よりも患者の生活の質（QOL）を優先します．単発性で原発巣がコントロールされている場合には，手術で切除して術後に放射線の全脳照射を行います．直径3cm以下では定位放射線治療も考慮します．多発性では緩和治療として放射線療法が考慮されます．腫瘍周囲の浮腫が著明な場合は，ステロイド投与で浮腫を一時的に軽減させます．

平均生存期間は3〜6か月ですが，死亡原因は70％が原発巣の再発や，脳転移以外の原因によります．

N-14 傍腫瘍性神経障害症候群

▶レファレンス
・標準神経② : p.392-394

病態 腫瘍の直接効果，腫瘍転移，腫瘍治療の副作用で説明できない症状を傍腫瘍症候群（paraneoplastic syndrome）といい，癌患者の1％以下に合併します（稀な合併症です）．どの臓器も侵される可能性がありますが，脳や末梢神経が最も多くの影響を受けます．神経障害は重大で非可逆的な結果に陥りやすいため，徴候があれば早期にこれを疑い，診断することが重要です．さらに傍腫瘍症候群はしば

One More Navi

抗神経抗体としてはANNA-1（antineuronal nuclear autoantibody typeⅠ；感覚神経障害），PCA-1（小脳失調），Amphiphysin（stiff person syndrome），ANNA-2（ミオクローヌス）などが知られている．最近，卵巣テラトーマが分泌する抗NMDA抗体が辺縁系脳炎をおこすことがわかった．

One More Navi

説明のつかない進行性の神経症状があれば，悪性腫瘍の合併を疑う．

しば癌の初発症状であることがあり，癌が限局していて治癒切除が可能なこともあります．

傍腫瘍症候群を合併しやすい癌には，小細胞肺癌，乳癌，卵巣癌，精巣癌，Hodgkinリンパ腫，胸腺腫があります．傍腫瘍症候群はどの年齢にもおき得ますが，平均年齢は65歳と高齢者に多く発生します．

症状 症状は亜急性に進行性し，多発することもあります．感覚障害・運動障害，筋力低下，脳神経麻痺，運動失調，記憶障害，精神症状，けいれんなどがみられます．

診断 原因はほとんどが自己免疫機序により，血中や髄液中に抗体を証明できます．個々の抗体が独特の症状をおこすと考えられていましたが，実際には重複した症状をおこすので診断のためには一連の抗体を検査する必要があります．いったん特定の抗体が検出されれば，原発の腫瘍（原発巣）の診断に至ることも可能です．

治療 原発の腫瘍が治癒できれば傍腫瘍症候群は寛解することがあるので，原発の腫瘍を治療することを目指します．これによって，一度おきてしまった神経障害は元にはもどりませんが，病勢の進行や悪化を防止できる可能性があります．もし原発の腫瘍が治癒できなければ，免疫療法（血漿交換，γグロブリン投与など）や免疫抑制剤（ステロイドなど）が用いられますが，神経症状の改善は難しいこともあります．

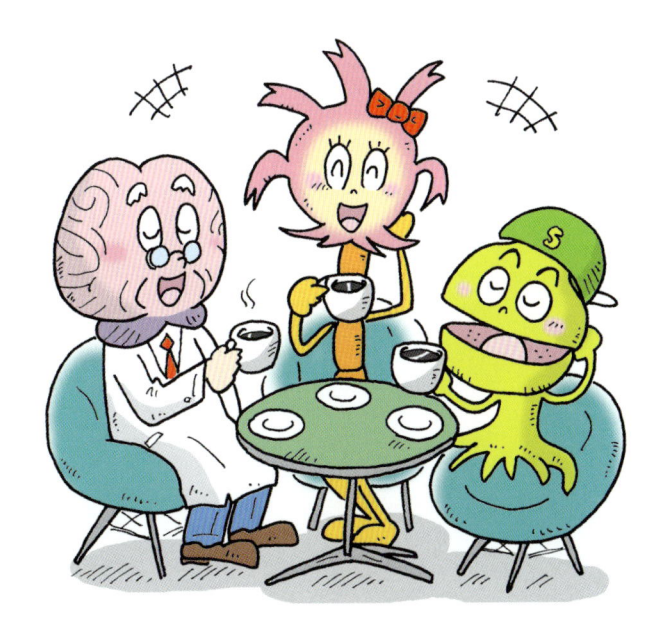

0
てんかん

Preview

- O-01 てんかんとは？
- O-02 てんかん発作の分類
  - O-03 全般発作
  - O-04 部分発作
- O-05 てんかん症候群
  - O-06 若年性ミオクローヌスてんかん
  - O-07 West 症候群
  - O-08 Lennox-Gastaut 症候群
  - O-09 難治性てんかん
- O-10 てんかんのリスクファクター
- O-11 てんかんの診断
- O-12 てんかんの治療
  - O-13 てんかん治療薬の選択
  - O-14 てんかん治療の副作用
  - O-15 薬物療法以外の治療法
- O-16 てんかん重積
- O-17 熱性けいれん

Navi 1 一過性・反復性の身体的・精神的発作

てんかん発作は，大脳皮質ニューロンからおきる突発的で無秩序なてんかん性異常放電によって引き起こされます．これは脳波の異常によって診断することが可能です．

▶ O-02〜O-04 でてんかん発作の分類と種類について解説していきます．
▶ O-05〜O-09 では，てんかん発作をきたす疾患について取り上げていきます．
▶ O-10〜O-15 で，てんかんのリスクファクター，診断と治療で知っておくべきことを解説します．
緊急性が高く，特に注意が必要となるてんかん重積（▶ O-16）と小児期におこる熱性けいれん（▶ O-17）について取り上げます．

O-01 てんかんとは？

▶レファレンス
- ハリソン④：p.2817
- 標準神経②：p.439
- 標準精神⑤：p.434-436

One More Navi
てんかん発作とは大脳皮質ニューロンの異常興奮による種々の臨床症状であるのに対して，けいれん発作とは筋肉を震わせる運動性に限られた症状のこと指す．

One More Navi
てんかん発作は年齢，性別，人種にかかわらず，外傷や中毒，脳卒中，脳腫瘍，発生異常など種々の原因でおこる．

てんかん発作とは，脳内に焦点性またはびまん性におこる発作性律動異常波を伴う，一過性・反復性におこる身体的・精神的発作のことで，明らかな脳外の原因がないものを指します．このてんかん発作を示す病気をてんかん，もしくはてんかん症候群と呼びます．

てんかん発作は周期的，反復性で一定の型（けいれん，意識障害，行動異常など）をとり，間欠期には異常がありません．したがって，けいれんや一時的意識消失など，てんかん発作に似た一過性の症状を伴う発作（失神，一過性脳虚血発作などによる）とは区別する必要があります．そのため，てんかん発作の診断には，注意深い問診，診察，検査が求められます．

てんかん発作と診断をしたら，そのてんかん発作が脳疾患あるいは全身疾患による症候性てんかん発作であるか，原因不明の特発性てんかん発作であるかを鑑別することが必要になります．もし，てんかん発作が症候性のものであるならば，基礎疾患を治療することが重要です．一方，特発性てんかん発作と診断するためには，原因不明の発作が2回以上繰り返しておきていることが必要です（慢性疾患ということです）．

10％の人がてんかん発作を一生のうちに1回はおこします．また，_P一生のうちにてんかんに罹る率は3％で，有病率は1％です．どの年齢でもてんかん発作はおきますが，_P好発年齢は小児と60歳以降で，特に60歳以降が増加しています．70％のてんかんの患者は発作の原因が不明ですが，_P高齢者の場合では，多くが過去の疾患（脳血管障害）の後遺症としておきるてんかん発作です．

O-02 てんかん発作の分類

▶レファレンス
- ハリソン④：p.2817-2819
- 標準神経②：p.439-441
- 標準精神⑤：p.436-442

てんかん発作は大脳皮質ニューロンからおきる突発性で無秩序なてんかん性異常放電によって引きおこされます．同期した異常な電気的活動によって，過剰なニューロンの興奮や抑制系の欠失，膜電位を制御するイオンチャネルの変化がおこり，これによって，脳波に発作性律動異常波が認められるようになります．_P睡眠，過呼吸，光刺激や音刺激で神経細胞の興奮性が賦活すると異常が誘導されやすい特徴があります．

臨床症状は関与する大脳皮質によって，運動機能，感覚機能，精神機能，自律神経機能，意識レベルの変化などさまざまです．

てんかん発作の型は，発作が始まる大脳皮質の部位によって，全般発作と部分発作に分けられます．

O-03 全般発作

全般発作は発作の初めから_P両側の大脳半球が関与しています．最もよく知られている全般発作は大発作（grand mal）である強直性間代性発作で，思春期に好発します．そのほかの全般発作として欠神発作，ミオクローヌス発作，脱力発作があります．

Fig. 全般発作

▶強直性間代性発作

強直性間代性発作では，てんかん発作がおこる前に，_P前兆と呼ばれるある種の感覚や感情が引きおこされることがあります．そして突然意識を失い，最初の強直期には全身の筋肉が突っ張って堅くなり，顎，体幹，四肢を中心に全身性緊張性けいれん，頭部および眼球の偏位がおきます．このとき，倒れて怪我をする場合もあります．また，横隔膜の強直性収縮で奇声がおきたり，チアノーゼがおきたりします．

続いておきる間代期には四肢がカクンカクンとなる同期性の間代性けいれんがおきます．顎関節の間代性けいれんにより舌を噛み，横隔膜のけいれんによりしばしば泡を吹くことがあります．また，尿失禁や時には便失禁をおこします．脳波を検査すると_P多棘波（筋強直に一致）と徐波（筋弛緩に一致）からなる多棘徐波複合を反復します．

One More Navi
強直性けいれん（tonic convulsion）は筋収縮が持続して屈曲または伸展（弓なり反張など）が続くもの．
間代性けいれん（clonic convulsion）は筋のリズミカルな収縮と弛緩を繰り返すもの．

発作は通常 1〜2 分で自然に治まり，引き続いて数分〜数時間続く深い睡眠（後睡眠），もうろうとした状態，意識混濁や興奮した状態になります．発作後の意識混濁が長引くときは軽い発作が持続している可能性もあります．

▶欠神発作

欠神発作（absence）は，小発作とも呼ばれ，6〜12 歳の女子に多くおこります．5〜15 秒の瞬間的に意識が失われることが特徴です．この間，患者の眼は上方へ偏位して凝視し，呼びかけても反応がありません．そして，発作が終わるとすぐにもとしていたことを何事もなかったかのように続けます．脳波の検査では特徴的な 3 Hz の棘徐波複合がみられます．

Fig. 欠神発作の脳波所見

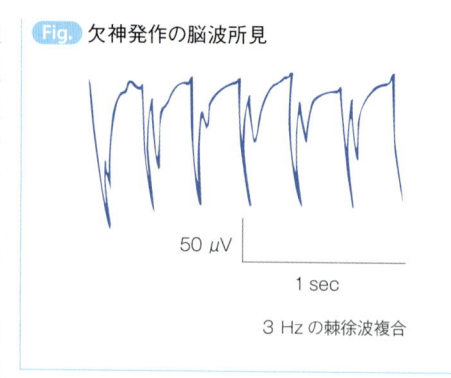

50 μV
1 sec
3 Hz の棘徐波複合

One More Navi
欠神発作は視床のニューロンから 3 Hz の棘徐波活動のような活動電位の群発をおこす高振幅の低閾値 Ca^{2+} 電流（T 電流）スパイクが大脳皮質に送られておきる．エトスクシミドはこの電流を抑制する．一方，これを抑制できないフェニトインが欠神発作に無効である点は重要．

▶ミオクローヌス発作

ミオクローヌス発作（myoclonic seizure）は身体の一部または全身の筋肉が突然，短時間収縮して，ピクンピクンと間代性けいれんするものですが意識はあります．脳波では 3 Hz 前後の両側同期性の多棘徐波複合や棘徐波複合が 2〜3 秒間にわたって群発します．

▶脱力発作

脱力発作（astatic (drop) seizure）は，突然ガクンと全身の筋肉の力が抜けて転ぶため，怪我の危険が高い発作です．一瞬ですが，意識がなくなります．

O-04 部分発作

Fig. 部分発作

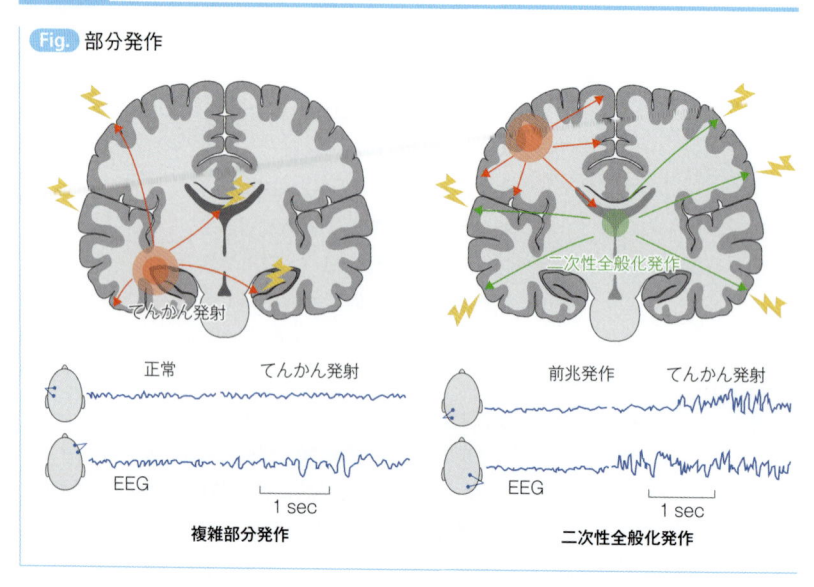

てんかん発射
二次性全般化発作

正常　てんかん発射
EEG
1 sec
複雑部分発作

前兆発作　てんかん発射
EEG
1 sec
二次性全般化発作

全般発作に対して，限局した脳部位の神経細胞からの過剰な電気活動でおこることで引きおこされる発作を部分発作（焦点発作）と呼び，大脳皮質の一部から始ま

ります．脳波の検査では，局所性の棘波が多くみられます．

症状は発作が始まる脳の部位によって異なります．広い範囲が関与すればするほど意識の障害を伴ってきます．意識が保たれる発作を単純部分発作といい，意識のなくなる発作を複雑部分発作といいます．また，部分発作が大脳皮質全体に及んで，部分発作に続いてけいれん発作がおこるものを二次性全般化発作といいます．

▶側頭葉が起始点の部分発作

部分発作の起始点として最も多い部位は側頭葉です．ここを起点とする単純部分発作は，何とも言えない競り上がってくるような胃部不快感，嫌な臭いや味覚，デジャ・ヴュ〔既視感（初体験なのになじみがあるように感じる）〕のような精神症状，ほてり・発汗・めまいのような自律神経失調症状を呈します．聴覚異常や回転性めまいを訴える患者もいます．症状は通常1分以内でしばしばこれらは次の複雑部分発作の前兆と表現されています．

側頭葉由来の複雑部分発作では，2分以内で治まる行動や発語の停止がみられます．また，目的のない無意味な自動行動をします（自動症）．発作後は数分〜数時間の眠りに陥るか，全身性のけいれんに移行して終わります．運動障害と精神障害が発作性に出現するので精神運動発作（psychomotor proper seizure）ともいいます．

▶前頭葉・運動前野が起始点の部分発作

これに対して，前頭葉から始まる部分発作は短期間で夜間におきやすく，発作後の意識障害もありません．運動前野の前頭葉から始まる部分発作では，狂ったように叩いたり，自転車をこぐような動作，手を叩いたりといった奇妙な行動がみられます．極度の恐怖や感情変化を伴っていることがあり，精神疾患と間違われることもあります．

運動野の部分発作では反対側の限局した強直性または間代性の筋収縮発作がおきます．Jackson型マーチといわれる身体の一定部位より非対称性に始まる発作がこれです．親指のけいれんから始まって腕へと進み，同側の顔面まで及ぶのが典型

One More Navi
自動症（automatism）
舌打ちや口をもぐもぐさせる運動，嚥下運動，瞬き，頭をのけぞらせる動き，ボタンを外す動き，徘徊など，周囲と関連のない定型行動をとることを自動症と呼び，意識がない状態．

Assist Navi　強直性間代性発作の症状と脳波

	発作間欠期	前兆（前駆症状）	強直期	間代期	後けいれん期
脳波					
波形	・正常脳波	・発作性律動異常波	・振幅が増していく全般性棘波・鋭波	・全般性棘徐波 ・多棘徐波 ・鋭波	・平坦化	・不規則な高振幅
症状		・ある種の感覚や感情が惹起される	・突然の意識喪失 ・全身の筋肉が突っ張って堅くなる ・顎，体幹，四肢を中心に全身性緊張性けいれん ・頭部および眼球の偏位	・四肢の同期性のカクンカクンという感じの間代性けいれん ・顎関節の間代性けいれん ・横隔膜のけいれんにより泡を吹く	・後睡眠や意識混濁

強直期／間代期

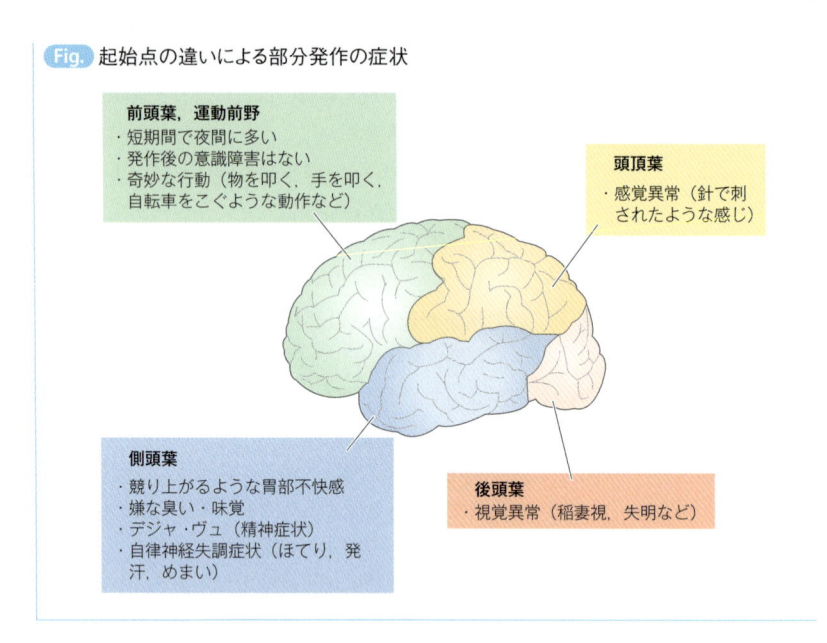

Fig. 起始点の違いによる部分発作の症状

前頭葉，運動前野
- 短期間で夜間に多い
- 発作後の意識障害はない
- 奇妙な行動（物を叩く，手を叩く，自転車をこぐような動作など）

頭頂葉
- 感覚異常（針で刺されたような感じ）

側頭葉
- 競り上がるような胃部不快感
- 嫌な臭い・味覚
- デジャ・ヴュ（精神症状）
- 自律神経失調症状（ほてり，発汗，めまい）

後頭葉
- 視覚異常（稲妻視，失明など）

的です．発作は数十秒で終わり，意識障害を伴いません．
　発作後に数分～数時間の一過性の運動麻痺を伴うことがあり，これを Todd 麻痺と呼びます．もし，麻痺が長引く場合は，軽微な発作が持続しているのか，脳卒中を合併しているのかを鑑別することが必要です．

▶ **頭頂葉・後頭葉が起始点の部分発作**

　頭頂葉と後頭葉の部分発作は稀です．頭頂葉では感覚異常（針で刺されたような感じ）が主体です．感覚異常が順次ほかの感覚域に一定の順序で広がることもあります（感覚性 Jackson 発作）．
　後頭葉の部分発作は視覚異常（稲妻視，失明など）を伴います．

国試出題症例
[国試102-I51]

- 10歳の男児．異常な発作を何度か起こしたため母親に伴われて来院した．数か月前から，急に視線が固定し口をもぐもぐと動かし，無目的に服のボタンをまさぐったり，部屋の中を歩き回ったりする発作が数回起こっている．しばらくすると回復するが，発作のことは全く覚えていない．神経学的所見に異常を認めない．
⇒複雑部分発作

O-05 てんかん症候群

▶ **レファレンス**
- ハリソン④：p.2819
- 標準神経②：p.445-449
- 標準精神⑤：p.442-443

　てんかんは単一疾患ではなく，てんかん発作という共通の症状を呈する複数の疾患群と考えられます．てんかん発作の出現年齢，発作症状，脳波異常パターン，頭部画像検査，運動機能，発達，認知機能，その他の神経症状などに一定の共通性を有するグループがあり，これらのグループをまとめて**てんかん症候群**と呼びます．
　脳の異常によるてんかんを**症候性てんかん**と呼び，脳の異常が明らかではないが疑われるものを**潜因性てんかん**と呼びます．一方，脳の異常とは無関係のものは特発性てんかんと呼ばれ，最も頻度が多く，ほとんどは遺伝子異常によって引きおこされます．

One More Navi

国際抗てんかん連盟（ILAE）はてんかん症候群を約30に分類している．以下にその代表的なものを列記する．

小児てんかん：West 症候群（点頭てんかん），Lennox-Gastaut 症候群，中心側頭部に棘波を有する良性小児部分てんかん，小児欠神てんかん

思春期および成人のてんかん：若年性ミオクロニーてんかん，進行性ミオクローヌスてんかん

年齢を問わずにおこるてんかん：海馬硬化を伴う内側側頭葉てんかん（mesial temporal lobe epilepsy）：外科治療によって 70％の発作抑制が得られる．

One More Navi

成人でよくみられるてんかんは側頭葉てんかん（部分てんかん）と若年性ミオクローヌスてんかん（全般性てんかん）である．前者では MRI で側頭葉の海馬の萎縮やグリオーシス（硬化）が見られることもあり，外科治療も考慮する．

One More Navi

点頭発作（突然の首屈曲は礼拝のお辞儀に似る），ヒプスアリズミア（不規則で高振幅の多焦点性の棘徐波からなる脳波），精神運動発達遅滞は West 症候群の三主徴といわれている．

てんかん症候群は，てんかん発作と同様に全般てんかんと部分性てんかんに分類されます．小児では全般てんかんが多いのに対して，成人になって初めて起きたてんかん症候群はほとんどが部分性てんかんです．てんかん患者の50％は10歳以前に発症し，成人になると多くの例で発作はおこらなくなります．

各てんかん症候群はそれぞれに，長期経過，治療薬選択，増悪薬剤，治療終了後の再発率などに特徴を有する場合も多く，治療方針を考えるうえで，てんかん症候群を特定することは重要です．小児の場合には年齢とともに発作型や脳波所見が変わることがあるので，てんかん症候群の病名が変わることもあります．

O-06 若年性ミオクローヌスてんかん

病態 若年性ミオクローヌスてんかんは，目覚めたときに全身が「ピクン」となるミオクローヌス発作と全身性間代性けいれん（大発作）を特徴とする特発性全般てんかん症候群です．多遺伝子疾患と考えられており，家族歴が濃厚です．

診断・症状 それぞれの発作は個別におきることもありますが，ミオクローヌス発作が多発していると，引き続き全身性間代性けいれんがおきやすくなります．思春期に発症することが多く，女性のほうがやや多く罹患します．睡眠不足，アルコール，点滅する光によって発作が誘発されます．脳波では4～6 Hzの広範な棘徐波が見られ，多棘波に合わせてミオクローヌスが見られます．発作以外の症状はありません．

治療 多くの患者は薬がよく効きます．ラモトリギンとバルプロ酸ナトリウムが第一選択薬です．発作は薬で抑制されますが，生涯にわたって発作をおこす危険があり，薬をやめたときの再発率は75～100％と他の特発性全般てんかんよりも高くなります．したがって，若年性ミオクローヌスてんかんでは薬の中止が困難です．

O-07 West 症候群（ウエスト）

病態 乳児期に発症し，生後6か月前後に好発します．原因としては，先天性サイトメガロウイルス感染症や結節性硬化症などが考えられています．

症状 両側対称性の著明な筋攣縮が頸部や四肢の屈筋群に現れるため，瞬間的な頭部前屈（点頭発作）と同時に振り上げるような上下肢の屈曲がおこります．また，発作間欠時脳波ではヒプスアリズミア（hypsarrhythmia）と呼ばれる特有の所見を示し，多くの症例で精神運動発達遅滞（あるいは停止）を伴います．

治療 一部にビタミン B_6 に反応する症例がみられるため，まず，ビタミン B_6 の大量療法を試みます．これが無効の場合は続いて副

Fig. ヒプスアリズミア（hypsarrhythmia）

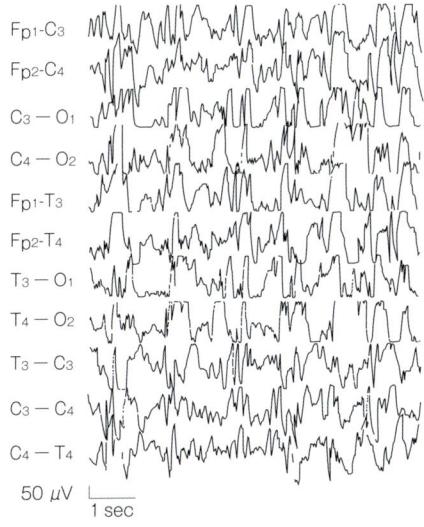

非常に高振幅な 1～5 Hz の徐波が，非同期的に棘波と鋭波を混入して両側性にみられる．

〔国試96-A44〕

腎皮質刺激ホルモン（ACTH）やステロイドホルモンによる治療を開始します．従来の抗てんかん薬には反応しないことが少なくありません．

O-08 Lennox-Gastaut 症候群

病態 精神発達遅滞と難治性てんかん発作が特徴です．発症は5歳ごろ学童期に多く，一生続きます．小児の難治性てんかんのなかでは最も頻度が高く，結節性硬化症，髄膜脳炎，低酸素虚血脳障害のような原因が60%の患者で認められます．

診断・症状 大発作（全般性強直間代発作）のほかに，強直発作，非定型欠神発作，脱力発作など，同一患者に3種類以上の発作型があるのが特徴です．てんかん重積もよくおきます．脳波上は徐波を背景として3Hzよりも遅い全般性棘徐波が見られるのが特徴です．

治療 治療は多くの場合，バルプロ酸ナトリウムの投薬から始めますが，単剤で抑制することは困難です．

> **One More Navi**
> てんかん重積：発作の持続時間が長く，1日に数回再発する状態．もしくは，前の発作から回復する前に次の発作がおこる状態．

O-09 難治性てんかん

病態 てんかん患者のおよそ30%が，現在使われている薬物によってコントロールされない難治性てんかんです．難治性てんかんは，多くの場合，2種類以上の抗てんかん薬を用いても発作がおきてしまうことを指します．さらに薬物療法をしても10%の患者は発作をコントロールできません．

症状 てんかん発作が抑えられず慢性化すると，死亡率の上昇や薬の副作用の増加を招き，認知障害や気分障害も出現するほか，対人関係，就業などで精神的，社会的支障をきたす可能性があります．特に小児のてんかんは脳の発達に重大な影響を及ぼし，30%の患者に精神・発育・学習の遅れが生じます．

治療 難治性てんかんは，患者を早期に発見し，薬物療法に固執して期を逸することがないよう，外科治療などを行うことが勧められます．

O-10 てんかんのリスクファクター

▶レファレンス
・標準精神⑤：p.434

てんかんのリスクファクターは髄膜脳炎・小児期熱性けいれん・頭部外傷の既往やてんかんの家族歴です．70%は原因不明で，残りの30%には，脳血管疾患，発達性脳疾患，頭部外傷後遺症，脳腫瘍，神経変性疾患などの原因があります．てんかん発作の誘因として，睡眠不足，アルコール，点滅ライト，月経があります．フルオロキノロン系抗菌薬，抗精神病薬も発作をおこしやすくします．もしこれらの薬剤を併用する場合は，抗てんかん薬を調節して発作をおこさないようにする必要があります．

> **One More Navi**
> Kretschmerによる気質類型には分裂・循環・粘着の三気質があり，てんかん気質とは粘着気質で，相手と親しくなればベタっと近づくが，同調と爆発の2面をもつ．ドストエフスキーも粘着気質であった．

O-11 てんかんの診断

▶レファレンス
- ハリソン④：p.2823-2825
- 標準神経②：p.450
- 標準精神⑤：p.445-447

One More Navi
てんかんと紛らわしい症状を呈する疾患として，成人では心原性失神，不整脈，一過性脳虚血発作，片頭痛，代謝障害，中毒，めまい発作などがある．

▶問診

てんかんの診断には詳細な病歴が重要です．本人だけでなく発作を目撃した人からも発作時の状況を問診する必要があります．そして，てんかん以外の疾患を除外します．ヒステリーのような精神疾患もその発作がてんかん発作と間違われることがよくあります．てんかん患者でも精神的な発作が10〜20%におきることがあるので，完全にてんかんとヒステリー発作を区別するのは困難です．パニック発作もてんかんと区別する必要があります．

▶臨床検査

臨床検査では血算，電解質，血糖，そして必要ならば中毒スクリーニングを行います．中枢神経系感染の疑いや免疫抑制患者の場合には，脳脊髄液検査も考慮します．

▶脳波

脳波はてんかんの診断と分類（部分か全般か）に役立つゴールドスタンダードですが，明確な病歴を十分に得ることができれば，診断のために脳波は必ずしも必要ではありません．

ルーチン検査では20〜60分間頭皮電極で脳の電位を記録します．このとき発作中の脳波が記録できることは稀ですが，非発作時でもてんかんを疑わせる波型が記録できることがあります．初回検査でてんかんを疑わせる波型が記録できるのはてんかん患者の半分以下にすぎません．睡眠時，過呼吸時，光刺激時に記録したり，長時間記録をしたりすることで，こうした脳波を観察できることがあります．

非発作時でもてんかんを疑わせる波型が記録されればてんかんの可能性が強くなりますが，今まで一度もてんかんを発症してない人の数％にてんかん様異常波型はみられるので，臨床症状とあわせて診断することが重要です．

それとは逆に一見して脳波が正常に思えても，てんかんは否定できません．ルーチン検査が正常でも，てんかんが疑われるときには自宅脳波のモニタリングや，入院をしてもらい連続して脳波と行動をビデオで観察する方法をとります．

▶脳画像診断

急性発作の患者では，脳卒中や脳内出血や脳腫瘍などすぐに対処しなければならない疾患がないかどうかを脳画像で診断します．くも膜下出血や出血性脳卒中などの急性出血性病変以外ではMRIのほうがCTよりもてんかんの診断には有用なので，ペースメーカーや脳動脈瘤クリップのような禁忌がなければ，てんかんの疑われる患者は全員MRIを撮影を行うべきです．

外科的治療を考慮する場合には機能的画像診断であるSPECT, PET, fMRIを撮影します．

One More Navi
MRIで内側側頭葉硬化（mesial temporal sclerosis）や，皮質形成異常（cortical dysgenesis），小さな脳腫瘍や海綿状血管腫などの病変が多くみつかるようになったが，これらの大部分はCTでは検索できない．

O-12 てんかんの治療

▶レファレンス
- ハリソン④：p.2826-2830
- 標準神経②：p.451-454
- 標準精神⑤：p.447-449

てんかん治療の目標は，将来のてんかん発作やそれによる障害を抑えて，生活の質（QOL）を維持することです．したがって，てんかん発作を予防することで日常生活上のメリットがある場合に治療を開始することになります．

薬剤による治療を一生続けることも多くあります．てんかんは社会的差別を受け

やすい疾患なので，患者に説明するときには注意が必要です．薬の副作用だけでなく，就職や結婚差別，車の運転を控えさせられたりする制約からも患者を守る必要があります．

合併する精神疾患も治療することも重要です．てんかんはうつ病を合併しやすく，抗うつ薬が投与されることが多くありますが，抗うつ薬はてんかん発作をおこしやすくするので，抗てんかん薬の効果をモニターして調節する必要があります．

▶抗てんかん薬

薬物療法は 60% の患者に有効です．

1 回のてんかん発作の後に抗てんかん薬を投与するかどうかはまた発作がおきるかどうかによります．一般的に発作が再発しやすいのは，部分発作，Todd 麻痺，てんかんの家族歴，65 歳以上，神経学的異常の合併があるときです．脳波や MRI で異常がみられた患者は発作が再発しやすいので抗てんかん薬を開始するべきです．逆に脳波や MRI が正常な患者では 2 年以内に発作がおきる確率は 40% であり，抗てんかん薬は通常必要ありません．2 回以上のてんかん発作のある患者では，発作が再発する危険が 60% 以上あるので抗てんかん薬が推奨されます．一方，抗てんかん薬の使用は自殺を増加させるともいわれています．

一般的に，2 年以上発作がなければ抗てんかん薬を中止することが可能です．成人では中止した後 2 年以内に発作がおきる危険は半分以下ですが，決して低い確率ではないのでリスクと有益性を天秤にかけて薬を中止するかどうかを判断します．

構造的異常，精神遅滞，神経学的異常のある患者や，初回治療に反応が悪かった患者は，再発のリスクが高い傾向があります．てんかん症候群の病型によっても違いがみられ，若年性ミオクローヌスてんかんでは薬の中止は困難です．

薬剤を中止する時はゆっくり減量しないと発作が再発しやすいです．

▶単剤による薬物治療

多剤併用治療がより効果的というわけではないので，初回治療では単剤治療をします．単剤で開始して，てんかん発作がおきなくなるか，用量依存性の副作用がみられるまで増量します．発作が抑えられない時は別の薬剤に変更します．変更する場合も突然変更するのではなく，前の薬と使用期間をオーバーラップさせながら変更します．それでも発作が抑えられなければ第三の薬に変えるか，追加して 2 剤で治療します．

▶血中濃度モニター

抗てんかん薬の血中濃度をモニターすることで，薬の効果が治療域にあるか，中毒域にあるか，患者が服薬しているかどうかなどの情報を得ることができます．

しかし，血中濃度だけに頼らず，患者のてんかん発作がコントロールされているかどうかをきちんと観察しながら薬物投与量を決定します．第 1 世代の抗てんかん薬は蛋白結合率が高く薬物相互作用が多いのに対して，第 2 世代では蛋白結合率が低くなっているため，血中濃度モニターはそれほど有益ではありません．

O-13 てんかん治療薬の選択

薬物治療では発作の臨床型によって薬を使い分けます．

バルプロ酸ナトリウムは"オールマイティ"で使用でき，特に全般発作では第 1 選択薬となります．フェニトインやカルバマゼピンは欠神発作やミオクローヌ

One More Navi

服薬中の患者でも，発作が過去 2 年以内に起こったことがない場合で，ある条件（服薬を変更しない，怠薬しないなど）を満たすケースでは，職業用でない運転免許取得が可能になっている．

One More Navi

フェノバルビタール，フェニトイン，カルバマゼピン，バルプロ酸ナトリウム，エトスクシミド（小児の欠神発作用）は第 1 世代の抗てんかん薬．15 年前に出た第 2 世代にはガバペンチン，ラモトリギン，トピラアート，レベチラセタム，ゾニサミド，プレガバリンなどがある．

One More Navi

薬を中止すると副作用が回避できるだけでなく，金銭的な面や生活の質の向上などのメリットがある．一方，中止することで発作がおきると，社会的に差別を受けたり，怪我をしたり，てんかん重積になるというリスクもある．

One More Navi

蛋白結合率の高いフェニトインのような薬を服用している低蛋白血症の患者や，蛋白結合率の高い別の薬を飲んでいる患者では，全薬剤濃度と蛋白非結合のフリーの薬剤濃度を測定する必要がある．

One More Navi

抗てんかん薬の作用機序には，Na チャネルを抑制するもの，T 型 Ca チャネルを抑制するもの，GABA の抑制作用を増強させるものの 3 種類がある．基本的には Na チャネルを抑制するものは部分発作と二次性全般発作に効果的で欠神発作にはほとんど効かず，T 型 Ca チャネルを抑制するものは欠神発作に効果的である．バルプロ酸ナトリウムは T 型 Ca チャネルを抑制するものとして分類されるが，Na チャネルも抑制するため，部分発作の治療にも用いられる．Na チャネルを抑制するものにはカルバマゼピンやフェニトイン，T 型 Ca チャネルを抑制するものにはバルプロ酸ナトリウムやエトスクシミド，GABA の抑制作用を増強させるものにはジアゼパムやフェノバルビタールがある．

One More Navi

妊娠後期では発作による児の低酸素をおこさないためにも薬を継続，増量しなければならないことがある．

One More Navi

薬剤別の副作用
・フェニトイン：多毛，歯肉増殖が長期服用患者の約 20% に出現．予防には口腔内を清潔に保つ．
・カルバマゼピン：臨床で問題にならない程度の白血球減少が 1 割程度にみられる．治療開始の数か月以内に生じやすい．低 Na 血症．
・フェノバルビタール：小児で多動，興奮，癇癪など．1 年以内に消失することが多い．
・ゾニサミド：発汗減少で夏季の体温上昇に注意．
・バルプロ酸ナトリウム：高アンモニア血症．肥満．
・エトスクシミド：吐き気，嘔吐などの消化器症状．
・ベンゾジアゼピン系：筋弛緩作用が強い薬剤ほど抑制作用も強い．
・ガバペンチン：長期間，高用量服用患者に体重増加．
・トピラマート：腎結石リスク軽減に十分な水分補給が推奨．

ス発作に無効です（フェニトインは欠神発作を増悪させるので禁忌）（カルバマゼピンは部分発作には有効ですが，全般発作では強直発作以外で無効）．エトスクシミドは欠神発作には有効ですが，強直性間代性発作には無効です．

▶ **発作の臨床型と薬剤例**

	発作の臨床型	第 1 選択薬	第 2 選択薬
部分発作	単純部分発作 複雑部分発作 二次性強直間代発作	カルバマゼピン フェニトイン ゾニサミド	バルプロ酸ナトリウム フェノバルビタール プリミドン
全般発作	強直間代発作	バルプロ酸ナトリウム フェニトイン	ゾニサミド フェノバルビタール
	欠神発作	バルプロ酸ナトリウム エトスクシミド	クロナゼパム ゾニサミド
	強直発作	バルプロ酸ナトリウム フェニトイン	ゾニサミド カルバマゼピン
	脱力発作	バルプロ酸ナトリウム ゾニサミド	フェニトイン クロナゼパム フェノバルビタール
	ミオクローヌス発作	バルプロ酸ナトリウム ゾニサミド	ニトラゼパム クロナゼパム

▶ **妊娠中の治療薬**

抗てんかん薬による妊娠第 I 期の催奇形率は通常の 2 倍（4〜6%）です．特にバルプロ酸ナトリウムや多剤併用での催奇形率は高くなります．妊娠する可能性のある女性は葉酸のサプリメントで奇形を予防することが推奨されます．

ただし，これは妊娠初期での危険性であり，妊娠に気づいてから薬を減量しても奇形率には影響しないため，そのまま継続しててんかん発作を予防するのがよいこともあります．避妊目的でピルを服用する場合には，肝臓の薬物代謝酵素 P450 で代謝される抗てんかん薬で避妊効果が弱まることに留意します．

O-14 てんかん治療の副作用

抗てんかん薬は脳の神経細胞における過剰な興奮を抑制します．それが過剰に作用した場合，中枢神経が抑制され，眠気やふらつきなどの症状が出現します．抗てんかん薬の共通した副作用には，鎮静，不安定歩行，不安定姿勢がありますが，薬を飲み続けているうちに，これらの症状が改善することもあります．

過敏反応は稀ですが命にかかわることがあります．Stevens-Johnson 症候群（スティーヴンス ジョンソン）をおこしやすいのは，フェニトイン，フェノバルビタール，カルバマゼピン，オキシカルバゼピン（未承認），ティアガビン（未承認），ゾニサミド，ラモトリギンです．特に小児ではバルプロ酸ナトリウムで急性肝不全や急性膵炎をおこすことがあります．フェルバメート（未承認）は再生不良性貧血や肝不全をおこしやすいので難治性てんかんに適応を限定し，血算と肝機能検査をモニターします．

第 1 世代の抗てんかん薬を長期に飲んでいると骨粗鬆症をおこすことがありますが，第 2 世代で骨粗鬆症がおきるかは不明です．長期投与患者では定期的に骨密度測定が必要です．カルシウムとビタミン D の予防的投与が推奨されます．

薬物相互作用も考慮する必要があります．フェノバルビタール，フェニトイン，カルバマゼピン，オキシカルバゼピン（未承認）は肝臓の薬物代謝酵素 P450 で代謝されるだけでなく酵素を増加させますが，バルプロ酸ナトリウムはこの酵素を抑

> **One More Navi**
> フェニトインの代謝に酵素が使われるとワルファリンが代謝されずに出血しやすくなる．逆にフェニトインで酵素が誘導されると経口避妊薬が分解されて妊娠しやすくなる．

制します．2剤併用の場合は薬物相互作用の少ないガバペンチン，プレガバリン，レベチラセタムを考慮します．

O-15 薬物療法以外の治療法

　てんかん治療の基本は薬物療法ですが，薬だけで抑制できない難治性のてんかん発作だけでなく，頻回に重症な発作がおきて生活に支障をきたすような部分てんかんに対しては外科手術が考慮されます．外科手術は2クールの内科的治療にまったく反応しないてんかん発作をおこす患者が主に対象になります．

　治療は主に開頭手術で，頭蓋内に電極を置き，切除対象となる発作の焦点を特定して切除するのが根治療法です．異常があっても運動や言語，記憶，視覚などをつかさどる大脳部分は切除できないので，脳の表面近くの軟膜下皮質に多数の溝を刻むことで神経細胞の横の連絡を絶ち，てんかんの焦点から発作の広がりを抑える遮断術という方法が行われることもあります．

　また，開頭手術ができない場合の新たな外科治療として迷走神経刺激療法があります．心臓ペースメーカーのように，刺激発生装置を左胸に埋め込み，頸部の迷走神経を定期的に刺激すると，脳に伝わって発作の発生を抑えると考えられていますがそのメカニズムはまだ解明されていません．この方法による治療開始後1年以内に，50％以上発作が減った患者は半分にのぼります．さらに患者に電気刺激をオン・オフできるマグネット装置を渡しておき，発作がおきそうなときジェネレーターの直上の胸部皮膚に当てて磁力信号で刺激を開始すると発作を回避できることがあります．ただし，術後MRIを撮れなくなるのでMRIで病変をモニターする必要のある患者には向いていません．

> **One More Navi**
> ACTH療法およびビタミンB₆（大量）療法は主にWest症候群に用いられ，点頭てんかん発作にも効果がある．

> **One More Navi**
> ケトン食療法は小児（2～5歳）の難治例に付加的に行われ，症候性全般てんかん（West症候群，Lennox-Gastaut症候群）や，脱力発作（失立発作），ミオクロニー発作の難治なものが適応となる．

O-16 てんかん重積

▶レファレンス
・ハリソン④：p.2830
・標準神経②：p.445
・標準精神⑤：p.443

> **One More Navi**
> 初めてのてんかん発作がてんかん重積であった場合の死亡率は80％にも及ぶ．

病態　てんかん重積（status epilepticus）は30分以上持続して発作が続くか，発作が反復し，その間の意識の回復がない状態を指し，高度の死亡率や重度の後遺症を遺す危険がある緊急事態です．実際にはてんかん発作が5分以上続く場合は治療を開始します．強直性間代性けいれんの重積状態が最も多く，また重篤です．半分の患者にてんかんの既往があります．

　成人のてんかん重積の原因として多いのは，不十分な抗てんかん薬治療，脳血管疾患，低酸素障害，アルコールや薬物中毒，代謝異常です．死亡率は20％にのぼります．長期の合併症としてけいれん発作，認知障害，失語，運動障害があります．

診断・症状　てんかん重積は早期診断が重要です．発作が持続すると発熱，血圧不安定，アシドーシス，横紋筋融解，肺水腫などがおきてきます．心不全・肺水腫で死亡することもあります．けいれん重積では突然の意識消失，眼球固定，強直性発作から間代性発作に移行し，発作が30分以上持続して，呼吸抑制からチアノーゼを呈します．欠神発作重積では自発的行動が停止し外部からの刺激に反応しません．複雑部分発作重積では多彩な症状を呈します．

治療　意識レベル，バイタルサインのチェック，気道確保を行い，心拍モニター，経皮酸素飽和度モニターを装着します．多くは気管挿管と人工呼吸が必要になります．採血検査や余裕があれば脳画像検査もします．アルコール中毒や原因不明の発作の場合にはサイアミン（ビタミンB₁）とグルコースを投与します．筋収縮が次第に治まり，眼球や顔面のけいれんだけになってくるとけいれんが治まったの

か続いているのかが不明瞭になるため，脳波のモニターも有用です．
抗てんかん薬の第1選択はロラゼパムやジアゼパムなどのベンゾジアゼピン系薬静注ですが，効果が一時的であるため第二選択としてフェニトインを併用することが多くあります．しかし，患者の30%はこれらの治療にも反応しないので，気管挿管して全身麻酔薬・筋弛緩薬による昏睡状態にし，脳波をモニターしながら治療反応をみます．

国試出題症例 [国試96-F23]

- 18歳の男子．全身けいれん発作が短い間隔で次々と反復して，1時間以上続くため，救急車で搬入された．診察時，失見当識，記銘力減弱を認め，意識は混濁している．体温37.0℃．呼吸数16/分．脈拍72/分，整．血圧130/70 mmHg．診察中，突然，強直性間代性の全身けいれん発作が再出現した．
⇒てんかん重積

O-17 熱性けいれん

▶レファレンス
・標準神経②：p.445

病態 体温の上昇に伴い出現するけいれんのことで，好発年齢は生後6か月～4歳です．小児人口の3%，小児けいれんの40%を占めます．よくある単純型は7歳以後に治癒しますが，稀な複雑型はてんかんに移行します．脳組織が発育途上であるため，発熱で脳細胞膜の透過性が亢進し，酸素消費の増大や易興奮性がおきて，けいれん発作がおきます．

症状 左右対称性の強直性間代性けいれんで，けいれん後に運動麻痺は遺しません．

治療 けいれんのために脳低酸素状態になり，脳浮腫がおきると，さらにけいれんがおきやすくなります．この悪循環を断つために，気道確保，ジアゼパムの投与が重要です．解熱薬の投与は，熱性けいれんの予防にはなりません．

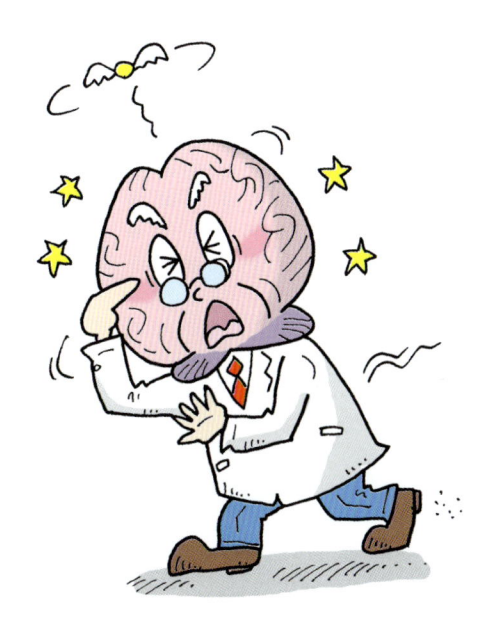

One More Navi
新生児けいれん
新生児期とは出生後4週間で，出生すぐにはCa，Mg，酸素，血糖が低い2次性と良性家族性新生児けいれん（常染色体優性遺伝で多くは部分発作）がある．生後5日目に発症することが多い良性特発性新生児けいれんは遺伝子異常がある．生後1週には核黄疸，髄膜炎などが原因になる．

P
脊髄疾患

Preview

- P-01　脊髄疾患とは？
- P-02　脊髄障害の症状
- P-03　脊髄圧迫障害
- P-04　変形性脊椎症, 椎間板ヘルニア
- P-05　後縦靱帯骨化症
- P-06　Brown-Séquard症候群
- P-07　非圧迫性脊髄障害
- P-08　炎症性脊髄炎
- P-09　亜急性連合性脊髄変性症
- P-10　脊髄癆
- P-11　血管性脊髄障害
- P-12　遺伝性痙性対麻痺
- P-13　脊髄空洞症

Navi 1　障害部位によって特徴的な分布を示す

脊髄の神経線維は異なる部位で交叉して上行・下行するため, 脊髄の障害部位によって, 特徴的な症状が現れます。

▶ P-01 ～ P-02 で脊髄障害特有の症状の出かたについて, まとめていきます。
▶ P-03 ～ P-13 では, 障害を圧迫性と非圧迫性に分け, それぞれの疾患について解説していきます。

P-01　脊髄疾患とは？

▶レファレンス
・ハリソン④：p.2914
・標準神経②：p.112-118

One More Navi
一番上の脊髄神経C1は第1頸椎の上から出るため, 第7頸椎の下から出る脊髄神経はC8となる〔▶A-30〕。感覚神経根をもたないC1以外の脊髄神経は, それぞれ2つの神経根（前側の運動神経根と後側の感覚神経根）をもつ。

One More Navi
横隔神経が出ているC3～C5レベルの脊髄を損傷すると呼吸ができなくなる。

One More Navi
Babinski反射：錐体路障害を示す徴候。足底外側部を刺激すると足趾が背屈する（正常では把握しようとしてか底屈するか不変）。伸展性足底反応ともいう。

脊椎は, 頸椎（首）, 胸椎（胸）, 腰椎（腰）, 仙椎（骨盤）の4つの領域に分けられます。各領域は頭文字のアルファベット（それぞれC, T, L, S）で表記されます。

脊髄神経は, C1以外は2つの神経根があり, 前側の運動神経根は脊髄から筋肉へ信号を伝達し, 後側の感覚神経根は触覚, 位置, 痛み, 温度の感覚情報を身体から脊髄へ伝達しています。

脊髄損傷では四肢と体幹の運動と感覚の障害がみられます。頸椎や胸椎の障害では痙性の対麻痺がみられます。頸椎の障害では痙性の四肢麻痺もみられます。ただし, 機能障害は部分的（不完全）である場合もあります。また, 脊髄損傷では, 腱反射の亢進や伸展性足底反応（Babinski反射）▶B-50 もみられます。

皮膚のデルマトーム（皮膚感覚帯）は, 1つの脊髄神経根の感覚

Fig. 皮膚のデルマトーム

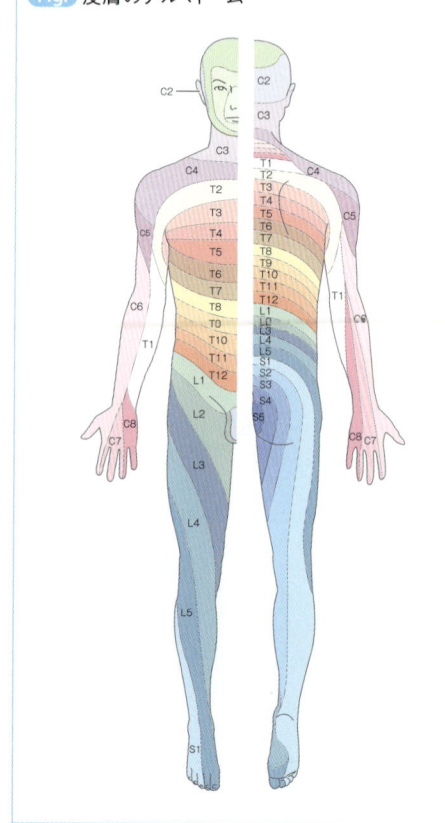

One More Navi
例外として脊髄中心症候群で損傷レベルより下の髄節は侵されないことが多い．

One More Navi
サドル状感覚消失：会陰部および肛門とその周辺の感覚低下．

One More Navi
圧迫感は心筋梗塞や肺・腹部の臓器疾患と間違われることがある．

One More Navi
脊椎番号よりも脊髄レベルは1.5椎体以上，上にある．

神経線維が支配している範囲を示しているため，障害部位診断に役立ちます．脊髄が損傷されると障害部位より下位の支配領域で感覚低下や感覚異常（灼熱感，ピリピリ感，圧迫感）がみられ，病変部位に一致した頸部や背部の疼痛がみられることもあります．また，排便障害，勃起不全，尿意逼迫，頻尿，尿失禁もみられます．

脊髄は，解剖学的には第1腰椎より高位に存在し，第2腰椎以下には存在しません．しかし，第2腰椎以下の脊柱内の馬尾神経の損傷でも下肢の運動麻痺，感覚麻痺（サドル状感覚消失），尿路機能障害，腸管機能障害などが生じるため，脊髄損傷との鑑別が困難です（ただし，運動麻痺は下位障害なので弛緩性となります）．

脊髄の障害はさまざまな原因によっておこります．外部に由来するものには外傷，感染症，血流の遮断，圧迫などがあります．脊髄を圧迫するものには，骨（頸椎症や骨折），血腫，腫瘍，膿瘍，椎間板破裂，椎間板ヘルニアなどがあります．脊髄自体の障害には，髄腔に液がたまる空洞症，急性横断性脊髄炎，腫瘍，膿瘍，出血，多発性硬化症などがあります．

P-02 脊髄障害の症状

▶レファレンス
・ハリソン④：p.2915
・標準神経②：p.118-124

One More Navi
触覚には圧覚（粗大な触覚）と二点識別覚（精密な触覚）があって脊髄路がちがっている．圧覚は押しつぶされるという温痛覚と同じ侵襲感覚の1つで温痛覚と同じ経路を通ります．これに対して精密な触覚は物体認識にかかわる基本的原始的な感覚で，やはり基本的な運動神経の錐体路と似た経路を通ると理解しておく．

One More Navi
解離性感覚障害
解離性感覚障害とは感覚系の伝導路のうち一部の伝導路が障害され，他は障害されていない状態のことを指す．
〔例〕
深部感覚障害＋，温痛覚障害－
● 脊髄後索障害：亜急性脊髄連合変性症
● 延髄薄束核と楔状束核障害
● 内側毛帯障害

深部感覚障害－，温痛覚障害＋
● 中心灰白質障害：脊髄空洞症
● 外側脊髄視床路障害：前脊髄動脈症候群

表在感覚（温痛覚，圧覚）を脳に伝える神経線維は脊髄に入ると1～2髄節を上行あるいは下行してから交叉します．そして，温痛覚を伝える線維は対側の脊髄視床の外側をとおって上行し，圧覚を伝える線維は脊髄視床の前方をとおって上行します．

これに対し，深部感覚と複合感覚（二点識別覚）を伝える神経線維は脊髄に入るとそのまま同側の後索を上行して，延髄で対側に交叉し，内側毛帯で表在感覚と合流します．

このように神経線維が異なる部位で交叉することから，脊髄障害による症状は障害部位によって特徴的な分布を示します．
▶A-37

▶横断性脊髄障害
障害部以下に対称性の全感覚消失があり，障害部以下の痙性対麻痺，膀胱直腸障害を伴います．全感覚消失がおこる上限は病変部位に一致します．

▶前側索（脊髄視床路）障害
前側索が障害されるため温痛覚障害を呈しますが，後索をとおる二点識別覚と深部感覚は保たれます．脊髄視床路には，身体の下部からの線維ほど外側をとおるという機能局在があるので，たとえば，髄内腫瘍では障害部の反対側の数髄節下の脊髄分節領域から温痛覚障害がはじまり，進行すると温痛覚・触覚のすべてが障害されます．しかし，最も外側をとおる仙髄領域からの線維は最後まで残るので，仙髄領域の感覚は保たれます（sacral sparing）．逆に，髄外腫瘍の場合は障害部と反対側の仙髄領域の感覚消失から始まります．

▶半側障害（Brown-Séquard症候群）
▶1-02
外傷，腫瘍，多発性硬化症などで脊髄の半側が障害されたときにみられます．障害側では，障害部以下の深部感覚障害と障害レベルの狭い全感覚脱出帯（後根障害）と1つ上の後根刺激による感覚過敏があります．運動機能は脊髄前角障害による麻痺と錐体路障害による痙性麻痺・深部反射障害と病的反射を認めます．

Assist Navi 脊髄の損傷部位と呈する症状

脊髄障害の部位と範囲		脊髄障害による症状
横断性脊髄障害	脊髄障害の部位と範囲 外側皮質脊髄路／後索／後脊髄小脳路 前皮質脊髄路／前脊髄小脳路	**感覚障害** ■ 障害部位以下に対称性の全感覚消失 **運動障害・その他の障害** ・痙性対麻痺 ・膀胱直腸障害 **代表的な疾患**：外傷（脊髄損傷），横断性脊髄炎，多発性硬化症，腫瘍による圧迫など
前側索障害		**感覚障害**：解離性感覚障害 ■ 障害部位以下に対称性の温痛覚障害 **維持される感覚** ・後索をとおる感覚線維は正常（深部感覚，二点識別覚） **運動障害**：痙性対麻痺 **代表的な疾患**：腫瘍による圧迫，前脊髄動脈症候群，後縦靱帯骨化症
半側障害		**感覚障害**：解離性感覚障害 ■ 障害側の深部感覚障害 ■ 障害レベルの狭い全感覚脱出帯 ■ 反対側の温痛覚消失 **維持される感覚** ・反対側の深部感覚，二点識別覚は保たれる ・障害側の温痛覚 **運動障害**：障害側の痙性対麻痺，障害部位の弛緩性麻痺 **代表的な疾患**：Brown-Séquard症候群
後索障害		**感覚障害**：解離性感覚障害 ■ 障害部位以下に対称性の深部感覚・二点識別覚が障害される． **維持される感覚** ・温痛覚は保たれる． **代表的な疾患**：梅毒による脊髄癆，SMON（亜急性脊髄視神経症），亜急性連合性脊髄変性症
後角障害		**感覚障害**：解離性感覚障害 ■ 障害側の温痛覚消失 **維持される感覚** ・他の感覚は保たれる **代表的な疾患**：脊髄空洞症，脊髄後根動脈領域の血管障害
中心灰白質部障害		**感覚障害**：解離性感覚障害 ■ 宙吊り型の温痛覚障害 **維持される感覚** ・二点識別触覚は保たれる **運動障害** ・病変が前角・側索に及んだ場合，痙性対麻痺 **代表的な疾患**：脊髄空洞症

> **One More Navi**
> **体性感覚**
> 体性感覚は表在感覚，深部感覚，複合感覚に大別される．
> ①表在感覚…触覚（圧覚），温覚，冷覚，痛覚
> ②深部感覚…位置覚，振動覚
> ③複合感覚…立体認知覚，二点識別覚，皮膚書字覚

一方，反対側では温痛覚消失し，二点識別覚は保たれます（感覚解離）．

▶後索障害

深部感覚，二点識別覚などが障害されるので，脊髄性失調症（Romberg現象陽性）を認めます．梅毒による脊髄癆が代表的疾患で，後索でも特に内側の薄束が侵されやすいために，下肢の深部感覚の脱失や疼痛がみられます．SMON（subacute myelo optico neuropathy の略称，別名：亜急性脊髄視神経症），悪性貧血に伴う亜急性連合性脊髄変性症でもみられます．なお，糖尿病などの末梢神経障害で脊髄癆様の深部感覚障害を示すものを偽性脊髄癆といいます．

▶後角障害

脊髄空洞症や脊髄後根動脈領域の血管障害で，まれに見られます．障害側の温痛覚は消失しますが，他の感覚は保たれます（解離性感覚障害）．多くの場合，数節にわたって感覚障害が生じます．

▶中心灰白質部障害

脊髄空洞症でみられ，宙吊り型の温痛覚障害（二点識別触覚は保たれる感覚解離）を呈します．

▶円錐・馬尾障害

脊髄円錐部や馬尾の病変では，肛門周囲の仙髄域皮節に限局した表在感覚消失を生じます（サドル状感覚脱失）．病変部位が脊髄円錐部なのか，馬尾なのかを鑑別することは困難で，両者とも膀胱直腸障害を伴い，肛門反射は消失します．脊髄円錐障害ではBabinski徴候が見られます．

関連項目

▶SMON

腹部膨満の後，激しい腹痛を伴う下痢がおこり，2〜3週間後に下肢の痺れ，脱力，歩行困難，ときに視力障害・失明にいたる疾患です．膀胱・発汗障害などの自律神経障害症状・性機能障害などもみられます．整腸薬「キノホルム」による副作用（ビタミンB_{12}欠乏？）と考えられ（緑舌は鉄との反応物），1970年にキノホルムの製造・販売・使用が停止となり，新たな患者の発生はありません．生命に関する予後は良好ですが，神経症候の予後は不良です．

P-03 脊髄圧迫障害

> **▶レファレンス**
> ・ハリソン④：p.2916-2918
> ・標準神経②：p.138-143
> ・標準整形⑪：p.487-496

脊髄圧迫障害は，治療が遅れると回復しないことがあるため，早急な対応が求められます．症状としては，典型的な初期症状である腰痛に引き続き，対麻痺や四肢麻痺が数日にわたっておきてきます．

▶急性の脊髄圧迫障害

急性損傷の場合，弛緩性麻痺（筋緊張低下，反射低下，伸展性足底反応消失）を引き起こし，痙性不全麻痺（筋緊張増加，反射亢進，クローヌス）へと移行して，伸展性足底反応および自律神経機能不全がみられるようになります．運動障害の程

度は治療後の歩行障害の程度とよく相関します．

　MRIは脊髄障害に対する最も正確な画像検査であり，脊髄全体を撮影します．脊髄実質，軟部組織病変（膿瘍，血腫，腫瘍，椎間板の損傷），骨病変（破壊，肥大性変化，虚脱，骨折，亜脱臼）が診断できます．放射性不透過性の造影剤を用いた脊髄造影とそれに続くCTは圧迫部位の診断には優れますが，撮影に時間がかかるという欠点もあります．

　硬膜への ⓟ癌転移ではステロイドをまず投与して，放射線や除圧術も考慮します．白血病，悪性リンパ腫，骨髄腫，胚細胞腫のような放射線感受性のよい腫瘍は放射線を優先します．

▶慢性の脊髄圧迫障害

　一方，脊椎症性頸髄症のように ⓟ慢性的に脊髄を圧迫する病変では，徐々に手足の痙性不全麻痺，感覚異常，姿勢不安定，痙性歩行がおきてきます．また，上位運動ニューロン症状（反射亢進，伸展性足底反応，筋痙縮）が下肢にみられ，下位運動ニューロン症状（筋萎縮，弛緩性麻痺，反射低下または消失）が病変レベルにみられることがあります．

　神経障害は場合によっては非対称性，非髄節性に発生しますが，最終的には下位運動ニューロン症状が病変レベルに現れ，病変レベル以下の上位運動ニューロン症状を伴います．後縦靱帯骨化症のような脊椎症性頸髄症では頸痛はよくみられますが，根性疼痛はみられません．骨関節炎による頸椎症や椎間板ヘルニアのような ⓟ神経根を圧迫する病変では一般的に早期に根性疼痛がおこり，その後，脱力，反射低下，筋萎縮がおこります．

P-04　変形性脊椎症，椎間板ヘルニア

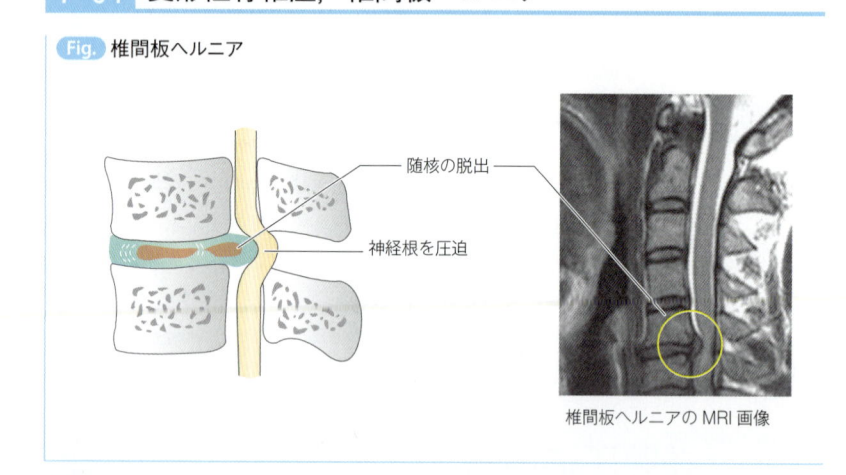

Fig. 椎間板ヘルニア

- 随核の脱出
- 神経根を圧迫

椎間板ヘルニアのMRI画像

病態　椎間板ヘルニアは背骨のクッションとしての役割がある ⓟ椎間板が弾力性を失うことが原因で引きおこされます．また，変形性脊椎症も椎間板に含まれる水分が減少し，椎体の間が狭くなってスムーズに動けなくなり， ⓟ椎体の縁にできた棘のような骨によって神経が圧迫されて引きおこされます．重いものなどを持ったときに起こる「ぎっくり腰」は，突発性の急性の椎間板ヘルニアが

Fig. 変形性脊椎症

- 椎体の縁にできた棘が神経を圧迫

One More Navi

根性疼痛（radicular pain）
神経根部で炎症や血流障害や圧迫のために異所性発火がおきたとき，その信号が神経根部からではなく神経が分布している領域から信号がきていると脳が誤認して，分布領域の痛みとして感じる．

One More Navi

胸椎腔は相対的に広いので胸髄での狭窄やヘルニアは稀．頸髄，特に腰髄に多い．

One More Navi
坐骨神経痛

症状としては，臀部から大腿後面→下腿後面→下腿外側→足趾へ放散する痛みがある．原因疾患として，椎間板ヘルニア，脊柱管狭窄症，腰椎の分離・すべり症，梨状筋症候群，腫瘍などがあげられる．

One More Navi
Lasègue 徴候

仰向けの状態で下肢を30°以上伸展挙上させ，坐骨神経痛が増強するかをみる．

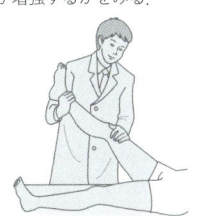

Lasègue test

疑われます．

椎間板ヘルニアが起こるきっかけとしては，スポーツ時・体位変換（椅子から中腰で立ちあがったなど），重いものの持ち上げ，怪我（滑ったなど），労働による負荷などがあり，20〜30歳代の男性に多く発生します．

症状 椎間板ヘルニアは，神経根症タイプと脊髄症タイプに分けて考えることができます．

神経根症タイプの場合，ヘルニアによる刺激あるいは圧迫は，局所の自発痛と該当神経根領域の感覚障害，放散痛，腱反射の減弱を生じさせます．最も多いのはC5，C6頸椎椎間板高位で，C6神経根障害では，母指示指および中指の母指側の感覚障害が出現します．

一方，脊髄症タイプの場合，ヘルニアは脊髄を圧迫するため該当髄節より末梢の感覚障害と痙性麻痺を生じます．ただ，白質より灰白質（神経細胞多い）のほうが障害を受けやすいので，初期には後角細胞障害による感覚鈍麻やびりびり感，前角細胞障害による筋力低下，筋萎縮がみられます．

診断 坐骨神経痛（L4，L5，S1）の検査であるLasègue徴候をみます．

治療 神経根症タイプは一般的には脊髄麻痺症状は出現しないことが多く保存的治療（安静・消炎鎮痛薬や筋弛緩薬，コルセット，神経ブロック療法，理学療法，体操）をまず行います．脊髄症タイプの場合はヘルニア摘出頸椎前方固定術を考慮します．

関連項目

▶**腰部脊柱管狭窄症**

脊柱管が狭くなり，馬尾を圧迫するために，下肢痛・感覚障害・腰痛の他に，歩くと下肢のしびれ，痛みが出現します．数分休んで前かがみになると脊柱管が拡がって症状が改善し，再び歩くと症状が再発するのが特徴です（間欠性跛行）．

正常　　脊柱管狭窄症
脊柱管の幅が狭い

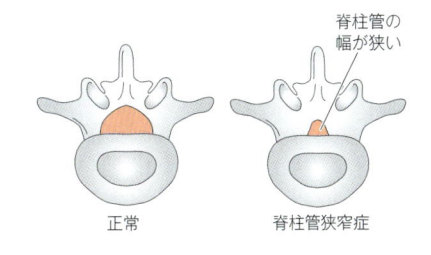

P-05 後縦靱帯骨化症

病態 後縦靱帯骨化症（ossification of posterior longitudinal ligament；OPLL）は，脊椎椎体の後縁を上下に連結して縦走する後縦靱帯が，骨化増大したため脊柱管が狭くなり，脊髄や脊髄から分枝する神経根が圧迫されて感覚障害や運動障害などの神経障害が引きおこされます．原因不明の病気で，頸椎に多く発生します．

Fig. 後縦靱帯骨化症

後縦靱帯骨化　　黄色靱帯骨化
脊髄　　脊髄

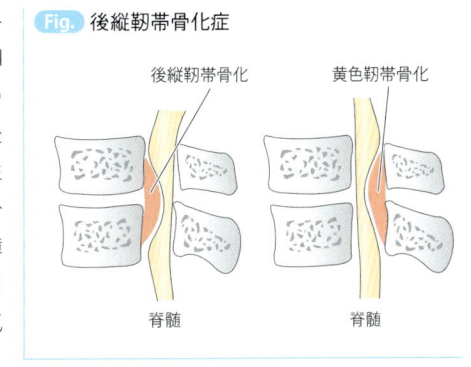

正常でも3%ほどにX線撮影で後縦靱帯に石灰化がみられますが，症状を呈するのは一部です．病気が発症するのは中年以降（50歳前後）で，男性の発症率が女性の2倍です．日本人に多く見られる疾患で，糖尿病や肥満は発生頻度を高めます．

> **One More Navi**
> **後縦靭帯骨化症の手術**
> 手術には後方法手術と前方除圧固定術という2つの方法がある.
> **後方法手術**
> 椎弓切除術または椎弓形成術を行い,脊柱管を拡げる.

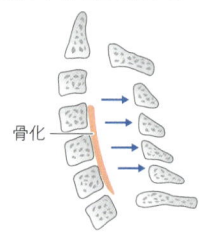

骨化

> **前方除圧固定術**
> 骨化部位を摘出してその部位を自分の骨で固定する.

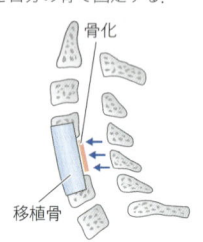

骨化
移植骨

脊髄の後方に位置する黄色靭帯が骨化するケースもあり,これは黄色靭帯骨化症と呼ばれます(胸椎に多く発生します).

症状・経過 頸椎 C5 レベルに多く発生し,初発症状としては,首筋や肩甲骨周辺・指先の痛みやしびれがみられます.進行すると歩行障害(痙性歩行),排尿や排便の障害を伴うこともあります.また,転倒などのわずかな衝撃によって脊髄損傷をおこすこともあります.

診断 X線検査やCTで骨化の大きさや形状を確認します.また,MRIでは脊髄圧迫の状況を確認し,手術を検討する場合は,脊髄腔造影とその後のCT検査で脊柱管全体を調べます.側面像で残存脊柱管前後径が60%あるいは8mmを下回る(断面積では残存面積が70%を下回る)と症状が出やすくなります.

治療 頸椎の外固定装具(頸椎カラー)による保存的治療と,脊柱管を拡げる外科的治療法が存在します.

Fig. 後縦靭帯骨化症のCT像

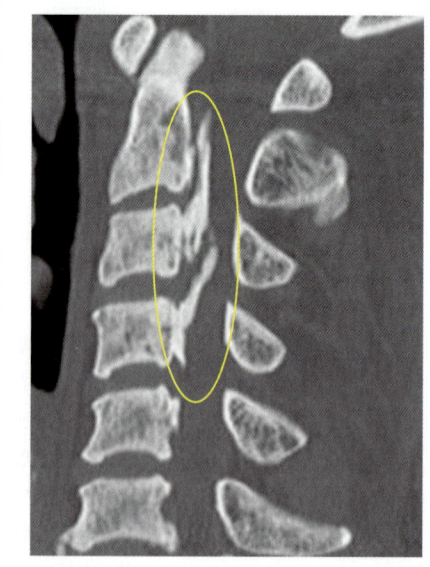

後縦靭帯の骨化が認められ,脊柱管内への突出がみられる.

P-06 Brown-Séquard 症候群

⇒ P-02 を参照

P-07 非圧迫性脊髄障害

▶**レファレンス**
・ハリソン④:p.2918-2922
・標準神経②:p.125-132

非圧迫性の脊髄障害の原因としては,脱髄性,炎症性,感染性,栄養障害性,中毒・代謝性,血管性,遺伝性・家族性が考えられます.このうち,最も多い原因は脱髄性です.

P-08 炎症性脊髄炎

病態 炎症性脊髄炎はサルコイドーシス,全身性エリテマトーデス,Sjögren 症候群に伴っておきることがあります.炎症はさまざまなレベルで散在性に脊髄を侵し,脊髄機能全体に影響を及ぼす傾向があります.

感染性脊髄炎はヘルペスウイルス,エンテロウイルス,成人T細胞白血病ウイルス,HIVなどの直接感染でおきます.さらにマイコプラズマなどの感染症の後の自己免疫反応でおきることもあり,横断性脊髄炎とも呼ばれ,急性散在性脳脊髄炎(ADEM)の一部とも考えられます(多発性硬化症では横断性は稀).

症状 脊髄の侵された部位以下に対称性の全感覚消失がおこります.

検査 脊髄 MRI では脊髄病変部の腫大,T2 強調画像で高信号域,ガドリニウム

> **One More Navi**
> 特発性横断性脊髄炎はウイルス感染後によくみられ,完全に横断性ではなく運動障害のない感覚障害や,その逆の症状がみられます.

による造影効果陽性などを認めます．

治療　ウイルス性以外では副腎皮質ホルモンや血漿交換も用いられます．

P-09　亜急性連合性脊髄変性症

One More Navi
銅欠乏でも亜急性連合性脊髄変性症に似た進行性の脊髄障害がおきることがある．この原因としては，銅の吸収障害をおこす疾患が考えられるが，亜鉛が銅の吸収を阻害する働きを持つことから，亜鉛の過剰摂取でもおきることがある．

病態　亜急性連合性脊髄変性症は，髄鞘（ミエリン）の形成に不可欠なビタミン B_{12} 依存のメチル化反応が，ビタミン B_{12} の欠乏によって障害されるためにおこる進行性の病気です．この疾患は通常，ビタミン B_{12} が腸から吸収（メトホルミンが阻害）できなくなることがきっかけでおこりますが，窒素酸化物に対する保護にビタミン B_{12} が必要となるため，笑気（一酸化窒素）麻酔の後でおきることもあります．悪性貧血の 80％ に合併します．

Fig.　亜急性連合性脊髄変性症の障害部位

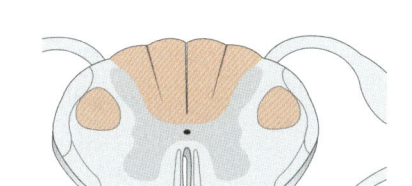

皮質脊髄路（側索）と後索が選択的に障害される．

One More Navi
痙性麻痺
痙性麻痺は上位ニューロン障害（錐体路障害）によって引きおこされる症状で，四肢はこわばりや動作のぎこちなさ，歩行困難といった症状がある．

症状　皮質脊髄路（側索）と後索が選択的に（連合性＝側索＋後索）障害されることから，さまざまな障害が引きおこされます．まず，後索障害によって位置覚や振動覚の障害がおこります．次に側索の皮質脊髄路が侵されるため，錐体路障害として障害部位以下の痙性麻痺が引きおこされるほか，チクチク刺すような痛みなどの感覚異常や深部腱反射の消失（末梢神経障害）といった症状もきたすようになります．

核酸合成障害による巨赤芽球性貧血も合併することがあります．精神症状や認知症状もみられます．

One More Navi
ビタミン B_{12} 投与しても障害された神経はもどらないので，症状はよくならない可能性がある．

検査　血清ビタミン B_{12} 低値，血清メチルマロン酸・ホモシステイン増加が特異的です．

治療　ビタミン B_{12} の補充（注射でも経口でも）で病変の進行が抑えられます．

P-10　脊髄癆

病態　梅毒性脊髄実質炎により，脊髄後索，後根，後根神経節に慢性進行性の変性がおこったものを脊髄癆（tabes dorsalis）と呼びます．通常，梅毒に感染した後，20〜30 年してから発生します．

症状　三大症状として神経痛様疼痛，腱反射消失，瞳孔反射消失がみられます．感覚障害もみられ，神経病性関節症（Charcot joint）を併発することもあります．

Fig.　脊髄癆の障害部位

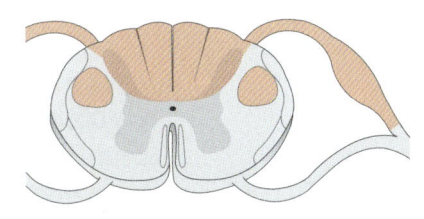

脊髄後索、後根、後根神経節が慢性進行性に変性をおこす．

後索の内側の薄束が侵されやすいために，下肢の深部感覚の脱失（Romberg 徴候）や疼痛（電撃痛）で始まり，次第に歩行が不安定になり，尿失禁や勃起機能不全，膝蓋腱反射の消失，筋萎縮といった症状をきたすようになります．また，患者の 80％ に Argyll Robertson 瞳孔がみられます．

One More Navi
Argyll Robertson 瞳孔
神経梅毒に特有な症状で，対光反射が障害される一方で，輻輳反射（近見反射）は維持される状態を指す．〔▶B-22〕

診断　脳脊髄液では，リンパ球増加，蛋白上昇，ときに STS またはトレポネーマ抗体陽性ですが，治療を受けると脳脊髄液は正常になります．

治療　ペニシリンの全身投与 2 週間を行います．

P-11　血管性脊髄障害

脊髄に送られる血液の大部分は大動脈の分枝から供給されており，頸部，横隔膜付近，腰部の 3 か所が供給源になっています．しかし，お互いの交通があまりしっかりしておらず，脊髄への動脈がつまって脊髄梗塞がおきると，下半身不随（対麻痺）になってしまいます．

血管性に脊髄障害を引きおこすもう 1 つの原因としては，脊髄の血管奇形があげられます．多くは拡張した血管が脊髄を圧迫する腫瘤性病変として，圧迫症状を呈し，慢性的，段階的に症状が悪化しますが，時に出血や梗塞で急激に悪化することもあります．下部胸髄に 60% 発生し，摘出術や血管内塞栓術で治療します．

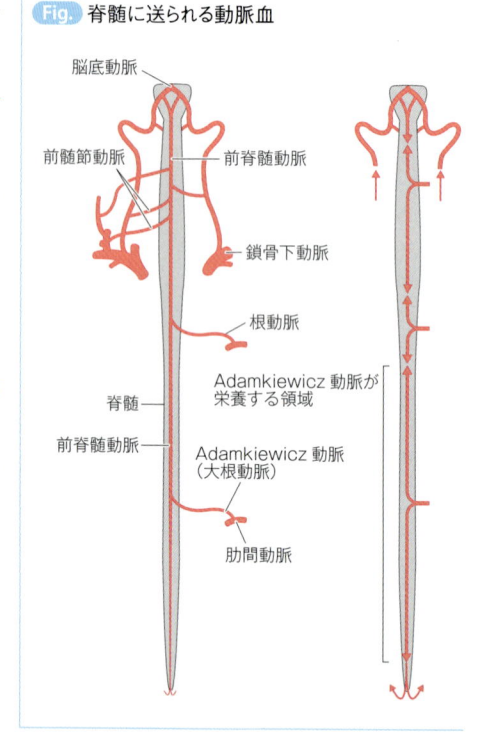

Fig. 脊髄に送られる動脈血

One More Navi
脊髄には腹側に 1 本の前脊髄動脈があり，背側には後根入口部の外側に左右対称の 2 本の後脊髄動脈がある．一般的に，前脊髄動脈が 1 本であるのに対し，後脊髄動脈は 2 本あるので脊髄後部には梗塞はおきにくい．

One More Navi
脳梗塞に比べて脊髄梗塞が少ないのは，脊髄血管に動脈硬化が少ないことと，血管網を形成していることによる．

▶前脊髄動脈症候群

病態　前脊髄動脈に血液を送る最大の根動脈である Adamkiewicz 動脈は，下位胸髄から腰髄部にかけての広範な領域を栄養しており，これが突然閉塞すると，前脊髄動脈の虚血がおこり，脊髄の 2/3（後角・後索以外のすべて）に重篤な虚血を招きます．これを前脊髄動脈症候群（anterior spinal artery syndrome）と呼び，動脈が閉塞する原因には大動脈の重度のアテローム動脈硬化，大動脈解離，塞栓などが考えられます．

症状　両側の錐体路障害による運動麻痺（急激な下肢の対麻痺）と障害レベル以下の解離性感覚障害〔温痛覚が障害される一方で，脊髄延髄路は正常なので深部感覚（二点識別覚・関節位置覚）は保たれる〕や膀胱直腸障害（自律神経下行路障害）を引きおこします．

治療　急性期の浮腫に D-マンニトールやステロイドを投与します．高圧酸素療法が有効なこともあります．

Fig. 前脊髄動脈症候群の虚血領域

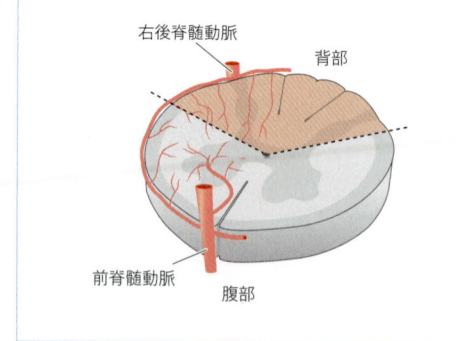

P-12 遺伝性痙性対麻痺

病態 遺伝性痙性対麻痺は，脚のけいれんと筋力低下が徐々に起こる稀な遺伝病で多くは優性遺伝で，劣性遺伝もあります．原因遺伝子座が50あり，半数は遺伝子も同定され，軸索輸送・細胞骨格制御・ミトコンドリア機能・ミエリンの維持や構築・神経突起形成などに関与しています．

症状 対麻痺とは左右両方の麻痺のことです．全ての型において下行皮質脊髄路の変性がおこり，脚の痙性不全麻痺，それに伴う進行性歩行困難，尖足，反射亢進，クローヌス，伸展性足底反応がみられます．通常，感覚機能と括約筋機能は障害を受けません．1割に精神発達遅滞や難聴などを合併し，劣性遺伝に多いです．

診断 多発性硬化症や脊髄の圧迫などの他の病気を除外し，家族歴を参考にして診断します．

治療 バクロフェンやクロナゼパム，ダントロレンナトリウムによる筋弛緩などの対症療法しかありません．

> **One More Navi**
> 副腎白質ジストロフィー（adrenoleukodystrophy）は副腎不全と中枢神経系の脱髄を主体とするX連鎖性劣性の疾患だが，無症候性女性保因者に痙性対麻痺がみられ，血清極長鎖脂肪酸の上昇がある．

P-13 脊髄空洞症

Fig. 脊髄空洞症のMRI像

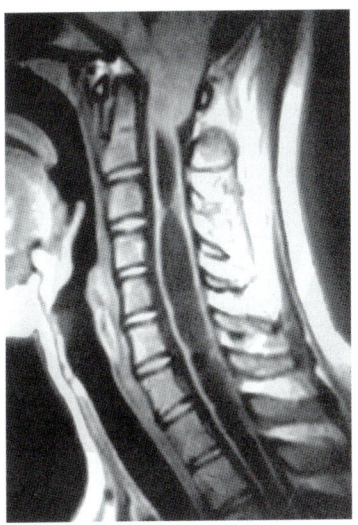

T1強調矢状断像
広範囲にわたり脊髄の空洞を認める．
〔国試99-H4〕

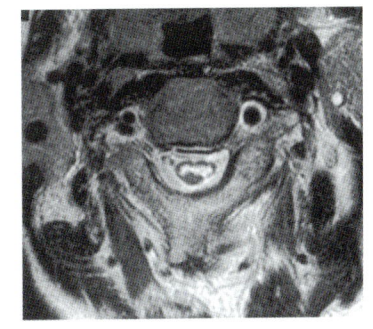

T2強調水平断像
髄内の空洞を認める．
〔国試98-D47〕

病態 空洞症は，脊髄（脊髄空洞症），脳幹（延髄空洞症），あるいはその両方の中心灰白質の空洞に水分がたまり，周囲にグリア増殖（グリオーシス）を生じる病気です．約半数は生まれつきの空洞（Chiari奇形や先天性脊柱側弯症などに伴い脳脊髄液の交通が妨げられる）が青年期にかけて拡大します．晩年になってから発症する空洞症は，癒着性くも膜炎や外傷や腫瘍が原因で，脊髄腫瘍の1/3が，最終的には空洞症を発症します．腰髄まで及ぶのは稀です．

症状・経過 空洞は頚髄に最も多く発生し，長軸方向に病変が拡大します．咳やいきみで自発痛が誘発されます．感覚障害からはじまりますが，空洞が拡大すると運動神経に広がり，最終的に筋肉が萎縮してきます．上肢・胸部上部に両側性に左右差のある温痛覚消失〔宙吊り型（肩掛け・ジャケット型）感覚麻痺〕が特徴です．脊髄中心部を交叉する温痛覚障害がみられますが，後索を上行する二点識別覚・深

部感覚は後期まで保たれます（解離性感覚障害）．上肢は下位運動ニューロン障害のために筋萎縮が，両下肢は上位運動ニューロン障害のために痙性麻痺が引きおこされます．延髄空洞症では三叉神経脊髄路障害で顔面の解離性感覚障害がみられます．

診断 MRIで脊髄の空洞化を確認します．

治療 緩徐進行性で手術療法が脊髄空洞症に対する唯一の治療法です．病状が進行してから手術を行っても，麻痺や感覚障害は完全に回復しないため，早期に診断・治療を受けることが重要です．空洞短絡術（空洞-くも膜下腔シャント）や大後頭孔拡大による減圧術などがあります．

国試出題症例
[国試100-F48]

- 44歳の男性．両手が不自由になったことを主訴に来院した．
10年前から徐々に両手に力が入らなくなり，2，3年前から両手の筋肉がやせてきた．熱い風呂の湯加減を手でみようとするときや，誤って火のついた煙草を手に落としたときなど，手に火傷を負ったことがこれまで何回かあった．
意識は清明，認知症状はない．両上肢遠位部の筋萎縮と筋力低下，両上肢の深部反射消失，両下肢の深部反射亢進および両側のBabinski徴候陽性を認める．痛覚と温度覚とが著しく鈍麻している部位を右に示す．
視力・聴力障害，構音・嚥下障害，排尿障害および触覚・深部感覚の鈍麻を認めない．
⇒胸部・上肢の宙づり型解離性感覚障害を伴う脊髄空洞症

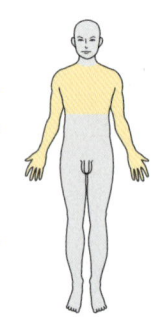

Q

神経系感染症

Preview

Q-01	神経系感染症とは？

Q-02	細菌性髄膜炎
Q-03	細菌性髄膜炎の病態
Q-04	細菌性髄膜炎の症状
Q-05	細菌性髄膜炎の診断
Q-06	細菌性髄膜炎の治療

Q-07	結核性髄膜炎

Q-08	真菌性髄膜炎

Q-09	ウイルス性髄膜炎（無菌性髄膜炎）

Q-10	脳炎
Q-11	単純ヘルペス脳炎
Q-12	アルボウイルス脳炎

Q-13	遅発性ウイルス感染
Q-14	亜急性硬化性全脳炎
Q-15	進行性多巣性白質脳症
Q-16	HIV脳症（AIDS脳症）
Q-17	HAM（HTLV-I関連脊髄症）

Q-18	プリオン病
Q-19	Creutzfeldt-Jakob病
Q-20	変異型Creutzfeldt-Jakob病

Q-21	脳膿瘍

Q-22	硬膜下膿瘍

Q-23	硬膜外膿瘍

Navi 1 病原体が髄膜腔に侵入して炎症を引き起こす

神経系感染症では，髄液検査や画像検査などを用いて病原体検索をすることが治療への第一歩となります．

▶ Q-02～Q-09 で細菌性，結核性，真菌性，ウイルス性に引き起こされる髄膜炎について，病態，症状，診断，治療を述べていきます．

Navi 2 感染によって脳組織が炎症を起こす

単純ヘルペス脳炎は，ウイルス性脳炎のなかでも最も頻度が高い疾患です．また，節足動物が媒介するウイルスによって発生する脳炎をアルボウイルス脳炎と呼びます．

Navi 3 数年をかけてゆっくりと進行するウイルス感染

遅発性ウイルス感染は，数年の潜伏期間を経てゆっくりと進行するウイルス感染を指します．

Navi 4 異常プリオン蛋白が脳にアミロイドとして蓄積

異常プリオン蛋白が脳に蓄積し，神経細胞の著明な脱落と海綿状変性がおこる疾患です．

Navi 5 細菌感染により膿がたまった状態

種々の細菌が脳実質や硬膜下，硬膜外に侵入し，限局した膿巣をつくります．

Q-01 神経系感染症とは？

神経系感染症は感染部位によって，頭痛，発熱，嘔吐を伴う髄膜炎（meningitis）を引きおこします．また，これに意識障害，けいれんや神経局所症状が加わると，脳炎（encephalitis）が疑われます．髄膜炎に脳炎が加わった状態を，特に髄膜脳炎（meningoencephalitis）と呼びます．

急性の経過をとるのは細菌性髄膜炎，ウイルス性髄膜脳炎で，亜急性から慢性の経過をとるのは結核性，真菌性，梅毒性，ライム病などによる髄膜炎です．

神経系感染症の検査では，脳脊髄造影 MRI，脳波，髄液検査，髄液培養を含めた病原体検索と血液検査による基礎疾患の検索が重要です．

One More Navi
ライム病（Lyme disease, Lyme borreliosis）：野ネズミ，シカ，野鳥などを保菌動物とし，マダニによって媒介される人獣共通の細菌（スピロヘータ）による感染症である．マダニ刺咬後の遊走性紅斑にはドキシサイクリン塩酸塩，髄膜炎などの神経症状にはセフトリアキソンナトリウムが第一選択薬．

Q-02 細菌性髄膜炎

▶レファレンス
- ハリソン④：p.2952-2958
- 標準神経②：p.353-355

Q-03 細菌性髄膜炎の病態

Fig. 細菌性髄膜炎の主要原因菌と発症年齢

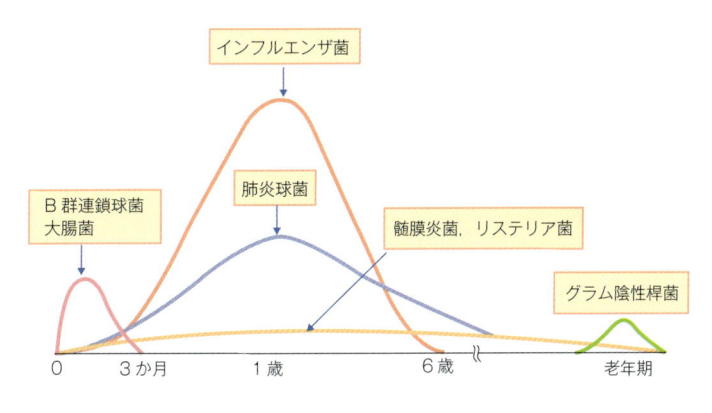

（図：横軸に年齢 0・3か月・1歳・6歳・老年期をとり，B群連鎖球菌・大腸菌，インフルエンザ菌，肺炎球菌，髄膜炎菌・リステリア菌，グラム陰性桿菌の発症年齢分布を示す曲線）

年齢	主要原因菌
1か月未満	B群連鎖球菌，大腸菌 ＞ リステリア ＞ ブドウ球菌
1か月～6歳未満	インフルエンザ菌 ＞ 肺炎球菌
6歳～成人	肺炎球菌 ＞ 髄膜炎菌 ＞ インフルエンザ菌
高齢者	肺炎球菌 ＞ 髄膜炎菌 ＞ リステリア
免疫抑制者	黄色ブドウ球菌 ＞ グラム陰性桿菌，リステリア

病原性細菌がくも膜，軟膜に侵入し，炎症をおこすのが細菌性髄膜炎です．細菌が感染増殖すると急性化膿性髄膜炎と呼ばれる状態になり，未治療であればほぼ100％死亡，治療しても死亡率は5～20％，後遺症が30％にのこる重篤な疾患です．

成人の髄膜炎の起炎菌は肺炎球菌，髄膜炎菌，B群連鎖球菌，インフルエンザ菌，リステリアです．成人では，鉄中毒，妊娠，抗TNF薬（関節リウマチに使う）使用が感染のリスクを高めます．また，50歳以上では，糖尿病，心疾患，癌，膠原病などの基礎疾患が感染のリスクを高めることがあります．

One More Navi
脳室シャントの患者ではコアグラーゼ陰性ブドウ球菌による感染症罹患が多い．

新生児のB群連鎖球菌感染症（グラム陽性菌）は産道感染，リステリア（グラム陽性桿菌）は腸管からの侵入が考えられます．小児の肺炎球菌のワクチンで一部は減少が期待されます．

▶インフルエンザ菌，肺炎球菌

インフルエンザ菌（グラム陰性桿菌），肺炎球菌（グラム陽性菌）は咽頭炎，中耳炎，副鼻腔炎などの頭蓋に近接した感染巣から侵入したり，肺炎のように血行性に髄膜に到達したりします．また，肺炎球菌による感染症は脳脊髄液が漏れるような外傷後にも発生します．

> **One More Navi**
> インフルエンザ菌b型（Hib）は小児における重症感染症の起因菌（年間400以上の髄膜炎）として知られているが，ワクチン接種による罹患の減少が期待されている．

▶髄膜炎菌

髄膜炎菌（淋菌と同じナイセリア属のグラム陰性の双球菌）は若い人に感染しやすい細菌で，補体機能異常のある患者では再発しやすくなります．11〜55歳の間にワクチン接種が薦められますが，ワクチンは30％を占めるグループB髄膜炎菌はカバーしていません．

▶B群連鎖球菌

B群連鎖球菌（グラム陽性菌）感染症は新生児で重要です．新生児のB群連鎖球菌感染症は産道感染が考えられます．

成人では糖尿病，心疾患，癌，膠原病，アルコール依存症，肝疾患，腎疾患，ステロイド服薬，HIV感染のような基礎疾患のある人が罹ります．

▶リステリア

リステリア（グラム陽性桿菌）も新生児の髄膜炎の20％の原因です．感染経路は腸管からの侵入が主に考えられます．

> **One More Navi**
> リステリアは低温や塩分があっても増殖できる．

Q-04 細菌性髄膜炎の症状

かぜ様の軽い症状から1〜2日間で全身状態が急速に悪化進行し，発熱（38〜40℃），頭痛，嘔吐などの症状を呈し，しばしば髄膜刺激症状が陽性になります．髄膜脳炎を合併するとけいれんや意識障害もきたします．
高齢者や糖尿病患者では症状が明確でなく，ゆっくり進行することもあります．乳児では大泉門の膨隆や哺乳力低下も見逃してはならない症状です．

> **One More Navi**
> **髄膜刺激症状**：首がかたく曲がりにくくなる項部硬直（nuchal stiffness (rigidity), stiff neck：正常ではやわらかい neck supple）やKernig徴候，Brudzinski徴候，後弓反射，頭蓋内圧亢進などがみられる．

Q-05 細菌性髄膜炎の診断

髄液検査が最も重要な検査です．髄膜炎の疑いのある患者では，直ちに起炎菌の同定のために血液培養をして腰椎穿刺に進みます．ただし，脳内腫瘤病変があると腰椎穿刺で脳ヘルニアをおこす危険性があるので，脳疾患の既往，けいれん発作，意識障害，脳局所症状，乳頭浮腫のある患者では頭部CTを撮ってから穿刺を行います．正常CTでも意識レベルの急速な悪化や脳幹部病変症状（瞳孔異常，不規則呼吸など）やけいれん発作のような脳ヘルニアの徴候がみられるときは血液培養だけにし，抗菌薬を投与して反応をみることも勧められます．

細菌性髄膜炎では主に多核球優位（通常80〜95％）の細胞数の増加が見られます．ウイルス性髄膜炎に比して細胞数の増加は高度で，検査時に明らかに髄液が白濁している場合もあります．また，菌によって消費されるため髄液糖が低下（同時

> **One More Navi**
> 髄液細胞は通常単核球で数は5/mm³以下（新生児は30/mm³以下）が正常．

に測定した血糖値の40％以下）し，血液脳関門の破綻で血中の蛋白が髄液内に入り込むため蛋白の増加（正常では50 mg/dL以下）も認められます．髄液培養で感受性の検査も重要です．髄液中ラテックス凝集反応やPCR（肺炎球菌，髄膜炎菌，インフルエンザ菌，抗酸菌），真菌性・結核性との鑑別のためにクリプトコッカス抗原，結核菌が死滅すると菌体成分から逸脱するADA（adenosine deaminase）の測定も必要なことがあります．

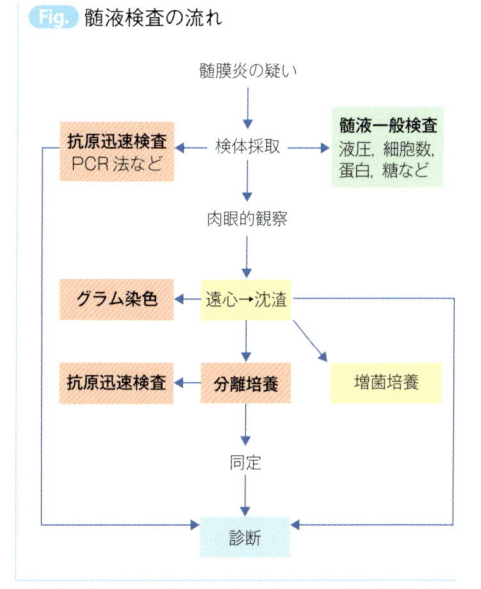

Fig. 髄液検査の流れ

Q-06 細菌性髄膜炎の治療

細菌性髄膜炎は基本的には重症感染症であり，敗血症と同様に循環，呼吸の管理が必要となります．髄液中は白血球が少なく，貪食による殺菌力が不十分であるため，抗菌薬は静菌的より殺菌的なものを使用します．普段は脳血管関門で遮断されている髄液も，炎症時には脳血管関門が拡がり，抗菌薬が到達しやすくなります．

肺炎球菌では強い炎症を抑制するため抗菌薬の投与の10〜20分前または同時に副腎皮質ステロイド（デキサメタゾン）の2〜4日間投与が推奨されています．また，脳圧亢進に対するグリセオール®，D-マンニトールやけいれん予防に対してフェニトイン投与が考慮されます．

48時間内に臨床的に改善しなければ腰椎穿刺を繰り返して抗菌薬を変更します．10日以上の発熱は薬剤性発熱，硬膜下水腫，膿瘍などの合併症も考慮します．起炎菌同定後は薬剤感受性に従い，適正な抗菌薬に切り替え（De-escalation）ます．

One More Navi

血液脳関門を通りやすい第3世代セフェム系（セフトリアキソンナトリウムなど）とバンコマイシンを併用する．

国試出題症例
[国試98-D47]

● 24歳の女性．発熱，頭痛および嘔吐を主訴に救急車で搬入された．一昨日の夜から高熱，強い頭痛および嘔吐が出現し，背部痛を伴っている．身長156 cm，体重51 kg．体温38.6℃．呼吸数22/分．脈拍112/分，整．血圧80/56 mmHg．胸部に異常を認めない．項部硬直とKernig徴候とを認める．尿所見：蛋白1+，糖（−）．脳脊髄液所見：外観混濁，圧240 mmH$_2$O（基準70〜170），細胞数2,560/μL（基準0〜2）（多核球95%），蛋白500 mg/dL（基準15〜45），糖15 mg/dL（基準50〜75）．血液所見：赤血球420万，Hb 13.2 g/dL，Ht 42%，白血球23,000．
⇒髄膜炎菌による細菌性髄膜炎

Q-07 結核性髄膜炎

▶レファレンス
・ハリソン④：p.2966
・標準神経②：p.355

病態 結核性髄膜炎は，亜急性の経過をとる髄膜炎の代表的疾患ですが，肺結核の症状がなかったり，髄液から結核菌が検出されなかったりして，診断に苦慮することも多い疾患です．しかし，治療が遅れると重症化し後遺症を残すため，疑った場合には早期から治療を開始する必要があります．

症状 2〜4週で発熱，頭痛，嘔吐（一般的な髄膜炎症状）がみられる亜急性の経過を取ります．発熱や意識障害といった非特異的な症状で発症することも多く，注意が必要です．水頭症による脳圧亢進症状や脳神経症状（動眼神経や内耳神経），さらにはバソプレシンの分泌過剰でSIADHによる低Na血症を呈することもあります．

Fig. 結核腫のMRI像

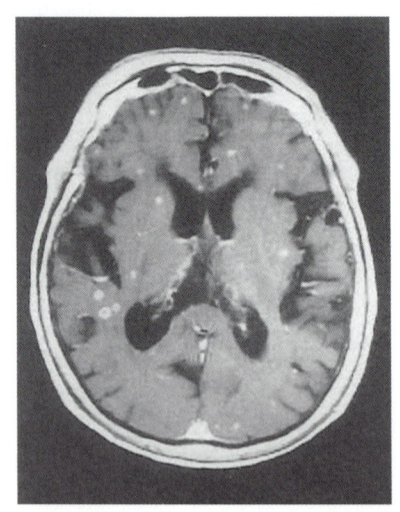

MRI造影T1強調画像．結核腫が脳内に散在する様子が造影されている．
『結核　第4版』[23]より

One More Navi
原発巣は肺結核が最多だが，リンパ節や骨，腎臓なども考えられる．

One More Navi
塩化物イオン（クロール）の低下（SIADH），アデノシンデアミナーゼ（adenosine deaminase；ADA）の上昇，髄液表面に線維素の析出（Nonne-Froin徴候）が見られることもある．

診断 問診ではBCG接種の有無，結核感染者との接触，他臓器の症状を尋ねます．髄液検査で軽度〜中等度の細胞数増加（単核球優位），蛋白の著増，糖値の低下や，さらには，髄液の塗抹や培養，PCR検査で結核菌を証明できれば確定診断を下せますが，実際には否定をするのも困難です．胸部（腹部）CT，喀痰培養，胃液培養など他臓器の結核の検索や，ツベルクリン反応やクオンティフェロン（QFT），脳造影MRIで脳底部や脳幹表面の増強効果，結核腫，水頭症などの所見がないかどうか調べます．

本疾患であるとの診断がなされた場合は，保健所への届出が必要です．

治療 抗菌薬で行います．基本的にはイソニアジド（INH）＋リファンピシン（RFP）＋ストレプトマイシン（SM）＋ピラジナミド（PZA）の4剤併用療法を2か月間行い，その後INH＋RFPで10か月間，治療します．

Assist Navi　髄液所見

髄膜炎の種類	髄液の外観	液圧(mmH₂O)	細胞の種類と細胞数 優位細胞	細胞数(/μL)	蛋白(mg/dL)	糖(mg/dL)
正常	水様透明	70〜180	リンパ球	≦15	15〜45	50〜80
細菌性髄膜炎	混濁 ときに膿性	200〜600	多核球	500〜10,000	50〜1,000	0〜20
結核性髄膜炎	水様（日光微塵）ときに黄褐色調	200〜600	リンパ球・単球	25〜1,000	50〜500	≦40
真菌性髄膜炎	水様 ときに黄褐色調	200〜600	リンパ球・単球	10〜1,000	50〜500	≦40
ウイルス性髄膜炎	水様（日光微塵）	100〜300	リンパ球	10〜1,000	50〜100	50〜80

※日光微塵：脳脊髄液中の細胞数が増加し，直射日光に当てるとキラキラと反射して混濁が見られる状態．細胞数が500個/μL以上にまで増加した場合にみられるようになる．

関連項目

▶結核腫

他臓器の結核病変から血行性に転移した頭蓋内の炎症性肉芽腫のことで，しばしば結核性髄膜炎に随伴してみられます．化学療法剤の進歩で稀な疾患とされてきましたが，近年，AIDSなどの免疫機能低下患者の合併症として増加傾向にあります．症状に特異的なものはなく，結核腫の大きさや部位によって異なります．

Q-08 真菌性髄膜炎

▶レファレンス
- ハリソン④：p.2966
- 標準神経②：p.356

病態 亜急性髄膜炎として発症するのが特徴で，AIDSや副腎皮質ステロイド薬，免疫抑制薬の長期大量投与でおきやすい疾患です．

病原菌にはクリプトコッカス，カンジダ，ムコール，アスペルギルスなどがありますが，クリプトコッカス髄膜炎が最も高頻度です．クリプトコッカスは，鳥類の排泄物，特にハトの糞で増殖し，肺で初感染巣をつくり，血行性に髄膜腔に広がります．

Fig. 髄液中の菌の検出

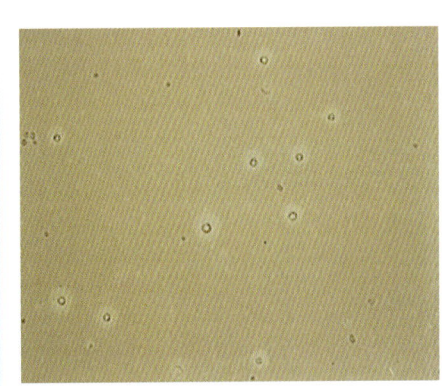

墨汁染色によるクリプトコッカス莢膜の検出．
『内科診断学　第2版』[24]より

症状 脳実質内に肉芽腫を形成する場合は，髄膜刺激症状とともに片麻痺やParkinson症状などの脳局在症状も示し，髄膜脳炎としてみられます．

診断 髄液圧が上昇し，細胞数増加，蛋白増加，糖の減少など結核性髄膜炎に類似した所見を示します．頭部CT, MRIで水頭症の所見や肉芽腫を反映した低吸収域，異常信号病変がみられます．

髄液中の菌の検出が重要で，墨汁染色によるクリプトコッカス莢膜の証明や培養を繰り返し行う必要があります．抗原を検出するラテックス凝集反応も有用です．

治療 アムホテリシンBまたはフルシトシンを投与します．アムホテリシンBの副作用には局所の静脈炎，全身反応（発熱，嘔吐，悪心），貧血，腎障害などがあります．

One More Navi

クリプトコッカス髄膜炎は，ほぼ全例AIDS患者か免疫抑制剤の使用患者で，墨汁染色（インディアインク）の塗抹検査の感度は高くなく，クリプトコッカス抗原検査が高感度である．
(偽陰性6％)〔▶Q-08〕

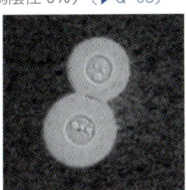

〔国試88-E35〕より
墨汁染色：菌周辺の莢膜には墨汁粒子が入り込めず，顕微鏡の光が透過した透明体を呈する．

Q-09 ウイルス性髄膜炎（無菌性髄膜炎）

▶レファレンス
- ハリソン④：p.2958-2961
- 標準神経②：p.352

病態 無菌性髄膜炎は髄液検査で病原体が見つからない髄膜炎のことをいい，多種多様な病原体によって引き起こされます．一般的な臨床現場においては，無菌性髄膜炎の多くはウイルスによる感染症（ウイルス性髄膜炎）をまず疑うことになります．なお，無菌性髄膜炎の原因としては，そのほかにリケッチア，マイコプラズマ，真菌，結核，自己免疫，薬剤（NSAIDなど），細菌性髄膜炎の不完全治癒などが考えられます．

症状 頭痛，発熱，嘔吐，項部硬直などの髄膜刺激徴候，髄液中のリンパ球や単球優位の細胞増加を認めます．

|経過| ウイルス性髄膜炎は通常は良好な経過を示しますが，軽度の意識障害や脳波異常，MRIでの脳実質の信号異常があることもあるので注意が必要です．それらの所見がある場合は，ウイルス性脳炎として治療します．

|治療| 発熱や頭痛といった症状に対する対症療法が中心になります．

Fig. 髄液中のリンパ球増加

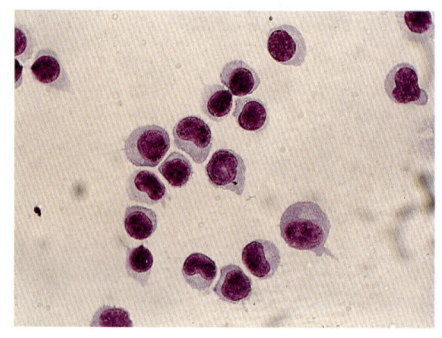

May-Grünwald-Giemsa染色で髄液中にリンパ球の増加を認める．

『新臨床内科学 第9版』[25] より

Q-10 脳炎

▶レファレンス
・ハリソン④：p.2961-2966
・標準神経②：p.343-346

|病態| 脳炎（encephalitis）では，脳の炎症によって神経障害を伴います．

原因は，単純ヘルペス，日本脳炎，エンテロウイルス，ポリオ，インフルエンザ，水痘ヘルペスなどさまざまです．30～70％は原因不明で10％は感染性ではありません．脳炎の疑い患者は原因の同定のためにMRIと脳脊髄液の検査が必須です．

|診断| 季節，地理，流行状況，外傷，ワクチン接種歴，旅行歴，動物や虫との接触，職業などが原因の推測に役立ちます．

診断に際しては，培養やPCR，抗体検査のほかに，MRI画像が重要となります．脳脊髄液で細胞数や蛋白増加が通常見られますが，稀に正常のこともあります．IgMは血液脳関門を通らないので，脊髄液にウイルス特異的なIgMを認めれば，脳炎と診断できます．特にヘルペス感染では脳脊髄液のPCRが有用です．抗ウイルス薬を投与しても急激に悪化する場合には脳生検も考慮します．

Q-11 単純ヘルペス脳炎

|病態| 単純ヘルペス脳炎は，ウイルス脳炎のなかで最も頻度が高く（5～10％），年間300～400例の発症で，死亡率8～30％です．

単純ヘルペスウイルス（herpes simplex virus；HSV）には，HSV-1（口唇ヘルペス）とHSV-2（性器ヘルペス）があります．単純ヘルペス脳炎の多くはHSV-1によるもの（90～95％）ですが，新生児の脳炎の多くはHSV-2の産道感染によるものです．新生児・幼児では産道感染や皮膚・粘膜の初感染に続いて脳炎が発生しますが，成人・高齢者ではヘルペスウイルスの感覚神経節への潜伏感染後の再活性化（回帰感染）が原因となります．

HSV-1は側頭葉や大脳辺縁系で壊死傾向が強く（壊死性出血），ときに脳幹部脳炎をおこします．一方，HSV-2の感染では再発性髄膜炎や脊髄炎をきたしやすくなります．

|症状| 発熱，片頭痛，言語と行動異常（意識障害），記銘力障害，脳神経障害，てんかん発作（70％），人格変化・幻覚（側頭葉症状），脳圧亢進症状，髄膜刺激症状などがみられます．

|診断| 脳MRIで一側優位の側頭葉下部，島，海馬に異常信号（浮腫と出血）が

Fig. 単純ヘルペス脳炎のMRI所見

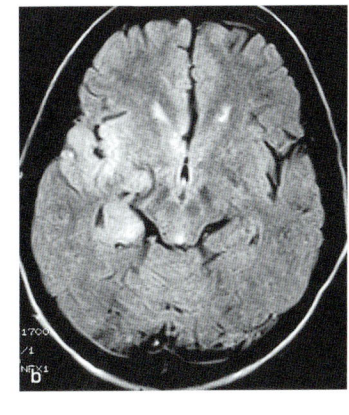

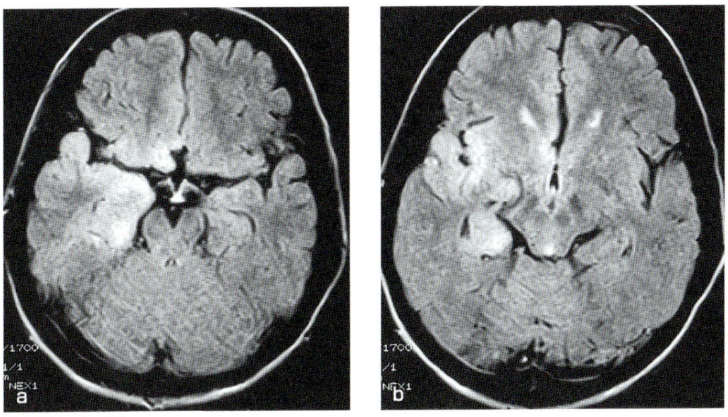

MRI FLAIR像
右側側頭葉の下部，島，海馬に高信号域を認める．

『新臨床内科学　第9版』[26] より

出現します．また，拡散強調画像やFLAIR画像で両側の側頭葉に高信号領域を認めるのは，ヘルペス脳炎に特徴的な所見ですが，末期の病像です．

髄液検査でリンパ球優位の細胞増加，蛋白の増加，髄液圧の上昇を認めますが，糖値は正常です．90%の患者は髄液PCRでウイルス陽性となります．また，80%に脳波で片側性に周期性同期性高振幅徐波が見られます．

治療　単純ヘルペス脳炎が疑われる場合は，確定診断がつく前に発症後4日以内にアシクロビルによる治療を開始します．再発率は5%で，18か月後の死亡率は28%です．アシクロビル治療後には髄液PCRでHSVが陰性化していることの確認も必要です．

One More Navi
14〜21日間，8時間おきにアシクロビルを静注する．

国試出題症例
[国試101-A47]

● 46歳の男性．全身けいれんを発症し搬入された．3日前から頭痛と全身倦怠感とがあり仕事を休んでいた．本日起床後から意味不明なことを言うようになった．意識は傾眠傾向で，名前を呼ぶと開眼する．体温38.8℃．脈拍104/分，整．血圧136/64 mmHg．脳脊髄液検査：初圧200 mmH$_2$O，細胞数60/μL（基準0〜2）（単核球優位），蛋白120 mg/dL（基準15〜45），糖70 mg/dL（基準50〜75）．血液所見：赤沈30 mm/L時間，赤血球530万，白血球6,800．血清生化学所見に異常を認めない．CRP 1.8 mg/dL．頭部CTで異常を認めない．翌日，呼びかけに反応しなくなり，撮影した頭部単純MRIの水抑制T2強調像〈FLAIR〉を右に示す．

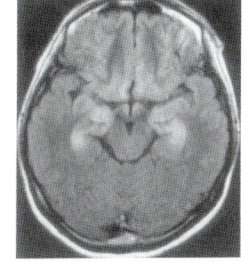

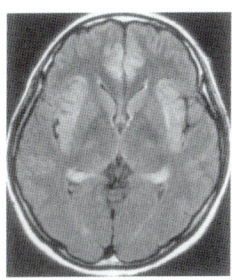

⇒単純ヘルペス脳炎

One More Navi
アルボウイルスの「アルボ（ARBO）」とは，節足動物が媒介するウイルス＝ARthropod-BOrne virusesから取って名付けられた．

Q-12　アルボウイルス脳炎

病態　アルボウイルス脳炎は，蚊やマダニなどの節足動物が媒介する一群のウイルスが原因で起こる重症の脳の炎症です．

Fig. アルボウイルスによる感染

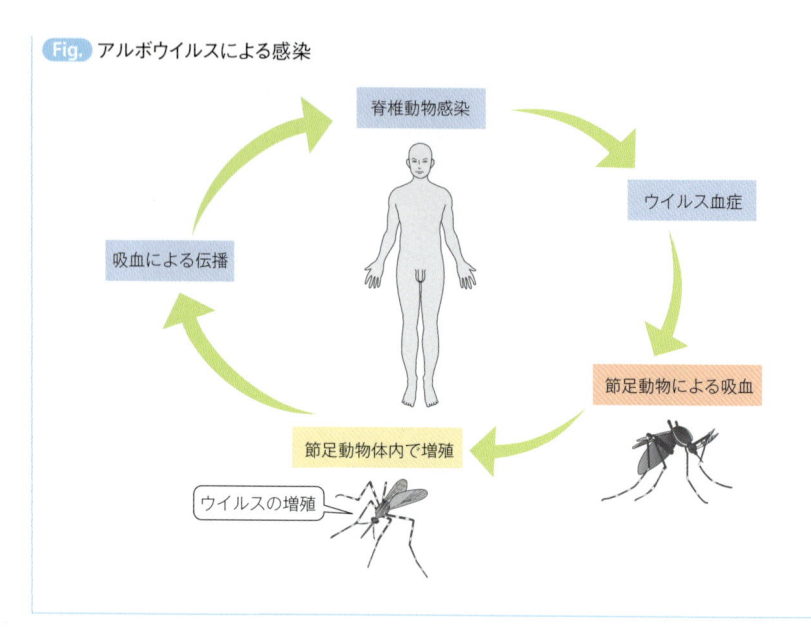

感染は家畜や鳥がもっているアルボウイルスを節足動物が媒介することで発生し、㋐人から人に直接感染することはありません．

この脳炎を引きおこすウイルスには、ウエストナイルウイルス、日本脳炎ウイルス、デングウイルスなどがあります．

治療　有効な治療はありません．

Q-13 遅発性ウイルス感染

▶レファレンス
・ハリソン④：p.2967-2968
・標準神経②：p.346-349

潜伏期間が数年と長く、ゆっくりと進行（亜急性の経過）するウイルス感染を㋐遅発性ウイルス感染（slow virus infection）と呼びます．

Q-14 亜急性硬化性全脳炎

病態　亜急性硬化性全脳炎（subacute sclerosing panencephalitis；SSPE）は㋐麻疹に感染後、数年の無症候期を経て神経症状で発症し、発病後は数か月〜数年の経過で徐々に悪化し、数年〜10数年で死に至る重篤な疾患です．

麻疹に罹患した人の数万人に1人が発症し、㋐1歳未満に麻疹に感染した場合や免疫機能が低下している状態（ステロイド、免疫抑制剤、抗癌剤）で麻疹に感染した場合に多くみられます．患者から分離されるウイルスは㋐変異した麻疹ウイルスです．ワクチン接種率の低い国で発生しています．

Fig. 亜急性硬化性全脳炎の脳波所見

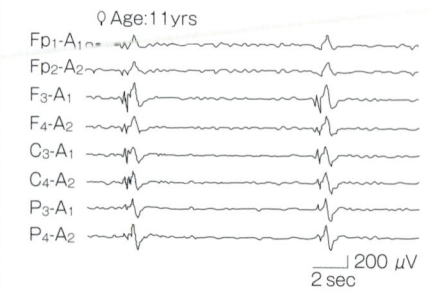

♀ Age：11yrs

周期性同期性高振幅徐波結合
10秒に1回の頻度で、亜急性硬化性全脳炎に特徴的な徐波の周期性同期性放電がみられる．

症状・経過　10歳前後の小児に軽度の知的障害、性格変化、脱力発作、歩行異常

などの症状から発症します．発熱や頭痛は伴いません．全身けいれんやミオクローヌス発作から，数年で除脳硬直，昏睡となって死亡します．

診断 血清麻疹抗体価の上昇，髄液麻疹抗体価の上昇，周期性同期性高振幅徐波結合と呼ばれる特徴的な脳波所見がみられます．

治療 イノシンプラノベクスの内服療法，インターフェロンの髄注・脳室内投与療法，リバビリン脳室内投与療法を行いますが，治癒は稀です．

> **One More Navi**
> イノシンプラノベクス（英：inosine pranobex）：Tリンパ球増殖，マクロファージ活性化により，低下した免疫反応を高める．

Q-15 進行性多巣性白質脳症

病態 進行性多巣性白質脳症（progressive multifocal leukoencephalopathy；PML）は免疫不全患者などにJCウイルスが原因で発症する脱髄性疾患です．HIVなどで免疫不全の状態になると，JCウイルスが増殖し，血行性に脳に播種し，髄鞘形成細胞であるオリゴデンドログリアに感染して，脱髄を引きおこします．

症状 病変は大脳白質の全てでおこり，症状は多彩で，複数の症状が同時に現れることもよくあります．

> **One More Navi**
> JCウイルスは，Padgettらによって1971年に患者の脳組織から分離されたウイルスで，最初に分離された患者のイニシャルから，JCウイルスと命名された．

Q-16 HIV脳症（AIDS脳症）

病態 HIV（human immunodeficiency virus）は，免疫系を侵すと同時に，神経系のグリア細胞やマクロファージ内で増殖し，神経細胞を破壊します．これにより脳が萎縮し，脳機能の低下や認知症などのさまざまな神経症状が出現するようになります．これをHIV脳症（HIV-I関連認知症候群，AIDS脳症）と呼びます．

症状 認知障害，運動機能障害，行動障害の3つを主に呈します．亜急性から慢性に進行する記銘力低下，注意や意欲の低下，思考緩慢といった認知障害と，動作緩慢や失調性歩行などの運動障害，そして，HIV関連感覚優位の多発ニューロパチーを合併することもあります．

診断 頭部MRIのT2強調画像やFLAIR画像で，大脳白質から基底核にかけてびまん性の高信号を生じますが，皮質下の領域は保たれます．

治療 逆転写酵素阻害薬2剤とプロテアーゼ阻害薬1剤を併用するHAART療法を長期的に継続します．しかし，HIV治療では発症を完全には防ぐことはできません．

> **One More Navi**
> 剖検例では，AIDS患者の脳の7割に何らかの変化が認められたとの報告がある．

Q-17 HAM（HTLV-I関連脊髄症）

病態・症状 HTLV-I（human T-cell leukemia virus type I）は成人T細胞白血病（adult T cell Leukemia: ATL）をおこすウイルスです．このウイルスが原因となる疾患がHAM（HTLV-I associated myelopathy）です．HAMは30〜50歳代の発症が多く，慢性の痙性対麻痺，膀胱障害，感覚障害を呈します．しかし，この病気が直接の死亡原因になることはほとんどありません．

治療 ステロイドやインターフェロンなどの治療が効果を示す例が多くあります．

Q-18 プリオン病

▶レファレンス
- ハリソン④：p.2978-2985
- 標準神経②：p.350-351

プリオン病 (prion disease) とは、立体構造が変化した異常プリオン蛋白（異常PrP）が脳にアミロイドとして蓄積し、神経細胞の著明な脱落と海綿状変性がおきる人獣共通の進行性致死性感染症です。遅発性ウイルス感染と似て感染から発症までの潜伏期が年単位と長く、炎症所見もなく、脳脊髄液も正常です。

Q-19 Creutzfeldt-Jakob 病

Fig. Creutzfeldt-Jakob病の所見

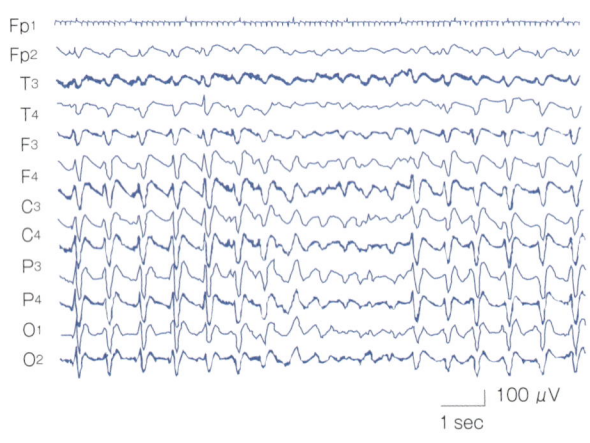

脳波所見
1回/1～1.5秒の頻度で繰り返す高振幅徐波の周期性同期性放電が認められる。
[国試101-A58 より]

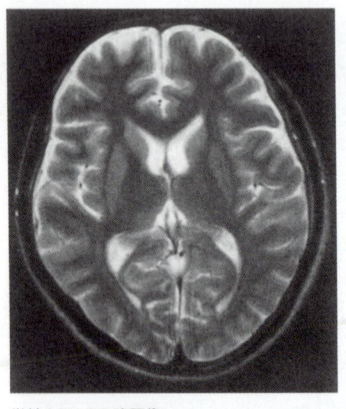

単純MRI T2強調像
大脳皮質や基底核などの灰白質に高信号病変を認める。

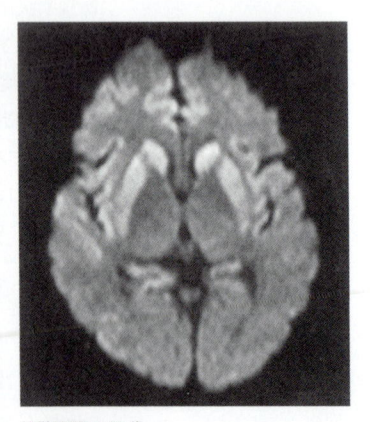

拡散強調MRI像
大脳基底核に顕著な高信号域を認める。
[国試102-I74 より]

病態 Creutzfeldt-Jakob 病（CJD）は、年間100万人におよそ1人の割合で発症し、50～70歳に好発します。CJDには、孤発性CJD（85％）、家族性CJD（15％）、医原性CJD（1％）の3つの病型が存在し、医原性はヒト由来乾燥硬膜移植や角膜移植、ヒト下垂体ホルモンの投与などによって感染がおこることが報告されています。

症状 初老期に発症するミオクローヌスを伴う急速進行性の認知症が主な症状です。このほかにも多くの神経障害がおきますが、感覚神経と脳神経障害は稀です。

One More Navi
ミオクローヌス：きわめて素早く瞬間的におこる共同筋群の収縮で、体の一部がピクッと動く不随意運動。

発病から半年以内に寝たきりの状態となり，発病後1〜2年以内に死亡します．

診断 脳波で周期性同期性放電（periodic synchronous discharge；PSD），MRI で脳の萎縮と灰白質の高信号が認められれば確定診断が下せます．また，髄液中の 14-3-3 蛋白陽性なども診断に役立ちます．

治療 治療法はありません．

Q-20 変異型 Creutzfeldt-Jakob 病

変異型 Creutzfeldt-Jakob 病は，牛海綿状脳症（狂牛病：BSE）がヒトに感染したプリオン病で，1995年に英国で発見されました．従来の CJD と比較して若い発症年齢や精神病症状が特徴的です．また，CJD と異なり，リンパ節や扁桃腺にも異常 PrP が蓄積するので生検が可能です．

国試出題症例
[国試102-I74]

● 56歳の男性．歩行時のふらつきを主訴に4か月前に来院した．酒に酔っているかのように左右にふらふらして歩くようになり，本人は「平衡感覚がおかしい」「視点を動かすと風景の残像がしばらく残る」「夜になるとものが見にくい」「字が読みにくい」などと訴えていた．食欲はあった．2か月前から喋らなくなり，意思の疎通が困難になり，一日布団の上で寝て過ごすようになった．妻が世話をしていたが，トイレには行かずにオムツを使っていた．今月から呼びかけに全く反応しなくなり，周囲の物に視線を向けなくなった．また体がカチカチになってきて，上半身を起こすことができなくなった．食べ物は口に押しつければ，なんとか食べることができた．るいそう，脱水，褥瘡，除皮質硬直，ミオクローヌス及び四肢深部腱反射亢進を認める．MRI は前図
⇒ Creutzfeldt-Jakob 病

Q-21 脳膿瘍

▶レファレンス
・ハリソン④：p.2968-2970
・標準神経②：p.358

病態 脳膿瘍は年間の発生件数が1,000例くらいと比較的珍しい疾患です．以前は30〜60％の死亡率でしたが，抗菌薬や手術法の改善で死亡率は0〜20％に減少しています．

原因としては，まず中耳炎，乳突炎，副鼻腔炎のような脳近くの感染症が波及する場合があります．また，血行性に遠隔の感染巣から菌がくることもあり，多発病巣となる傾向があります．この場合の原因は，多くは慢性化膿性肺疾患ですが，皮膚感染，骨髄炎，骨盤内感染，胆嚢炎，心内膜炎に由来することもあります．3つ目に頭部外傷後に続いておきる脳膿瘍があります．脳膿瘍の20％は菌の由来が不明です．

周辺の脳組織の浮腫をおこし，頭蓋内圧が上昇する原因になり，膿瘍が大きくなるにしたがって，浮腫と内圧も増大します．

One More Navi
診断・治療のためには，菌の特定が有用だが，脳圧亢進症状の程度によっては，腰椎穿刺は禁忌である．

症状 アスピリンでも鎮痛できない重症の頭痛が膿瘍の場所に一致して突然，あるいは徐々におきます．最初に発熱と悪寒が現れますが，感染が治まると消えることがあります．項部硬直，意識障害，嘔吐もみられます．

1/2に発熱や脳機能不全，1/4にけいれんもおきますが，これらは前頭葉の脳膿瘍に多くみられます．人格変化もありえます．

One More Navi

造影 MRI で病変部の周囲にリング状の造影効果が認められる疾患としては，脳膿瘍のほかに，膠芽腫や転移性脳腫瘍が考えられる．

鑑別のポイントとして，膠芽腫の場合，増強される実質（リング状の部分）が脳膿瘍と比べて不整で厚いことが多い．一方，転移性脳腫瘍ではリング状に増強された実質部分が不整かつ厚いこともあるが，そうではないことも多く，臨床上は完全に鑑別ができないことも少なくない．したがって，鑑別には画像だけではなく，炎症所見の有無や，原発巣の存在などを総合的に考える必要がある．

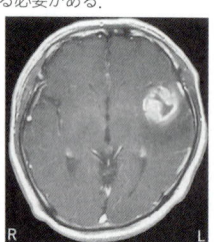

膠芽腫の造影 MRI 像．実質部分が不整で分厚い．
『標準脳神経外科 第 12 版』[15] より

One More Navi

脳膿瘍への抗菌薬の投与は被膜があるため大量に行う必要がある．髄膜炎の場合に加えて嫌気性菌をカバーするメトロニダゾールも併用する．

診断

Fig. 脳膿瘍のMRI像

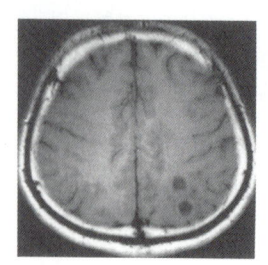

T1 強調像
膿瘍が低信号となって描出される．また病巣を取り囲む被膜がやや高信号で描出される．

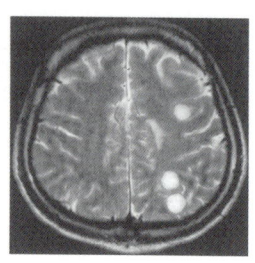

T2 強調像
膿瘍が高信号となって描出される．

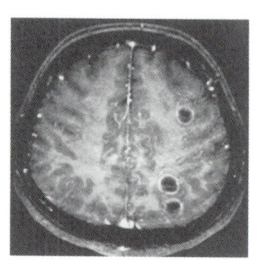

造影 T1 強調像
血管の豊富な被膜がリング状に造影される．

〔国試 103-I61 より〕

診断には MRI が重要で，脳腫瘍や脳卒中による損傷との鑑別が必要です．

脳膿瘍は，MRI で膿瘍と周囲の浮腫だけでなく，初期の大脳炎や周辺病巣，脳室やくも膜下腔への炎症の進展もわかります．

T2 強調画像では膿瘍は高信号として描出されますが，高密度なので水よりは信号強度が低くなります．拡散強調画像ではどろどろした膿瘍は拡散制限があるので水より高信号に映ります（腫瘍の場合，浮腫は水なので拡散強調画像では白く描出されません）．

感染後 3 週間前後で膿腔と被膜が形成されますが，被膜は膿よりも水分が少なく，T1 強調画像では高信号に，T2 強調画像では低信号に映し出されます．また，造影すると血管の豊富な被膜がリング状にみえます．

CT ガイド下吸引生検（定位生検と呼ばれ，頭蓋に金属製の撮影用フレームが装着されます）でグラム染色，培養（好気性，嫌気性）で菌の同定をします．

治療

画像で脳膿瘍と診断できれば緊急手術で膿瘍切除か CT ガイド下に直径 2.5 cm 以上の膿瘍をすべて吸引して治療します．直径 2.5 cm 以下の場合は最も大きい膿瘍を吸引して菌を確定します．吸引後は，直ちに抗菌薬を投与します．

1 つの起炎菌しか認められなくても検出が難しい嫌気性菌の合併もあります．外科的ドレナージをした患者には，6〜8 週間抗菌薬を投与しますが，3 か月間は画像による治療モニターが必要です．脳膿瘍による浮腫と頭蓋内圧上昇は圧迫された正常脳組織に後遺症を遺すので，急性期にはステロイドや D-マンニトールなどで脳圧を下げます．脳室に膿瘍が穿孔すると予後が悪くなります．また，グリア細胞の増殖がフォーカスとなっててんかんの後遺症がおこることもあります．

国試出題症例

[国試 103-I61]

● 29 歳の男性．意識障害，頭痛および発熱のため搬入された．4 日前から，発熱，頭痛および嘔吐が出現した．翌日，頭が割れるように痛いと訴え，他院を受診した．体温 39.6℃．項部硬直はなく，頭部 CT で異常を指摘されなかった．セフェム系抗菌薬が投与されたが頭痛と発熱とが持続し，意識障害が出現した．搬入時，意識レベルは JCS Ⅲ-300．瞳孔はピンポイント．項部硬直を認める．血液所見：赤血球 500 万，Hb 14.6 g/dL，Ht 45％，白血球 17,900，血小板 29 万．CRP 7.9 mg/dL．髄液は外見が白色，細胞数 1,792（単核球：多核球 ＝ 332：1,460）/μL（基準 0〜2），糖 15 mg/dL 以下（基準 50〜75）．MRI は前図
⇒脳膿瘍

Q-22 硬膜下膿瘍

▶レファレンス
・ハリソン④:p.2971

病態 硬膜下膿瘍では,脳と脳を包む髄膜の間に膿がたまります.硬膜下膿瘍の原因は,副鼻腔炎(50〜80%),重症の中耳炎(10〜20%),頭部の外傷,手術,肺感染症後に現れる血液感染症(5%)などです.細菌の種類は脳膿瘍と似ており連鎖球菌(25〜45%),ブドウ球菌(10〜15%),嫌気性グラム陰性菌(5%),他の嫌気性菌(30〜100%)などです.複数菌感染もよくありますが,菌不明も10〜50%あります.

症状 硬膜下膿瘍でも頭痛などの髄膜刺激症状,眠気,てんかん発作,その他の脳機能不全の徴候が現れます.症状は数日かかって進展し,治療しなければ急速に進行して昏睡に陥り死亡するので,硬膜下膿瘍は緊急事態です.

診断 MRIが有用でT1強調画像では膿は黒く,T2強調画像では白く見えます.

治療 硬膜下膿瘍は,抗菌薬だけでは治癒できず,外科的に排膿しなくてはなりません.抗菌薬はバンコマイシン,メトロニダゾール,第3世代セファロスポリンの併用で開始します.外科処置では除圧と排膿が重要で,開頭か,穿頭(burr-hole)かを選択します.

Q-23 硬膜外膿瘍

▶レファレンス
・ハリソン④:p.2972

病態 硬膜外膿瘍では,硬膜と骨(頭蓋骨や椎骨)の間に膿がたまります.脊髄硬膜外膿瘍は血行性(50%)や浸潤性(30%,多くは骨髄炎)に菌が侵入します.患者の半数は基礎疾患に糖尿病があります.

細菌の種類は,ブドウ球菌(50〜90%),グラム陰性菌(大腸菌,緑膿菌:10%),連鎖球菌(10%)などです.1/3は菌が不明です.

症状 脊髄硬膜外膿瘍では発熱,脊髄痛,神経機能不全があります.未治療では不可逆性の脊髄麻痺がおきるので,早期診断が重要です.脳硬膜外膿瘍では腫瘤による症状でしばしば副鼻腔炎,中耳炎に合併してみられます.

診断 MRIで診断します.

治療 外科的排膿で減圧するのと,抗菌薬を長期投与します.神経障害を伴う脊髄硬膜外膿瘍は緊急事態です.椎弓切除と排膿で減圧しますが,発症から24〜36時間以上経過すると回復は難しくなります.

R 先天性疾患

Preview

R-01	先天奇形
R-02	囊胞性二分脊椎
R-03	潜在性二分脊椎
R-04	Chiari奇形
R-05	神経皮膚症候群
R-06	神経線維腫症
R-07	結節性硬化症
R-08	von Hippel-Lindau病
R-09	Sturge-Weber病
R-10	代謝性神経疾患
R-11	金属代謝異常
R-12	アミノ酸代謝異常
R-13	プリン代謝異常
R-14	ライソゾーム病
R-15	ペルオキシソーム病

Navi 1 神経管の癒合不全などで発生

生まれたときに何らかの異常が存在するか、発育の途中で出現する異常の原因が、生まれたときにまでさかのぼって考えられるものを先天奇形と呼びます.

Navi 2 神経系と皮膚に異常が出現

中枢神経系に腫瘍が発生し、皮膚にも母斑が出現する遺伝性の疾患群です.

Navi 3 先天性の代謝異常

先天性の代謝異常によって神経症状を呈する疾患を取り上げます.

R-01 先天奇形

Fig. 神経管の形成

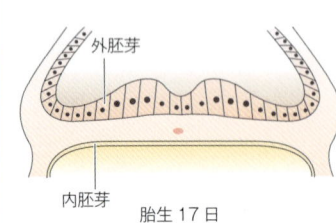

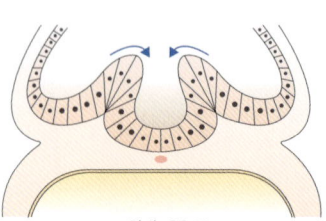

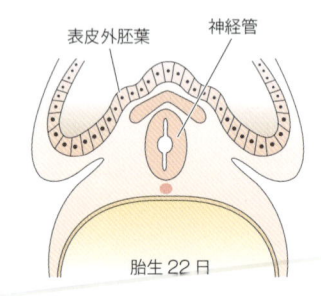

外胚芽 / 内胚芽 / 胎生17日 / 胎生20日 / 表皮外胚葉 / 神経管 / 胎生22日

▶レファレンス
- 標準神経② : p.335-336
- 標準脳外⑫ : p.295-313

One More Navi
頭側神経管の閉鎖不全による奇形で、頭蓋円蓋部、硬膜、頭皮が欠損し、大脳半球が形成されないものは、無脳症と呼ばれ死産か出生後1週間以内に死亡する.
また、頭側神経管の閉鎖不全で欠損部から髄膜、髄液、脳組織が脱出したものを脳瘤と呼ぶ.

神経系は神経溝と呼ばれる溝として発生し、この溝を包むように堤防状に盛り上がった神経ひだが癒合することによって、神経管が形成されます. この神経管を包む神経ひだが癒合不全をおこした場合に、二分脊椎 (spina bifida) などの先天奇形が発生します.

神経管の癒合不全は妊娠中の葉酸低値によりリスクが増大します. 開放性二分脊椎は超音波検査による出生前診断が可能であり、また母体血清中または羊水中のαフェトプロテインが高値を示します. 二分脊椎では尿路系の評価が必須です.

R-02 囊胞性二分脊椎

病態 神経管の癒合不全によって生じた脊椎の欠損部から脳膜や脊髄が脱出したものを囊胞性二分脊椎と呼び、このうち、髄膜が脱出したものを髄膜瘤、髄膜とと

One More Navi
てんかん治療薬であるバルプロ酸ナトリウムによって二分脊椎はおきやすくなるが，葉酸の予防投与はすべてのてんかん薬服用妊婦に勧められる．

Tab. 囊胞性二分脊椎の分類

	脊髄瘤	髄膜瘤	脊髄髄膜瘤	脊髄囊瘤
図	脊髄			脊髄
定義	骨欠損部から脊髄が露出したもの	囊胞の内容が髄液のみの瘤	髄膜瘤の中に脊髄も脱出している瘤	中心管が局所的に拡大し，脊髄の後部が膨隆した瘤

もに脊髄も脱出したものを<u>脊髄髄膜瘤</u>と呼びます．

症状 主に腰部や腰仙部におこりやすく，二分脊椎の披裂部以下の神経症状として対麻痺，<u>膀胱直腸障害</u>，感覚異常などを呈します．

R-03 潜在性二分脊椎

病態・症状 潜在性二分脊椎では，脳膜や脊髄の脱出がみられず，通常は無症状で経過します．下背部（特に腰仙部）に皮膚洞，色素沈着過剰部（血管腫と火炎状母斑），多毛部などの皮膚病変を認めることがあります．脊髄が体表面につながっていると，<u>細菌が侵入して髄膜炎をおこしやすくなります</u>．脊髄の上にできた脂肪腫が神経を損傷することもあります．

R-04 Chiari 奇形

One More Navi
小脳扁桃が著しく伸長するために大後頭孔から突出し，上丘および下丘の嘴様変形と上部頸髄の肥厚を伴う．

One More Navi
Arnold-Chiari 奇形の MRI 像

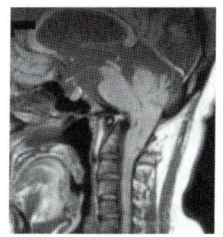

（国試 96-D47 より）

病態 小脳扁桃または脳幹の下部が大後頭孔を通じて脊柱管内へ下降してしまう先天奇形です．
　Chiari 奇形Ⅰ型は小脳扁桃が脊椎管内へ陥入するもので，成人にみられます．一方，Chiari 奇形Ⅱ型（<u>Arnold-Chiari 奇形</u>）は<u>延髄，第四脳室，小脳虫部が脊椎管内へ陥入</u>するもので，<u>脊髄髄膜瘤と水頭症を合併</u>し，<u>小児にみられ</u>ます．無呼吸発作や閉塞性水頭症や二分脊椎，脊髄空洞症を合併する頻度が高くなります．

Fig. 小脳扁桃下垂

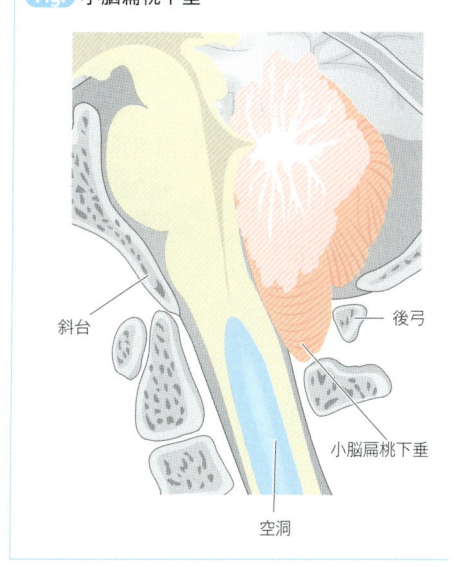

斜台／後弓／小脳扁桃下垂／空洞

関連項目

▶**Dandy-Walker 症候群**
　第四脳室の出口である Magendie 孔・Luschka 孔の先天性閉塞による第四脳室の進行性囊胞状拡大と小脳虫部の形成不全を呈する先天性奇形です．水頭症，後

267

頭部突出，小脳失調，知能発育遅延を呈します．

▶頭蓋底陥入症
　先天的に大後頭孔縁と歯状突起が陥入している奇形で，脳幹の圧迫によって四肢麻痺，小脳失調，下部脳神経症状，上下肢の感覚障害，頭痛，めまいなどがおきます．これらの症状は前屈をすると増悪します．Chiari 奇形に合併することもあります．

国試出題症例
[国試96-D47]

● 48 歳の女性，2〜3 年前から歩行障害が出現した．最近になり，悪化し，構音障害，失調性補講および四肢筋力低下も加わった．頭部単純 MRI の T1 強調矢状断像を示す（前記 One More Navi 参照）．
⇒頭蓋底陥入症と Arnold-Chiari 奇形

R-05　神経皮膚症候群

▶レファレンス
・標準神経②：p.339-342
・標準脳外⑫：p.313-317

皮膚に母斑が現れ，中枢神経系に腫瘍が発生する遺伝性の疾患群が神経皮膚症候群（neurocutaneous syndrome）です．神経と皮膚は外胚葉から形成されるので，神経と皮膚の異常が同時におきます．

R-06　神経線維腫症

▶神経線維腫症 1 型（von Recklinghausen 病）

病態　3,000 人に対して 1 人と発症率が高く，優性遺伝でニューロフィブロミン蛋白の異常で細胞の増殖シグナルが持続し，上皮からの間葉転換が促進されて神経線維腫が形成されます．

症状・診断　神経線維腫，皮膚の薄茶色のあざ（café-au-lait 斑），麻痺やてんかん，感覚障害といった症状を呈します．成人で 1.5 cm 以上（小児で 0.5 cm 以上）の café-au-lait 斑が 6 個以上あれば神経線維腫症 1 型の可能性があります．

Fig. 神経線維腫症 1 型の皮膚所見

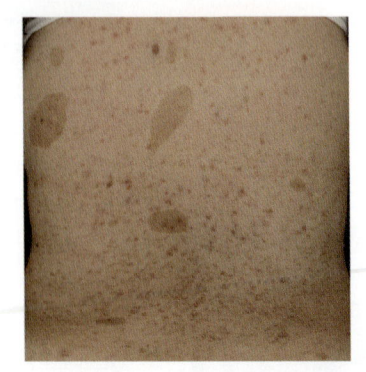

café-au-lait 斑

『標準皮膚科学　第 10 版』[27] より

▶神経線維腫症 2 型

病態　神経線維腫症 2 型は両側の聴神経腫瘍が主体の皮膚病変の少ないタイプです．常染色体優性の遺伝性疾患で，腫瘍の発生を抑制するメルリン蛋白の異常でおきます．

症状　神経鞘腫，髄膜腫，神経膠腫，若年性白内障もおきることがあります．

268

R-07 結節性硬化症

Fig. 結節性硬化症の診断

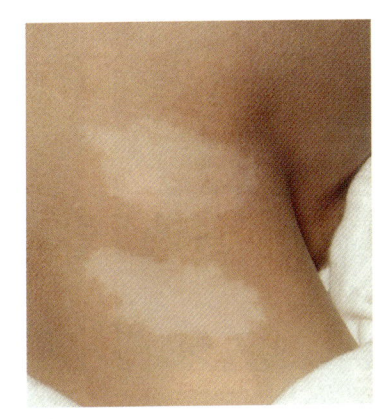

皮膚所見
結節性硬化症に特徴的な葉状白斑（木の葉型白斑）を認める．
〔国試96-A44より〕

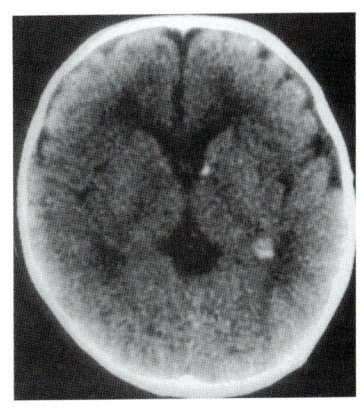

頭部CT所見
脳室周囲の石灰化が認められる．
〔国試99-G47より〕

One More Navi
過誤腫を特徴とする全身性疾患．乳児期に首のすわりが悪い，笑顔が少ない，追視をしないなどの発達の遅れが発作の出現に先行することもある．

One More Navi
けいれん発作，知能障害，血管線維腫（皮脂腺腫）は，結節性硬化症の三大症状と呼ばれている．

病態 結節性硬化症（tuberous sclerosis）は別名を Bourneville-Pringle 病（ブルヌヴィーユ プリングル）ともいい，常染色体優性遺伝し，原因遺伝子として *TSC1*（蛋白質ハマルチン）と *TSC2*（蛋白質チュベリン）の腫瘍抑制遺伝子の2つが知られています．これらは複合体を形成して細胞増殖や細胞の大きさの調節に関与しています．

本症はWest症候群の原因として最多で，West症候群の1/2～1/4が本症であるといわれています．

症状・診断 中枢神経系の症状として，てんかんや知能障害をきたします．また，皮膚には乳幼児期に葉状白斑（木の葉型白斑）がみられ，後に両頬部の血管線維腫（皮脂腫瘍）や shagreen patch と呼ばれる腰仙部の斑点を呈するようになります．また，網膜過誤腫や心横紋筋腫，腎血管筋脂肪腫などもみられ，CTおよびではMRIでは，脳室周囲上衣下の小結節と石灰化，巨細胞腫瘍がみられます．中枢神経系の腫瘍がこの疾患の障害および死亡の最大原因です．

治療 特別な治療法はありませんが，けいれん発作に対しては抗てんかん薬の投与を行います．

国試出題症例

[国試96-G47]
● 6か月の乳児．数回続けて起こる頭部前屈発作を主訴に来院した．在胎41週，出生体重 3,320 g，正常分娩で出生した．生後1週ころから，肩と背部とに2～3 cm の木の葉のような形の白斑が数個あることに気付かれている．頭部単純 CT は前図

[国試96-G44]
● 4か月の乳児．両手を挙上する発作を主訴に来院した．1週前から1日2, 3回，何かに驚いたように両上肢を瞬間的にピクつかせる動作が出現した．発作時意識消失がなく，発作後は笑っていた．発作は連続して5, 6回シリーズをなして起こるようになり，これが1日に20シリーズ以上になった．両上肢の挙上と同時に頭部を前屈する発作となり，あやしても笑わなくなった．意識は清明．体格・栄養中等度．体温 36.7℃．引き起こし反射で頭部後屈を認め，首の坐りが遅れている．両側深部腱反射は正常であり，両側 Babinski 徴候は陽性である．
⇒結節性硬化症（tuberous sclerosis）別名 Bourneville-Pringle 病

R-08 von Hippel-Lindau 病

Fig. von Hippel-Lindau 病の診断

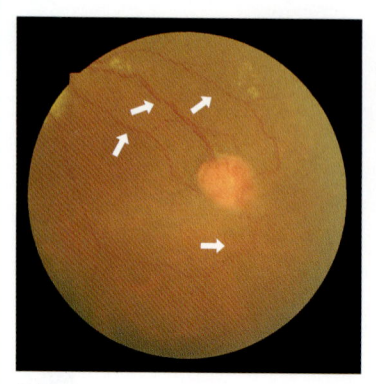

眼底所見
網膜の周辺に巨大な血管腫が形成される（矢印）
『標準眼科学 第11版』[28] より

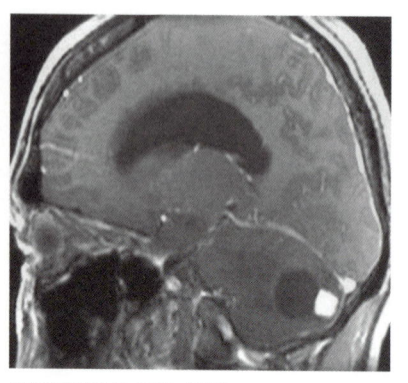

頭部造影 MRI T1 強調矢状断像
小脳に著明に増強される血管芽細胞腫を認める
〔国試105-D30〕より

One More Navi
小脳腫瘍で発症して、腎細胞癌を続発することがある．

病態 常染色体優性遺伝の疾患で，von Hippel-Lindau 病癌抑制遺伝子が異常をきたし，血管新生因子を誘導する蛋白（hypoxia inducible factor）の過剰蓄積がおこることで，さまざまな部位に腫瘍が形成されます．

症状 網膜血管腫と小脳の血管芽細胞腫を伴います．また，脊髄の血管腫症や腎細胞癌，副腎褐色細胞腫，膵臓腫瘍といった癌や腫瘍がみられます．小児期に発症することは稀で，多くは20歳以降に網膜からの出血や小脳症状などで診断されます．

R-09 Sturge-Weber 病

Fig. Sturge-Weber 病の所見

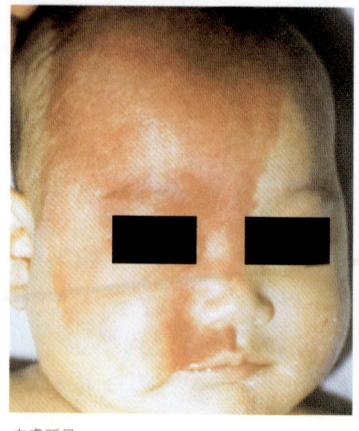

皮膚所見
三叉神経第1，第2枝領域にかけて赤ぶどう酒様血管腫がみられる．

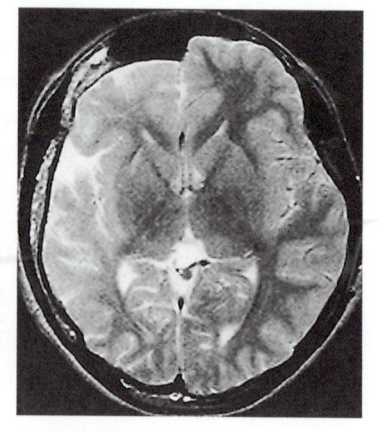

MRI T2 強調像
左大脳半球の萎縮と灰白質，白質の境界不明瞭，左Sylvius裂の開大が認められる．
『標準小児科学 第7版』[29] より

病態 Sturge-Weber 病はほとんどの症例が孤発例ですが，非常に稀に遺伝性の場合もあります．単純性血管腫を認めます．

症状 出生時から，顔面の三叉神経第1，第2枝領域（額から頬にかけて）の顔面に片側性の大きな赤いあざ（赤ぶどう酒様血管腫）がみられます．血管の奇形は皮膚だけでなく頭蓋骨内，眼，骨，筋肉にも存在するため，てんかん，眼の異常，

骨の肥厚といった合併症も出現します．脈絡血管腫に伴って同側に緑内障や牛眼などの眼の異常を生じるほか，頭蓋の石灰化を認めます．さらに，血管腫の反対側にけいれん発作や錐体路障害（不全麻痺）をきたし，知能障害も特徴とします．

診断 顔面半側の母斑と反対側のけいれん，不全麻痺があれば本症を疑います．4～5歳以降になると，CTで頭蓋内に脳回・脳溝に沿った特徴的な鉄道路様石灰化を確認できます．

R-10 代謝性神経疾患

▶レファレンス
・標準神経②：p.310-334

R-11 金属代謝異常

▶Wilson 病（ウィルソン）

病態 Wilson 病は常染色体劣性の銅輸送体 ATPase（ATP7B）の遺伝子異常により，銅を胆汁に排泄できずに肝臓や脳などの臓器に蓄積する病気です．

肝細胞での ATP7B 欠損により，銅は肝細胞内で細胞質から Golgi 体内へ輸送されず，Golgi 体の銅が減少するので，銅結合蛋白であるセルロプラスミン（Cp）が不必要と判断され作られなくなります．そのため，肝細胞質には銅が蓄積し，やがて肝細胞障害（肝硬変症）を引きおこします．また，肝臓に蓄積された銅の一部は Cp 非結合銅（アルブミンやアミノ酸と結合）として血液へと流出し，Cp と違い外れやすいために，脳や角膜，腎尿細管（尿中に銅がもれる），骨などに蓄積して，臓器障害を引きおこします．

症状 本症では，神経症状として錐体外路症状（構音障害，Parkinson 様歩行，手の震え，ジストニア，アテトーゼなど）がおこり，多くの場合で精神障害を伴います．また，銅が角膜周囲に沈着して黒褐色のリングを形成するKayser-Fleischer 角膜輪（カイザー フライシャー）と呼ばれる現象も見られます．

Fig. Wilson 病の眼所見

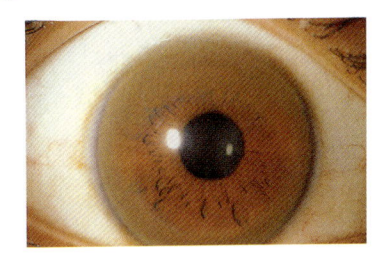

Kayser-Fleischer 角膜輪
銅が角膜周囲に沈着して黒褐色のリングを形成している．

『標準眼科学 第11版』[30] より

診断 肝疾患と舞踏病のある若い患者では本症を疑います．放置すると劇症肝炎になることもあるので注意が必要です．

MRI では T2 強調画像で両側基底核に微量金属沈着のための著明な低信号を対称性に認めることがあり，また，神経細胞壊死，海綿状変性，グリオーシスや脱髄による高信号もみられることがあります．

治療 ペニシラミンや塩酸トリエンチンといった銅キレート薬で銅を尿中に排泄します．そして，亜鉛の投与で腸管での銅吸収を抑制します．

亜鉛は腸粘膜細胞のメタロチオネインを誘導して，これに腸内容物の銅が優先的に結合し，腸粘膜細胞の剥離とともに糞便に排出されることで腸管からの銅の吸収を阻害します．

なお，ペニシラミンはアレルギー反応，神経症状の悪化，蛋白尿，溶血をおこしやすい薬なので，まずは塩酸トリエンチンから投与を開始します．

予防 Wilson 病の場合，患者だけではなく，その血族についても，血清銅上昇，Cp 低値，尿銅排泄，肝障害がないかどうか調べ，発症を予防することが必要です．

One More Navi
テトラチオモリブデン酸アンモニウム（キレート薬：未認可）は銅との高い親和性があり，血清銅と結合するだけでなく，腸管からの銅吸収にも干渉するので有用である．

R-12 アミノ酸代謝異常

Fig. フェニルケトン尿症

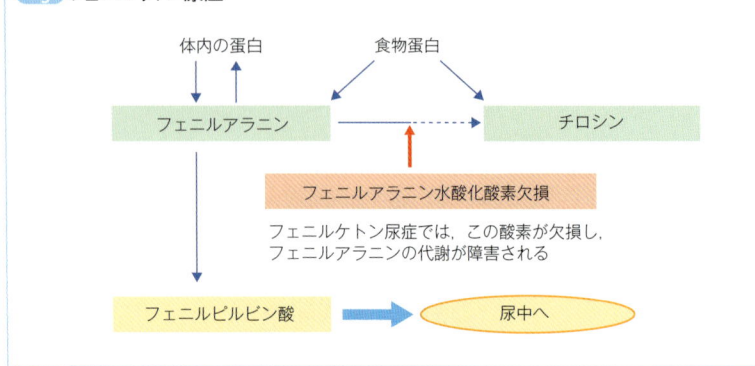

[図：体内の蛋白・食物蛋白 → フェニルアラニン → チロシン（フェニルアラニン水酸化酵素欠損）、フェニルアラニン → フェニルピルビン酸 → 尿中へ。フェニルケトン尿症では、この酵素が欠損し、フェニルアラニンの代謝が障害される]

▶フェニルケトン尿症

病態 フェニルケトン尿症は，常染色体劣性遺伝によるフェニルアラニン水酸化酵素（PAH）欠損症によって，食事から摂取される必須アミノ酸（フェニルアラニン）の代謝が障害されます．フェニルアラニンの摂取を制限しないと，不可逆的な重症精神発達遅滞を生じます．

診断 Guthrie 法で高フェニルアラニン血症を検出する新生児マススクリーニングによって 100％診断されます．

診断 本症の症状としては，小頭症，てんかん，重度の精神発達遅滞，行動異常があげられます．過剰なフェニルアラニンとその代謝産物の排出が原因で，カビ臭い体臭や湿疹がおこるほか，チロシナーゼの阻害によって皮膚や毛髪の色素減少がおきます．また，髄鞘（ミエリン）形成，ドパミン，ノルアドレナリン，セロトニン産生も減少します．

治療 生涯にわたるフェニルアラニン制限食の食事療法が勧められます．

R-13 プリン体代謝異常

Fig. プリン体代謝異常

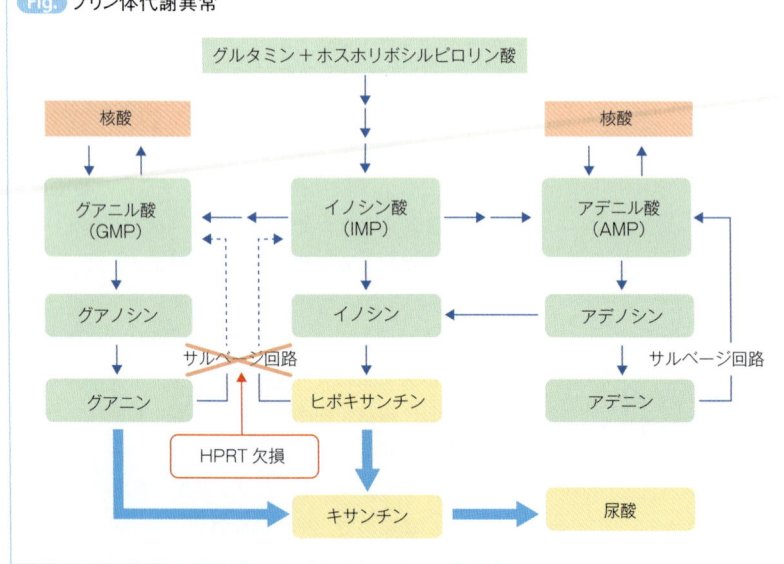

[図：グルタミン＋ホスホリボシルピロリン酸 → イノシン酸（IMP）。核酸 → グアニル酸（GMP） → グアノシン → グアニン。IMP → イノシン → ヒポキサンチン。核酸 → アデニル酸（AMP） → アデノシン → アデニン（サルベージ回路）。サルベージ回路、HPRT 欠損。ヒポキサンチン → キサンチン → 尿酸]

One More Navi
アデニンホスホリボシルトランスフェラーゼ（APRT）欠損ではアデニンが再利用できないが，神経には異常なく腎結石・腎障害を呈する．

▶Lesch-Nyhan 症候群
病態 ヒポキサンチンホスホリボシルトランスフェラーゼ（HPRT）の欠損に起因する稀な伴性劣性遺伝疾患です．ヒポキサンチンおよびグアニンのサルベージ経路の障害から，これらのプリン体は再利用されないで尿酸へと分解されるので高尿酸血症になります．

症状 精神遅滞，アテトーゼ，自傷行為（唇などの噛みつき）などを伴う中枢神経系障害へと進行しますが尿酸値との関連はありません．

国試出題症例
[国試100-F55]

● 3歳の男児．運動障害を主訴に来院した．乳児期からおむつに赤褐色粉末状結晶をみることが多かった．1歳ころから，つかまり立ちができなくなり，お坐りもできなくなってしまった．その後，舞踏病・アテトーゼ様運動が次第に強く出現するようになってきた．内反尖足傾向となり臥位姿勢となった．知的にも退行がみられるようになった．最近，自分自身の口唇や指を強くかむことが多くなり，出血と瘢痕化とを繰り返している．尿所見：蛋白（−），潜血2+，沈渣に赤血球20〜30/L 視野．血清生化学所見：尿素窒素 22 mg/dL，クレアチニン 0.5 mg/dL，尿酸 9.3 mg/dL．
⇒ Lesch-Nyhan 症候群

R-14 ライソゾーム病

ライソゾーム酵素の遺伝的異常によって，未分解の代謝産物が蓄積し，蓄積した代謝産物によって引きおこされる疾患をライソゾーム病と呼びます．スフィンゴ脂質症（スフィンゴリピドーシス），ムコ多糖症，ムコ脂質症などがあります．

▶スフィンゴ脂質症
病態 スフィンゴ脂質は神経系の細胞膜に多量に存在する脂質成分です．しかし，酵素欠損によってその分解が阻害されると，ライソゾーム内にスフィンゴ脂質が異常蓄積し，広範囲におよぶ神経細胞や骨などの変化をきたします．

分類 このようにスフィンゴ脂質の代謝異常によって引きおこされる疾患をスフィンゴ脂質症と呼び，Gaucher 病や Niemann-Pick 病，Tay-Sachs 病，Sandhoff 病，Fabry 病，Krabbe 病，コレステリルエステル蓄積症，異染性白質ジストロフィーなどが，これに分類されています．

治療 Gaucher 病と Fabry 病には酵素補充療法が有効です．

▶ムコ多糖症
病態 ムコ多糖症は，細胞表面上と細胞外基質および構造体のなかに豊富に存在する多糖類であるグリコサミノグリカン（ムコ多糖類）の分解に関与する酵素が遺伝的に欠損していることで発症します．ライソゾーム内にグリコサミノグリカンの断片が蓄積し，骨，軟部組織，中枢神経系の変化を引きおこします．

治療 Ⅰ型（Hurler 病）の治療ではα-L-イズロニダーゼによる酵素補充が行われます．

R-15 ペルオキシソーム病

▶副腎白質ジストロフィー

病態 副腎白質ジストロフィーは副腎不全と中枢神経系の脱髄を主体とする伴性劣性遺伝性疾患です．ペルオキシソーム膜に局在するATP依存性物質輸送体ABCD1（副腎白質ジストロフィー蛋白）の遺伝子異常がみられます．炭素数が24〜26の極長鎖脂肪酸（very long chain fatty acid；VLCFA）が増加し，これによって髄鞘（ミエリン）が破壊され，中枢神経系だけでなく副腎皮質も侵されます．心筋は障害されません．

症状 脳型は患者の40％を占め，最も多い小児大脳型は学童期に好発し，視力，聴力障害，学業成績低下，痙性歩行などで発見されます．発症後比較的急速に進行し，1〜2年で植物状態に至ります．

また，比較的症状の軽い思春期型，成人型では，患者の約45％で大脳の脱髄をおこさない副腎脊髄神経障害（adrenomyeloneuropathy）を呈し，緩徐な進行で予後は悪くありません．約15％は副腎皮質不全（Addison病）だけの病型もあります．

治療 低極長鎖脂肪酸食やLorenzo's oil〔オレイン酸（オリーブ油の成分）：エルカ酸（菜種油の成分）を4：1の割合で混ぜたもの〕によって血中VLCFAは正常化しますが神経症状は難治です．

One More Navi

本症の患者となった息子を救うために，ロレンツォ夫妻が血中VLCFAを減らすために脂肪酸エステルの混合物，通称"Lorenzo's oil"を発見するまでのエピソードが映画「ロレンツォのオイル／命の詩」（1992年，米）として描かれている．本作のモデルとなったロレンツォ・オドーネ氏は5歳で本症を発症し，2008年に30歳で永眠した．

One More Navi

無症候性女性保因者に痙性対麻痺がみられ，遺伝性痙性対麻痺と類似することがある（▶P-12参照）．

▶レファレンス　神経疾患　文献一覧

＜医学書院刊＞
・プロメ神経　　　プロメテウス　解剖学コアアトラス頭部／神経解剖
・標準生理　　　　標準生理学
・標準病理　　　　標準病理学
・標準神経　　　　標準神経病学
・標準脳外　　　　標準脳神経外科学
・内科診断　　　　内科診断学
・標準小児　　　　標準小児科学

＜メディカル・サイエンス・インターナショナル刊＞
・ハリソン　　　　ハリソン内科学

※③や④などの表記は，当該書籍の版数を表します．　　例：③・・・第3版

● Navigate　神経疾患　引用文献一覧

1) 宇治幸隆：視神経．大野重昭（監）：標準眼科学，第11版．p.169，医学書院，2010.
2) 橋本　洋：軟部組織．坂本穆彦（編）：標準病理学，第4版．p.677-678，医学書院，2010.
3) 滝　和郎：脳内出血．児玉南海雄（監）：標準脳神経外科学，第12版．p.248，医学書院，2011.
4) 中里洋一：中枢神経系，系統変性疾患．坂本穆彦（編）：標準病理学，第4版．p.659，医学書院，2010.
5) 新井　一：頭部外傷，脊髄外傷．水野美邦（監）：標準神経病学，第2版．p.430-437，医学書院，2012.
6) 中里洋一：中枢神経系，系統変性疾患．坂本穆彦（編）：標準病理学，第4版．p.659，医学書院，2010.
7) 八木橋操六：糖尿病性末梢神経障害進展の病理学的解釈．羽田勝計ほか（編）：糖尿病性細小血管症．p.174-180，文光堂，2006.
8) 中里洋一：末梢神経系，末梢ニューロパチー．坂本穆彦（編）：標準病理学，第4版．p.675，医学書院，2010.
9) 片山一朗：膠原病とその類症．富田　靖（監）：標準皮膚科学，第10版．p.175，医学書院，2013.
10) 埜中征哉：炎症性筋疾患．高久史麿ほか（監）：新臨床内科学，第9版．p.1269，医学書院，2009.
11) 埜中征哉：先天性ミオパチー．高久史麿ほか（監）：新臨床内科学，第9版．p.1257，医学書院，2009.
12) 埜中征哉：筋ジストロフィー．高久史麿ほか（監）：新臨床内科学，第9版．p.1246，1249，医学書院，2009.
13) 埜中征哉：ミトコンドリア病．高久史麿ほか（監）：新臨床内科学，第9版．p.1271，医学書院，2009.
14) 本郷一博：神経上皮性腫瘍（神経膠腫）．児玉南海雄（監）：標準脳神経外科学，第12版．p.187，医学書院，2011.
15) 本郷一博：神経上皮性腫瘍（神経膠腫）．児玉南海雄（監）：標準脳神経外科学，第12版．p.190，医学書院，2011.
16) 本郷一博：神経上皮性腫瘍（神経膠腫）．児玉南海雄（監）：標準脳神経外科学，第12版．p.190，医学書院，2011.
17) 本郷一博：神経上皮性腫瘍（神経膠腫）．児玉南海雄（監）：標準脳神経外科学，第12版．p.191，医学書院，2011.
18) 本郷一博：神経上皮性腫瘍（神経膠腫）．児玉南海雄（監）：標準脳神経外科学，第12版．p.193，医学書院，2011.
19) 伊達　勲：原発性悪性リンパ腫．児玉南海雄（監）：標準脳神経外科学，第12版．p.218，医学書院，2011.
20) 伊達　勲：胚細胞腫瘍．児玉南海雄（監）：標準脳神経外科学，第12版．p.218，医学書院，2011.
21) 本郷一博：下垂体腺腫．児玉南海雄（監）：標準脳神経外科学，第12版．p.202，医学書院，2011.
22) 伊達　勲：胚細胞腫瘍．児玉南海雄（監）：標準脳神経外科学，第12版．p.219，医学書院，2011.
23) 柳原千枝：結核性髄膜炎、脳結核．泉　孝英（監）：結核，第4版．p.270，医学書院，2006.
24) 長井　篤，小林祥泰：真菌性髄膜炎．福井次矢ほか（編）：内科診断学，第2版．p.1044，医学書院，2008.
25) 庄司紘史：ウイルス性髄膜炎．高久史麿ほか（監）：新臨床内科学，第9版．p.1123，医学書院，2009.
26) 庄司紘史：単純ヘルペス脳炎．高久史麿ほか（監）：新臨床内科学，第9版．p.1125，医学書院，2009.
27) 奥山隆平：母斑症．富田　靖（監）：標準皮膚科学，第10版．p.350，医学書院，2013.
28) 米谷　新：網膜．大野重昭（監）：標準眼科学，第11版．p.150，医学書院，2010.
29) 泉　達郎：神経疾患．森川昭廣（監）：標準小児科学，第7版．p.651，医学書院，2009.
30) 大橋裕一：角膜疾患．大野重昭（監）：標準眼科学，第11版．p.38，医学書院，2010.

INDEX

和文

▼あ

アキレス腱反射　73
アセチルコリン　7
アセチルコリン神経系　121
アテトーゼ　77, 146
アテローマ　107
アテローム血栓性脳梗塞　100
アポリポ蛋白 E4　122
アミロイド血管症　109
アミロイド斑　121
アルガトロバン　106
アルボウイルス脳炎　257
亜急性硬化性全脳炎　258
亜急性連合性脊髄変性症　245
赤ぶどう酒様血管腫　270
悪性高熱　198
悪性腫瘍　209
悪性症候群　10, 199
悪性リンパ腫　210, 214
圧覚　239
圧受容器　84
安静時振戦　76
鞍底部の二重床　218

▼い

イオンチャネル型受容体　7
インドールアミン　9
インパルス　6
インフルエンザ菌　252
異常脳波　92
異常プリオン蛋白　260
意識　17
　—— にのぼらない深部感覚　80
　—— にのぼる深部感覚　80
意識混濁　42
意識障害　42
意識清明期　138
意識変容　42
意味記憶　118
遺伝性痙性対麻痺　247
遺伝性小脳失調　148
痛み　81
一次感覚神経　28
一次性頭痛　130
一過性脳虚血発作（TIA）　104, 107
咽頭反射　66

▼う

ウイルス性髄膜炎　255
ウイルス性脳炎　256
うっ血乳頭　46, 53, 95

運動失調　78
運動失語　16, 49
運動神経伝導速度（MCV）　93
運動性言語中枢　15
運動性言語野　16
運動単位　92
運動ニューロン系障害　146
運動ニューロン疾患　180
運動麻痺　69
　—— の診察　71
運動野　16

▼え

エピソード記憶　118
衛星細胞　5
腋窩神経　35
円錐・馬尾障害　241
延髄　11, 24
炎症性脊髄炎　244
遠位型筋ジストロフィー　201
遠位型ミオパチー　201
遠心性神経　4
鉛管様固縮　76, 149
嚥下障害　66

▼お

オリーブ核　24
オリーブ橋小脳萎縮症（OPCA）　152
オリゴクローナル・バンド　162
折りたたみナイフ様の抵抗　71
黄色靱帯骨化症　244
黄斑回避　53
横断性障害　83
横断性脊髄炎　244
横断性脊髄障害　239
斧様顔貌　202
音叉を使った診察　83
温痛覚　239
温度眼振検査　65

▼か

カーテン徴候　66
カイニン酸　8
カイニン酸受容体　8
カテコールアミン　9
カルニチン欠乏症　204
カルビドパ　151
下位運動ニューロン　180
下位運動ニューロン障害　70
下顎神経　32
下顎反射　73
下丘　23
下垂体腺腫　217

仮性球麻痺　69, 181
架橋静脈　139
家族性 Alzheimer 病　122
家族性アミロイドポリニューロパチー
　　175
寡動　149
蝸牛神経　33, 63
灰白質　12, 26
回転性めまい　109
海馬　17
海綿状変性　260
海綿静脈洞　32, 38
解離性感覚障害　83, 241
解離性振戦　59
外側核　20
外側溝　15
外側野　20
外転神経（Ⅵ）　32, 54
　—— の障害　56
角膜反射　27, 60, 74
拡散強調画像　90
核間性眼筋麻痺　59
核上性麻痺　69
覚醒　17
滑車神経（Ⅳ）　32, 54
　—— の障害　56
滑車神経核　23
滑車神経麻痺　56
活動電位　6
完全麻痺　69
間代　73
間脳　11, 19
感音性難聴　63
感覚異常　81
感覚過敏　81
感覚解離, タマネギ様の　61
感覚機能　80
感覚失語　17, 49
感覚消失　82
感覚障害の診察　83
感覚神経伝導速度（SCV）　93
感覚性 Jackson 発作　228
感覚性言語中枢　15
感覚性言語野　16
感覚脱失　82
感覚低下　82
感覚低下・消失　81
感覚鈍麻　82
環境音失認　52
観念運動失行　51
観念失行　51
眼咽頭型筋ジストロフィー　202
眼窩下壁骨折　143
眼窩吹き抜け骨折　143
眼球浮き運動　59
眼球運動の障害　54, 57

277

眼球の偏位　55
眼筋型重症筋無力症　187
眼瞼下垂　55
眼神経　32
眼振　79
顔面肩甲上腕型ジストロフィー　201
顔面神経（Ⅶ）　33
　── の障害　62
顔面神経麻痺　62

▼き

キサントクロミー　96
企図振戦　79
気導音　63
既視感　227
記憶　17
　── のメカニズム　118
記憶障害　118
起立性頭痛　135
起立性低血圧　84
基礎波　92
稀突起膠細胞　5
機能局在，大脳皮質の　16
機能性腺腫　217
機能的磁気共鳴画像　90
偽性脊髄癆　241
弓状束　49
吸引反射　75
求心性神経　4
急性炎症性脱髄性多発神経根ニューロパシー　176
急性化膿性髄膜炎　251
急性硬膜下血腫　139
急性散在性脳脊髄炎　163, 244
急性水頭症　112
急性多発ニューロパチー　172
急性頭蓋内出血の鑑別　142
急性の脊髄圧迫障害　241
球後視神経炎　53, 160
球症状　186
球脊髄性筋萎縮症　183
球麻痺　181
嗅覚野　16
嗅神経（Ⅰ）　32, 53
　── の障害　53
挙睾筋反射　74
虚血性血管障害　125
共同運動不能　79
共同偏視　58, 108, 109
協調運動障害の診察　78
胸鎖乳突筋　66
胸神経　33
胸腺腫　188
強制把握反射　75
強直間代性発作　225

橋　11, 23
橋下部腹側症候群　63
橋核　23
橋出血　59, 109
橋底部　23, 24
橋被蓋部　23, 24
局所神経症状　111
局所電流　6
近見反射　55
筋萎縮　71
筋萎縮性側索硬化症　180
筋強直性（筋緊張性）ジストロフィー
　　　　　　　　　　　　202
筋緊張　71
筋原性筋萎縮　71
筋ジストロフィーの鑑別　200
筋疾患　195
筋生検　97, 195
筋線維攣縮　71
筋電図（EMG）　92, 195
筋トーヌス　71
　── の亢進　69
　── の低下　79
筋肥大　71
筋皮神経　34
筋紡錘　27
筋無力症クリーゼ　188
緊張型頭痛　133

▼く

クリプトコッカス髄膜炎　255
クローヌス　73
グリア細胞　4
グリオーシス　159
グルタミン酸　8
くも膜　12
くも膜下腔　12
くも膜下出血　96, 100, 110, 141
くも膜顆粒　12
空間的多発　160
口とがらし反射　75
屈曲反射　27
群発頭痛　133

▼け

けいれん重積　234
脛骨神経　35
軽度認知障害　120
痙縮　71
痙性歩行　147
痙性麻痺　69
頸神経　33
頸神経叢　34
頸膨大，脊髄の　25

警告頭痛　111
欠神発作　225, 226
欠神発作重積　234
血管性認知症　119
血管内コイル塞栓術　112
血腫除去術　110
血小板の凝集　106
血漿交換　162
血性髄液　96
血栓溶解療法　101, 105
結核腫　255
結核性髄膜炎　254
結節性硬化症　269
月経時片頭痛　132
見当識　119
見当識障害　43
健忘失語　49
幻視　127
言語障害　108
言語中枢　16
原始神経外胚葉腫瘍　214
原発性脳腫瘍　209, 210

▼こ

コリン作動性クリーゼ　189
コンピュータ断層撮影法　88
小刻み歩行　149
固縮　71
固有感覚　30
鼓索神経　62
甲状腺機能亢進症　197
甲状腺機能低下症　197
交感神経幹　34
交感神経系　84
交互点滅対光反射試験　58
交叉性伸展反射　27
交代性片麻痺　70
抗凝固療法　106
抗血小板療法　106
抗血栓療法　105
抗コリンエステラーゼ薬　187
抗てんかん薬　232
後角　26
後角障害　241
後索　26
後索障害　241
後縦靱帯骨化症　243
　── の手術　244
後大脳動脈　36, 37
後柱　26
後頭蓋窩　15
後頭葉　16
後頭葉症候群　15
後方障害　83
後迷路性難聴　64

高吸収域　88
高吸収域病変　89
高血圧性脳出血　19
高血圧脳症　115
高次神経機能　49
硬膜　12
硬膜下血腫　139
硬膜下膿瘍　263
硬膜外血腫　138
硬膜外膿瘍　263
硬膜パッチ　135
項部強直　111
項部硬直　47
構音障害　79
構成失行　51
膠芽腫　212
黒質　23
骨導音　63
昏睡　42
　── の原因　43
昏睡体位　46
昏迷　42
混乱状態　43

▼さ

サイアミン（ビタミンB_1）不足　147
サドル状感覚消失　239
サドル状感覚脱失　241
左内頸動脈海綿静脈洞瘻　38
坐骨神経　35
細菌性髄膜炎　251
錯感覚　81
猿手　170
三叉神経（V）　32, 60
　── の障害　60
三叉神経主感覚核　61
三叉神経脊髄路核　61
三叉神経痛　134
三次感覚神経　29
散瞳　55, 56
残尿　86

▼し

シナプス　4, 7
　── の可塑性　8
シナプス小胞　4, 7
ジスキネジア　150, 151
ジストニア　77, 146
ジセステジア　81
しびれ　81
四肢麻痺　70, 238
弛緩性麻痺　70
肢節運動失行　51
肢帯型筋ジストロフィー　201

姿勢時振戦　76
姿勢制御　28
指-鼻試験　80
視覚失認　51
視覚性物体失認　52
視覚野　16
視空間失認　52
視交叉　32
視交叉上核　20
視索上核　20
視索前核　20
視床　19
視床（内側型）出血　108
視床下部　20
視床上部　20
視床痛　82, 108
視床皮質路　19
視神経（II）　32
　── の障害　53
　── の障害部位　54
視神経脊髄炎　163
視野狭窄　53
視野欠損　54
自動症　227
自律神経機能　84
自律神経系　84
自律神経の持続支配　84
自律性膀胱　86
時間的多発　160
磁気共鳴画像法　89
色彩失認　52
軸索　4
軸索障害　94
軸索変性　168
舌
　── の萎縮　67
　── の線維束攣縮　67
失行　49, 51, 120
失神　42
　── の原因　43
失音楽　52
失外套症候群　45
失語　49, 108, 120
失認　49, 51, 120
室傍核　20
膝-踵試験　80
膝蓋腱反射　73
実質内出血　141
斜偏視　59
遮断術，てんかんの　234
灼熱痛　82
若年性ミオクローヌスてんかん　229
尺骨神経　34
尺骨神経麻痺　171
手根管症候群　170
手指屈曲反射　75

手掌おとがい反射　75
樹状突起　4
周期性四肢麻痺　197
周期性同期性放電　261
終脳　11
重症筋無力症（MG）　94, 187
縮瞳　56
粥状動脈硬化　107
出血性脳血管障害　125
出血性脳卒中　107
瞬目反射　27
純粋語聾　52
循環中枢　84
除脳硬直　45
除皮質硬直　45
小径線維ニューロパチー　174
小膠細胞　5
小細胞肺癌患者　189
小泉門　14
小脳　11, 21
小脳核　21
小脳鎌　13
小脳失調　147
小脳出血　109
小脳障害の症状　21
小脳髄質　21
小脳性運動失調　79
　── の診察　80
小脳虫部　79
　── の障害　79
小脳テント　13
小脳半球　21
　── の障害　79
小脳皮質　21
小脳路系障害　146
小発作，てんかんの　226
松果体　20
症候性てんかん　228
症候性てんかん発作　224
焦点発作　226
睫毛徴候　62, 171
上衣腫　213
上位運動ニューロン　180
上位運動ニューロン障害　69
上顎神経　32
上丘　23
上行性網様体賦活系　24, 42
上腕三頭筋反射　73
上腕神経叢障害　172
上腕二頭筋反射　73
情動行動　17
静脈洞　12
植物状態　45, 48
触覚過敏　82
心筋症　148
心原性脳塞栓　100

伸張反射　27
身体失認　52
神経因性膀胱　85
神経核　23
神経管　11, 266
神経筋接合部　186
神経筋接合部疾患　186
神経原性筋萎縮　71
神経原線維変化　121
神経溝　266
神経膠細胞　4
神経膠腫　210
神経根障害　82
神経細胞　4
神経終末　7
神経鞘腫　218
　――,運動神経の　67
神経診察　42
神経生検　97
神経節　12
神経線維腫症1型　268
神経線維腫症2型　268
神経線維の種類　169
神経叢　12
神経痛　82
神経伝達物質　4, 7
神経伝導速度　93
神経伝導速度検査　92
神経ひだ　266
神経皮膚症候群　268
振戦　76, 146
真菌性髄膜炎　255
深腓骨神経　35
深部感覚　30, 80
深部腱反射　72
深部脳電気刺激療法　151
進行性核上性麻痺　152
進行性筋ジストロフィー　71, 199
進行性多巣性白質脳症　259
新生児マススクリーニング　272

▼す

ステロイドパルス療法　162
ステロイドミオパチー　197
スフィンゴ脂質症　273
スフィンゴリピドーシス　273
頭痛の鑑別　136
睡眠　17
睡眠障害, Parkinson病の　151
錐体　24
錐体外症状　120
錐体外路　28
錐体外路系　18
錐体外路系障害　146
錐体外路性運動障害　76

錐体交叉　24, 27
錐体側索路　27
錐体路　23, 27
錐体路徴候　69, 73, 75, 181
髄液圧　96
髄液所見　254
髄液蛋白　96
髄液糖　96
髄液の所見　96
髄液漏　142
髄芽腫　214
髄鞘　4, 6
髄鞘球　98
髄鞘害　168
髄膜　12
髄膜炎　251
髄膜炎菌　252
髄膜刺激症状　47, 252
髄膜腫　210, 216
髄膜脳炎　251
髄膜瘤　266

▼せ

セルロプラスミン　271
セロトニン　9
セロトニン受容体　10
セントラルコア病　198
せん妄　43
正常脳圧水頭症　112
正常脳波　92
正中神経　34
星状膠細胞　5
星状細胞腫　211
星状神経節　34
精神運動発作　227
精神症状, Parkinson病の　151
精神遅滞　52
精密な触覚　80
赤核　23
赤色ぼろ線維　204
脊髄　11, 25
　―― の下行路　29
　―― の血管奇形　246
　―― の上行路　30
脊髄圧迫障害　241
脊髄空洞症　241, 247
脊髄後索　29, 30
脊髄梗塞　246
脊髄硬膜外膿瘍　263
脊髄視床路　29
脊髄小脳変性症　148
脊髄小脳路　30
脊髄障害　82
脊髄神経　31, 33, 238
脊髄神経叢　34

脊髄髄膜瘤　267
脊髄性運動失調　80
脊髄性筋萎縮症　182
脊髄性進行性筋萎縮症　182
脊髄損傷　238
脊髄反射　27
脊髄癆　245
脊椎　238
舌下神経（XII）　33
　―― の障害　67
舌咽神経（IX）　33
　―― の障害　66
仙骨神経　33
仙骨神経叢　35
先天性筋ジストロフィー　202
浅腓骨神経　35
穿頭ドレナージ　140
潜因性てんかん　228
潜在性二分脊椎　267
線維自発電位　92
線維束性攣縮　71
線維束攣縮　181
線条体　18, 28
線条体黒質変性症（SND）　152
選択的トロンビン薬　106
全か無かの法則　6
全身型重症筋無力症　187
全脳死　48
全般てんかん　229
全般発作　225
前角　26
前屈姿勢　149
前索　26
前脊髄動脈症候群　246
前側索（脊髄視床路）障害　239
前大脳動脈　36, 37
前柱　26
前庭神経　33, 63
前庭神経鞘腫　218
前庭頭位反射　65
前庭迷路性運動失調　80
前頭蓋窩　14
前頭側頭型認知症　126
前頭葉　15
前頭葉症候群　15
前頭葉徴候　75
前方障害　83
漸減現象　187
漸増現象　190

▼そ

咀嚼筋　60
咀嚼筋麻痺　61
粗大な触覚　80
早期アスピリン治療　106

早発性のAlzheimer病　122
相貌失認　51
僧帽筋　66
総腓骨神経　35
足間代　73
足クローヌス　73
側角　26
側索　26
側柱　26
側頭葉　15
側頭葉症候群　15
側脳室　12
測定障害　79

▼た

タマネギ(onion bulb)形成　98, 174
多形膠芽腫　212
多系統萎縮症　152
多発筋炎　195
多発神経炎　169
多発神経根ニューロパチー　176
多発神経障害　172
多発性硬化症　147, 159
多発性全身性萎縮症　148
多発性単神経炎　169
多発性単ニューロパチー　169, 170
多発性嚢胞腎　110
多発ニューロパチー　71, 82, 169, 172
　── の原因薬　173
代謝調整型受容体　8
体幹運動失調　79
体性運動性神経線維　31
体性感覚性神経線維　31
体性感覚野　16
対光反射　27, 55
　── の異常　84
胎児性腫瘍　214
退形成星状細胞腫　211
滞続言語　126
大泉門　14
大腿神経　35
大脳　15
大脳鎌　13
大脳基底核　18
大脳半球　11
大脳半球障害　83
大脳皮質基底核変性症　153
大脳皮質の機能局在　16
大脳辺縁系　17
代償性頭位　56
第5指徴候　72
第三脳室　12
第四脳室　12
脱髄　158
脱髄疾患　158

脱髄性病変　94
脱髄斑　161
脱髄プラーク　161
脱分極　6
脱力発作　225, 226
単純型脳振盪　138
単純脳CT検査　102
単純ヘルペスウイルス　256
単純ヘルペス脳炎　256
単神経炎　169
単ニューロパチー　82, 169, 170
単麻痺　70
淡蒼球　18, 28
短期記憶　17, 118
断綴性言語　79

▼ち

チック　78
知的機能の低下　119
遅発性ウイルス感染　258
遅発性ジスキネジア　153
着衣失行　51
中心灰白質部障害　241
中心管　11, 12
中心溝　15
中心部障害　83
中枢神経系　4
中枢性顔面神経麻痺　62
中枢性麻痺　69
中枢性めまい　65
中大脳動脈　36, 37
中頭蓋窩　14
中脳　11, 23
中脳水道　12
虫部　21
肘部管症候群　171
長期記憶　118
長期増強　8
長期抑制　8
跳躍伝導　6, 158
調節反射　56
聴覚過敏　63
聴覚失認　52
聴覚野　16
聴神経鞘腫　65
聴力検査　64
直撃損傷　141

▼つ

対麻痺　70, 238
対麻痺歩行　70
椎間板ヘルニア　242
痛覚過敏　82

▼て

テンシロン試験　187, 189
デジャ・ヴュ　227
デルマトーム　82
てんかん　224
　── の診断　231
　── の治療　231
　── のリスクファクター　230
てんかん重積　230, 234
てんかん症候群　224, 228
てんかん性異常放電　225
てんかん治療の副作用　233
てんかん治療薬の選択　232
てんかん発作　224
手続記憶　118
手の回内・回外検査　80
手袋・靴下型感覚障害　82
低吸収域　89
低吸収域病変　89
鉄道路様石灰化　271
点頭発作　229
転移性脳腫瘍　209, 219
伝音性難聴　63
伝達　4
伝導　4
伝導性失語　49
伝導路　23
電気生理学的検査　91
電撃痛　82

▼と

ドパミン　9
兎眼　62, 171
閉じ込め症候群　45
疼痛　81
盗血現象　113
登はん性起立　199
等吸収域　89
糖原病　205
糖尿病性神経障害　173
糖尿病性ニューロパチー　173
糖尿病性腰神経叢障害　173
頭蓋咽頭腫　218
頭蓋骨　13
頭蓋底　14
頭蓋底陥入症　268
頭蓋底骨折　141, 142
頭蓋内圧亢進　46, 48
　── の治療　46
頭蓋内圧亢進症状　209
頭蓋縫合早期癒合症　14
頭頂葉　15
頭頂葉症候群　15

281

橈骨神経　34
同名半盲　53, 103
動眼神経（Ⅲ）　32, 54
　── の障害　54
動眼神経核　23
動眼神経副交感神経核　56
動眼神経麻痺　55, 112
動作時振戦　76, 79
動静脈短絡　113
瞳孔異常　55, 84
瞳孔緊張症　58
瞳孔反射　27
瞳孔不同　47
特殊感覚性神経線維　31
特殊な意識障害　45
特発性正常圧水頭症　127
特発性てんかん発作　224
特発性脳圧亢進症　136
突進現象　149
突発性異常，脳波の　92

▼な
内耳神経（Ⅷ）　33
　── の障害　63
内耳性難聴　64
内側縦束（MLF）症候群　24, 59, 159
軟口蓋の観察　66
軟膜　12
難治性てんかん　230
難聴　63

▼に
ニコチン受容体　7
ニコチン性受容体　122
ニューロパチー　166
ニューロペプチド　10
ニューロン　4
二次感覚神経　28
二次感覚野　16
二次性頭痛　130
二次性全般化発作　227
二次性認知症　119
二次性舞踏病　155
二点識別覚　239
二分脊椎　266
日本脳炎ウイルス　258
日光微塵　96
乳頭体核　20
人形の目現象　65
妊娠時片頭痛　133
認知症　52, 118
　── の分類　120

▼ね
ネマリンミオパチー　198
熱性けいれん　235

▼の
ノルアドレナリン　9
脳炎　251, 256
脳下垂体腫瘍　53
脳幹　11, 22
脳幹死　48
脳幹障害　83
脳血管　36
脳血管撮影　209
脳血管性認知症　125
脳血栓　104
脳梗塞　100, 103, 125
脳硬膜外膿瘍　263
脳挫傷　141
脳死　42, 48
脳室　11, 12
脳室内出血　101, 141
脳腫瘍　208
脳出血　100, 107
脳静脈洞血栓　136
脳神経　31
　── の出口　22
脳神経核　22
脳振盪　138
脳脊髄液　12
脳神経検査　94
脳塞栓　104
脳卒中　100
脳底動脈　36
脳動静脈奇形（AVM）　109, 113
脳動脈瘤　110
脳動脈瘤頸部のクリッピング　112
脳内出血　100
脳膿瘍　261
脳波　91
　──，てんかんの　231
脳ヘルニア　48, 141
嚢胞性二分脊椎　266

▼は
バリスム　77, 146
パーキンソニズム　127, 147
パレステジア　81
歯車様固縮　76, 148
馬尾　26
肺炎球菌　252
胚細胞腫　215
胚細胞腫瘍　215

排尿障害　85
排便障害　86
排便中枢　86
白質　12, 26
爆発性言語　79
蜂の巣構造　213
発汗障害　84
針筋電図　92
反射機能　72
反射性膀胱　86
反衝損傷　141
反跳現象　79
反復刺激試験　92
反復神経刺激試験　94
半側空間無視　51
半側障害　83, 239
半側身体失認　52

▼ひ
ヒプスアリズミア　229
ビタミンD不足　197
びまん性星状細胞腫　211
皮質下出血　109
皮質下認知症　120
皮質性認知症　120
皮質脊髄路　28
皮膚筋炎　195
皮膚書字覚　81
皮膚分節　82
非圧迫性脊髄障害　244
非機能性腺腫　217
非突発性異常，脳波の　92
被蓋網様体　24
被殻　18
被殻（外側型）出血　108
尾骨神経　33
尾骨神経叢　35
尾状核　18
表在感覚　80, 239
表在反射　74
病態失認　52
病的反射　74
病理検査　97
頻尿　86

▼ふ
フィブリン血栓　106
フェニルアラニン　272
フェニルケトン尿症　272
プリオン病　260
プリン体代謝異常　272
プロプラノロール塩酸塩　154
不応期　6
不随意運動　76, 146

不全麻痺　69
部分性てんかん　229
部分発作　226
舞踏運動　77
舞踏病　146
封入体筋炎　196
風船様拡大　218
副甲状腺機能亢進症　197
副交感神経系　84
副交感性神経線維　31
副神経（XI）　33
　──の障害　66
副腎白質ジストロフィー　274
腹内側核　20
腹壁反射　74
複合感覚　81
複雑型脳振盪　138
複雑部分発作重積　234
複視　56, 112
輻輳反射　55
震え, Parkinson 病の　151

▼へ

ヘパリン　106
ヘミバリスム　77
ヘリオトロープ疹　195
ベンセラジド　151
ペルオキシソーム病　274
平衡障害　65
閉鎖神経　35
片頭痛　130, 131
　──の治療　132
片頭痛発作の誘因　132
片麻痺　70
変異型 Creutzfeldt-Jakob 病　261
変換運動障害　79
変形性脊椎症　242
変性性認知症　119
扁桃核　18
便失禁　86
便秘　86

▼ほ

歩行障害　147
歩行不安定　147
母斑　268
縫合　13
乏突起膠腫　213
防御感覚　28
傍腫瘍症候群　220
傍腫瘍性神経症候群　147
傍腫瘍性神経障害症候群　209
発作性の巣症状　159
発作性片側頭痛　134

発作性律動異常波　225
本態性振戦　154
本能行動　18

▼ま

マーフ　204
まだら認知症　125
末梢神経　166
末梢神経系　4
末梢神経障害　71, 82, 166
末梢神経生検　98
末梢神経伝導検査　93
末梢性顔面神経麻痺　62
末梢性神経肥厚　174
末梢性めまい　65
慢性炎症性脱髄性多発ニューロパチー　177
慢性硬膜下血腫　140
慢性進行性外眼筋麻痺症候群　203
慢性頭痛　130
慢性多発ニューロパチー　172
慢性の脊髄圧迫障害　242
慢性副鼻腔炎　53

▼み

ミオクローヌス　77, 146
ミオクローヌス発作　225, 226
ミオトニー現象　202
ミオトニー症候群　202
ミオトニー放電　203
ミトコンドリア脳筋症　203
ミトコンドリア病　203
味覚の低下　62
味覚野　16
耳鳴り　64
脈絡叢　12
脈絡叢腫瘍　213

▼む

ムコ脂質症　273
ムコ多糖症　273
ムスカリン受容体　8, 122
むずむず足症候群　155
無菌性髄膜炎　255
無言無動症　45
無髄神経線維　4
無抑制性神経因性膀胱　85

▼め

メラス　203
めまい　65
目玉焼き像　213

迷走神経（X）　33
　──の障害　66
迷走神経刺激療法　234
免疫抑制療法　188

▼も

モノアミン　9
モヤモヤ病　113
もうろう状態　43
網様体　24
網様体脊髄路　24
網様体賦活系　17

▼や

夜間せん妄　43
薬剤性 Parkinson 症候群　149, 152
薬剤誘発性（リバウンド）頭痛　130

▼ゆ

有髄神経線維　4
誘発脳波検査　162

▼よ

陽性鋭波　93
腰神経　33
腰神経叢　35
腰椎穿刺　95
　──の禁忌　95
腰痛　241
腰部脊柱管狭窄症　243
腰膨大, 脊髄の　25

▼ら

ライソゾーム病　273
ライム病　251
ラクナ梗塞　100, 104

▼り

リステリア　252
リバウンド頭痛　130
立体認知感覚　81
良性腫瘍　209

▼れ

レボドパ　150
レンズ核　18
連合野　16

▼ろ

老人斑　121
漏斗核　20

▼わ

ワルファリン　106
鷲手　171
腕神経叢　34
腕橈骨筋反射　73

欧文

▼数字

2点識別覚　81

▼ギリシャ

α-アミノ-3-ヒドロキシ-5-メチル-4-イソオキサゾールプロピオン酸　8
γ-アミノ酪酸　8, 9

▼A

abdominal reflex　74
absence　226
accommodation reflex　56
acetylcholine（ACh）　7
Achilles tendon reflex　73
acute disseminated encephalomyelitis（ADEM）　163
Adamkiewicz 動脈　246
Adie 症候群　58
agnosia　49
―― of body　52
AIDS 脳症　259
ALS/Parkinson 認知症コンプレックス　9
ALS の陰性 4 徴候　181
alteration of consciousness　42
alternating hemiplegia　70
Alzheimer disease（AD）　121
Alzheimer 病　121
―― の治療　124
AMPA　8
AMPA 受容体　8
amyotrophic lateral sclerosis（ALS）　180
anaplastic astrocytoma　212
anosognosia　52
anterior（ventral）funiculus　26
anterior spinal artery syndrome　246
Anton 症候群　15
aphasia　49
apolipoprotein E4　122

apraxia　49
arachnoid　12
arachnoid granulation　12
Argyll Robertson 瞳孔　58, 215
Arnold-Chiari 奇形　267
arteriovenous malformation（AVM）　113
ascending reticular activating system（ARAS）　24
astatic（drop）seizure　226
astrocyte　5
astrocytoma　211
ataxia　78
athetosis　77, 146
atrophy　71
auditory agnosia　52
auditory sound agnosia　52
automatism　227

▼B

B 群連鎖球菌　252
Babinski 徴候　75
Babinski 反射　69, 238
Bálint 症候群　16
ballism　77, 146
ballooning　218
Barré 徴候　72
Becker 型筋ジストロフィー　200
Bell-Magendie の法則　34
Bell 麻痺　62, 171
biceps brachii reflex　73
Bielschowsky 徴候　56
blowout fracture　143
Bourneville-Pringle 病　269
brachioradial reflex　73
brain death　42
brain stem　11, 22
brain tumor　208
Broca 失語　49
Broca 中枢　15, 16
Broca 野　16
Brown-Séquard 症候群　30, 239
Brudzinski 徴候　47
Bruns 眼振　218

▼C

café-au-lait 斑　268
carnitine deficiency　204
cauda equina　26
central canal　11
central core disease　198
cerebellar hemisphere　21
cerebellum　11, 21
cerebral contusion　141
cerebral hemisphere　11

cerebrospinal fluid（CSF）　12
Chaddock 徴候　75
Charcot-Marie-Tooth 病　174
Charcot 関節　173
Chiari 奇形　267
cholinergic crises　189
chorea　77, 146
choroid plexus　12
choroid plexus tumors　213
chronic inflammatory demyelinating polyradiculoneuropathy（CIDP）　177
chronic progressive external ophthalmoplegia（CPEO）　203
cluster headache　133
cogwheel rigidity　76
color agnosia　52
coma　42
combined sensation　81
computed tomography　88
concussion　138
conduction　4
confusion　43
conjugate deviation　58
consciousness clouding　42
constructional apraxia　51
contrecoup injury　141
convergence reflex　55
corneal reflex　60, 74
corticobasal degeneration（CBD）　153
coup injury　141
craniopharyngioma　218
cremasteric reflex　74
Creutzfeldt-Jakob 病　147, 260
crossed extension reflex　27
Cushing 症候群　197

▼D

Dandy-Walker 症候群　267
deep sensation　80
deep tendon reflex　72
Dejerine 症候群　31
delirium　43
dementia　52, 118
―― with Lewy bodies（DLB）　127
dermatomyositis（DM）　195
Devic 型多発性硬化症　163
diabetic lumbosacral plexopathy　173
diencephalon　11, 19
diffuse astrocytoma　211
disturbance of consciousness　42
double floor　218
dressing apraxia　51
Duchenne 型筋ジストロフィー　199
dura mater　12
dysesthesia　82

dystonia 77, 146

▼E

early sign, 脳梗塞 CT 像の 103
Edinger-Westphal 核 56
electromyography (EMG) 92
Emery-Dreifuss 型筋ジストロフィー
　　　　　　　　　　　　201
encephalitis 251, 256
ependymoma 213
epidural hematoma 138
Epstein-Barr ウイルス 214
essential tremor 154
extrapyramidal symptoms 76
extrapyramidal tract 28

▼F

Fabry 病 175
falx cerebelli 13
falx cerebri 13
fasciculation 71
fibrillation 71
finger-to-nose test 80
finger flexor reflex 75
Fisher 症候群 176
FLAIR 画像 90
flexion reflex 27
floppy infant 202
flow void 現象 114
fMRI 90
forced grasping 75
fourth ventricle 12
Friedreich's ataxia 148
Friedreich 失調症 148

▼G

GABA 8, 9
germ cell tumor 215
germinoma 215
Gerstmann 症候群 16, 52
Glasgow Coma Scale (GCS) 45
glioblastoma 212
glioblastoma multiforme 212
glioma 210
globus pallidus 18
glycogenosis 205
Gottron 徴候 195
Gowers 徴候 199
gray matter 12, 26
Guillain-Barré 症候群 176

▼H

HAM 259
hatchet face 202
hemiballism 77
hemiplegia 70
hemispatial neglect 51
hemorrhagic stroke 107
herpes simplex virus (HSV) 256
HIV 259
HIV-1 関連認知症候群 259
HIV 脳症 259
Hoehn-Yahr の重症度分類 149
Hoffmann 反射 76
homonymous hemianopsia 53
Horner 症候群 57
HTLV-1 259
HTLV-1 associated myelopathy 259
human immunodeficiency virus 259
human T-cell leukemia virus type 1 259
Huntington chorea 154
Huntington 病 77, 154
hypertrophy 71
hypsarrhythmia 229

▼I

ideational apraxia 51
ideomotor apraxia 51
inclusion body myositis 196
incraised intracranial pressure (IICP) 48
internuclear ophthalmoplegia 59
involuntary movement 76

▼J

Jackson 型マーチ 227
Jacoby 線 95
Japan Coma Scale (JCS) 44
jaw jerk 73

▼K

Kallmann 症候群 53
Kayser-Fieischer 角膜輪 271
Kearns-Sayre 症候群 203
Kennedy-Alter-Sung 病 183
Kerning 徴候 47
Kluever-Bucy 症候群 18
knee-heel test 80
Korsakoff 症候群 128
Kugelberg-Welander 病 183

▼L

L-DOPA 150
Lambert-Eaton 症候群 94, 189
Lasègue 徴候 47, 243
lateral funiculus 26
lateral ventricle 12
lead-pipe rigidity 76
Lennox-Gastaut 症候群 230
Lesch-Nyhan 症候群 273
Lewy 小体型認知症 127
Lhermitte 徴候 160
light reflex 55
limb kinetic apraxia 51
limbic system 17
long term depression (LTD) 8
long term potentiation (LTP) 8
Lyme disease 251

▼M

magnetic resonance imaging 89
malignant lymphoma 214
Marcus Gunn 瞳孔 58
medulla oblongata 11, 24
medulloblastoma 214
MELAS 203
meninges 12
meningioma 216
meningitis 251
meningoencephalitis 251
mental retardation 52
MERRF 204
mesencephalon 11
microglia 5
midbrain 11, 23
migraine 131
mild cognitive impairment (MCI) 120
Millard-Gubler syndrome 63
MLF 症候群 59, 159
monoplegia 70
motor aphasia 16, 49
motor paralysis 69
motor unit 92
MRI 89
multiple sclerosis (MS) 159
multiple system atrophy (MSA) 152
muscle spindle 27
muscle tonus 71
myasthenia gravis (MG) 187
myasthenic crisis 188
mydriasis 55
myelin sheath 4
myoclonic seizure 226
myoclonus 77, 146

N

N-メチル-D-アスパラギン酸　8
near reflex　55
nemaline myopathy　198
nerve ganglion　12
nerve plexus　12
neural tube　11
neurinoma　218
neurocutaneous syndrome　268
neurogenic bladder　85
neuroglia　4
neuromuscular junction　186
neuron　4
neurotransmitter　4, 7
NMDA　8
NMDA 受容体　8

O

occlusion of circle of Willis　113
ocular bobbing　59
olfactory nerve　53
oligodendro glioma　213
oligodendrocyte　5
ossification of posterior longitudinal ligament (OPLL)　243

P

palmomental reflex　75
Papez 回路　17
paralysis　69
paraneoplastic neurologic syndrome　209
paraneoplastic syndrome　220
paraplegia　70
parasaggital bridging vein　139
paresis　69
paresthesia　81
Parinaud 症候　215
Parkinson 症候群　152
Parkinson 病　148
　　——の治療　150
　　——の病態　150
paroxysmal hemicrania　134
patellar tendon reflex　73
periodic synchronous discharge (PSD)　261
PET　90
pharyngeal reflex　66
pia mater　12
Pick 病　126
pin point pupil　109
pituitary adenoma　217

polymyositis (PM)　195
pons　11, 23
posterior (dorsal) funiculus　26
primitive neuroectodermal tumor (PNET)　214
prion disease　260
progressive multifocal leukoencephalopathy (PML)　259
progressive muscular dystrophy (PMD)　199
progressive supranuclear palsy (PSP)　152
prosopagnosia　51
psychomotor proper seizure　227
ptosis　55
pupillary abnormalities　55
pure word deafness　52
Purkinje 細胞　21
pyramidal tract　27

Q

Queckenstedt 試験　97

R

Ranvier 絞輪　5, 6
rapid eye movement sleep　17
REM 睡眠　17
restless legs syndrome (RLS)　155
reticular formation　24
rigid　71
Rinne 試験　64
Rolando 溝　15
Romberg 現象陽性　241
Romberg 徴候　80, 147, 245

S

sacral sparing　239
satellite cell　5
Schwann 細胞　5
sensory amusia　52
sensory aphasia　17, 49
Shy-Drager 症候群 (SDS)　152
skew deviation　59
skull　13
skull base fracture　141
slow virus infection　258
SMA I 型　183
SMA III 型　183
small fiber neuropathy　174
SMON　241
snout reflex　75
spastic　71
SPECT　90

spina bifida　266
spinal and bulbar muscular atrophy (SBMA)　183
spinal cord　11, 25
spinal muscular atrophy (SMA)　182
spinal reflex　27
status epilepticus　234
steal 現象　113
Stevens-Johnson 症候群　233
Stiff person 症候群　9
stretch reflex　27
striate body　18
stroke　100
stupor　42
Sturge-Weber 症候群　113
Sturge-Weber 病　270
subacute sclerosing panencephalitis (SSPE)　258
subarachnoid space　12
subarachnoidal hemorrhage (SAH)　110
subdural hematoma　139
sucking reflex　75
SUNCT 症候群　134
superficial sensation　80
swinging flush-light test　58
Sylvius 裂　15
syncope　42

T

T1 強調画像　89
T2 強調画像　90
T2* 強調画像　90
tabes dorsalis　245
tardive dyskinesia　153
telencephalon　11
tension headache　133
tentorium cerebelli　13
tetraplegia　70
third ventricle　12
tic　78
Tinel 徴候　170
Todd 麻痺　228
Tourette 症候群　78
transient cerebral ischemic attack (TIA)　107
transmission　4
tremor　76, 146
triceps brachii reflex　73
trigeminal neuralgia　134
trochlear palsy　56
Trömner 反射　76
tuberous sclerosis　269
twilight state　43

▼U

Uhthoff 徴候　160
unilateral body agnosia　52

▼V

ventricle　11
vermis　21
vesicle　4
visual agnosia　51
visual object agnosia　52
visuospatial agnosia　52

von Hippel-Lindau 病　270
von Recklinghausen 病　268

▼W

Wallenberg 症候群　31
Waller 変性　168
waning　187
Wartenberg 徴候　76
waxing　190
wearing-off　150, 151
Weber 試験　64
Werdnig-Hoffmann 病　183
Wernicke-Korsakoff 症候群　128

Wernicke 失語　49
Wernicke 中枢　15, 16
Wernicke 脳症　128
Wernicke 野　16
West 症候群　229, 269
white matter　12, 26
Willis 動脈輪　37
Willis 動脈輪閉塞症　113
Wilson 病　271

▼X

X 線 CT　88